U0200086

医工为活人计，正宜旁搜博览，

上而羲皇尧舜之事，下而民间浅陋之谈，

不问其治法之出乎君臣，只求其效验在乎片刻也。

1900-1949
期刊医案类编精华

外科·骨伤·皮肤·五官医案

王咪咪 编纂
学苑出版社

图书在版编目（CIP）数据

外科、骨伤、皮肤、五官医案／王咪咪编纂. —北京：学苑
出版社，2015.1

（1900—1949年中医期刊医案类编精华）
ISBN 978-7-5077-4631-0

Ⅰ.①外…　Ⅱ.①王…　Ⅲ.①医案-汇编-中国-1900～
1949　Ⅳ.①R249.6

中国版本图书馆CIP数据核字（2014）第232414号

责任编辑： 陈　辉　付国英
特约编审： 高振英
出版发行： 学苑出版社
社　　　址：北京市丰台区南方庄2号院1号楼
邮政编码：100079
网　　　址：www.book001.com
电子信箱：xueyuan@public.bta.net.cn
销售电话：010-67601101（销售部）、67603091（总编室）
经　　　销：新华书店
印　刷　厂：北京市广内印刷厂
开本尺寸：890×1240　1/32
印　　　张：19.375
字　　　数：396千字
印　　　数：1—3000册
版　　　次：2015年1月第1版
印　　　次：2015年1月第1次印刷
定　　　价：65.00元

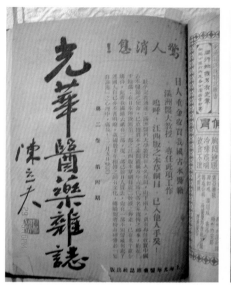

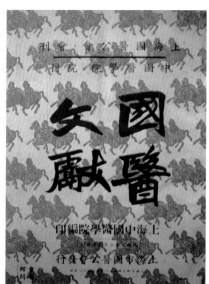

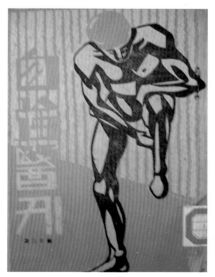

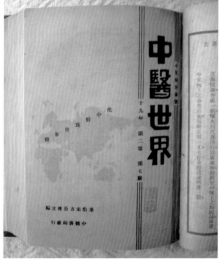

期刊书影

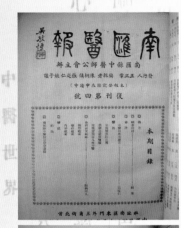

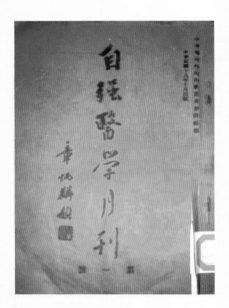

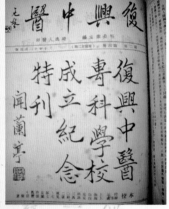

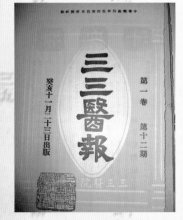

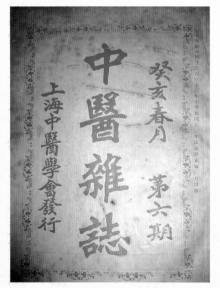

期刊书影

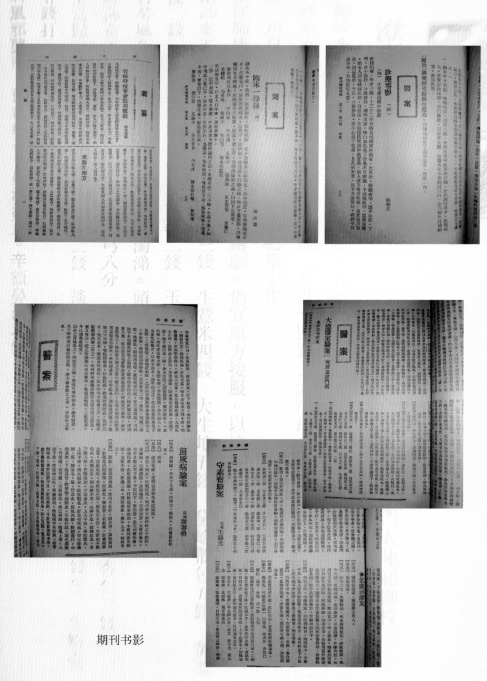

期刊书影

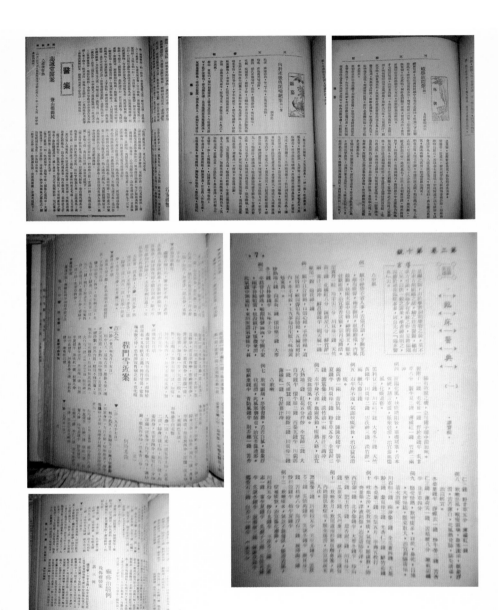

期刊书影

总　序[*]

　　在一个特定的学术氛围中，我有幸翻阅了王咪咪教授多年整理研究的《1900—1949年中医期刊医案类文论类编》的初稿，并为这一独具学术特色的医案系列所吸引，因为它在医学诊疗史的变迁中时代性比较突出，经治的病证常与前代医案著作同中有异，且医案的编辑、分类亦能根据所收集、研究的资料文献与其他医案编著有所不同。此丛书广泛编选晚清至民国时期全国多种中医期刊发表的各类名医医案，还有一些能够涵盖名中医学验传承和创意性的诊疗记述，内含多例治法奇特、效验卓著的医案，值得为医者深思启悟。其中还有一些富有借鉴、参考价值的笔叙，特别是当时某些医家在探索中西医结合治法（如张锡纯等）方面所产生的一些治疗新法；或有些医家在不知不觉中，其经治医案的病证和编写体例与前贤的诊疗撰论有所不同。我们在阅读这类医案中最重要的收获是熟悉了多种病证施治的常法和变法，这十分有利于提高临床疗效，正如公元5世纪南北朝南齐名医褚澄所强调的一句话，即医者应"博涉知病"（《褚氏遗书》）。作为一名医生，学习、研究古今医案，宜

---

[*]　本序是余瀛鳌老先生为《1900—1949年中医期刊医案类文论类编》（2012年5月出版）所写，《1900—1949年中医期刊医案类编精华》（简称《医案类编精华》）是其续编，资料来源相同、体例内容有异（新内容占50%以上），故沿用之。

采诸家之长，广开思路，取精用宏，切忌胶柱鼓瑟，或浅学少思，否则易生流弊，难以真正学有所得。

这套丛书反映的历史年代特殊，虽仅限于期刊上发表的医案类编，但仍然有利于读者在阅习医案后，能较多地体验到治疗各类病证活泼多变的临床经验，或在原有诊疗基础上，提高辨证、辨病的能力，这是我们医林同道应予十分重视的。

中医药学作为我国优秀传统文化中寓有原创性的优势医学科学，在继承与创新中，须加强和重视对临床文献的整理研究，医案著作在其中尤有相当重要的学术内涵。

丛书编纂者将这一历史时期难以收罗毕备的早期医学期刊所选载的各地名医医案，以新的类编形式予以纂集成书，我深感编者收选和类编的难度，对此我表示衷心的推崇和赞赏。

该丛书在学苑出版社同志的积极支持下即将面世，兹将上述杂谈以为序。

中国中医科学院　余瀛鳌
2011 年 2 月

前　言

　　医案是中医文献的重要组成部分，它既反映了一个历史时期医疗水平的高度，也展现了一个历史时期临床医疗的特点；既是对前人医疗经验的继承、总结和运用，也为后人留下了鲜活的医疗实例的记录，所以医案历来为同道及读者所关注和重视。

　　20世纪前50年是中医发展十分艰苦的年代，生存危亟、举步维艰。一是当时的西医东渐，西医逐渐成为主流医学；二是当时的政府对中医的发展基本上是持打压否定的态度，使得中医丧失了合法的主流医学地位。虽然如此，当时的中医人士，特别是中医名家，他们在夹缝中求生存求发展，除了办中医学堂、中医医院外，还创办中医刊物、发表文章，用文字展示中医的博大精深及独特的临床疗效。正因如此，民国时期的中医期刊给我们留下了丰富的高水平的中医医案及文论，这是是承上启下的一代中医人，贡献了承前启后的一份文献财富。

　　正是基于上述原因，我们继《1900—1949年中医及相关期刊医案类文论类编》（学苑出版社，2012年5月）之后又陆续整理了大量期刊医案的文献资料，定名为《1900—1949年中医期刊医案类编精华》（简称《医案类编精华》）共五册。

　　《1900—1949年中医及相关期刊医案类文论类编》在编

辑出版时保留了当时中医期刊专栏医案的基本分类原貌。而《医案类编精华》则是采用现代医学分科分病类编的原则加以编辑整理，使得病症门类条理清楚，医案查阅检索方便，特别是可体现中医同一类病的不同治法及独特疗效。分类原则是：内、外、妇、儿、五官、骨科、皮肤、养生各类。内容多少差异很大，一般来说，内科的医案较长、较多，约收集了1200余例，其余各科二百至六百例不等。我们不追求数量，只是把这一时期有代表性的各类医案收集在一起，提供给读者，希望大家能从中有所收益。

内科部分，"伤寒温病类医案"、"内科杂病类医案"所选医案除部分原有医案名外，其余的病案名称均是编著者依照病案内容而定，我们把这些病名在医案中用黑体标出，再提出来做为此医案名称。还有少部分医案既无辨证病名，又无诊断病名，开始即叙述病状，最后是治法，我们权把治法做为病证名提出来，如"调理脾胃"、"补肾为先，补脾为后"、"扶脾益胃"等，做为此医案的名称，读者也可从中领悟到此病案的治疗思路。这样又有了第三种类型的病案：治法症状命名的医案。

举例来说，如温病所涉及的春温、湿温等症，几乎在各家医案中都有此类病案。现将相关湿温的病例都集中放在一起，数十例湿温医案，症状表现不同，辨证方法不同，所用方药亦有区别，这对读者来说便于互为参考、学习研究。

其次，我们在编辑过程中对病名进行了确定。由于当时西医已成为社会上的主流医学，一些中医医案中也会出现西医病名，如高血压、糖尿病等，本丛书病名采取中西兼顾的原则，充分尊重原作者对疾病的定义和描述，尊重事实，展现历史。

第三，每书正文之后附有一定数量的中医名词解释。如中医常说的八纲辨证、脏腑辨证、卫气营血辨证、六经辨证、三焦辨证，以及本书中一些特殊的病证名（如奔豚、狐惑、肝风、肝气）等。另外，目的是使读者对中医的基本名词术语有所了解。

总之，为了给读者提供相对完整的资料，《医案类编精华》弥补了期刊医案一般书写不规范、每期连载时间跨度长、不同疾病医案参差无序的弊病，采取分病分科合并同类的编辑方式，选择了一批书写相对规范、病程记录有特点、辨证思路清晰、用药明确的医案加以整理，使读者能从中获得启迪。特别是通过本套丛书中丰富的医案内容充分展现近现代中医的医疗风范、中医医疗应用，以及中医名家的医疗经验和学术创新，让今天的读者能有所收获与借鉴。

王咪咪

2014 年 8 月 20 日

编辑说明

    《1900—1949 年中医期刊医案类编精华》五册，从搜集资料到编辑整理，再到排录编校，历时 4 年，编辑说明如下：

    一、书中所有目录中的病案名，凡黑体字者，均标有页码，其余病证名只在黑体字后出现。

    二、各书医案后赘其所载期刊、时间、作者及相关栏目名称（期刊中没有署名的则不写）。

    三、各书医案均录自 1900—1949 年期刊，摘录时已从竖排繁体改为横排简体，经整理并做了必要的句读或标点。

    四、书中少数医案中西药的剂量写法与现在不同，为阅读方便，在不改变原意的基础上做了必要的统一。如：“一·〇”写做“1.0”。

    五、书中一些西药名，今天已无从考证，为整个医案的协调通顺，照原方录用，不出注。

    六、对书中一些因当时的书写习惯或作者的书写方法和喜好，致原文不通顺之处，未随意更改，而是在文后加（ ）赘以“原文”二字，以示原貌。

    七、对文中的异体字、繁体字，尽可能地改为现行通用字。如：养气—氧气；豫见—预见；刺戟—刺激；五茄皮—五加皮；山枝—山栀等。前者为原字，后者为现在的通用字。对一些确有错误，以致影响阅读的地方，如：“开胃益脾"文中写成了"闻胃益脾"，改为"开（闻）胃益脾"；"湿为重浊之邪"文中写成了"温为重浊之邪"，改为"湿（温）为重浊之邪"。对通改的异体字，各书后统一附录以明示。

以上诸条或有疏漏不当之处，如有发现，恳请读者指出，便于重印时更改。

王咪咪

2014 年 8 月 22 日

内 容 提 要

《外科骨伤皮肤五官养生医案》收入1900—1949年中医期刊的外科、皮肤、五官科等医案总计250余例。

外科医案约150例，包括：①疮疡疔疽。在治疗过程中，除突出了外科清热解毒、化痰消胀、清肝散结、化痰通络等辨证施治的中医治法外，用手法助其补托、排脓，并以降药插入疮口，引脓流出，这些虽与传统中医尚未有大的改变，但在西医盛行之时，实是一件很不易之事。②诸痈瘰疬。③盲肠炎，在中医亦称为肠痈。④杨梅疮、又称之为霉毒（梅毒）、淋浊、花柳病、花柳毒，甚至有些下疳指的也是这一类疾病。

外科部分最后还收集了数篇专门介绍外科方剂的文章，除有方药、主治、剂量外，均有明确的适应症及加减化裁，对临床应用有很大启示。

骨伤、皮肤疾病的案例比较少，约50例左右。其中骨科20例，这本身也反映出中医骨科在那一时期的发展受到一定影响，甚至有萎缩的趋势。除跌伤治验、跌打金创、跌伤后少腹作痛、髌骨痛、坐骨神经痛、鹤膝风症、寒湿腰痛、手肘臂酸痛、右臂酸痛等验案外，介绍了一些伤科药方：如回生第一方、三黄宝蜡丸、黎洞丸。尤其是近代著名医家承淡安推荐的大便伤血方、背部伤煎方、大腿环跳伤煎方、腰伤煎方、跌打损伤验方等，是值得读者阅读学习的。

皮肤科的案例约 30 例，主要病症为疹、癣等常见皮肤病。其中的阴囊湿痒、烂脚丫秘方、面生黑气、面部湿疮的治疗秘方至今也有实用价值

五官科医案包括鼻、耳、喉、目、口腔五部分百余例医案。其中鼻科 10 余例，主要病证为鼻衄、鼻渊和鼻卡他症。其中鼻衄介绍了一些简便的外治法，如速备热水一盆，两足浸入，冷则易之（得热水而兴奋，血管必然扩张，血管扩张以容纳大量，上部血少而自止也）。对鼻渊的治法也是内治、外治结合（如外治用的嗅药），对今天尚有可取之处。对鼻炎的治疗也是一些中西医结合的病案。读者在阅读中，可看到当时的一些治疗特点。

耳科只有 4 例病案，分别为耳肿、耳鸣、耳痛等症。

喉科约 30 余病例，其中有些名老中医的治疗经验还是很值得一读的。其中《咽喉审治法》、《咽喉病疗法概论》有很强的临床实用价值，总结了百年前中医喉科的基本辨证治法。文中所列方剂，也多是当时较经典的喉科用方。眼科病案也不多，不到 10 例，基本是对症治疗。

口腔科中，牙科包括牙龈出脓、齿痛、齿衄等，其他口腔科病案，如舌疾、唇病等案例，在本册中也都有展示。其中"舌病之种种疗法"也是篇密切结合临床的好文章。

本册后附养生保健内容，收集了有代表性的 200 余篇养生论文。

还有一些格言、警句，也是养生部分的重要内容。如"讨了人事的便宜，必受天道的亏；贪了世味的滋益，必招性命的损伤；积钱养子望身安，子大钱多转不闲，读书则人敬之，积善则鬼神敬之，二语可终身受益"；"慎风寒，节饮

食，是从吾身上却病法；寡思欲，戒烦恼，是从吾心上却病法"；"天以日运，故健；月以日行，故明；水以日流，故不腐；人之四肢以日动，故健"；"人若欲窥卫生之宫墙，务先戒绝烟、酒、色三字"等等。如果说100年前的人们已能够认识到这些，并付诸于行动，今天的人们就更应该从中吸取那些宝贵的养生理论和养生思想。

王咪咪

2012 年 12 月 10 日

目　　录

3

13

一、外 科

溃疡

乔太太　先于眉间生溃疡，既而蔓延遍身如癣状。奇痒，又苦咳，颈间淋巴腺肿，脉甚数，舌光红，今先治皮肤及咳。

杭白芍三钱　丹皮二钱　炒川柏一钱半　炙紫菀二钱　防风二钱　赤芍二钱　制茅术二钱　川象贝各一钱半　白鲜皮三钱　升麻一钱　生草一钱

外治方

硫黄六钱　百部三钱　川连六分　川柏二钱

上共研极细末，自用真小磨麻油调如厚糊，临睡涂面部及上半身患处，腰以下不可涂。

（《中医新生命》1934—1937 年 1—31 期　陆渊雷医案）

外溃之疡

热退未清，脉数亦未靖，舌苔中灰而少液，外溃之疡，仍出水而不敛，且肿势散漫不收。据西医云，必须尽去其腐肉及细管方可。然年逾花甲，精力已衰，前者之破管时汗出淋漓，已有脱象，若再大割，恐正气有暴脱为虑，只得用大补气血，而合回阳化脓之法治。

元米炒西潞三钱　全当归三钱　炒白芥子一钱半　淡苁蓉三钱　焦于术一钱半　炙西耆三钱　大熟地三钱　熟首乌三钱　毛鹿片一钱　淡附片一钱　川杜仲三钱　净白薇三钱　肉桂三分

（《中医世界》1卷3期　近代名医医案一脔　太仓傅雍言先生）

胥江方案录

与浙江地方法院院长孔仲恕先生论精薄便秘并发阐补精必先补气案

《内经》谓两神相抟，合而成形，常先身生，是谓精。又曰：精者，生之本，故精禀先天以俱来，又藉后天水谷以滋养。然精何薄，此得之先天者半，下而后天之不调也亦半。尊躯曾患痈疡，一在腰间，腰为肾府，此肾虚而营气热腐也。一在背脊，背脊为擎天柱石，督脉之所过，精液之隧道，上系于脑，而下归精窍，督主一身之阳，此阳气不宣，壅而为疡也。然疡溃化脓，此毒之所泄，实精血所化，出一分脓血，即耗一分精气。此尊躯之所以精薄气弱，厥故由此也。其所以便结者，此与燥结胃肠，粪便难解者殊异，盖大便虽为糟粕之输泄，实赖精气以推运。《内经》谓肾为胃关，又谓肾司二便，此理解者殊鲜。若以健运而言，则在脾在胃，而不在肾。然所赖者，肾中之气，为之蒸腐而鼓舞耳。故尊恙之大便结，不独不能稍进攻伐，即健脾和胃，亦无济于事，非温欸精气不可也。舌白者，舌为心之苗。然脏腑精华，莫不上朝于舌，白为色泽不华之谓。色泽奚为而不华，曰：无他一言以尽之，精气之不上承耳。《内经》谓精气夺则虚。尊躯之精薄虚也，即舌白便结，亦虚也。虚则补之，与治法大要。夫人而不知，然亦有补阳以气，补阴以味之辨，此而不分，则虚者未必可复，而徒为药石所伤。惟尊躯精之薄，实由于气之虚，故补精当先补气，此是一定成法。使气能代精，则精断不致薄，且诸恙亦可蠲除，二天调而福寿绵长矣。拟方如后：即请高明主政。（己巳玖月初六日诊）

　　台人参　潞党参　炙西芪　云茯苓　炙甘草　大熟地淮山药　野于术　白扁豆　剪芡实　建莲子　山萸肉　金毛狗脊　丝瓜络　鹿角胶　桑葚膏　炙甘杞　龟板胶　巴戟天破故纸　胡桃肉　肉苁蓉　真锁阳　菟丝子　远志肉　春砂仁　绵杜仲　黄唇鱼胶　潼蒺藜　华冰屑

（《医界春秋》1930 年 45 期）

腰背生疮

雷右（原因）夏令腰背生疮，入秋初愈，愈后发黄生内热。

病状：身热至晡尤甚，腹满烦渴，便闭溲短赤，遍身发黄，脉象左沉实，右洪滑，两手皆数，苔燥中焦。

治疗经过：皆用养阴之剂。

诊断：疮后元气虽未恢复，然细参脉证，绝非阴虚内热，此乃黄疸中之阳黄症，系太阴阳明湿热，脉象数而沉实洪滑，此明证也。热甚则津液内耗，故苔燥中焦，湿入在经，故晡热尤甚，宜泄太阴阳明之湿热，方用茵陈蒿汤、四苓散合参，加黄连、车前，使邪有出路，乃开门放盗之法，候高明裁正。

处方：绵茵陈二钱　茯苓二钱　生锦纹三钱　泽泻二钱　黑山栀二钱　小川连八分　土炒白术二钱　车前子三钱

二诊（病状）热势减轻，大便下而未畅，小便长而尚赤，舌苔焦退，转腻黄色，十退六七，两脉滑数，烦渴略减。

诊断：湿热已有出路，尚未尽净，拟再用前法加减。

处方：绵茵陈二钱　麸枳壳四分　猪苓二钱　焦山栀三钱　木通钱半　泽泻二钱　炒白术钱半　茯苓二钱　盐炒车前三钱

盐炒川柏八分

三诊（病状）黄色退净，日晡热亦退，小便渐清，大便里急后重，脉滑数，苔腻黄。

诊断：脾胃久受湿困，病后清阳不升，浊阴不降，治宜升举其阳，佐以和脾则阴自降。

处方：制茅术二钱　防风一钱　炒白术二钱　炒白芍一钱　白茯苓二钱　升麻四分

四诊（病状）大便已畅，呃逆不已，脉象弦数，苔腻。

诊断：大便下而脉尚弦数，舌苔尚腻，呃逆不已，燥火上逆所致，胆肝之火上冲，致肺金不清而成呃逆，治宜扶土清金，金清自能制木，不平而自平矣。

处方：枇杷叶三钱　生甘草六分　甘菊一钱　党参三钱　半夏二钱　陈皮一钱　赤苓三钱　淡竹茹二钱　麦冬二钱　姜　枣

五诊（病状）呃逆已平，饮食少思，脉至和缓，舌苔薄润。

诊断：病后脾胃虚弱，治宜助阳益土，调荣固卫。

处方：党参二钱　陈皮一钱　白茯苓二钱　黄芪二钱　半夏二钱　生甘草八分　枣三枚　焦白术三钱　炒白芍二钱　泽泻二钱　煨姜三片

（《医界春秋》5—12期　獭囡新医案）

无锡陆姓女孩流注成管治验

无锡陆姓女孩，患流注，脓溃后三年余矣。疮口恒流脓水，不能坐立，家赤贫，无力延医。今年正月，始就予诊。予验症状，知患处已成管，脓水从管中溢出，管不拔则疮口不合。乃拟仙方活命饮，加生芪一两，一以补托，一以排脓，外用降药插入疮口三寸，第一次拔出寸许，再诊亦如之。第三次拔出之管，三倍于前，疮口渐大，肿处尽消。乃改用提毒药，仍服前方。二月十二日来诊，验其膏药上有三叉管随脓水流出，知宿根尽拔，可以免于废疾矣。是役也，不受分文酬金，而甚为快意。聊志颠末，以敬告同志者。

（《中医杂志》14期）

湿火流注经络验案

病者：张叟，年将七旬。

病名：湿火流注经络。

原因：肾亏肝旺，肝夹湿火流注经络，肾为胃关，关门不利，故聚水而从其类。

症候：两足肿硬出水，已经到大股，幸胸腹未肿。胃纳尚好，二便尚通，两目红肿，泪水稠黏。面虚，患已月余，年老治更非易。

诊断：脉象弦缓，阴虚火旺，肝火夹湿火为患，流注上部为目疾，流注下部为足疾。

治法：用淡烧脚鱼，不入盐浆，稍入冰糖老酒，共计淡食五只。一面用清肝熄火之品治目，一面用威灵仙、木瓜、秦艽入些樟脑水煎洗足，令其软活。

效果：脚鱼随食足肿随消，药随洗足硬随软，目疾亦也。脚鱼治脚气，确有特效，敢告同道。

（《医学杂志》68期 张生甫 验案六则）

痰湿窜络治验

绍兴有金姓者，年三十有五，患左股木肿，自膝关穴上行，直抵三里部分，股之内廉时肿痛，去岁八月始延予诊。自言起病以来，迭经入刺，收口后，经两月痛必剧，刺后则痛止如无病者然。予曰：此症必无脓，即有脓，必黏腻如痰，病者曰然。予切重脉，左大而迟，右滑而沉。舌苔白腻而根厚，曰此乃寒夹痰，溜窜足三阴之络。症情与流注同，所以不成流注者，以其尚未凝滞也。累用刀刺而寒湿不去，元气日衰，久且一刺之后，溃不收口，殆矣。如今之计，以温化痰湿为第一要务，盖病根拔而肿自退也。方用附片一钱，虎胫骨一两，白芥子三钱，盐水炒川怀牛膝各三钱，干姜一钱，威灵仙三钱，半夏钱半，酒炒丝瓜络二钱，五剂，而肿退脉和。复于前方略减分两，加入山萸肉三钱，酒炒当归二钱，土炒祁门术钱半，勉其耐心静养。两月后遇之于东新桥，欣然告予曰：后方服至三次，病根已尽，不复作肿痛矣。

流痰

外科一门，贵有经历，吾国自汉青囊失传，医家之于外科精手术者实不多见，以故世人皆信西医手术之神。然吾国青囊虽失，吾外科之手术未尝不可研究，若能静心研究，未尝不无裨补。余业医数十年，于外科诸证虽无所得，然亦略窥一斑，爰不揣谫陋，兹将平素所记治愈各证录之，以供诸同志之研究，是否尚乞高明正之。

杨姓童年十四，体质素健，忽患臂间痛，手不能举，不红亦不肿，初疑为闪折，不甚介意，以伤药敷之。数日渐痛甚，延医诊之曰：此寒气袭络也，无大碍，服药二剂可愈，遂以疏风散寒之药与之，服后数日未效。痛处且微肿，复延他医治之，曰：此恐其成发背也，今幸未红，尚不致成脓，当可敷之消，内服清热解毒剂可也。又数日肿痛益甚，夜不能卧，后由人介绍就余治。余曰：此流痰也，已有脓，证属阴分，盖由寒湿留于络，气血不行，故初但痛而不肿，积久而渐肿也，宜服药以托里排脓，拟方用党参、黄芪、白芷、茯苓、白术、当归、赤芍、陈皮、橘络、银花、桂枝、半夏、甘草、姜、枣，外用古燔针法，以桐油灯烧针令红针之，针后孔中流脓，遂贴以阳和解凝膏，当夜即能安眠，旬余脓尽而愈。

（《中医杂志》6期 广德轩外证治验笔记）

流痰

孟河巢沛三先生，治一横桥开肉店铺者，身上流痰十余块，久溃不愈，色紫黑而肉僵硬，不知痛痒，无脓流水，肌肉皆削，胃气索然。患者曰：我戒口多时，胃气愈败，不知能稍食荤腥否。沛三先生曰：思食胃气尚旺，肉鸭亦可食之。患者曰：若能开荤，死亦瞑目。看其病情，系多服寒凉，气血凝结所致，投以金匮肾气汤月余。肌肉转红，渐软作痒，至两月后，先生再至横桥，有一体肥貌丰叩谢。先生茫然几不觉其人，问其原委，从开荤之后，胃日健旺，一方服六十余剂，疮平肌复矣。所以外症以胃气为本，胃以食所喜为补，若各物禁之，再以寒凉克伐戕胃，或温补壅塞助火。孟子曰：尽信书，则不如无书。临症变通，方为上工。

壬午后，余至琴川，有张姓身上数十孔，大如钱，色黯肉僵，流水无腥秽味，不知痛痒，肌肉削瘦，人皆谓杨梅疮。余曰：寒凉凝结，出前医之方，俱苦参、黄柏、木通、翘、栀、芩、连、土茯苓等类。因戒口极尽，胃气呆钝，余令其开荤，从先生金匮肾气法十余剂，后服温通气血之品，二十余剂而痊，后遇类此者数症，莫不应手，皆德先生之德，故记于此，聊志感仰之意。

（《国医杂志》8、9期　余鸿孙　诊余集）

流火毒秘方

余离乡已久，日前归省，家人共话，其乐怡怡，长夜无事，互道诊绩，余父谓余曰，数月前得一流火奇方，屡试不爽，及询之，曰毋躁，当详其颠末。离此北三十余里之沙洲，有杨老四者，事母甚孝，母年五十，今春右手患奇疡，初起于孔最穴处忽生一红泡，微痒，固不甚介意，以银针挑破之，未几渐红渐肿，一夜其肿如橼，其热如荼，痛彻心肺，及延医治，绝无效果，而破处渐见溃烂，乃往南通请名疡医治，仍无效，二日间溃如掌大，红肿不稍杀。适余（余父自称）赴其邻诊病，闻隔墙呼号声，问之，知杨姥患奇疡，往观之：手肿及肩，其大如股，溃有二掌大，血肉淋漓，奇臭异常，以水罨之，水气蒸腾，可见其火之盛，不饮不食，但有呼号，家人彷徨求治。余亦无以为计，索阅前医方，皆为大剂犀角、石膏、川连、银花等清热解毒品。余思此殆疔毒走黄，勉与泻疗丸一服，使泻之，然未许其必效。约阅旬余，复赴其左邻诊病，因询其邻杨姥之症如何，曰已愈矣。私心窃异，诊毕往访之，杨姥适于中庭观孙辈抛球戏，因叩其治疗经过。姥欣然答曰，自先生视守之后，翌晨，神志微昏，肿痛依然，阿四（指其子）不忍坐等余死，抬余至城，请童医治，童乃城中之名疡医也，医见而辞不治，速余急归，阿四涕泪交集，抬余返至中，余少憩，阿四坐树下，惟掩面哭，余固昏不自觉矣。适田间一老者，问阿四曰：子如是之恸，殆所抬者将不救乎，汝何人患何病耶？阿四曰，是吾母，右手肿烂耳，无望矣。老者弃锄而观之，

曰无妨，可以黄莱菔缨打汁调赤糖敷之，无不愈者，速归为
之。阿四抬母还，姑如法试之，药敷上，渐敷渐干，干即易
之。病者觉舒适异常，凡五易，历一夜而肿尽退，痛亦止，
即思饮食，不日即精神恢复如恒矣。溃处阿四在药肆中购九
一丹为余掺之，今亦愈其大半矣。言下欣然色喜，并出臂示
余。余（余父自称）得此方后，凡遇外疡之红肿者敷之，
无不奇效云。

疮疡

郑答里　肝脉布于两胁，胃脉络于胸中，阴虚肝旺之质
素有失红之患，瘀凝胃之膜外，与痰气交结。胸右承满穴结
硬，木不作痛，近又咯红色紫痰，日聚日多，将来惟恐酿
脓，溃难收口，暂拟和荣祛瘀，化痰通络。

南沙参　紫丹参　瓜蒌皮　郁金　新绛　川贝母　紫苏
梗　煅瓦楞　橘络　竹茹　藕节　枇杷叶

张村　痰气血凝滞胃之膜外，成为漫心痰，肿硬两月，
大如覆碗，食入作胀，症势非轻，溃难收功，急为温化
消痰。

半夏　桃仁泥　瓦楞子　枳壳　归尾　蒌仁　延胡　五
灵脂　赤白芍　青皮　郁金

小河　足跗骨胀，宜化痰温通经络。

当归　赤芍　茯苓　威灵仙　半夏　牛膝　陈皮　僵蚕
独活　桑枝

另服指迷茯苓丸。

海州黄　阴虚，肝肺痰热上升，颈左右痰疬肿大，内热
呛咳，涕中夹红，当养阴以清肝肺。

9

南沙参　象贝　川石斛　元参　蒌皮　石决明　蛤粉　丹皮　竹茹　枇杷叶　夏枯草

如皋刘　《灵枢经》云：庇疽发于膝，状如痈，皮色不变，勿使砭，砭则难治。右膝盖坚肿色白烧热，四围筋脉掣痛，针溃出血两次，幸即收口，症势极重。姑宜养阴络化瘀血，保其不溃则吉。

小生地　生鳖甲　归尾　生膝　赤芍　桃仁　泽兰　知母　黄柏　丹皮　丝瓜络　生草　藕节

杨州殷　肝郁化火，上犯阳明，乳房结核渐渐长大，乳岩重证慎防破溃，清肝散结治之。

沙参　羚羊片　全瓜蒌　赤芍　山栀　陈皮　丹皮　大贝　连翘　元参　橘叶

杨州张　经曰：经脉横解，肠癖为痔，肾水久亏，湿伤阴分，肠癖痔坠，便艰作痛，肛门翻突，魄门破碎，气分亦亏，肺主气，与大肠为表里，拟金水同源之治。

生地　阿胶　天冬　白芍　料豆　当归　洋参　丹皮　黑蒲黄　茯苓　生草　元武板　荷叶

阜宁　肝火湿热，蕴于下焦，肾岩翻花，幸茎头未损，甚不易治，拟清肝汤主之。

生地　大贝　生草　黄柏　赤芍　藕节（洗药方）银花　白芷　黄柏　生草　煎洗。

翻花凸处点二消散，余处掺绿枣丹。

复　原方加当归　翻花处稍平，以石灰少许泡在碱水内，隔水溶化，用针点高突处，余掺二消散即枯。

矾　雄黄

复诊　原方去花粉　知母　黄连，加萆薢　乌侧骨翻花内胬肉，上仍点灰碱膏，余掺二消散，翻花内另有一孔与尿眼通，用线穿破开腐肉，龟头自见矣。翻花内胬肉上点灰碱膏，余掺二消散或绿枣丹，或巴灰掺之。

江阴汤：心肝气火夹痰上升，滞于络脉、血脉，因而凝结，左颊车患瘤，肿突如瓜，痒热则肿，势益增，势将外溃后见脓则吉，见血则凶，拟清肝散结。

羚羊片 丹皮 沙参 黄芩 连翘 生草 蛤蜊粉 象贝 麦冬 赤芍 藕节

禀赋阴虚火旺，善嗜炙煿，脏阴暗伤，热蕴荣分，初时耳后发生如粟，日渐肿溃流脓，迤来毒流颈项前，至结喉后，至大椎上，连脑项散漫不收，疮颈板腐无脓，势已入阴之象，理气温托，但脉大虚数，喉舌作干，大便燥结，阴分大伤，毒陷于里，证势非轻，急为育阴化毒，以冀收束，得脓为要。

生地 当归 北沙参 麦冬 银花 花粉 大贝 赤芍 连翘 陈皮 甘草 绿豆

西来庵 骨槽风证，窦汉卿名穿珠穿腮。《心法》曰：牙发。又曰：牙发柄槽者，手少阳三焦、足阳明胃二经，风火是也。夫手之少阳从手走头，足之阳明从头走足，恙由手经而入，始则牙痛颐肿、面肿，上过太阳，继入阳明，则由项及颈初时失下于前，嗣又误补于后，以致毒火蕴遏伤阴，耗气不能束毒化脓。散漫无定脉象，左部散大，右部濡小，舌喎目定，阳缩头面汗多，气血两败，已成危证，拟方尽人事而已。

南沙参 麦冬 石斛 丹皮 小生地 知母 淮药 玉露霜 甘草 蔗汁

颜　肾俞痰溃久，气血俱虚，脾土又弱，食少难运，湿自内起，两足内肿，继之腹大溺少，便液颇有脾败之虞，拟扶土渗湿，兼利水道。

焦白术　车前　陈皮　冬瓜皮　茯苓　神曲　炙鸡金　木香　苡仁　泽泻　砂仁　生姜

肝脾不足，营卫不和，痰气凝结，少阳之分，耳门前后，发为痰核，经事愆期，至时作痛，木郁化火，拟用逍遥散加味主之。

当归　炒白芍　柴胡　茯苓　丹皮　甘草　白术　法夏　陈皮　象贝　香附　红枣　夏枯草

抑郁伤肝，思虑伤脾，肝脾两损，气滞痰凝，项颈发病，日渐滋蔓当固本，养营兼化痰湿。

潞党　冬术　炙草　煅牡蛎　半夏　当归　佩兰　茯苓　陈皮　白芍

丹阳　鹤膝风症，须究体之虚实，次论风寒湿之轻重，湿胜者则重著难移，脉数内热，咳呛食少，便溏面浮，脾土既亏，而肺胃之阴亦不足，当养胃生阴，以除虚热，调脾土以利湿邪。

孩儿参　淮山药　生首乌　土炒当归　川石斛　女贞子　红黑枣　川贝母　茯苓　于术　苡仁　荷叶　料豆

朱　气郁痰滞，左背膊发为痰瘤，坚肿而热痛，掣胸乳臂臑，脉虚关尺弦大，阴虚肝郁化火，溃有性命之虞，宜养阴清气化坚。

川郁金　当归　瓜蒌皮　贝母　蛤粉　丹参　茯苓　法半夏　夏枯草　连翘　藕节

疮湿内陷，成为疮痕，投剂以来，腹热已退，疮亦渐达，舌干亦润，俱属佳兆。惟食难下膈，腑气旬余不通。湿痰阻厄，以致胃气不能下降，左季胁痛，肝气夹饮，仍宜养阴，宜中泄浊。

沉香　苡仁　蒌皮　法半夏　枳壳　车前子　全福花　郁金　北沙参　冬瓜子皮　茯苓　陈皮

唐　阳明湿热，久寄营分，头面斑红，迭起白屑，舌色苔黄而腻，阴分虽亏，未宜用补，补则留恋，湿邪更难脱体，仍清营利湿。

细生地　麦冬　北沙参　丹皮　当归　元参　茯苓　石斛　杭菊花　黑料豆　胡麻　红枣　生姜

金　肝脾不和，痰凝气滞，颈项发病，胸脘不舒，颈筋酸胀，脉象沉弦，木郁不达，当和畅肝脾以散胀。

当归　白术　炒白芍　制半夏　陈皮　香附　蜜水拌柴胡　佩兰　川芎　红枣

邹　肾俞痰已敛，气血未复，阴络又伤，溲红之后瘀迫大肠，后患肛痛，咳嗽，小尿短数，肺胃肾三经交损，势入损门，难以图治。

北沙参　淮药　茯苓　料豆　杏仁　当归　牡蛎　贝母　炙草　毛燕　橘白

素昔肝脾不和，足踝又有湿热，疮痍痒痛出水，清燥两难，拟和中利湿。

茯苓　苡仁　陈皮　丹皮　牛膝　泽泻　砂仁　甘草　佩兰　地肤子　桑枝

脾虚痰气凝滞，颈项痰疬串生，迄今八年，脉虚弦，细数阴虚，肝热不清，当和营化痰散胀。

当归　半夏　香附　大贝母　炒牛蒡　蜜水拌柴胡　炒

白芍　茯苓　陈皮　佩兰　连翘　焦白术　红枣

脾有积湿，肝火不清，项生瘰痰，遍身又发湿疹，二症均难速效，拟清肝养营，兼渗湿热，多服乃佳。

当归　半夏　象贝　胡麻　丹皮　夏枯草　白鲜皮　茯苓　泽泻　牛蒡　甘草　红枣

郭　鸡肫疳乃肝经湿热下注而成，愈后余蕴未清，外皮尚起粟作痒，脉象沉细而弦，阴分已亏，苦寒不宜再进，当养阴利湿。

生地　当归　丹皮　泽泻　茯苓　女贞　苡仁　黄柏甘草　赤芍　地肤子（洗方）　荆芥　臭梧桐　银花

冯　营血久亏，脾肺气陷，痔血肛坠，业已有年。腰酸足乏，肚腹不舒，急为益气养营。

西洋参　麦冬　石斛　茯苓　银花　甘草　绿豆　花粉大贝

太洲　背之中行，属于督脉，是脉发于会阴，贯脊上行，直至巅顶，此经有名无状，而络于肝肾，肾本有亏，精衰血少，络脉拘急，以致背驼脊突，幸在第七椎下，若在肝脾肾之俞，即难治疗。脉来细数，尺部渐弱，先天不足之明征，食入面黄，脾土有亏，当培后天，以补先天。

潞党　当归　怀膝　山药　陈皮　料豆　沙苑　石斛冬术　杜仲　使君子

绍兴　癣之为病，乃风、湿、热、虫、暑，其名不一，其状亦多，总之皆因风毒入于脾肺，湿胜者则癣起，厚皮如肉，发于四肢，关节之处宜利湿，杀虫兼清血分热毒。

百部　苍术　苦参　防风　鹤虱　胡麻　川牛膝　丹皮甘草　鲜皮　当归　浮萍

14

宁波郭　痰气血凝滞于胃，致发胃脘痛，肿硬高突，咳嗽痰稠，腑气不畅，急为化痰消瘀。

半夏　赤芍　延胡　郁金　煅瓦楞　瓜蒌子　杏仁　枳实　青皮　茯苓

合肥李　肾水素亏，肝胃两经夹有湿热，颈左痰核破溃，硬未消尽，口舌作干，脉象弦而带数，当养阴以清肝胃。

南沙参　石斛　象贝　蛤粉　丹皮　茯苓　玄参　麦冬　淮药　杏仁　枇杷叶

吴　湿留肠胃，气血因之停滞，右少腹板硬作痛，小溲不利，兼下秽浊，大便艰难，势成肠痈，急为流气化瘀。

乌药　丹皮　桃仁　赤芍　五灵脂　归须　茯苓　延胡　刘寄奴　青皮　枳壳　瓜蒌子　藕节

气虚阴虚，湿热迫于肠胃，痔坠作胀，不耐劳碌，当益气养阴，兼清肠胃。

党参　白芍　生地　当归　炒枳壳　槐角酒炒　丹皮　地榆炭　茯苓　甘草　木香　生黄芪　龟板

阴虚血少，肝胃热升，唇口破裂作痛，头目作眩，当拟养阴，兼以清降。

党参　炒归身　炒白芍　木香　淮药　冬花　茯神　酸枣仁　炙草　地榆炭　黄芪　续断　荷叶炭　红枣

某　串臀漏十余年，迩时又增咳呛，脉象虚细而数，肝肾阴伤，势入速门，当培土生金，兼以肃降。

北沙参　怀药　杏仁　象贝　橘红　煅牡蛎　料豆　茯苓　蒌皮　半夏　枇杷叶

张　肝脾两亏，痰气滞于脉络，右胁先起痰核，继之背膊又生，气血不能转运，身背酸软，胸腹不畅，腑气通而不爽，宜和畅肝脾，化痰理气。

当归　白术　制半夏　制香附　砂仁　陈皮　茯苓　川芎　丹参　佩兰　金橘叶　佛手　生姜

王　乳头属足厥阴肝，乳房属足阳明胃，厥阴气火偏旺，阳明又多湿痰，痰因气滞发为乳痈，左乳房结核两块，大如桃李，业已年余。拟和营清气化坚，徐徐调治。

全当归二钱　半夏钱半　大贝母三钱　柴胡一钱　泽兰二钱　制香附钱半　瓜蒌三钱　瓦楞钱半　丹皮钱半　连翘二钱　夏枯草钱半　橘叶钱半

季　胃足阳明之脉起于鼻之端，交额夹口环唇，下交承浆，上入胃口，肝胃气火上升，与血脉交并，致发茧唇。初起如豆，继大如茧，硬肿翻花，自左口角下唇，而至上唇，或凹或凸，破流滋水，坚硬不消，脉沉疾弦数，左部较大，年逾古稀，阴气已衰，厥阴气火偏旺，头眩欠寐，心神不安，苦寒不宜多进。拟养阴柔肝，兼清阳明以化坚结。

生地四钱　牡蛎五钱　白芍钱半　洋参钱半　龟板五钱　大贝三钱　甘草五分　蛤粉二钱　茯神三钱　元参钱半　桔梗一钱　连翘二钱　藕节二枚

冯　脉弦细数，阴分素亏，肝肺不和，痰气凝滞于络，始则胸胁作痛，牵引背肋，继之肝俞穴结硬，日渐肿，半身筋脉牵制，乃是痰注之病症，势非轻，内热便难，卧不寐，恐酿脓外溃之后难以收敛。拟养阴舒气，化痰通络。

沙参（姜皮）姜皮一味，疑误姜皮　半夏　赤芍　大贝　陈皮　桃仁　姜蚕　白芥子　苏梗　郁金　竹茹　荸荠　海

蛀头

钱　肺居胸中，肝循两胁，痰热蕴于肝肺，始则咳嗽痰多，继则右胁肋肿胀，成脓外溃，业经两年，内膜已伤，内热短脉数，咳则脓出，当养阴以清肝肺，咳嗽愈而外疡方能收口也。

沙参　杏仁　蛤粉　麦冬　苡仁　甘草　川贝　茯苓　丹皮　蒌皮　石斛　枇杷叶

黄　背之中行属于督脉，旁开二寸则属足太阳膀胱，膀胱为寒水之经，与肾为表里，是脉隶乎肝肾。肝肾不足，寒冷乘之，气血偏阻，腰部欹侧，肾俞背佗，股腿酸楚，已成龟背，久延有痿废之虞，急为养阴营而宣通脉络。

当归　巴戟天　续断　狗脊　白术　五加皮　桑寄生　淮牛膝　秦艽　白芍　独活　丹参　红枣

黄　努力伤气，气虚不统，上则咳嗽吐红，下则梦遗滑精，败精瘀浊阻滞精道，会阳穴胀硬，按之微软，两月以来，既不加肿，亦不破溃，正气大伤，不能托毒化脓，劳动短气，少腹隐痛，中损显然，将来外患破溃，定成海底漏也。拟保元汤加味，俾正气充足，或破或消，庶可免久稽之患。

炙黄芪　冬术　党参　炙草　茯神　五味子　白芍 小茴香炒　枣仁　当归　牡蛎　熟地　苡仁　桂圆肉　煨姜　红枣

又　悬痈俗名海底漏，斯处虽气血交会之所，经属至阴之分，故湿热得与浊精凝结。两月僵块漫肿，难以消化，亦不易发出，全赖正气充旺，方可托毒化脓，迭进扶正化毒，漫肿收束，硬处较软，成脓之象也。拟原方培托：

黄芪　党参　当归　白术　白芍　甘草　枳壳　僵蚕
两头尖　槐角

（《中医杂志》6期　马征君医案）

养和堂搭手治验笔记

外科见症不一，用刀针法有二，一曰痈疽脓胀而痛者，以刀开之，脓泄痛减是也。一曰流痰初起，肿硬不痛者，以燔针之法散之，针后痰块渐消是也。舍此二法，外而能用刀针者，盖少此刀针，不宜轻用也。余家世业疡医相传，至今仍以刀针，妄用为大戒。殆以施治，得宜随手而效，苟或不当，既不能减轻其疾，若且足以增加其痛势，今从不才治愈之搭手证之益信矣。江阴黄姓妇年五十余，壬戌夏患膀胱经左搭手二候，大如砚池，初延他医治疗，刀针兼施，如井田式，将疮顶破作九块，血流如注，痛不可忍，辗转哀号于床褥者一昼夜，乃改迎余治。余云：此膀胱经之搭手也。夫寒温蕴结于太阳，非温托不化，且膀胱经其气下行，较之发于督脉经之气上行者为重，托之束之补之，犹虞内陷，乃横施刀割，其不效也固宜。今诊其脉象三部沉实有力，听其声音清利，知非不治之病，然疮头流血水，疮形似剥鳝，且根脚走散，正虚无以托毒，七恶已见，其三例在不治。若循序前进，未尝不可以挽救，乃急渗止血药，立止其血。并订一熏洗方，用独活、白芷、十大功劳叶、艾叶、银花、甘草、赤皮、葱等味，浓煎熏洗。复为其开一煎方，陷者托之，虚者补之，仿神功内托散法，用当归、川芎、参芪、白术、白芷、山甲、皂针、乳没、陈皮、茯苓、炙草、姜、枣等味，嘱其如方服一帖，以观进退，并于疮之四周，敷以自制铁箍散，破烂处敷以八将丹，流脓处则渗以升药，覆盖油纸，以御风邪。明日来邀复诊，知其熏洗后已得安眠，六小时且进薄粥碗许，即令洗去所敷之药，见疮顶高起，根盘收束，中央增小孔数十，状如蜂窠，且热气逼人，如蒸笼揭盖，知已化腐，嘱其熏洗敷贴如昨法，煎方加倍参芪以助正气托毒，服药未十帖而腐脱新生，月余敛口，而行动如常。由是观之，刀针之不可妄投也明矣。然视刀针为畏途者，其弊亦不可胜道，所望司命者之临时审慎也。

（《中医杂志》 渭亦恕）

发背

孟河巢姓巨富也，疽发背，大如覆盘，长尺余，阔七八寸，延沙达周先生治其外，延费士源先生治其内，吾师之祖也。时正酷暑，疡症已溃，治之匝月，去腐生肌，颇为顺手，疮沿渐平，尚有尺余，红肉如珊瑚样。费先生所投之剂，皆和胃利湿、消暑极平淡之方，沙先生谓士源曰：君主其内，巢某年近耳顺，气血已虚，当服补药，何以数十剂，皆系清热利湿之品，肌肉安能生乎？费笑曰：君虽疡科名手，内科尚欠功候，患者早食莲子红枣一碗，午食海参煨肉一碗，胃气如此，其生肌长肉之功，胜于补剂多矣。况方书所载，膏粱厚味过度，湿热痰滞，壅阻聚热而成痈疽。《内经》云：膏粱之变，足生大疔是也。又兼时正长夏，暑热湿三气熏蒸，每日为之利湿消热，尚恐不及，若再服温补，聚湿聚热，必致胃呆气滞，热闭神昏，疮肉泛紫塌陷，功败垂成矣。沙先生深佩服之，共服药百余剂，未服一剂温补而痊。孟河沙达周先生，疡科名重一时，尚未讲究内科，几至误治，幸费先生执定主见，始克成功。所以习外科者，不可不习内科也。

（《国医杂志》8、9 期 余鸿孙 诊余集）

答苏艺君问脚臁生疮

据述苏君曾患脚弱，兼病咳呛黏痰，大便艰难而肛门时痒，去年脚臁生疮，今则又将发动，赐我良方，幸甚感甚。

洁按：苏君素秉薄弱，大溲素难，即明证也。而六淫之邪，每中人体虚，故脚气脚臁，所由生也。而咳呛黏痰，时发时愈，每日数声，乃风热哮咳，不足酿大患，而臁疮一症，治以枫枳，恐此枫枳二字，系风子之误。本草载风子产海南诸番，可取油和药，主治风癣疥癞，攻毒杀虫。然其性辛热有毒，能豁痰而最伤血，故有病将愈，而先患失明者，若用之外涂，其功不可没也。

苏君今用之外擦，故疮愈而无患，若复发动，不妨再擦，然切忌入口，恐血弱之体，不堪其耗消耳。

（《医界春秋》陆清洁）

冻疮之原因与治疗

原因：时届冬令，天气严寒，北风凛冽，人身冻疮，应时崛起。北方气候极寒，有影响全身而发生冻疮，呈重笃之症状，甚者全身冻结，遂至生活之机能断绝而死，此于北地雪中旅行者，每有所见。南方地气温和，全身冻疮虽罕见，而局部之冻疮，则屡见不鲜。其原因多由于温度之剧变，如从高温之暖室中，突至寒冷之处，或寒冷工作后即用火炉取暖，或从大风雨雪之中而归，即用热水洗涤等等，每致发生。又如童幼、高年，营养不济、抵抗力弱者，均易发生局部之冻疮。惟运动者比安静者少，宽服者较紧服者少，此因血液运行而影响于冻疮之形成也。

病理：吾人身体一遇寒冷，皮肤血管遂为之收缩，局部因之而为苍白，寒冷之作用终，血管即行扩张，发生反应，皮肤于是呈为著明红色。若寒冷作用持续不散，则局部发生肿胀并起瘙痒之感，有时发生剧痛，或卒至组织浮溃。盖冻伤组织之变化尤以血管为最著，血液凝泣，血行因之妨碍，内外膜及肌肤亦因之损伤，于是冻疮遂成矣。

部位：冻疮之原因与病理，已如上述，其易发生部位恒多于身体之四末，如指趾及手足之背，耳边、鼻尖、颊部等处，起则由红斑而为硬块性，由硬块性而为水泡状，循序渐进，有破碎化脓而为溃疡者，荏苒不愈。每稽时日，甚有过冬春至夏间而未愈者，此种溃疡冻疮，治疗殊感困难。

症候：冻疮起于局部者，先为潮热微肿，肤热微痛，瘙痒等等是也。大约可分为初、中、末三期：第一期之冻疮为红斑形，先由一部分遇冷后，血液因之凝泣，皮肤即呈疮白，后变为红紫浮肿、瘙痒、灼热等，如冻伤部受热过甚，或晚间被窝中受暖，则瘙痒烧灼之感更甚。第二期之冻疮为水泡形性，因第一期无适当之疗法，致生为水泡形，肤呈褐赤色，内含橙色，或污血之液，若水泡破裂，则表皮剥离，有时自剥处变成溃疡，陷于坏症。第三期之冻疮，名为坏症，患处色青，周围色红，遇冷则痛，遇热则痒，疮口深浅不一，有干有湿，或腐化或滋水淋漓，而为坏症。如是者，宜就外科医生诊治之。

经过：本症之经过，乃视病势及气候而定，倘气候温暖不数日而愈。至于第二期水泡性溃疡及第三期坏症，则为时愈久，病势经过亦因之弥漫。

预防：当寒冷之时，必用手套暖鞋，以保手足局部之体温，而防患于未形，再摒去火炉，辟去寒冷之刺激，或过热操作，若经轻度冻伤，日以温汤洗涤数次，或以温布摩擦患部，并注意运动，使血液运行而无停流，则冻疮之疾可免。

治疗：（1）民间疗法　冻疮初起以茄子（一名落苏）数株，去根实，而取其枝叶，和水煎沸之，后盛以面盆。当沸气飞腾时，将手按盆上，离盆中水四五寸许，以手探盆中之水热度如何，倘温度适宜，则将患部浸入水中，待其稍冷为度。（对四肢言）如是者，每日早晚行之，经一二日后，则灼热、肿胀、瘙痒完全消灭（按：倘无茄子之时，以盐水代之亦可。茄子产生乃在夏秋二季，如苦患冻疮者，须嘱农夫先期贮藏，以备冬日医治之用）。又有于秋后取红辣茄一枝，浸入高粱酒中，待其变色，乃用此酒洗擦患处，则至冬不致再发，或在伏日取芝麻花擦之亦效。更有一种冻疮，冬发春溃，极受其累，只须每日天明时，取瓦屋上浓霜涂擦于患部，如是日行一星期后，明春可得不溃而自愈。尚有用麻雀一头取脑敷于患处，亦见奇效。（2）药物疗法　冻疮至表皮破裂，变为溃疡者，宜用煅石膏五钱，海螵蛸钱半，青黛八分，大梅片五分，共研细末，麻油调敷。若溃疡期已过，用煅石膏五钱，炒广丹钱半，冰片四分研末，以矾士林少许调成膏涂之自愈。或用药粉干掺，外贴太乙膏，日日更换之，至结痂为度。

结论：余之所述，因鉴于每年冬季患冻疮者甚多，得之者缠绵不愈，不胜其苦，爰特概述数端于上，以备社会人士参考云尔。

（《卫生报》1927 年 3 期　张赞臣）

疔疮论治

疔疮一症，变化迅速，为疡科中第一险症。急者有早发夕死，缓者有一二日至旬日者，有偶罹此症，竟猝不及医者，缓者亦有因循坐误，以致不救者，实十见不鲜。即为医者，亦少专门，深明疔疮之原因，而施以适当之诊治与方药，卒以毒陷侵营，变化危险，束手难挽，而坐视夭人之天年者，良可概也。兹将关于疔疮之原因症状治法及禁忌，聊抒拙见，以供同道相检讨，并希望指正为幸。

原因：人体之健康，原以气血周流，循环无已，内为灌溉五脏六腑，以资生化。外达肌肉膜腠，使邪无壅滞以保无恙。乃偶因感受四时不正之气，或七情郁结，血气塞滞，或恣食煎炙厚味，或误食中瘟禽兽，及汤罐霉烂米糁，以致毒邪内结，蕴于五脏，流注经络，皆足为疔疮成毒之原因。

症状：疔疮发无定处，而发于头面者为最多，势亦最急，发于手足胸背者较少，势亦稍缓。初起如疥如粉刺，或发小泡，或起疙瘩，始则或痒或麻木，后则渐痛。亦有初起即痛者，由痒而起者，其毒四散为重，其形大小长圆，其色黄白红紫，或有红丝，无一定形，若肿势蔓延，神昏心烦，则转成走黄，最为危险。病人见洒淅恶寒，头胀胸闷，患处迹如蚊咬或初起如一粒椒，根脚坚硬，渐见红肿，麻痒疼痛，是为疔疮已成之候也。

内治：服黄连泻心汤、银翘、桑菊、郁金、地丁、赤芍、丹皮、黄芩、山栀、青蒿、泽兰叶等，酌而用之，使其风热由外解，大毒从内清，郁结之气解散。

外治：如初起一粒椒时，用立马回疔丹一粒（《疡医大全》功专腐蚀化脓）嵌入疮内，至疔根尽处为度，用膏盖之，切勿揭看。疮旁红肿者，用黄连膏，或金黄散、芙蓉散，以地丁草汁调敷。次日揭膏，僵腐状自落（即俗语疔脚），脓随而出，再以九一丹，生肌散，去毒生新，掺膏上贴之，二三日即愈。

若疗毒既已成形，不如谨护，或因失治误治，以致肿势蔓延，疮口紫滞，色如干酱，但流黄脂而无脓水，身体壮热，胸闷烦躁，甚则泛恶干哕，有时语言颠倒，此时热在阳明，形势鸱张，乃为发炎之期。

内治：如火盛热甚者，即用羚羊角散，或犀角地黄汤，或黄连泻心汤等类。若其脓不透者，即以制蚕角针透之，总以脓化腐脱，其肿自消。

外治：仍依前法用立马回疗丹嵌入疮口内，以膏盖之，如已嵌而坚腐未脱，脓水未化者，以其火毒根体甚深，其势猛烈之故，切勿轻去，必再间一日，其腐自落，而脓自透，则肿自消也。盖疗疮必以得脓，其毒方化，为吉象也，敷药仍与前同。

其重者或七情内伤，膏粱厚味，醇酒炙煿，五脏蕴热，邪毒结聚而发，或因失治误治，迁延时日，以致火毒由表入营，而内陷心胞（俗即走黄），斯时疗脚涣散，疮口黑黯，或旁发无数小泡，面目壅肿，身体烙热，恶心呕吐，神志模糊。脉形极细或洪数，语言狂妄，手足搐搦，面红油汗，恶象迭见，是为内陷之期。十有九死，而难救一二也。

内治：急服夺命丹，紫雪丹，或至宝丹，及犀角地黄汤、赤芍、丹皮、硝黄、承气之属，拨乱反正，遏其疗毒，开其神明，清其营热，下其火毒，幸有得生者。

外治：可用八将提毒丹，呼脓吊毒。总以得脓为获救，敷药同前。

再无论破伤外感，内因之各种疗疮，如已成脓，悉照痈疽治法。

禁忌：关于疔疮之禁忌有三要。一忌辛温发散之药，内服外搽。二忌未经成脓，切勿滥施刀圭。三忌酒炙房欲。盖因疔疮之发起，原因为风邪火凝结而成，其势迅急，其性燥烈，故只宜清营泄热，聚脓透毒，如用荆防、羌独、薄荷、苏藿之类，以冀疏散风邪。万金油等之外搽，取凉快于一时，必致挥发燎原，有助其猖獗之势也。再若未成脓时，急于开刀，破伤肌肉组织，亦能助其充血而张其发炎之势。至于醇酒炙煿，误犯房欲，更焰其烈火之势，促其内陷而致不救者，诚不可不知也。深望患者与医者，咸留意焉。

（《南汇医报》1卷1期 王正章）

疔疮

疔疮大忌腹痛、神昏、胁痛、足跟痛，吞生黄豆不知生腥气，便是疔象。儿头面生疔，按之作痒麻木，急服胜金丹、蟾酥丸、八味甘菊饮、加川连、牛蒡、土贝。忌用发散药，如服羌活、独活、生荆芥、防风、薄荷、柴胡、紫苏、浮萍、天麻、前胡、藁本、麻黄、升麻等，俱不治。惟炒黑荆芥不妨，倘犯痧气，可暂用荆芥炭。又忌攻毒药，如炒天虫、穿山甲、角刺、全虫、蜈蚣，服之多死。手足红丝疔，至胸腹者死，委中穴刺出血，或以蟾酥丸服下三四丸亦妙，此余十年来治疗之心得，窃叹世之庸医，误于发散及攻毒药者，更仆难数，特表而出之。

（《国医杂志》7期 余鸿孙 诊余集）

火焰疔毒

夫疔者，外疡之迅速症也，有朝发夕死，夕发朝死，或三日五日而不死，一月半月而终死者。治之得法，亦甚易愈，治之不得法，鲜有不败事者，今略举一则而言之。

今岁夏季，天时炎热，至于外疡中患疗者较往年更多，余家姑母，适朱家住基朱姓，孤孀多载，平昔作事，异常劳苦，终无暇日。余姑母今年三十五岁，自幼至今，每年夏季，必患疗数处，然不甚重，故数日而即愈。今岁六月中旬，左手小指，先觉麻木，后痒痛，生一小瘰，坚硬异常，明知疗毒，遂敷以生鸦片。二日后，亦无大效。忽觉食指亦渐渐痒痛，仍用生鸦片涂之，越日，肿痛渐甚，自知涂鸦片无效，乃归家延余诊视。见其肿势虽猛，幸四围根脚紧束，精神尚佳，尚称易治。惟内脓已有，顽腐未脱耳，至于食指，亦疗毒初起，当以药敷之，谅不致加剧。余曰：手小指必用针破其顽肉，庶脓汁易出，毒亦泄。姑母亦甚愿，遂用刀将顽处刺破，脓出如豆许，即插入升药条，四围敷太乙丹，食指敷以菊花叶，与蜒蝣、雄黄、紫金锭同打烂敷之，遂处方，用连翘、丹皮、山栀、银花、生草等清热解毒之剂，越二日又复诊。小指处顽腐已落，肿痛大减，惟脓汁未清，食指肿处亦消灭于无形。余再命其将前方再服一剂，庶可无虑。又越三日，复邀余诊，余谅必痊愈。遂即往诊，余一见大惊，头面肿大如斗，右顾颧骨红肿焮痛，两目闭不能开，顶色紫黑，坚硬如石，心中微微欲恶，饮食不思，余询其何日起始。彼云，前日在尔处归家后，指疗将愈，心中甚喜，至昨日下午，略有寒热，觉颧骨隐隐痒痛，宛如蚊咬，不料今晨肿痛若此，更兼右手大指侧，及左手大指间，亦觉麻木痛痒。余曰：此火焰疗，发于心脏者也，谅必感受外风，引动伏毒所至，询之果然，于昨日下午仰风而卧，觉一寒噤而起。诊其脉，左寸洪数，关脉略弦，余思颧骨属手太阳小肠经，经谓诸痛疮疡，皆属于心，心与小肠，一表一里，一阴一阳也，且其人素有粪乖毒，毒蕴心脏，感受外风，引动伏毒，传于小肠，且头为诸阳之首，火性炎上，故发生疗毒也。幸未神昏谵语，尚可医治，至于治疗，必当急急泻其心火，清其风热，迟则恐其内陷，而不可救药。遂命取鲜菊叶打汁一大碗，先服。急为处方，方用细川连一钱（研末），大连翘、淡黄芩、粉丹皮、金银花、生甘草、紫地丁、蒲公英各三钱，黑山栀、明天麻、蔓荆子、小木通各一钱五分，香薄荷、白矾各五分，另用羚羊角三分，磨冲服，患处四围，用太乙丹磨汁以川连调敷，顶中顽腐处，掺以迅风扫毒散，两手指仍以菊花叶、蜒蝣、雄黄等，共打烂敷之。命其忌食一切鱼腥酒肉杂物等，均不可犯。服药二剂后，余又往诊，头面肿势全退，疼痛若失，寒热亦减，两大指亦已。颧骨顽腐已落，脓汁亦渐清，肉现红色，遂掺以生肌散，数日而瘳。据云，药后下部炎热如焚，小溲赤热，大便解下黑粪数次，面部肿势立退，何奏效之速也。余曰：汝前后共患五处，未成者三，已成者二，参证命脉，明是心脏热毒，若不用重泻心火之药，焉能奏效。故为医者，贵乎对症发药耳。凡治外疡，必先明其经络，属寒属热，或痛或疽，然后用药疗之，则病有不痊者鲜矣。

（《国医杂志》1期　包学诗　惜春轩医话）

疗毒走黄治验案

病者：李史氏，年四十余岁，住广德城内忠节坊。

病名：疗疮走黄。

原因：癸酉，二月朔，左足小指外侧，忽生一疗，麻木痒痛，恶寒发热，初不介意，未曾禁口，误食鸡汤半碗，病即大作。

症候：壮热烦躁，面赤而浮，神昏呓语，气促脉实，便秘不通，渴而引饮，自足小指外侧至头，循足太阳膀胱经所过之处共生五疔。疔头紫黑，根盘紧束，坚硬如石，痒痛异常。

诊断：合病因、证状、脉象参之，乃疔毒走黄症也。疔名黑靥，系由肾经毒火而发，膀胱为肾之府，所以发于膀胱经所过之处。夫疔之生也，多由恣食厚味，蕴积火毒而成，或中肉食之毒，自宜清淡。乃不戒于口，误食荤腥，助其毒焰，势成燎原，甚为危险，稍缓须臾，恐成不救。

疗法：将先起之疔，以针挑破，使毒外泄，用蟾酥锭插入孔内，令其化脓，外以膏药贴之。走黄之疔，俱以蟾酥丸研细，加膏药贴之。再以消毒饮，兼复生汤加减内服。

处方：金银花一两 菊花一两 净连翘二钱 川绵纹二钱 豨莶草三钱 川蚤休三钱 紫地丁三钱 生甘草一钱五分 蒲公英二钱 炒天丁一钱

以水四碗，煎成二碗，分二次服，每次吞蟾酥丸三粒。

次诊：前方一昼夜进二帖，大便下黑溏粪三次，热退神清，挑破之疔已化脓，未挑之疔已渐消，证有转机，仍宗原法加减。

次方：忍冬花八钱 野菊花八钱 京赤芍三钱 生甘草一钱五分 净连翘一钱五分 天花粉二钱 西全归二钱 川蚤休二钱 豨莶草二钱 紫地丁一钱

效果：次方又进二剂，饮食渐进，诸恙霍然，已溃之疔，以西药之石炭酸淡液洗之，撒以没石子酸必粉，未及半月，已收口矣。

风毒

风寒温三气，流入骨络，病经三载，节骺处酿成风毒，两臂为甚，病久元虚。荣卫被温寒所困，气机失利，先投滋补，则寒温凝滞，脉络更不通畅，如闭门留寇，邪无出路，延至今夏，病势更甚，然此症非温化活络，恐难奏效。拟用阳和汤法，以图缓复。

炙陈麻黄　鹿角片　陈皮　炙草　象贝　熟地　全当归
炒川连　炮姜　红花　炒白芥子　炒白芍　白杏仁

（《中医杂志》4 期）

时毒

常熟塔后，孙姓妪，年六十余岁，始因寒热，子媳不暇问及，至六七日头肿如斗，色红，满面水泡，大者如栗，小者如豆，两目合缝，舌黑神昏，撮空呓语，痉厥，皆欲以承气等下之。余曰：热邪湿毒，先犯上焦，热熏膻中，如烟如雾，无质之邪，蒙蔽包络，苦寒直达，攻其肠胃，不能及上焦膈中之病，反使高年气弱，邪乘虚下陷危矣。先将细磁碎块，择锋利者，夹在箸头札好，将面上泡砭尽，用棉拭干滋水，将芙蓉叶、青黛、大青叶、人中黄研末，鲜菊叶捣汁调敷，干则以菊叶汁润之，先研至宝丹一粒，井水调服。再以犀角、羚羊角、赤芍、连翘、人中黄、栀皮、竹叶、石膏、紫草、忍冬花露等轻清之剂，服至一周时，肿势全消，热去神清，再服白虎加人参汤、竹叶石膏汤数剂而愈。

时毒、风痰、痄腮、虾蟆胀、大头瘟等症，大江之南，春夏间最多，治亦不知凡几，绝无不救者。惟癸巳冬见一异症，是冬无雨雪，亢旱而热，某宦上唇忽起一瘰，某医作疔治，用力挑破，插以药条，痂结而愈。忽头面漫肿，群医毕集，有云大头瘟，有云游风毒，有曰疔走黄，有曰面游风，各执一见，病家疑惑不决，不敢服药。延数日，胃气日惫，烟谷不进。后又一医曰：此疔毒窜入于络中，非大寒退热不可，进以犀角、羚羊、金汁、玳瑁等品，另服梅花点舌丹四丸。有友与余言及此症，余素不谙外症，曰无论大头瘟、疔毒、时毒、温毒，其病原则一也，不过以轻重之间分之耳。非人元气有虚实，体质有寒热，膏粱之体必虚，嗜烟之体必寒，梅花点舌丹香窜，必耗散真元，寒药过度，必损胃阳，热虽退，正气必不支矣。服药后头面肿渐退，元气日败，毒陷不起，两目出脓，耳鼻皆流血水，口吐血痰而毙。余思此症不知作何治法，留质高明，倘遇此症立定治法，庶不致病者太惨耳。是冬疫痘盛行，种过牛痘者，皆出天花，服寒凉贲事者极多。吾同乡方孝廉令郎二人，一十九岁，一十八岁，余俱以温补养之托浆和胃，上浆结痂皆顺，虽云痘症当先云毒，余思年长及衰老出痘，非虚不能受此瘟邪。又兼深冬，阳气暗藏，天寒秘蛰，非温补内托不可。若在春令阳气浮越之时，小儿体质强壮，有实热者，寒凉亦必需也。见症治病，随症立方，是为真的。专信陈言，拘执寒凉，偏于温补，即非上工。

（《国医杂志》8、9期　余鸿孙　诊余集）

游风症

飓灾之后，气压骤变，码中儿童多感受一种流行游风症，患者遍体发生凸痕，状如浮云，倏隐倏现，恶寒发热，痒而无汗，二便艰涩，神疲欲寐，体温增降不一。食欲乏兴，毛管起粟，热气熏蒸，四肢微肿，投以疏风散败毒，下咽即呕。继以活血清热解表，热仍不退，浮痕血癜，热将加剧，窃念炎夏酷暑，热极风生，暍气蓄于荣府，风邪壅于卫表，非轻清宣通之品，断不为功。莲藕一物，最为清暑凉血，化瘀祛毒，且肺主皮肤，热蕴血络，藕汁均足以宣之，此澄源治法也。服法以藕捣汁调盐温饮当茶，连服三天，红尽癍退，最初施于堂侄春荣，次验于三男文澜，再效于戚儿某等，连试三捷，岂偶然哉。爰纪颠末，以就正于高明。

（《中医杂志》10 期 陈莲峰 佛庐医谈 风斑治验）

乳痈肿痛

费 乳房属足阳明胃经，乳头属足厥阴肝经，厥阴之气不行则成肿，阳明之血沸腾则成毒，乳痈肿痛，寒热有汗，舌苔厚腻，脉形弦数，拟和营理气，佐以解毒消肿。

柴胡一钱五分 当归二钱 蒲公英四钱 青皮一钱五分 半夏二钱 角针一钱五分 川芎一钱 云苓三钱 木香八分 桥叶一钱五分

（《光华医药杂志》3 卷 1 期 崇百药斋医案）

乳痈

俞 乳痈溃后作痛，元气虚也，宗立斋佐以通络化毒。

党参二钱 丹皮二钱 银花三钱 黄芪三钱 当归三钱 茯苓三钱 生地三钱 京赤芍二钱 陈皮一钱五分 制半夏二钱 香附三钱 蒲公英四钱 橘络一钱

（《光华医药杂志》3 卷 1 期 崇百药斋医案）

乳痈

妇人乳部起坚硬核块，疼痛发热，防生乳痈，宜于核块未大，且未变色时，先以指将核块捻软，一面有鲜蒲公英（一名黄花地丁，茎叶皆似莴苣，中起一茎或二三茎，茎上开黄花如菊，折之梗中有白浆，原野颇多。生草药店亦可购，干者药店有售），大者用十余株，如小者则用二十余株。清水洗净，连根捣烂，取汁，冲热酒温服之，以药渣敷患处（如无鲜者，则干者用三钱水煎，酒冲服）。服后欲睡，是其效力，可温覆取汗，汗出则愈。若核块已大，疼痛甚，势欲酿脓者，则不宜加酒，否则促其溃烂，不可不慎。若已成脓或穿溃，则绝对勿加酒，敷服数次，单一味即可收功，其效力不可思议，但无征不信，因略述其验案如下。

昔者亡妻钟荷尝此证，脓血淋漓，痛苦不已，乡中医士，无法可施。余遂挈赴广州，觅医院就医，偶避雨于生草药店。店主陈元龙君，邻乡人也，叙谈之下，知系来省医乳病。陈君曰，夫人之乳疮，一味蒲公英即可收功，何必觅医院请西医，无乃浪费。余问君能医否，陈君曰不难，因命妻解衣示之。陈君诊察良久，谓已成乳痈，若请西医，则所费必有可观，君如信我，我为君治之。余曰善。陈君即取蒲公英如法调治，始终用一味，每日敷服二次，三日而瘥。余厚谢之。陈君又为余详言用蒲公英加酒与否之标准，如上文所云，陈君又谓蒲公英只能治阳证之乳，而不能治阴证之乳岩云。

去岁小妾患左乳结核，欲作疮脓，疼痛甚，不能寐，余急觅蒲公英治之，汗出而愈。又同事之妻多人，或患乳结核，或患疮，痈已溃未溃，壹是以蒲公英如法治之，莫不应手而瘥，验案泰多，不具举。

（《中医新生命》验方丛话二十）

串疬

钮　产后元虚，肝阳乘胃，胃阳失畅，遂致左乳胖肿，腐烂串孔，疼痛无任，已成串疬，脉细数，理宜补血益气。

当归二钱　党参二钱　云苓三钱　白芍二钱　冬术三钱　半

夏二钱　川芎一钱　黄芪三钱　青皮一钱五分　木香八分　甘草八分
甲片一钱五分　橘络一钱

（《光华医药杂志》3 卷 1 期　崇百药斋医案）

胁痈

壬午，余治琴川兴福卖糕团者，胁骨生痈，疡科谓外肺痈，开刀出毒，四十余日，疮口不敛，时流稀脓，家窘，听其不治。余诊之，脉来虚弦兼数，呛咳白痰，咳则稀脓出，渐成疮劳，幸里膜未穿，与蜡矾丸，先护里膜，进以金匮旋覆花、千金苇茎汤：金福、新绛、枇杷叶、生冬、西瓜子、薏米、淮山药、石斛、生扁豆、茯苓、川贝、鲜荷梗、橘叶、鲜百合、毛燕之类，肺胃并治，服三十剂。咳减纳增，脓出渐少而厚，先以提脓末药提之，再以生肌等药填之，两月余而愈。所以缓治平淡，久则自然有功。再服毛燕月余，咳止，疮口平复，如此症或医药寒凉温补乱投，或病家性急，不信服药，每弃而不治者多矣。

（《国医杂志》8、9 期　余鸿孙　诊余集）

胃痈

甘露镇华姓，年五十余，脘中痞硬，中脘久高突，按之坚硬不痛。余曰：气阻积滞壅塞，急拟化滞理气，用枳朴、槟榔、麦芽、神曲、木香、栝蒌、砂仁、青皮之类，服两剂，下燥粪甚多，脘中平软如故，后服参苓白术散十余剂，胃苏而愈。

李仪藩，常熟毛家桥人，胃脘中坚硬如盘，约有六七寸，他医皆谓胃脘痈，治之罔效。就余诊之，脉来坚涩，饮食、二便行动如常。余曰：饮食二便如常，中宫无病，此非胃脘痈也。痞即积瘕也，寒气夹痰，阻于皮里膜外，营卫凝涩不通，况烟体阳虚，阴气凝结少阳，气失运行，非温补不可，进桂枝、鹿角、甘杞、杜仲、巴戟、茴香、当归、仙灵脾、参术、木香、姜、枣等，温补通气活血。外用附子、肉桂、阿魏、丁香、细辛、山棱、莪术、水红花、麝香、鹿角粉、木香、麻黄等品，研末厚摊膏药，贴之。服药五十剂，贴膏药两月余，而硬块消尽，软复如初。

福山塘谢姓，年逾知命，不咳嗽，吐脓不甚臭。余曰：此胃痈也，成脓之后，速达于下。用千金苇茎法，去苇茎，加瓜蒌、丹皮、酒制大黄、甘草服后，大便下脓血甚多，后进冬瓜子、苡仁、丹皮、甘草、白术、橘皮、生扁豆、石斛、竹叶等，待脓尽，服扶胃清热十余剂而愈。

邵镜泉浙江宁波人，年五十余，在常熟设肆，壬午因遍体络脉抽痛，余为愈之。二三年终日坐一小楼，饱食喜卧，日久胃脘阻硬不舒。延某姓医治之，云湿热，诊十余次罔效，又延当时盛名之医治之。曰，食滞湿热，立方服二十余剂。中脘高突，往苏省就马培之先生诊之。曰，胃脘痈也。当留苏十余日，服药十余剂，待脓成熟，穿针泄毒，可不穿膜破肠，稍服药两帖少效，旋常熟五六日，亦不服药，听其脘中高突。吾友松筠张君曰：既上年遍身络痛，是某治愈，何不邀诊。余诊其脉，来疾去迟，关寸见效，胃脘按之甚软，高突如覆杯。余曰，胃脘痈也，内脓已成，即向苏就马君处，或刀或针，刺穿，待其毒泄，免穿里膜，腐肠胃，若迟则膜穿胃腐，不救也。病者以余言太甚，怒色曰：胃若成脓，何以饮食二便如常，口中及大便何以不出脓血。余曰：脏腑不和，疮发于外，营卫稽留，经脉血泣热胜，恐内腐脓，向里溃腐，烂肠胃，若不早开，不泄必贻后悔。病者

曰：脏腑未坏，先截穿肚皮，不敢将命试马君之艺，君勿言
之。余曰忠言逆耳，良药苦口，事有定数，敬谢不敏。后邀
某外科治之无效，经十余日，回宁波延医治之，不识何症，
到宁波城中，请著名外科视之，曰胃脘痈脓成，二百金包
治，病者亦愿。不料已经内溃，出头三处，出脓数碗，渐渐
胃败而殁。呜呼，医学难全者即此也。内科不能刀针，当可
饰说，有号称有名外科，一见内痈，马针手法，毫无把握。
聊将药膏敷药敷衍，酿痈成患，往往腐肠穿膜而毙。较内科
方药误人，何如耶。惟愿后贤，于开内痈之法，能潜心考核
耳。学内科者，内痈刀针不能不学，若逢内痈，外科各相推
诿，遗误尚堪问耶。

（《国医杂志》8、9期　余鸿孙　诊余集）

悬痈

外症与内症，看法虽异，其理则同，从中有假热假寒，
最难明察。譬如伤寒之戴阳，寒极似热，面目红赤，口燥假
渴，索饮冷水，仲景有通脉四逆加猪胆汁汤，白通加人尿猪
胆汁汤。如温病之热深厥深，陷入荣分，肤冷肢厥，喜热饮
不喜凉饮，反用紫雪丹、至宝丹、犀角地黄、白虎竹叶、石
膏等汤，此皆内科之假寒假热也，外科亦然。有一种皮色泛
红，阴分不足，虚阳外越，服温补肿势渐平，红色渐退，亦
有色白坚硬，平塌不起，外显虚象，乃是火毒凝结，气血不
能通畅。一服凉药，皮色即红，肌肉渐松，此外症之假热假
寒也，此等症最易误治。然细心者断不致误治，究竟有元气
脉息，见症虚实可凭。余忆十余年前，余姨岳母，素有便血，
早寡多郁，后起悬痈，生于谷道之前，溺道之后，先起块作
痛，即至孟河诊之，皆云湿热。服苦参、黄柏、薏仁、萆薢

等苦寒渗利数剂后，日见其甚。再复诊服数剂，卧床不起，症势日剧，着余妇代看之，云皮色泛红，光亮如梨，按之甚热，用田螺水磨木鳖调冰片，搽之稍安，干则更痛。再搽后，疡科诊之曰，悬痈溃后为海底死症也。合家惊惶，正在岁终有事，无可如何。余曰素有便血，本属脾虚，虽有肝气兼湿热，肝络系于二阴，补中益气汤最宜，此方之升麻柴胡，即是疏肝之品。当归是养肝之品，东垣先生曰，治脾不若治肝，木气调达，土气自舒。参草甘温助脾，白术、陈皮调胃祛湿，余将补中益气本方加茯苓，泄其已阻之湿，大剂三服。痛减红退而肿收，再服两剂而饮食渐增，肿消痛亦止，后服归脾汤五六剂，平复如故。至今十余年强健如昔，所以补中益气汤，人皆云升清，不知东垣先生方中有疏肝扶土之妙，鄙言以为如何？若依疡科用苦寒淡渗，利湿清热，此症决致不起。

（《国医杂志》8、9期　余鸿孙　诊余集）

肝痈

余治胁痛、肋痛等症甚多，皆肝之外症也。内消理气消瘀，虫蚁搜络，俱可取效。惟肝之本脏，未曾遇见，忆昔在业师处，施姓妇，素有肝气，丧夫后，因立嗣争产不能决，后肋胁刺痛，经吾师治愈。经阻三月不通，觉左肋内由脐旁引痛腰脊，肌肉不变，重按之，内觉极痛。吾师曰：此肝痈也。用延胡、柴胡、川楝、青皮、归尾、木香合桃核承气汤下之，下紫血片如鸡肝，一剂后痛大减，再进消瘀理气疏肝，解郁数十剂，以痛止而愈。吾师曰：若肝经络未生痈，当用理气活血之轻药，取其轻可入络，若痈生于本脏，当用破血理气之重药，取药重力专，直攻本脏也。肝为藏血之脏，血壅气阻，叶胀成痈，故速下之。肝中气血疏通，肿亦可消，治内痈虽属理气消瘀，同一活法，然各脏引经之药，必须用之，倘不用引经之药，反伤他脏气血矣。

丁亥六月，余治常熟大河镇某姓妇，早寡，上有老姑，七十一岁，两代孀居，携子耕读，安居。不料有某暗侵其产，事至成讼，幸邑尊剖断如神，产业保全，结案后，左胁及小腹，脐旁作痛，大便秘结，小便不通，他医进以五苓、八正、导赤等渗利之品，罔效。就诊余寓。问病之始末，余曰：肝络系于二阴，肝之疏泄，少腹刺痛，是郁怒伤肝，恐生肝痈，急宜疏肝达下。用川郁金、金铃皮、香附、延胡、木香、橘叶、归须、瓜蒌、厚朴，合逍遥散一剂，另服通关丸三钱，大便已通，小便亦畅。后原方增减服二剂，痛渐愈，因姑有疾，即开船回家。余思此症日久必成肝痈，幸争讼得直，屈有所伸，怒有所泄，肝气当有展舒，未致酿成大患，否则其害尚堪问耶。

（《国医杂志》8、9期　余鸿孙　诊余集）

肝痈

病者：王姓

性别：女

年龄：十二岁

起病日期：本年春

病名：肝痈

经过：曾经中西医士六位会诊，未有结果，后由王医士接看。

预后：良好。

一诊：女孩无邪之年，性素贪凉，衣单裤薄，冬受寒邪，内伏少阴，得春阳以发泄；足太阳是少阴之表，腰为肾之外廓，始起左腰膂后作痛，渐移散背、胛、肩、胁、头、络皆痛，痛不可忍，以热布按熨则稍安，盖寒邪化热，以凉按之则性背，以热熨之则性合，然已化之邪，不可因热投热，当取寒温参用为宜。小泄赤，泄后刺痛，遍体痛作时，口渴狂饮，皆是热象。经中西医迭投煎剂药粉，兼施止痛之针，病未已而驱邪入络，伤寒有结胸、蓄血等变，此是邪热凑袭厥阴之界，瘀为热结，目下痛在左肚角之上，痛作阵速，止亦不缓，以手揿于痛处，稍有凝并不和之意。西医有谓肠痈，有不谓肠痈而谓内肾部发现痣粒如石之硬者，必须剖割而取之，均非的确认症。脉息左手浑数，右小滑带数，重按不应，久结不解，恐发肝痈，仿牡丹皮散大意出入主之，以观消息。

盐水炒丹皮二钱半　芫蔚子一钱八分　炒地丁草二钱　炒延胡索一钱二分　炒牛膝梢一钱二分　台乌药一钱二分　炒赤芍一钱　泽兰叶三钱　炒木通一钱　炒川楝子皮一钱半　左金丸四分　鸡血藤胶一钱　炒青皮一钱半　降香片八分

二诊：昨投牡丹皮散大意出入，得大便色黑黏腻之污不少，显属热结瘀得下小泄之征。小水通解，痛刺较缓，按之痛处凝并之情较平，药既相当有效，仍以效方出入。然内脏络病，非一击可以全平，所以痛时仍渴，渴饮较昨大减，左关脉转为滑大有余，郁热肝阳，互相充斥，还恐节外生枝，一切谨慎为要。

盐水炒丹皮二钱半　炒赤芍二钱半　全蝎尾一条　双吻尖四钱半　生鳖甲五钱　地丁草三钱　鸡血藤胶一钱半　炒川楝子二钱　泽兰叶三钱　炒水仙子三钱　左金丸五分　青葙子三钱　小胡麻二钱　忍冬藤四钱

三诊：续进通消厥络瘀热之方，凝并痛处以手按摩运化，痛定竟日，仍解黑黏之污，惟左季胁下掔之尚有迎手不和之象。病退六七，根株未蠲，口渴较退其半，左脉滑大转软。而寓弦象，当此之秋，宜经气，通络血，清中寓消，尚不可缓也。

枳壳炒归尾二钱　炒茺蔚子二钱　川连三分　炒香附钱半　炒天仙子三钱　白萍子三钱　茜草根一钱　炒川牛膝七梢，钱半　川楝子皮一钱八分　结子红花四分　盐水炒青皮一钱　炒地丁草三钱　炒木通钱半

四诊：痛定其九，惟戊夜子后，仍有微痛之作，口渴大退，夜分汗出为多，脉转细虚弦，而左寓数意，厥阴热浊未清，络未通和，汗为阴液，阳之所发，木火时升时降，津随阳而发泄也。

左金丸三分　川玉金二钱　黛灯心三分　炙鳖甲四钱　天仙藤二钱半　碧桃干三只　盐水炒丹皮二钱　合欢皮二钱　盐水炒赤芍钱半

五诊：腹胁之痛，大势已平，渴汗均减，处方以善其后。

盐水炒丹皮二钱　青木香三分　大腹皮三钱　炒刺夕二钱　合欢皮二钱　泽佩兰各一钱半　川郁金二钱　淮小麦三钱　甜瓜子一钱半　炒川楝子皮一钱半　丝瓜仁三钱　青橘叶六片

六诊：厥络瘀热已清，脏阴未复，饮食口味，还宜留意，舌前绛，脉寓虚数，平协之方理之可也。

炙鳖甲四钱　炒丹皮一钱半　丝瓜子三钱　炒赤芍一钱半　炒刺夕二钱　旱莲草一钱半　藕节二个　黛灯蕊二分

内痈治验记

民国十二年二月初旬有斜桥七世儿科专家之子，戈颂哉者，年十四岁，身热形寒，腹旁疼痛。其父似庄先生以为春温夹食之症，书方治之，孰料愈治愈剧，颇为棘手。后邀伤科商酌，该科以末药治其内，膏药贴其外，不无小效，于是就诊于余。余诊其脉则滑而数，按其腹则热而硬，即曰此非温非食，乃是缩脚肠痈也，其父愕然。余曰无恐也，以金匮大黄牡丹皮汤加味治之，定有效验。急煎服之，是夜果下紫血数升，一剂而热退痛缓，再剂而其病若失。不旬日而康复如常，感余甚深。不料明年二月间腹痛复发，始而不甚注意，不数日而病势转重，其父认为肠痈复发，即将余去年所拟之方服，非特一无效验，且小溲不得通，复邀余商之。余揣度之余，即戏谓之曰，去年服药后，请君预备马桶，此次服药后，请君预备便壶。其父询其故，曰此次之病，与去年之病，同中有异，异中有同，所同者在痈，其不同者在腑。上次所患系肠痈，今次所患系膀胱痈，上次要开后门，今次要开前门，所以要请你预备一便壶。该父聆悉之下，叩求良方。余曰：不必另求良方，即将前方加琥珀、土狗、牛膝三味足矣。服之是夜果溺出，如浓者满壶，竟一剂而瘳。彼即目余为神医，且感谢不止，余以为此乃寻常之症，古人言之熟矣，但后人不自研求故耳。

（《中医世界》2卷12期　奚可阶）

脱壳囊痈

邻镇天生港，何洪庚，年五十七岁。业成衣，客冬往澄次女家缝衣，一日阴囊肿胀，步立不便，初以疝气发作，亦不究问，翌日遂肿大异常，疼痛不堪，当即雇舟返里，至家而就余治，视之，乃脱壳囊痈也，皮色光亮，滋水淋漓，囊头白腐，内热口干，小便赤涩，此症初起，似疝而实非疝也。随用围药，裹住根盘，掺以呼脓去腐散，饮以清肝渗温汤为主，而佐以托脓定痛之品，数日水止脓成，肌与腐肉，交会明白，外以甘草汤，淋洗溃患处，将已坏黑肉，尽行剪落，其睾丸悬露可见。日用生芪红枣煎饮，后得补药托毒之力，前症渐退，饮食渐进，外腐已尽，肾子已突出大半，搽以自制玉红膏，敷以平肌散，口收渐愈，调理四十日而安。

（《现代中医》1卷8期　杨云章）

下消发痈

林圣任犯下消五载，忽于旧腊廿二日，顶中有块坚肿，经（张家麟）以散结疏毒投之后，却漫肿流脓出血。廿六日诊之，六部弦急，至滑上部，时热口渴，所见皆阳原不足惧，以其起于消后，已虑有厉阶之危。"消渴条"云：消渴后传为胀满，痈疽强中者不治，盖以消渴，阴水不足以制火，火盛水涸发为痈疽强中，斯火之亢也。发为胀满，由渴时恣饮凉剂，剥其中土，失其枢运，致成胀满，斯如由火盛末传火衰之症也。（任）年方四旬，筋力已衰，颓何因致此症，非足三阴阴液不赡，无以滋灌百骸而致然。今复加以燎原之焰，焚脑烁项，其凶一也；溃流血水，其凶二也；肢体不便转侧而号呼，其凶三也；睡中错语，由心不下交于肾，水火有离脱之忧，其凶四也；脉之急，一由火之燔，一由脏气不戢，其凶五也；五凶叠见，主死无疑，而（殷朝贵）犹以半吉凶为词，是未达乎根本之病，水火不交之症耳。

（《三三医报》1卷7—12、14—22期　林作建　壶山意准）

骨槽风

一妇年三十余，气血素虚，痰饮咳嗽时发，始以肝气入络，流走肢体，或痛或愈，后有气从左胁上窜颊车，引及顶侧额角。抽掣极痛，按之燃热微肿，始皆体虚，外风引及内风窜络，骨槽风之症也。初服清解祛风化痰，胸中痰饮气逆咳嗽俱甚，进以二陈苓桂术甘干姜五味等服之。喘嗽已平，胸膈舒畅，而颊颐作痛更甚，缠绵日久。余曰肝为风脏，胆为相火，少阳之脉络，为水火升降之道路。阴分虚则肝热，虚风上扰，故升之则痛，降则痛止，肝血少，木失涵养，木旺克土，脾失运化，饮食积蓄，为停痰积饮，若顾此失彼，非其治也。当柔肝抑木，养荣健脾，治风先治血，血行风自熄之意。用人参、当归、蒺藜、潼沙菀、制首乌、阿胶、煅牡蛎、枣仁、白芍、广皮、半夏、茯神、炙姜蚕、乌梅之类，服五十剂愈。

吾同道某，始起吐泻，服理中汤止，惟舌绛，遍体气窜攻痛。背脊两旁痛，更甚抽掣，项后作强，正在太阳之脉，服桂枝汤无效，后窜至胁，舌绛口糜，服祛风平肝，养血通络少效，后窜入牙龈，颊车项侧极痛，牙关拘掣不利，躁而不烦，精神疲倦，症颇危险。即服人参、归身、萸肉、白芍、龟板、麦冬、石斛、女贞等，滋阴之品，渐渐止。余语之曰，医无成法，此等症医书皆未经见，若作骨槽风治之危矣。

（《国医杂志》8、9期　余鸿孙　诊余集）

小腹痛

痒生奚易始，今正发热腹痛，呕恶不食，六脉沉郁，面色如熏，用解郁调中之剂，前症渐愈。若感怒气，症必复发，半载以来，形神憔悴，小便涩痛，小腹重坠，复邀余治。余曰：癥瘕痞块，多属中脘，发则形象可求，疝癖两证，贴在脐旁，发则攻冲而痛，数症皆水道通利也。今小水涩滞，少腹重坠，必身皮甲错，绕脐生疮，此系下焦肝火，久郁不宣，已成小腹痈也。余非专门，应疡科调治，庶奏神效。延医治之，果如余言，越数日而痈溃，脓色稠紫，服托里养营等剂，月余而康。

（《中医杂志》4期 李用粹遗著 王雪楼录 旧德堂医草）

大肠痈

常州东门顾姓女，年约二九，患腹皮稍肿，色不变，按之疼痛，形寒发热，已有旬日。诊其脉象迟紧，肤如甲错。余曰：此真是"金匮疮痈肠痈浸淫病篇"云：肠痈之为病，身如甲错，按之腹皮急，如肿状者之肠痈证也。肠痈有大小之别，小肠居大肠之上，今在少腹间，为大肠之位，名大肠痈是也，其原不外湿热瘀血流入而成。且妇女之病，由经居多，适值经来，生冷并进，以致气血乖违，气者肺之属也。肺与大肠相表里，肺气不得下达，宿瘀不去，新血不生，身如甲错，无血外荣肌肤也。皮色不变，不在肌肤可知，按之疼痛，即经所谓不通则痛，形寒发热，卫失外卫，邪遏于内也。其虽发热形寒，而反脉象迟紧，未成者，可下之，即以大黄牡丹汤，去芒硝，加川芎、山甲、红花、乳没、当归、生草、木香治之。外敷阳和桂射散，不数日诸恙若失矣。据服药后不久即肠中有漉漉之声不绝，渐下有血，性色兼紫云。

（《中医杂志》14、16期 吴冠廷 治验笔记）

肠痈治验

甘肃路新记理发公司经理陈云钦君，患肠痈已近一年，前月始来余寓就诊。及入诊室，见其面色青紫而黧黑，两目凶光直逼，不觉为之一惊。余知其所患必系大病，即反复为之研究，及诊其脉，数大无伦。审其气，促急欲脱，言语断绝，身俯不仰。余问之曰：君腹痛否？曰然。云钦遂自述病之经过及治疗，余一一答之，末曰：大便平素甚艰难，自得此病后，大便反日日行，且多溏薄，近一月来所下均系脓血。腹左角剧痛拒按，有如针锥，且痛处热甚。余因思腹剧痛拒按，痛且热甚，内痈之征也。位在大腹左旁，大肠痈之象也。且脉如此之数大，而如此之青鸳，气如此之促急，正下邪实，攻邪碍正，补正留邪，万分棘手，然仲圣有急处存正之一着，今师其意遂为之立案曰：

肠痈已溃，脓血屡下，腹剧痛而拒按，脉数大且虚滑，舌虽润而气欲脱，夜不眠而昼烦躁，病已造极乎中之极，姑当焦头烂额之治，方仿大承气意，加破血补气之品。

生川军三钱　芒硝二钱　瓜蒌仁三钱　丹皮二钱　桃仁三钱　生甘草一钱

上药水三碗煎一碗。

余恐药之过烈也，兼之久病元虚，过分攻荡，恐病去而人亦随逝，且不用此种猛药，病何能得愈？与其束手待毙，不若背城一战，且病者舌尚润，津液究未大伤，然猛烈之剂，终伤元气，虽曰有故无殒，亦无殒也，而究以扶正为妥，于是思维再四，加潞党参三钱，另煎冲入前药服之。服后大下脓血，约桶余，而冷汗如雨，病家惶急万分，半夜敲门邀余。余诊过后，急与高丽参一钱煎服，汗即止。当是时余手中为捏一把冷汗，因思若无潞党参三钱，甘草一钱，冲入前药中，而遽服此猛烈之剂，则病去而人亦随之死，于是医生之用药，诚难矣哉。移时腹痛顿减，气促亦平，眼之凶光亦隐，脉之数大无伦者变为微弱矣。余大喜，而病者腹中饥甚，欲得大嚼，余急禁之曰，宜食薄稀粥，稍稍养其胃阴，若欲大嚼，恐久虚之肠胃忽得大宗米食，消化力薄弱，加之大病之后，难免食劳复矣。若再使之食劳复，我恐无能为力，病者听余一段利害议论，愿遵余言。食粥静卧，后二日，病者又来余寓。余几疑其无病之人矣，诊其脉更觉和静，惟右关犹带微数，不敢遽与补剂，然此方断不可再投，因思肺之与大肠为表里，今大肠既不可再清，改投和平清肺之剂，则亦治本之法也，遂与苇茎汤加味（病者平素极嗜酒辣，无日不饮酒，无日不吃辣，致此病之得也）。活芦根去节一尺，瓜蒌仁三钱，桃仁三钱，加潞党参三钱。

服后各恙渐渐平复，胃纳加增，惟大便数日未行，腹中又觉不舒，余师热淫于内，治以咸寒，佐以苦甘法，遂于前药去党参，加西洋参，再加漂淡陈海蜇四两煎汤，代水煎药，服后大便畅行，后与善后之方而痊愈。

（《如皋医学报》1930 年）

肠痈

余临症五年，遇肠痈数人，始萌未成脓者，或理气消瘀，温通服药而消者，茫不记忆。有一人未能成功，自愧医学不精，刀针手法，缺少师承，听其内溃而死，至今顾影自惭，故录出为后学之戒。余乙酉三月间，从孟河至琴川，余友仲鸣徐君，过余寓，及其店中学生某，住南门外坛上，切纸坊内，因腹痛已有三月未愈，烦子过一诊，余往诊之。脉来滑数，一身肌肉尽削，发热少腹左角作痛，日夜哀号。余细将其少腹按之，少腹左角一处独痛，细按掌下，惟痛处肌肉最热，问其原因，云服热药热物更痛，服凉药凉饮稍舒。

余细按其最热处，已郁郁有脓，渭渭有声。看其两足能伸能屈，曰此乃内痈，经服药三月，未曾有言内痈者，吴萸姜附桂热药过多，煅炼成脓。余不能刀针，使脓外泄，此脓在肠外膜里，若脓从大便出，肠必腐坏，若脓从脐出，里膜必穿。如有名手能开脓，从原处而出，可望生机，若脓从大便脐中出者，俱属不救，余写牡丹皮散合活肠败毒丹法主之。即辞曰：从速请疡科开之，尚有生机，迟则不救，当延著名疡科视之，逐日更医，皆束手。延至十余日，脐中溃脓，胃气渐败而逝。鸣呼，疡科不能治内痈，听其自溃，而不早治，酿成大患，何异援兵任人危城之中，罗雀掘鼠，不能济之以粮，又不能突围救之，听其自毙乎。余思之，扪心自愧，未习刀针手法，误人性命。所以徐灵胎谓叶天士曰，内科不知外科，得医术之半，余谓内科不能识症，外症不能刀针，一遇内痈，皆如云中观月，雾里看花，挨延日久，脓成听其自溃而死，医都能诿为无过乎。甚矣，医术之难全也。

凡治内痈，妇女较男子更难。余忆在师处，有丹徒某大族，新妇经停三月，皆谓有娠。至四月，少腹作胀而痛，皆云妊娠而夹肝气，服金铃、左金等，痛更甚。后邀吾师，因天雨不愿往，令余代之。坐车十余里，又渡江四五里，喘息未定，宅内请诊脉矣。上楼楼窗紧闭，病人坐幔中，色不能望，音不能闻，问亦不答。手在幔中伸出，切脉迟紧，重按亦涩。余曰：此血气被寒凝滞。问曰：腹中痛乎，旁人代答，少腹左边甚痛，舌又不能看。余问曰：二便如何？少腹痛处可硬，旁人皆不言，病者羞涩不答，余亦无可如何，尚未午餐，枵腹已甚，手软无力，即请纸书方。余曰：少腹作痛，气滞血凝，日久防成内痈，即用桃仁承气，去芒硝，加

46

当归、延胡、香附等。闻有妇女在旁，唧唧言曰：有妊四月脉中尚看不出，反言内痈，明知此方决不服矣。饭毕回寓，与吾师述及情由，曰望、问、闻、切四字，皆无，孙真人未诊先问。扁鹊见色知病，如此隔靴搔痒，余实不能。后延他医，皆安胎养血。云产前宜凉方皆不离黄芩、白术，至经停五月，见寒热少腹硬肿，后脓窜入腿缝，延外科治之，有曰横痃，有曰便毒，杂药乱投，脓水淋漓，胃口日败而毙，所以疾家如此，医家如此，鲜有不误者也。此误不在医家，而在病家，奉劝富贵之家，有病延医，望、问、闻、切，当尽其技，病家受益多多矣。

（《国医杂志》8、9 期　余鸿孙　诊余集）

肠痈方

患肠痈者，用红藤（一名老佛藤，即省藤之红者）一两，陈酒二碗，午前服之。又用紫花地丁一两，陈酒二碗煎一碗，午后服之。三药相间而服，服后上床静卧，勿当风，数服自愈。此方为昔年蔡济平先生所传，余曾录入拙著《临证杂记》，今见报载治肚角痛方，想即系肠痈之证，故将此方录出，以备参用。又按：黄敦汉先生所著《救瘟辑要》，附有治肠痈方。其一与此相同。其一则用当归石蜡蚆等味，见本报第二卷第十期专著门，阅者可以参观，恕不赘述。

治流火简方

用柚子（俗称文旦）之皮撕成碎块，放于脚盆中，以开水泡之，然后伸脚搁盆，熏受其气，待少冷而温，乃入脚盆中，取皮在痛处擦之，如是数次即愈。此方简而不费，施行极便，见效极速，可谓对症良药。

（《神州国医学报》吴去疾）

吊脚肠痈验案

病者：周妇，年十六七岁。

病名：吊脚肠痈。

原因：其夫游荡不正，心中忧郁不乐，再夫曾有花柳余毒。

症候：小腹微肿，涌而拒按，足不能伸，便闭，脐旁尚有小痣一颗。

诊断：脉象按之数实，毒由阴户散冲任，内攻肠胃所致。

治法：败毒止痛，俾其毒由下泻脓血而出，千金牡丹汤加味。

处方：生锦纹　桃仁各二钱　丹皮三钱　冬瓜子四钱　元明粉　净乳香　净没药各二钱

效果：服两剂，果由大便下泻，毒尽痛止，脐痣亦消，经方对症，效固神速，不用剖割，胜于剖割多矣。或曰，君长内科，而外科亦兼长乎。余曰，不过略知一二，然科有内外，理固一也，奚兼长为。

（《医学杂志》68 期　张生甫　验案六则）

坐马痈

卢某四十余，右臀忽红肿疼痛，坐卧不安，数日痛不能支，始就余诊。余曰：此坐马痈也，已成脓，须开刀。病者亦甚愿，遂施以刀，厚脓稠黏，插以红升丹药条，次日脓腐，随药出如蚯蚓，旬日已将愈。忽又漫肿胀痛，询之始悉系未戒口食鱼腥所致。乃更以红升丹糁之，六七日始脓尽而愈。吴左素嗜酒，每饮辄醉，壬戌秋，两腿足忽红肿疼痛，不能步履，胯中有核如蛋，形身恶寒，卧某医院一星期未愈，出院就余诊。余曰，此流火也。诊其脉象滑数，舌苔黄腻，显系酒湿无疑，拟方用当归、赤芍、苡仁、桂枝、白术、赤苓、防己、木瓜、牛膝、桑寄生、泽泻、甘草、滑石，服二剂，痛已止，亦不畏寒，惟肿尚未尽消，遂用燔针法针其核，肿处针冷针，流水甚多，次日肿即消。余嘱其少饮，方可不复发。

龙阳毒

富贵之人，广置姬妾，尚恐纵欲伤生，嬖优宿娼，乃正人之所唾弃。往往有富贵之躯，媾合下贱之质，或中毒而亏体辱亲，或绝嗣而耗财伤命，茫茫长夜，终古不旦，余实不解。吾师曰：孟河有某巨富，年逾六旬，喜渔男色，有一优伶，善于逢迎，嬖而狎之。不知此优广交多人，蕴毒已深，京谚所谓吹塘灰者，其毒气窜入溺孔中，中毒尤甚。后数日忽然寒热腹痛，少腹起青筋一条，直冲胸膈，约阔半寸，手不能按，体不能俯曲，日夜疼痛不休，孟河诸先辈治之无效，再延常州法怀风先生治之，亦不效。诸医束手无策，即以千金聘丹徒王九峰先生，斯时九峰侨寓广陵，渡江到孟，诸医群集，九峰诊之，谓某富翁曰：君年近古稀，犹举动如此，何将高年有用之躯，自暴自弃，伤之于非命也？众咸不解，请问何症？九峰笑曰：数言之中，病原在内矣，使其自言可也。此老羞涩不言。九峰曰：此症是中龙阳毒也。夫龙阳之毒，与妓女不同，女之前阴，时时小便，况淋带信水，出多入少，虽有毒不能久蕴于中，且女气属阴气，善伏而下流，即中妓女之毒，不过淋浊、横痃、下疳等症而已，少服清利之药，当时可去，即当时不发，伏于肾脏，至一二年化火，随督脉上升巅顶，脑髓热，天庭溃，鼻梁陷塌，治之合法，亦不至伤命。若中龙阳之毒，甚于妓女。男子体质属阳，二阳相并，虽不中毒，往往损目。后庭一日一便，启闭有时，火毒内蕴，毫无泄路，久郁如炉，以刚济刚，以火济火，阳者喜窜喜升，毒从肛中射中，直入茎中，如中毒矢，从冲任脉中直冲于上。络中流利之气血，阻滞不通，气不通则痛，血不通则黑。诸医问曰：何以治之？九峰曰：高者抑之，塞者通之，着者去之，实者损之，无须多药，只以生大黄四两，用水煎两沸，绞汁服之即愈。某翁因膏粱之体，服大黄，恐有虚脱之虑，诸医议论不一，法怀风先生曰：以一二两加酒煎服，大势不妨，以一两用酒煎服，毫无动静。明日九峰欲回，某翁曰：病治未痊，先生何以即回。九峰曰：不服吾药，请吾何为？既请吾治，当服吾药，仍用大黄四两，九峰亲视，依法煎好曰：求吾治病，君欲命也，吾两人素无仇隙，断不致君于死地。强服之，服尽，即下黑血甚多，下一次，则黑筋下数寸，下数次，黑筋方消，而痛亦止。下紫黑血半便桶，翁已神疲力倦，饮以米粥止之，即欲回扬州，某翁留其调理。九峰曰：君虽允吾五十金一日，然家中门诊，每日百余号，就诊者舟舆车马之费，甚为浩繁，再留他人费用不少矣，荐法怀风先生调理之可也。临行有一巢姓，满面起黑斑，面色黧黑，求诊焉。九峰看前方用六味地黄汤，即将前方加肉桂一钱，服百剂，黑色可退，此肾水上泛之症也。问巢姓曰：此方为谁所书？曰马省三先生也。九峰曰：省三颇有心得，后日医道，不在吾下。果服百剂愈，省三者，即培之先生之祖也，至老年果医道大行，及今数世，尚盛而未艾也。九峰者，即昔日之王聋子，名震中夏，有此道术，不愧名医，岂欺世盗名者所可同日语哉。

（《国医杂志》7 期　余鸿孙　诊余集）

盲肠炎

盲肠炎中医称为肠痈，治之不慎，则发肠穿孔腹膜炎、自家中毒等危症，难有生望。西医喜割治，然名记者戈公振，欧游归来，患盲肠炎入某医院，一割不愈，长辞人世，是割治亦难十全也。九月十四日夜遥从同学朱仲扬君，偕一陈姓浦东人，来渊诊所，谓陈姓之胞弟，腹剧痛，病势颇危迫，请渊师往治。时渊师微感不适，且夜深道远，辞以翌日，朱君等固请，乃挈诵穆渡浦往诊。病者新婚不久，病起时腹痛难忍，家人疑为夹阴，用活鸽罨之，继之以暖脐膏。渊师审视毕，断为盲肠炎，令撤去暖脐膏，改敷余氏消炎止痛膏，处方以大黄牡丹汤合附子薏苡仁败酱散，兼服六神丸，自后或间日一诊，或持方来改，逐渐向愈。病家大欢喜。诵穆亦深喜吾中医治盲肠炎有法，似毋庸劳西医之一一割治也。

（《中医新生命》1934—1937 年 1—31 期　陆渊雷医案）

盲肠炎

病者：王文轸，年十二岁，住棉兰陈把路，门牌六百九十号。

病名：盲肠炎。

原因及经过：文轸现肄业苏东中学附属第一高小学校。其家离校颇远，往返均须乘脚踏车，而下课时常嗜食面饮冰。近值天气高热，于二月十三日右胁下起痛，欲呕，不能食，自服神面等不应，痛转剧。十四日早晨，病者偕其母并一邻居壮健之青年同乘马车来诊。盖因文轸右脚挛缩不能伸，须由壮健之青年抱其上下车，稍一转动，即泪下涔涔。

症候：全身有时恶寒战栗，或发热，右腹痛甚，肿起拒按，右脚挛缩不能伸，常欲呕不能食。

诊断：脉沉弦带数，舌红苔白微燥，盖脉沉为病在里，弦数主热痛，又以痛处是在盲肠部，面苔白燥舌红，为湿化热。脉证合参，断为缩脚肠痈，即今名之盲肠炎，此病西医当须施手术割治也。

治法：宜泻热祛湿，清血解毒。

处方：西秦艽钱半　赤芍药钱半　川黄连钱半　赤小豆五钱　生枳实钱半　蒲公英二钱　粉天花二钱　怀木通钱半　茜草根钱半　游虫珠三钱

布包后下作二次服，先以余制之胃痛灵一罐，作二次服，次服田三七末三分，川连末二分，每三小时服药一次，其后服汤剂。并嘱每餐可煮食藕粉或桂格麦片，戒辛燥、油腻、米饭，及其他有刺激性及发酵性之食品。

次诊：十五日文轸坐其友之脚踏车后来诊，其脉略沉数，舌红苔薄白，据述腹痛处转移至脐旁，仅有时微痛，脚已能行，寒热亦退，已无欲呕。身体颇舒适。

次方：川黄连钱半　条黄芩钱半　蒲公英钱半　苏丹皮钱半　茜草根钱半　赤小豆四钱　怀木通钱半　生枳实钱半　粉天花二钱　赤芍药钱半　另蚺蛇胆三分，作二次先服

三诊：廿一其母偕文轸来诊，云服前药病已愈，至廿日照常食饭配肉，但沐浴后近脐四周忽又起痛，按之痛甚，诊得脉滑数，舌红苔白腻，乃属急性肠炎。

三方：川黄连钱半　绿枳实钱半　怀木通钱半　正范志神曲三钱　尖槟榔一钱　赤芍药钱半　山楂肉三钱　条黄芩钱半

茜草根_{钱半}

先以胃痛灵一罐作二次服，并翌日可服蚹蛇胆三分，作二次服。如未合愈，可再来诊视。

效果：自服完前药，病已霍然痊愈矣。

（《复兴中医》2卷4期　杨钦仁）

盲肠炎用针治愈记

病人汪世伟君，烟台本埠人，现年二十八岁，住中海阳仁里街三十号，于昨年夏历十二月二十三日突患腹痛，蜷卧炕上，痛不可忍，叫喊之声，达于户外，举家惊恐。先请一医士，断为热结，乃大用凉剂。服后疼痛如常，后又请一医士，断为寒结，乃大投热剂，服后丝毫无效。旋又请一西医（系本埠东海医院医士，传闻系辽宁某医科大学生）亦未确定系属何病，最后对病家模棱云：恐系盲肠炎，当为之注射一针，无如注射后，仍无丝毫效果（以上系汪君自述罹病经过）。病人同邻，辛香令先生与余交素谂，乃为介绍。于二十六日，延余往诊，到达后，其家人咸以泪洗面。病人蜷卧炕上，不敢伸腿，面现苍白之色，余诊其脉，沉实弦紧，整个腹部，俱皆疼痛，尤以少腹右部疼痛难忍，以手按之，盲肠部已现肿硬，盲肠周围，亦有炎肿之象，疼痛亦颇难忍，当确定断为系属盲肠炎及盲肠周围炎症。随即用针刺治，计针上脘、中脘、天枢、大横各穴，辞出后，明日其家人来寓送信云，当针后，约半小时余，其痛即已稍止，移时又觉疼痛。天明后又行稍好，余于是又至其家中诊视，见其情形，已行好转，当又为之针刺，除按昨日所用各穴，并又加大肠俞，小肠俞二穴。其时已届夏历年关，个人私事纷纭，诸般待理，时间短促，以故亦未再多取穴施治，其家人因痛已大减，亦未再来相请，迟至今年夏历正月初一日，其痛又作。辛先生又来请，余以此病，系初次经过，不敢自是。乃请业师李东阳先生，共同前往一诊，经李师诊视后，即云，确系盲肠炎及盲肠周围炎，并云，按现在情形诊视，已有转向腹膜炎之象，询余起初来诊是否妄用攻下之剂，针刺系用何穴，余即答之系数用以上各穴，因其病经过相当时日，攻下之剂，未敢一用，先生闻毕后，嘱余将针取出，即亲自为之针章门、腹结二穴，并嘱须用缓下之剂，可用尔配好之温白丸即可（温白丸方《金匮翼》）。余即将温白丸与病人服下，并留少许服用，随即辞出。第二日，辛先生来告余曰，病已霍然，其痛已止，已能略进饮食，惟盲肠部仍觉木胀，行动已能自如，不感痛苦矣。余闻此信，殊觉欣然，数日未见其再来相请，正月十二日，病人汪君亲身前来道谢，云已至公司照常服务上班，余嘱其此病须绝对静养，不可过事劳动，否则，有复发之可能。汪君云，自当遵嘱，称谢不置而去。

按盲肠炎国医谓系肠痈，考肠痈有大肠痈及小肠痈之别。《金匮》云：肠痈之为病，其身甲错，腹皮急，按之濡，如肿状，为小肠痈；肿痈者，少腹肿痞，按之即痛如淋，小便自调，时时发热，自汗出，复恶寒，为大肠痈。西医有盲肠炎、虫样突起炎之别，盲肠炎又有急性、慢性之分，是国医所云之痈，未能确定系属盲肠之痈，似觉含混，不若西医分析详细，且此症命名既有不同，症状亦稍有微异。临诊时，必须详细诊察，未可概以盲肠炎目之也。此症病原，国医前哲谓系气血凝滞，及由火毒而生，西医则谓坚硬粪便，滞留于肠中，肠黏膜受其刺激，因之对各种细菌抵抗力减弱，再如异物嵌入，大肠菌及他种菌类混合传染而得。关于此症之治法，西医尚未闻有何良好之治法，不外用割治法、灌肠法，然此倘有差池，即行危及生命。吾中医治此病，于远古即已发明相当治法，活血解毒，消肿消炎，极尽医治之妙（参阅金匮），而针灸治法，尤具不可思议之效果。其如民间单方，红藤一味，治此病亦具伟效，是我中国数千年来，曾未闻有因盲肠炎病致死者，盖早有良好之治法也。

（《复兴中医》2卷4期　王鸣盛）

盲肠炎用大下剂之效验

　　莆涵江镇，后度乡，林荣哥者，年越而立，前在莆涵汽车公司为司机。自公路破坏后，该汽车公司改为汽船公司，常川行驶莆涵，林荣哥即为汽船司机，该公司人员与莆城卫生院各医生莫逆之交，屡与竹围糟丘为乐，所以该公司人员如有毛病者，皆系卫生院医生负责诊治。于前月十日午后，林荣哥陡起小腹胀痛，盲肠部痛加甚。该院医生注射服药，灌肠通便，终朝碌碌，毫无效验。其盲肠部，硬痛增剧，大便不下，汗出不止，目呆神脱，危垂顷刻、嗣经该院各医生，并延涵江有名西医数人会议，或谓此病当用手术剖割，或谓盲肠炎肿痛极，剖割实有危险，或谓炎肿已甚，时延过久，虽割亦危，议论纷纷，莫衷一是。斯时有王某者，路经门前，询究底蕴，始知林某病危未死，因各西医皆断不治，力为介绍，前来邀余诊治。余初抵其家见病者，腹部膨胀，痛如刀割，盲肠部且最酷烈，以手摸之，痛实难当。大便不下已三四日矣，小溲点滴不出，胸满气急，逆呕不止，辗转翻覆，狼狈不堪。余谓病者曰：此因硬固食物，积聚于盲肠，盲肠发肿，闭塞作痛，当用通法，通则不痛，此症即中医所谓大实痛是也。为疏大黄八钱，元明粉四钱，正川朴二钱，枳实二钱，乳香钱半，浙贝三钱，蒲公英一两，丹皮二钱，白芍药三钱，赤芍药三钱，川楝子四钱，洋泻叶五钱。服后越半日，大便依然不下，药渣再服，过三点钟，始下出稀粪些少，腹痛稍减。再将原方连服三剂，连下五六次，腹痛若失，惟盲肠部，尚有硬痛，药如不服，痛复如故，仍照原方减去大黄，再服十余剂，盲肠部痛即日轻一日，后以肉汤调养，大约计服元明粉半斤，洋泻叶五六两，连治二十余日而痊愈。病家欣愉莫名，均曰此病实出先生再生之力，感激不已。嗣闻各西医，亦皆赞许治此病之著效，而屈服者矣。

　　时逸人按：盲肠炎初期肿硬时，可用攻下之剂，仍须以活血消肿解毒之剂佐之。如经过多日，肠黏膜腐溃者，慎不可下。倘若有腹膜炎之趋势时，攻下尤宜慎重，不可颟顸致误。

（《复兴中医》2卷1期　李健颐）

急性盲肠炎

陈先生　九月十四，浦东杨思桥北街三号。

　　病初起寒热，旋呕吐，腹痛不可耐，用活鸽罨之，痛稍可。但只能右卧，痛处在右腹角，压痛点正当髂骨尖与脐之间，当是急性盲肠炎。今热不甚高，尚有呕意，舌满白而干，脉尚不甚弱，病势极恶，幸体质坚实，尚可冀幸起。

　　活芦根二两　败酱四钱　冬瓜子四钱　桔梗钱半　生草钱半生苡仁五钱　丹皮二钱　黑附块二钱　赤小豆五钱　桃仁泥四钱赤芍四钱　川军钱半，后下　当归二钱　外用余氏消炎止痛膏，兼服六神丸。

十五日改方

药后腹中颇攻动痛，但矢气，仍未大便。今虽仍右卧，而左腹痛，口渴不欲引饮，舌苔仍白，据所述改方。

桃仁四钱，打　丹皮二钱　生乳没各一钱，去油勿见火　冬瓜子四钱　生草钱半　苡仁五钱　赤芍三钱　当归二钱　活芦根二两　玄明粉三钱，冲服　败酱四钱　桔梗二钱　黑附块二钱　赤小豆五钱

九月十六日

大便颇数，虽无关大局，然劳动起卧，亦须稍调之，热无增减，痛及浊音部俱减小，脉稍弱，舌苔仍白厚。照现在情形若热度不增高，可以无危险。

丹皮三钱　败酱四钱　六神曲三钱　苦桔梗二钱　生草梢钱半　桃仁四钱，打　黑附块二钱　赤芍药三钱　当归尾二钱　淡芩二钱　苡仁五钱，生用　炒扁衣三钱　冬瓜子四钱　赤小豆五钱

九月十七日　改方，专止泻利。

川连六分　太子参二钱　炙草一钱　淡芩二钱　干姜六分　滑石四钱　姜夏三钱　红枣五枚

九月十七日下午

热渐复平温，能平卧侧卧，右腹角浊音未除，其盲肠炎本病当无大反复，惟下利次数多，略近滑利，脉亦滑，此须先治之。

炒山楂三钱，研末吞　姜夏三钱　炒扁衣三钱　败酱二钱　赤芍二钱　川连五分　干姜八分　赤苓五钱　苡仁五钱　冬瓜子三钱　淡芩二钱　太子参二钱　黑附块钱半　丹皮二钱　红枣四枚

九月廿日改方

泄泻频数，初所患盲肠炎痛，近两日亦不解。据云舌加腻，急须止泻。

炒故纸钱半　黑附块二钱　苡仁五钱　赤芍三钱　木通一钱
干姜一钱　楂炭三钱　败酱二钱　冬瓜子三钱　赤石脂四钱　鸡
金炭三钱　丹皮二钱　赤苓五钱

九月廿日

盲肠炎尚未消退，却亦不进行，泄泻乃新秋时症，别是
一病。今已化热，舌干黄边白，脉尚平，可两治之。

川连五分　赤苓四钱　苡仁五钱　穿山甲两片，先煎　败酱三
钱　淡芩二钱　小朴一钱　冬瓜子四钱　赤芍三钱　藿香正气丸
四钱，包煎　藿梗三钱　谷麦芽各三钱　丹皮二钱　生乳没去油，勿
见火，各一钱

九月廿九日

右腹角已得鼓音，是炎症已退，惟压痛点尚在，则初发
之部尚未痊愈，病至此不服药亦可自愈矣。今每日递早之寒
热须从疟治，大病后体脉数而弱者，最要防心脏衰弱。虽甚
渴仍不可离附子，与润药同用，不嫌燥热，且可退舌边之
白。除附子必用外，若怕世俗谈论柴胡，则改用前胡亦可，
其他庞先生斟酌损益可也。

柴胡三钱　太子参三钱　熟附块二钱　桔梗钱半　苏藿梗各
二钱　淡芩二钱　草果钱半　败酱三钱　枳壳二钱　花粉片四钱
姜夏四钱　生常山二钱　苡仁五钱　赤芍三钱　炙草一钱　生姜铜
元大四片　红枣四枚

（《中医新生命》1934—1937 年 1—31 期　陆渊雷医案）

淋症

张姓患淋症，就医于某江湖医生，被其用九龙丸大泻
后，淋浊稍愈，小便茎头忽溃破，彼至西药房自购下疳药膏
一瓶，搽后数日溃烂愈甚，且微肿，友人荐余治。余嘱其用

金银花露洗净，掺余制珠黄下疳散，内服清热解毒药，数日肿渐消，溃烂处亦小，又数日而愈。后肾囊上发痒，搔破流水，余开一洗药方，着其日洗二次，旬余始愈。

（《中医杂志》6 期　广德轩外证治验笔记）

血淋治效

八月八日诊，唐老英之孙，年九岁，患淋月余，历经三医，其二用八正散，其一乃用温补，服药十余帖，惟肿稍消，余未见效。询其现状，则尿道口尚肿，常苦脓汁封闭，排尿时须揭去，尿时疼痛，有黄脓色之丝线状物，西医所谓淋线条也。尿后血淋液沥，难于起立，西医列此症于花柳病中，谓原因为淋疾球菌之侵袭，由不洁之交接而来。余疑幼童何得患此，询知其父已患此年余，可知此童当由传染而得。审其舌，通赤少苔，余无他症，胃纳颇佳，此在西法，每先用杀菌防腐剂，行尿道注射法，待七日后，淋毒球菌已消失，乃处以收敛剂，彼谓凡有防腐收敛性之西药，无不可用，中医则用通利不用收敛，治法似绝对相反。余于此症，以无成方可遵，为立一方，用土茯苓、益元散、鲜茅根各五钱，甘草梢二钱，归身尾、丹皮各钱半，血余炭研末和服五分，生藕节三枚同，以意处方，初不必其有效，乃服二帖而肿消痛止，诸症俱罢。伊祖母恐其复发，来询原方可再服否？余许其再进一二帖，方中消毒清血，通敛并用，不识西药之特效，能胜于中药否也。

（《国医杂志》10 期　鲍东藩　世美堂笔记）

淋病

血、石、膏、劳、肉五淋，便时滴沥痛难禁，细微实滑求虚实，死血阴寒，气滞并。

大意

诸淋所发，皆脾虚而膀胱生热也。

内因

由膏粱之味，湿热之物，郁遏成痰，以致脾土受害乏力，不能运化精微，清浊相混，故使金无助，而水道不清，渐成淋闭之候。或用心过度，房劳无节，以致水火不交，心肾气郁，遂使阴阳乖舛，清浊相干，蓄在下焦，故膀胱里急。按此二条：一属脾肺，一属心肾。

外候

气淋为病，小便涩，常有余沥。石淋，茎中痛，尿不能卒出。膏淋，尿似膏出。劳淋，劳倦即发，痛引气冲。血淋，遇热即发，甚则溺血。

淋病久，乃成膏石。

《直指》云：沙淋凝脂而易散，石淋结块而难消。初为热淋、血淋，久则煎熬水液，稠浊如膏，或如沙石而来。

冷淋附

膀胱为州都之官，津液藏焉，气化则能出。今风寒湿邪，客于胞中，则气不能化出，故胞满而水道不通。

其状先寒战，然后尿。盖寒气入胞，与正气交争，寒气胜则转寒而成淋。正气胜不战而寒解，故得小便，治宜散寒邪，扶正气。

淋病不可补气

大凡小肠有气，则小便胀。小肠有血，则小便涩。小肠有热，则小便痛，最不可用补气之药，盖气得补而愈胀，血得补而愈涩，热得补而愈盛，水窦不行，加之谷道闭遏，未见其有能生者也。

治淋病大法

大便泄泻而小便涩少者，宜分利而已。热在下焦，津液则热，热而不行者，必渗泄则愈。脾胃气涩，不能通调水道，下输而化者，故可顺气，令施化而出矣。丹溪曰：热剂之法，并用流行滞气，疏利小便，清解邪热。其于调平心火，实三者之纲领也。

脉法

少阴脉数，妇人则阴中生疮，男子则气淋，又盛大而坚者生，虚细而涩者死。

治法

主以四苓散加黄连、山栀、青皮、黄柏等，气淋加茴香、木香、槟榔，血淋加归、生地、牛膝、蒲黄、大蓟，劳淋合四物加黄柏、知母，膏石淋加郁金、琥珀，茎中痛加甘草梢，如冷淋用四君汤加茴香、益智、肉桂、木香、猪苓、泽泻等。

琥珀散：治五淋涩痛，小便脓血。

明琥珀　海金沙生制　蒲黄各一两　明没药分量缺

每三钱，食前煎萱草汤根调下。

八正散：治小便而涩痛。

杜车前　瞿麦穗　萹蓄草　块滑石　黑山栀　细木通　制大黄　粉甘草

上每五钱，入灯心草水煎服。

清心莲子饮：治心盛下虚，心火炎上，口苦咽干，烦渴微微，小便赤涩，欲淋等症。

淡黄芩　肥麦冬　地骨皮　车前子　赤茯苓　湖莲子　绵黄芪　软柴胡　真人参　粉甘草

上药水煎服。

五淋散：治膀胱有热，水道不通，淋涩不出，或尿如豆汁，或成砂石，或如膏油，或热沸便血。

全当归　山栀仁　西赤芍　生甘草　赤茯苓

上咀，每五钱，入灯心水煎。

萆薢分清散：治膏淋、白浊。

益智仁　川萆薢　石菖蒲生者　乌药　赤茯苓　粉甘草

上咀，水煎入盐一捻，空心服。

（《中医世界》8卷2期　医药提要）

正脑疽

郑右，素质阴亏，有瘫痪、血崩、鼻衄等症，又有头面热、耳鸣等症。阴无以制，阳常欲动，今患正脑疽，顶高毒滞，用提托之品，有碍崩症，鼻衄虚火，诸恙只宜养阴化毒之法。

洋参二钱　原生地四钱　赤芍二钱　茯苓神三钱　生芪皮一钱五分　橘络一钱　远志一钱五分　川石斛三钱　忍冬藤三钱

（《光华医药杂志》3卷1期　崇百药斋外科医案）

正脑疽

顾右，正脑疽由督脉经郁热上攻，起经六日，漫肿不痛，两肩反疼，脉象滑数。盖大疮全赖正气，冲托则能高突为脓，姑拟托里消毒散加减，冀其焮痛高肿，四围裂缝有脓，则能转重就轻也。

党参三钱　川芎一钱　枳壳一钱五分　加蚕茧一枚，炙焦研末冲　生绵芪三钱　赤芍三钱　羌活一钱五分　当归三钱　皂角针一钱五分　白芷八分

二诊，进托里消毒之剂，疮顶略高，色泛红活，六脉弦

滑而散，左手为甚，但疮根仍未收束，亦不作痛，总属阴阳相半之症，虽有微脓，亦嫌不爽，再拟前法加减，以冀肿痛脓多为善。

鹿角霜三钱　生黄芪三钱　僵蚕三钱　蚕茧一枚　当归二钱　炒远志一钱五分　角针一钱五分　川芎一钱　白芷八分　淡全虫二只

三诊，脓出肿消，身凉脉静，再拟扶原化毒。

拣参三钱　川芎一钱　陈皮一钱五分　红枣三枚　上绵芪三钱　赤芍二钱　天花粉三钱　当归身三钱　茯苓三钱　甘草八分

（《光华医药杂志》3卷1期　崇百药斋外科医案）

脑疽

陈左，年近花甲，中下交虚，情怀悒郁，郁则生火，督脉经虚，太阳淫热，夹郁火瘀阻成疽。遂生左偏对口，起已半月，疽顶不耸，疽根散漫，脓路不通，痛不归中，尚在延走横行无定，舌苔滞白，脉来濡数，畏寒便溏，阳虚毒郁之见端也，窃恐里陷，诚属阴候。姑拟温通督太阳，佐以提托之法。

黄毛鹿角一钱　全当归三钱　制蚕三钱　陈广皮一钱五分　上肉桂四分　大川芎一钱　皂角刺一钱五分　苦桔梗一钱五分　大有芪三钱（原文）　赤芍二钱　远志一钱五分　生草八分　加茄蒂三只

二诊，前进温通督脉太阳，佐以提托之法，偏对口疽疽顶略起，脓路乍通，色泽渐红，似有转阳外达之机，但痛不归中，根脚散漫，界限不分，窜头未定，其势正张，脉息弦数，舌苔化薄，口干溲频，胃纳不振，易于汗泄，此中下交虚，郁火湿热，化毒留顶，最虑正不克邪，致有毒陷之险，仍拟温通提托法。

嫩鹿茸一钱　全当归三钱　赤芍二钱　远志一钱半　茄蒂三只　黄芪三钱　小川芎一钱　茯神三钱　紫茸一钱五分　制蚕三钱　皂角针一钱半　桔梗一钱五分　生草八分

三诊，肾开胃阖，纳少，溲频，促汗多，舌红，口干，脉来促数，对口疽毒郁不达，肿形散漫，中顶半塌，仅流滋水，而无稠厚之脓，色虽红，嫌其带紫，不甚大痛，此属真阴假阳之见象，深恐陡然陷变，诚在危急之秋矣。勉拟气阴两顾，仍佐温通提托法。

台人参一钱　大熟地四钱　大有芪三钱　赤芍二钱　麦冬三钱　肉桂四分　云神三钱　制蚕三钱　大贝母三钱　甘草节八分　当归身二钱　桔梗一钱五分　生谷芽一两　煎汤代水。

附洗方

防风　当归　羌活　赤芍　甘草　白芷各三钱　连须葱头五个，清水煎浓汤，滤去渣，乘热洗净患上。

（《光华医药杂志》3卷1期　崇百药斋外科医案）

脑疽

蔡左，脑疽四围，肿消脓少，便溏神昏干呕，此脾胃阳虚，毒复内陷，症殊棘手，勉拟香砂六君，以图后天。

人参一钱　云茯神三钱　淮山药四钱　肉豆蔻一钱　生绵芪三钱　炒当归二钱　生甘草一钱　煨木香八分　制于术二钱五分　炒白芍二钱　淡干姜八分　熟半夏三钱　新会皮一钱五分　红枣三枚

（《光华医药杂志》3卷1期　崇百药斋外科医案）

脑疽

虞某年四十余，患脑疽肿痛，延医服药不效，敷之不消，延久自溃，四围红肿，旬余无脓，但流黄水，终日淋漓不能收口，邀余治。余曰：年近半百，气血已衰，脓腐不去，焉能完功，且此证属于督脉，当以温托，拟方用黄芪、党参、白芷、云苓、白术、当归、赤芍、陈皮、甘草、姜枣。外用远年降药条插入，使腐肉化脓出，外贴太乙膏，四围用三味拔毒散及如意金黄散，以醋调敷之，三日后厚脓稠黏，腐肉亦突出，新肉呈红色，遂渗以生肌散，数日而愈。

（《中医杂志》6 期　广德轩外证治验笔记）

脑疽偏发

陆左，素患肛漏癣疾，近复脑疽偏发，顶腐流脂，而稠厚之脓，四围红肿，蔓延未定，脉形弦数，易于汗泄，舌苔白腻，此有湿热毒郁，非轻症也。得厚者吉。

原生地四钱　丹皮二钱　泽泻三钱　浮小麦四钱　赤芍二钱
米仁三钱　远志一钱五分　赤苓三钱　芪皮二钱　忍冬藤三钱　红
枣三枚

（《光华医药杂志》3 卷 1 期　崇百药斋外科医案）

勇疽

江　怒后郁遏，复感外邪，寒热三日是。勇疽陡然而发，赤肿疼痛，面目微浮，身热如燔。头昏胸闷，胃纳减少，脉象洪数，口苦舌绛，少阳输泻无权，阳明传导失职，小溲短赤，大便不解。先哲有云：大便为通水谷之海，肠胃之门户也。小便为通血气之海，冲任水道之门户也。以症合脉，确为少阳阳明实热，怒火上升之明证，皆由五脏不和，六腑壅滞之患，急宜开泄地道，宣化热毒，冀其腑通热退，而为顺候。

生大黄　青菊叶　炙僵蚕　忍冬花　香白芷　荆芥穗

黑山栀　薄荷叶　连翘壳　肥知母　生薏仁　炒枳壳　黄柏苓各　小川连

复方　腑气已通，小溲尚少。勇疽赤肿疼痛亦减，惟身热依然，胃纳不饥，头晕胸闷，乃外邪蕴阻中都，尚未清澈，宜与宽胸和胃，以望佳境。

全瓜蒌　广郁金　云茯苓　荆芥穗　新会皮　冬桑叶炒枳壳　焦谷芽　金银花　生草节　甘菊花　粉丹皮

顾　勇疽根头如粟，漫肿痒痛，头晕目胀，形寒发热，口淡纳少，脉来滑数，舌腻，病出肝胆怒火，发在太阳之穴，疡势虽小，根源甚深，此处骨多皮薄，气多血少，而以卫气为主，经所谓气主煦之，血主濡之。若营卫不能煦濡，则防其下陷，姑拟疏风凉血，而清肝胆之火。

荆芥穗　净蝉衣　黑山栀　当归尾　连翘壳　薄荷叶粉丹皮　甘菊花　忍冬花　生甘草　夏枯花　炙僵蚕　龙胆草　飞滑石

某　足少阳相火蕴热，头痛，左太阳致生勇疽，理宜辛凉轻药。

干荷叶　苦丁茶　黑山栀　鲜菊花　薄荷梗　牛蒡子轻马勃　益元散　连翘壳

赞臣按：勇疽，又名太阳疽，生于眼角后五分，太阳穴者是也。属足少阳胆经，怒火郁遏，上升凝滞而成。初起头如粟糜，渐肿疼痛，状如伏鼠，面目浮肿。七日溃透脓泄者顺，溃而不透，火毒内攻，晴目应而损腐者逆。若出紫黑血者，系气虚不能化毒，最为难治。急宜凉血清热解毒，庶可挽回，如误投补托之剂，则命立殆矣。

（孝友堂外科医案）

夭疽 锐毒

吴左 夭疽肿硬，生于左耳之后。恙由情志不遂，郁而化火，夹血瘀凝滞，营卫不从，虑其毒不外达，慎防内陷之变，姑拟提托，以冀速溃为佳。

银柴胡 广陈皮 象贝母 生甘草 全当归 皂角刺 炙甲片 天花粉 京赤芍 炙僵蚕 炙远志

二诊：投提托透脓之剂，疮顶红活，有溃透之象，转入佳境，惟症是七情中来，须心宽虚无，胜服药石也。宜以仍宗前意出入。

银柴胡 京赤芍 象贝母 云茯苓 全当归 皂角刺 生甘草 天花粉 生黄芪 紫丹参 炙僵蚕

唐右 夭疽月余，疮陷色黑，神志模糊，脉象细涩，头汗甚多，阴阳两损，肝肾俱败，是内发之症。疡非轻浅，恶候已见，难以挽回，勉方冀幸。

吉林参 鹿角片 藏红花 左牡蛎 云茯苓 清炙草 远志炭 全当归 生黄芪 生于术 半夏曲

周右 锐毒平塌，坚硬色白，脉象濡缓，气虚血亏，营卫不从所致。症势重险，治之非易，倘怀抱悒郁，虽有参苓，亦奚以为。

鹿角片 紫丹参 全当归 生草节 炮姜炭 杜红花 炙远志 广陈皮 生黄芪 潞党参 茯苓神各

赞臣按：左为夭疽，右为锐毒，俱生于耳后一寸三分高骨处。夭者，天变之象，不得尽其天年之谓也（属肝经）。锐者、锋利之谓，言其毒甚也（属肺经）。按得此二证，愈者甚少。初起头多坚硬，平塌不泽，或未溃先黑，未脓先腐，臭秽易生，元气易败。此二者皆系七情不遂，谋虑不决，膏粱厚味，郁火凝结而成。虽属肝肺，部位在于太阳寒水之经，其脉从头下项，行身之背，终于足外踝。经脉下注，最易内陷，在骨高皮薄，肉少空隙之间，而近脑髓，气多血少，无物成脓，毒不得泄，郁火内燔，煎烁脑髓。故《内经》云：夭疽痛大赤黑，不急治之，则热气下入渊液，循少阳之脉下胸胁，前伤任脉，内熏肝肺，恶候悉见，必致不救。若红肿速溃者顺，坚硬黑陷者逆，如治得其法，投方应证，尚可十痊五六也。

（《医界春秋》1929 年 41 期）

缓疽

陈某年五十余，已业医，专内科，壬戌夏少腹侧忽生一疽，漫肿疼痛，不红，按之软而不坚，初自用金黄散敷之，不消且痛甚，向余询治法。余视之曰：此缓疽也。急宜施刀，否则恐损及内部，彼不信。曰：尚未红，脓亦未成，何用开刀？就他医，皆曰：无脓，是日夜疼痛不能卧，翌晨至余处复询究竟。余曰：此阴分疽证也，非痈证矣。红方有脓，此证脓在里，表肌颇厚，非具目力者，不能辨其为有脓也。因促余治，遂用刀，甫刺入，刀尖尚未近空处，再入，刀已着空处，因拔出，脓亦随之出，颇稠黏，彼始信，遂插以升提药线，数日后脓渐少，渗以生肌散，旬余而痊。

（《中医杂志》6 期　广德轩外证治验笔记）

坏疽

刘宝宝　口中白处稍低陷，发恶臭，是坏疽将脱落之故，咽头只略红。

炒荆防各一钱　赤芍三钱　桔梗钱半　炙僵蚕三钱　当归二钱

甘中黄钱半　　净银花三钱　　连翘钱半　　木通八分

（《中医新生命》1934—1937 年 1—31 期　陆渊雷医案）

龙疽

外科之症，不外痈疽二端，痈疽之症，当分内外二因。内因者，七情也，外因者，六气也。人之禀赋强弱，各有不同，六淫伤外，七情动中，各随脏腑偏胜而中之，与内恙无异。治者既分痈疽之阴阳，内外之二因，再诊脉之虚实，应用何汤，自无差误。至外用之药及所施手术，亦当详审。余乡西南三里许严正福子，年十三，患中搭手，大如覆碗，四围漫肿，中部高耸，形若龟背。一医视之，乃以为龟背症。用首乌鳖甲汤及秘制丸药，数日不效。复易一医，用刀针刺之，火筒吸之，微见黑血，肿仍依然。二日后外演红色，遂投凉解之剂，三日而病剧，腰痛如折，不能俯仰，其所亲介余往诊。视之，根脚散漫，皮色紫黯不明，按之软而不走，脉沉细舌白腻，畏寒怯冷。予曰：此寒湿痰蕴结于足太阳膀胱经膏肓穴，又名龙疽，其初起毒陷阴分，故温肿而色不变，针刺后出黑血，毒滞于内可知，火筒吸之，皮色微红，有转阳之机。医者不知，见血黑皮红，误认瘀热在里，热毒症，遂投凉解之剂。气血日耗，寒湿愈凝。腰痛怯冷，苔白脉沉，职是故也。夫太阳寒水之脏非温不化，且其气下行，较之发于督脉经上者为重，温之托之，尚虑内陷，安可妄行清解，反伤胃气，甚则阳和不振，毒攻内府，可不畏欤。予遂拟阳和汤，加附片一钱，小金丹一粒，配二剂，作二日以服之。疮中贴硇砂膏，四围用汤和膏上十将丹、平安散以围之，三日后病者即来复诊。自言腰痛畏寒大减，视之疮脚收小，舌白亦化，复易硇砂、阳和以贴之，照前方以服之。一星期后，退消告瘳，可云速矣。

（《中医杂志》14 期　赵瑛思　省三居书屋临诊笔记）

多骨疽

本镇王太祥，年廿五岁，在江阴要塞入伍，左足小腿，腓骨正面，患多骨疽，肿硬二年，行动如常，忽于过去二十一年八月间，患处暴发，高肿突出如石，昼夜疼痛，经军医治疗未久，即移往该邑福音医院医治。经医师宰割，拾去朽骨数块，但住院迟延二月余，疮口仍然开张，坚肿不消，后得敝人已治愈对口疽之友人介绍，延余诊视，就诊曰，其疮口长三寸，阔一寸，深二寸余，干涩无脓，精神疲惫。余即外插化脓药线，内服托毒和营之剂，未二日，脓成稠厚，药线所黏之脓，抽出如蚯蚓状，由此气血日充，肌肉日长，肿消坚软，治甫二旬，口满皮满，痂结而愈。至十二月，要塞奉令试炮，王某亦列队演放，见其跳高跃下，足力健全，精神活泼，未稍异常人，后弹发中的，加升炮长，迄今连任之。

（《现代中医》1 卷 8 期　杨云章　内外科验案一束）

疽后口疳

沈右，疽后口疳，牙咬酸痛，微寒热，疮口不敛，拟六味加减，

党参三钱　山药四钱　丹皮二钱五分　五味子八分　熟地四钱　萸肉一钱　泽泻三钱　麦冬二钱　白芍二钱　茯神三钱　炒枣仁三钱　甘草八分　青盐二分

（《光华医药杂志》3 卷 1 期　崇百药斋外科医案）

蛇头缠指

蛇头缠指，西医谓之瘰疽，是一种极难治疗之外科症。

此症生于各指近甲之一节，初起时指尖积瘀，红胀而肿，其痛甚剧。引心刺骨，久之化脓而溃。若治理不得其法，则指节烂断。若被蛇咬，形状颇惨，虽小病不容轻视。

此病之成因大抵因手甲不洁，藏垢纳污，病菌寄生其间，浸入甲内小创口而成。余幼时曾患此症，外祖母谓母氏曰，当其未成脓时，急取"火秧勒"（生草药名，余乡极多）选其嫩梗，大可容指，长尺许切之，每段长寸余，挖空心，留底勿挖穿，形如指套，以针插住向炭火上烤热，入雄黄末少许于内，乘热将指头套之，待冷再换，套至五六段即消散矣。母氏即取火秧勒如法治之，痛极而愈。外祖母又谓有一种推车虫，名蜣螂者，治此症有特效，其法将蜣螂在瓦上烧存性，研为细末，用麻油调敷患处，有不可思议之效力，惟不如用火秧勒之便利云。

（《中医新生命》验方丛话二十三）

趾罅痛痒

趾罅痛痒，虽属小病，但讨厌极矣。同事李君素有此患，每洗脚必用滚水，泡之、滴之，揉之、浸之，闭目摇首，酣畅欲睡，大有金圣叹"……不亦快哉"之感，余每笑之，未几，余被传染，痒极欲死。凡所以笑李君者，悉为李君反笑之。一日，命仆人急取滚水来，仆人脚步速，至则滚水溢出罐外，中余脚背，肌痛欲裂。李君笑曰，可惜滚水不泼中趾罅也，余闻之，啼笑皆非，于是翻阅家藏验方，内有一方。乃先君经验者，其方如下：

密陀僧一两　枯矾　石膏各二钱　轻粉一钱。

上药四味，共研细末，干痒者，以桐油调搽；湿痒者，以药末干搽之，及命仆人持方往药店配制，调敷数次而愈，李君试之亦愈。李君曰，多年趾痒，一旦消除。若此方者，可谓神矣，余然之。因录于此，为同病者告焉。

（《中医新生命》验方丛编二十八）

丹毒

杨宝宝　寒热夜盛，头肿如斗，色红亮，脉数而软，舌色如常，此是丹毒，俗称大头瘟，别有病原菌，非因倾坠受伤所致。

炒牛蒡二钱　板蓝根三钱　连翘钱半　升麻八分　薄荷八分后下　黄芩二钱　玄参四钱　生草一钱　陈皮二钱　黄连五分　桔梗二钱　柴胡二钱　僵蚕炙，二钱

（《中医新生命》1934—1937 年 1—31 期　陆渊雷医案）

丹毒治验

一妇人年四十余，于本年六月，忽大腿外侧，突起娄处，赤晕兼微肿，大者如钱，小者如麻豆，渐延左腿，亦无痛痒，饮食如常，彼时以内小恙，毫不介意，是以迁延日久，逮至八月，脊两傍，相继而起，始则微觉麻痒，继则痛如为燎。邀余诊治，此丹毒，经属太阳，小水当然不利，问之果然。余即砭去恶血，命速购牛肉片换贴，外用清凉解毒诸品，合末调搽，兼日洗一次。内服化斑解毒汤，兼导膀胱湿热，一剂轻，两剂痛止，三剂痊愈。

（《中医杂志》10 期）

赤游丹毒

赤游丹毒，症状极凶，疗治稍迟，多致不救，故谚有走马看丹毒之语。余乡人有业造酒曲者，其先世秘传一种药水，治此病极验，但秘不以告人，虽至亲戚友患是病者，亦只授之以成药。癸亥冬，该乡人全家老幼计十一口，均患温

病甚剧，延余父诊治，余父概不收其诊金，嗣患病者相继治愈。该乡人感恩图报，始详告余父以该药水之原料，只一味芭蕉根捣汁，以夏布滤去粗屑，每次以乌糖少许蒸该汁二小盅，不过三四次，即可痊愈。屡试均验，外贴用精肉切成薄片贴之。

(《神州国医学报》黄国祥　症治杂记)

外科阴阳二毒方选及按语

许楣曰：外证阳毒，即不服药，亦能自肿自溃。然有药以治之，则可内消。阴毒非服药不可，集中<small>去疾按：指《外科正</small><small>宗》</small>首列卫生汤，盖即仙方活命饮，而药味小有出入，本是古法，然余观他书治阴阳二毒之方，尽有佳者，目击试验，今附录于左。

四妙汤<small>即神效托里散</small>　生黄芪<small>五钱</small>　大当归<small>一两</small>　金银花<small>一两</small>甘草节<small>二钱</small>

上药水煎，昼夜服尽。自可移深居浅，转重作轻。如已成，气血素亏不能穿溃者，加白芷、皂针、山甲各二钱，一伏时自溃。如已溃后，即宜删去皂针、山甲，如初起焮痛口渴，加天花粉。此方出《外科说约》，顾世澄《疡医大全》中采之，谓此乃疡科首用捷法，数十年来，凡治一切痈疽，皆赖此方。增减活法，临时酌用，遇大证，金银花每加至六两、四两，生黄芪加至两许，当归加至二两，甘草节加至三钱，但见疮色不起，脓水清稀，即加肉桂，转阴为阳，化毒成脓。如乳痈、乳吹，即加蒲公英一两，立消，百发百中，万稳万当。<small>如遍身有湿热癣者，勿用。</small>

楣案：金银花须重用，方得力。他书载，一园丁发背甚危，取金银藤五六两捣烂，入热酒一盅，绞取汁，温服，渣罨患处。四五服而平，后用此药治疮，因以养身成家，遂弃园业，盖金银花治疮，未成即散，已成即溃，藤与花功用相同也。

又案：《全生集》谓大痈溃后，医多用炙芪、炙草，或用半炙半生，殊不知芪草皆炙，适以补毒，而不能托毒。倘毒气未尽，反得补助，致攻内腑，则如之何，此说甚当。盖不独未溃以前，不可用炙芪、炙草矣。又案：人传一方，遇赤贫者生大毒，以皂角刺四两，生甘草二钱，酒水各半煎服。初起一剂即消，然有力者，不如用四妙汤为妥。

阳和汤：熟地黄一两　白芥子二钱，炒研　鹿角胶三钱　肉桂一钱　姜炭五分　麻黄五分　加生甘草一钱，乳岩加土贝母五钱，上药用水加酒一杯同煎。

楣案：《全生集》治阴疽，专恃犀黄丸及此方，大旨谓诸疽白陷，乃气血虚寒凝滞所致。阳和一转，则凝结之毒自能化解。血虚不能化毒者，尤宜温补排脓，脓虽已溃，毒气未尽，通其腠理之功，仍不可缓。盖补而不温，则血凝气滞，孰作酿脓之具，犹之造酒不暖，何以成浆；造饭无火，何以得熟。温补而不开腠理，则寒热之毒，何从觅路行消，且毒盛者反受其助，犹车粟以助盗粮矣。余谓徐氏痛诋温补，盖为十全大补等方略不顾及外证，及专用参附者言也。此方用熟地、姜桂、鹿角，以为温补之品。用麻黄以开腠理，用白芥子以消皮里膜外之痰，具有法度。《全生集》又谓：熟地得麻黄，则不腻膈。麻黄得熟地，则不发表。神用在斯，其言良是。余见获效者颇多，昔一亲戚患脑疽，色如隔宿猪肝，蔓延无畔崖，医投以凉药，神思昏愦。余令服此方，一剂而神清毒活，渐次出脓而愈，知《全生集》之不余欺也。然半阴半阳之证，即不可用。

醒消丸去疾按：此方已录于瘰疬症治条（见上期本栏），此处从略。

犀黄丸去疾按：此方亦录于瘰疬症治条（见上期本栏），惟方下案语少钞一段，今补录之。其方药则不复重录，俟将来印单行本时，再为改正。

楣案：外证丸药，以此方为最妙。治白疽，与阳和汤相辅而行，阳和汤有时须斟酌用之，而此方无投不利，所见获效者甚多。余仲兄珊林，喜食厚味，而不嗜茶。数十年来，脑背等处屡欲生大疽，皆乘其初起服此丸得消。戊午年夏间生疔尤危险，其疔甚奇，两两相对而生，脑门左右、两额角、两颧、两太阳穴、两耳门，共十个。惟两眉之间一个，初以为暑疖，不甚在意，俄觉身发寒热，饮食不进，神思恍惚，知为大毒，急服此丸，并另服煎药。用生黄芪至四两，生甘草至五钱，渐觉神清热退，毒亦高肿溃脓，甫旬日，而九毒已收功。惟余二毒出脓稍迟，又半月痊愈。溃脓后，停服犀黄丸，仍服生黄芪及调理脾胃托毒之品，胃口日开，但厌食荤腥。又一月，即如常矣。因系疔毒，首尾用洞天膏及头二三瓶掺药。去疾按：此下又另有案语，系论年黄之真伪者，因已录登上期此方之下，故不复重录，免占篇幅。

三黄丸：熟大黄三钱　乳香一两，去油　没药一两，去油　雄精五钱　麝香一钱五分　犀角三分　上将熟大黄酒浸透，隔汤蒸软，捣烂，再将余五味研极细，和入，再捣千杵，为丸如梧子大。每服五钱，此方专治悬痈，红肿热毒，疼痛。大痈、杨梅结毒，火毒等证，连服十次，虽甚险者痊愈。

五痛丸：广木香　五灵脂　黄乳香去油　没药去油　上药等分，各研极细末，再称准研匀，用黄米饭捣烂，入末再捣，为丸梧子大。另以芎、归、赤芍、连翘、生甘草等药煎汤送丸。

每服五钱，凡大痈生于要紧穴道，将在发威之际，服此甚效。如与三黄丸间服更妙。

小金丹

控涎丹《全生集》易名子龙丸

去疾按：以上二方，已录于瘰疬症治条，见上期本栏，请阅者参观，恕不重录。

（《神州国医学报》吴去疾　许辛木医话）

脱肛

丹徒杨云甫便秘带血，脱肛肿痛，已历年余，时作时止，前医不知为大肠蕴热，而谓为气虚下陷，误进补中益气汤，而脱肛肿痛益甚，乃求治于予。予用黄连解毒汤加槐花、柏叶，肿痛、脱肛均愈，再进五仁法而大便如常，此后遂永不复发。

（崇百药斋丛缀）

脱肛

大意

肺脏蕴热，则肛门秘结，肺脏寒虚，则肛门脱出。

内因

由肠风痔漏，久服寒凉，坐努而下脱，或因久利里急，窘迫而下脱。又有产妇用力过度，及小儿叫号耗气，多有此症。

治脱肛大法

治之必须温肺脏，补肠胃，久则自能收矣。《绳墨》云：盖人之生，直立而肛在下，肛之关闭，由卵黄在内之关闭也。由气血不能守固，肛门无所收纳，至于或大或小三二块，有似无壳去白之卵黄，故曰脱肛治宜大固元气，而并升提之药，此又一法。

治法

主以补中益气汤，外用香荆散浴之即收，或用五倍末煎洗亦可。

香荆散

香附子　荆芥穗

上为末，每三钱煎洗，或煎服亦可。

脱肛方　治气血两虚而脱者。

人参　黄芪　当归　川芎　升麻

（《中医世界》8 卷 2 期　医药提要）

脱肛奇治

吴门某绅子，患脱肛，载余，出二寸，不能收，痛苦万状，服药不效。就诊华墅姜姓医，将锈铁三斤，浓煎沸汤，置便桶内熏洗之，再将活吸铁石二两，煎浓汁饮，其肛渐渐吸之而上。再服升提补托之品，调理月余而痊。所以为医者，读书之余，又须广其见闻，此法可为巧夺天工矣。

（《国医杂志》7 期　诊余集）

钱赏延试验洗痔方

鄙人患痔数年，广延中西医士诊治，迄未见效。每当剧时，寝食俱废，苦不堪言。幸遇友人，传一洗熏之方，据云患者轻者熏洗三四次，重者熏洗不过十次，必可奏效，已屡试不爽。当即如法熏洗，不过三四次，即霍然脱体。所费无多，收效极速。嗣又转送亲友，历有效验。兹特广传，俾患斯疾者同获康复，是则鄙人之愿也。惟内有毒性药两种，用

77

时千祈慎重为要。药方列后：

熏洗痔方

连翘二钱　刺猬皮二钱　桔梗二钱　川椒二钱　山葱三钱，有毒性　生甘草二钱　防风三钱　马前子三个，有毒性　皮硝三钱　青盐二钱　蛤蟆草三钱　透骨草二钱　片松三分　地丁三分

（《三三医报》3卷11期）

痔漏治疗经验记

痔之为患，不有外因，乃系体气虚弱。湿热下注，蕴结大肠而起。或系多食炙煿厚味，或纵饮醇酒，或劳伤元气，或喜怒抑郁，每日虽如常饮食，而肠胃受伤，以致浊气瘀血流注肛门间，遂成痔患。又有妇人胎产用力过甚，血逆肛门，亦成此症。初起为痔，久则成漏。凡肠头肿块者为湿，红肿后坠者为湿兼热，出脓血者为热胜血，痛极者为火热，痛痒者为风热，大肠秘者为燥热，小便涩者为肝火湿热，疮头向上硬者为热多，疮头向下软者为湿多，要本于肝、脾、肾三经之虚而致。《内经·素问》曰：因而饱食，筋脉横解，肠澼为痔。《医论选要》曰：肠澼者，大便下血也。又曰：因饱入房，则筋脉横解而肠澼，痔漏之症生焉。凡人多不避风毒，嗜欲无常，脾胃暗亏，关格壅滞，阴阳不和，热毒下注，血渗大肠，肠澼痔漏之疾成，即俗谓之肠风脏毒之症也。谚云十人九痔，此言一般厚味多欲之人，无不有痔，江南各省人患痔尤多，此由地气湿热，并因人多嗜酒，毒注肛间，而不能遽化也。考痔症名目，有二十五种之多（一菱角痔、二莲子痔、三盘肠痔、四鼠奶痔、五财色痔、六莲花痔、七蜂窝痔、八雌雄痔、九气痔、十血痔、十一母子痔、十二悬珠痔、十三钩肠痔、十四樱桃痔、十五流气痔、

十六夫妻痔、十七栗子痔、十八鸡心痔、十九珊瑚痔、二十
脱肛痔、二十一泊肠痔、二十二内痔、二十三担肠痔、二十
四垂珠痔、二十五鸡冠痔。有歌曰：痔症分五五，凭君仔细
观，莫教年远见，言之不一般，菱角形之怪，莲子不可观。
盘肠并鼠奶，财色酒相干，休道莲花结，蜂窝亦不宽，雌雄
同气血，母子一般然，最苦悬珠者，钩肠痛似钻，樱桃与流
气，夫妻长与圆，栗子于中夹，鸡心在外穿，珊瑚与脱肛，
泊肠紧在边，内痔浑无出，担肠裹外盘，垂珠更易治。日久
是鸡冠，切莫经刀火，令君性命残，成全医自易。戒忌守无
难，用心除怪毒，服药与敷丹，加功不逾月，痔漏总皆
安），或简称为九痔（牛奶痔、鼠奶痔、鸡心痔、鸡肝痔、
莲花痔、翻花痔、蜂窝痔、阱肠痔、外痔）。或再简为五
种：即牝、牡、气、血、酒（一称牝肚脉血肠，又有肠风
痔、雌雄痔，皆五痔之别名也）。痔之名目虽多，其为症则
一，皆由大肠传导以成风热，深而肾虚，为冷气所攻，或登
厕脏虚，为风邪所袭，并为六气（风寒暑湿燥火）七情
（喜怒哀惧爱恶欲）所感，亦有遗传，此痔患大略之原因
也。鄙人患痔已二十余年矣，体质因渐亏弱，当三十前，奔
波南北，服务教育事业，起因在直肃省宁任教，该地以赤地
为厕所，夏日赤地受阳光最烈，赤地蹲便，肛门常直接受阳
光射地所返之湿热，日久郁积肛间，先于海底发生悬痈，即
在该地就近延疡医治愈。厥后肛间起有肿块，时硬时软，不
以为意，旋在天津北洋官报局任务。嗣赴日本留学东京宏文
学院，毕业归国，即在家乡办学。后至浙江，任宪政调查局
劝业公所事多年，光复后回里，在县署办地方财政。民三年
来京，忝任审计院协审官今职，数年来往处厕所，皆在屋

内。痔疮亦时发时愈，均不若初发悬痈时之剧势，惟每便脱肛，积久未愈，然便后托上，稍坐即不再脱，血虽时有，而便后即止，故亦不甚措意。至民十年夏秋间，痔发甚剧，肛门四周，有血箭漂出，因进仓田医院，请求诊治。经医打针三次，灌肠多次，血即停止，而便后脱肛，未经治愈，至冬痔疾复发，仍每便出血。盖仓田治血未治痔，故痔发时，血亦随来，未为根治也。厥后改延中医，或用温补，或主升提，便血仍时止时发，亦不治痔而治血。殊不知血随痔而来，痔久不愈，血亦时有，虚陷因此日甚，后于十一年秋重九日，友人约伴往香山登高，骑驴升降山间，归即肛边起有硬块，数日自破。常流黄水，极感不便，近数年来，凡在北京各处药房、药铺中，所售之治痔漏内服外用之丸药、散药，试用多种，均无见效。盖人肠本为积血之处，日久痔患不愈，血随气陷，从粪之前后而来，虽无疼痛之苦，然因病久，脾胃之元气先亏，不能统运周身血脉，随陷大肠，成结阴便血症。在下清气不举，便血飧泄，在上浊气凝结，中满嗽喘，气力日乏，肢体亦稍浮肿，面色苍白，两脉洪大。自己耳中常闻脉跳之声，有某医已断鄙人所患者，为不治之症，幸至十三年秋间，蒙同乡冯君历甫，荐一周姓之医。周医新自山东来，云系专门治痔漏者，并云太常寺胡同姓谢者，东太平街姓沈者，患者痔均剧，皆经周医治愈。周名寅亮，号公粥，山东掖县人，年已七十有三，经验已多，治无不愈，堪称痔漏圣手。经渠医好患痔之人，已不可胜数，遂于夏历七月十日起，延其来寓医治。间日一至，初见渠于携带之药囊中，出黄色药及粉红色药各一种，于痔之四周好肉上，敷于黄色药，名护痔膏（见后第一方）。用冷水及蜜合调，不令太稠亦不稀，以小磁杯盛药，而用磨刮圆滑之小竹片，挑药以敷之，留出痔肉。乃于痔肉上，敷用粉红色药，药内稍加朱砂。据云加用朱砂，可以镇痛，此粉红药石名枯痔散（见后第二方），亦用一小磁杯盛之，以口津调（每次须定好分量，仅足一次用完，不可多调。因药经津调，津干即不能用也）。亦令稀稠得宜，另用一磨刮圆滑之小竹片，挑敷痔上（以所调之药，敷完为度）。敷药后，须仰卧床上，令两脚展开不动，设两脚或动或合，恐红黄两药合和，致失药性之效，于上药后满两小时（或稍长，至二时一刻，或二时半，均无不可）。用一种洗药之水（见后第三方），将红黄二药一并洗净，稍事休息，逾一小时（或不到一小时至三刻钟，或半小时均可）。再上黄色粉红色之药，依前经二时后又洗净，如此每三时间内，上药二时休息一时以为常，计日间自早起至晚息，十二时内，上药及洗净休息各四次，设有他事，少一次亦可。每次上药前，须以此洗药之水于炉灶火上温暖，先洗过一回，然后上药，二三日后，疮上即渐起有小粒子。又二三日，小粒渐粗色黄，又后二三日，粒间出毒水，此时床上宜垫用粗纸，湿而再换。按此法自初上药起，至毒水盛出时，虽无甚大痛苦，肛间肿胀，心中郁闷，痔上结盖，肛间似不舒适，小便亦艰涩不快，甚至夜间不得安睡，此即药之瞑眩时矣。书曰：若药不瞑眩，厥疾勿瘳。此亦不过为痔发最剧二三日间之现象耳。其时须兼用宽肠汤熏洗（见后第四方），内服通利汤（见后第五方）。若其时卧床已经多日，身上致有发烧之候，宜改服清利汤一二剂调治（见后第六方），亦即清快约逾一星期后，毒水渐少，小便亦即通利。夜间亦渐可安睡，粒上结盖渐厚为棕色，过数日，盖壳厚硬而色黑，以擦用之小竹片，触之有声，痔壳上并有裂开之痕迹，斯时可停止敷药，而另以落痔汤洗之（落痔汤见第七方）。定每日早晨洗一次（一日间只洗一次），四五日后痔壳即逐渐脱落。至末后，有痔壳碎片连肉筋未脱者（据周医云，此即痔毒之根，伸在好肉内，西医割治，不能去此肉筋，往往愈后复发，即以此故），仍以落痔汤洗一次，二三日后其肉筋亦自脱落，即如释重负矣。痔壳脱时，肛间尚有漏眼出脓，周医先用骨簪尖刺探，继见其在药囊中出红升丹（见后第八方）。亦以口津调，即以骨簪挑敷，日三次。二三日后即不复出脓，痔壳脱尽，每日用清痔汤洗二三（清痔汤，见后第九方），洗后，即搽用生肌凤雏膏（见后第十方）。搽好，肛间夹以软薄之纸，或棉花（或不用此膏，而掺用生肌珍珠散，亦可见后第十一方，惟于掺药时，须慎避外风）。每次大便时以粪汁在痔壳脱去之新肉间经过发痒，便后即随用甘草汤洗之（只用甘草一味，抓一撮煎汤）。洗后痒即渐止，仍以生肌凤雏膏搽之（逢便时，照此多擦膏一次亦妙）。如此约十余天，肌肉渐老，大便时，肛间亦不发痒，药膏亦可停搽。惟清痔汤，仍每星期洗一二次为善，此痔漏疗治经过之情形也。按此症敷用红黄药时间，总须经三四星期之久，然此亦非一定。盖症轻者，一二星期后，已可洗以落痔汤。其间注意之处，在上红黄药时，常卧于床，两脚撑开，不多动合。每餐勿使之过饱，以防食滞，多食水果，以取凉爽。始初数日，每晚睡前，须服用蓖麻子油，以取轻泻（蓖麻子油，西药房售者为善）。自初上药时服起，用白糖开水冲好，以油调入，稍俟即服。如此勿太温凉，亦易于上口也（或不用水，加白糖，或鸡蛋黄调服，均可）。服后隔四五时必泻，或至次晨必大便通利（按周医于初上药时，即给丸药一种，谓系泻药，可利大便。云用当归、川军、枳壳等分蜜丸，嘱每服七八丸，多至十余丸。但服后似大便犹未畅。鄙人查《医方宝诀》有轻泻方，如上述者，鄙人照此服用，始初一日一次，一星期后二日一次，半月后三日一次。病愈后，仍一星期服一次，使大便通利）。次日晨起，并宜服衣诺牌果子盐汤一中碗，以清肠热，每日并以金银花开水泡当茶饮，以解肠毒，愈后宜服补中益气汤，煎剂二三服。（补中益气汤，见后第十二方），以资调理，仍以多卧为是，勿多走坐，至所用洗药，均以药煎开，先熏后洗。洗时每次以棉花蘸洗十余次，使药气透入肌肤间，乃以干布挹令稍干，方可上药。"上红黄色药，及后上生肌凤雏膏，均同。"愈后大便爽适，脱肛亦愈。漏眼已满，即不复出脓矣。兹将所用药方，分别附录于后，以告世之同病者，并望世之好善君子，将此方广为印布传世。俾同病皆有此治愈之一机会，鄙人仰叩神佑。致使二十年宿疾，此次得遇周医士来指点治愈，今草此经验记，并附列各方，不过尽告慰同病之义务，望同病者，均离此疾苦。乃鄙人藉以仰答神佑之恩于万一，并望世之行医术者，采用此法，普拯天下同病之人，或更加研究，使现者更能爽适短期速愈，早离疾苦，亦为医者之应有事也。再：此病治疗时间，在晚春，夏季及初秋时为宜，取其天气暖热，每日多次擦药，不致受风。若在晚秋、冬季，及初春时候，天气寒冷，于人体极不相宜，不便行擦药之手续也，合以附告。又查各成方书，载治痔漏之方尚多，惟与鄙人此次治疗手续无关，恕不赘及。

附录药方

第一方

护痔膏：此药围护于近痔四周之好肉上。

黄柏_{末，一两}　黄连_{末，四钱}　白及_{末，二钱}　冰片_{一分，研}

上药合和装磁瓶内，敷用时，以冷水及蜜合调。（周医原方）

又方：此药围护四边好肉，方上枯痔散。

白及　石膏　黄连_{各三钱}　冰片　麝香_{各三分}

上药研末，鸡蛋白调成膏，涂好肉上。（《绛囊撮要》）

按前方周医本不示人，鄙人患痔，延其治愈。至十三年中秋节前，适值东北战争，周医接其家函促回，归心如箭，定节后即起程归鲁故籍。而鄙人肛间，尚留一块肉，周医谓须再上黄色、粉红色药以去之。但其药囊中，黄色药适已用罄，粉红色药尚多，遂留粉红色药一包，并将黄色之护痔膏方开出，嘱向药铺自行购合用之。其原方附列如上，旋此肉块甚软，似同好肉并无妨碍，故亦未再上药。近数年鄙人因有患痔苦况，搜阅方书，偶于《绛囊撮要》中，见其亦载有护痔膏方，与周方稍有同异，合亦摘出，附录于周方之后，以备参考。

第二方

枯痔散：凡痔疮泛出，即用此药涂之。

白矾_{二两}　砒霜_{一两}　天灵盖_{用清水浸过，取出煅红，再浸再煅，如}
_{此浸煅经七天}　轻粉_{各四钱}　蟾蜍_{二钱}

上药共末，入小新铁锅内，上用粗磁碗密盖，盐泥封固，炭火煅至一炷香。待冷取开，将药研末，贮瓶封固备用。用时取出少许，置杯中，津调搽于痔上。每日三四次，

初上药时，每药一钱，加朱砂一分，二三日后可不加用。上药至八九日后，其痔枯黑坚硬裂缝，停搽此药，每日换用落痔汤洗之，待其自落。若落痔后，孔窍不收者，用生肌凤雏膏完口，或用生肌珍珠散掺之。（医学峻明）

又方：痔患四周好肉上，已敷护痔膏，患上以此散涂之。

红砒放旧瓦上火煅，俟出白烟将尽，取起净末，一钱　真乌梅肉烧存性　枯矾各二钱　朱砂飞净，三分

上药共研极细末，用时以口津调湿。搽于痔上"于痔头痔身上，均须搽满，稍厚"。一日二三次，初敷不肿，五六日出臭水，略肿，臭水出尽，其痔干枯，不用上药。轻者七八日，重者半月痊愈，诸痔皆效。自有此药，世上断无不愈之痔，人多以砒为毒药，不肯敷用。不知此药有断根之功，且只用一钱，有益无损，切不可多疑而自误也。（《验方新编》、《玉历验方》、《绛囊撮要》）

按此枯痔散，即周医所用之粉红色药，鄙人数次询其系何方药，周医惟云系家传，秘不示人。鄙人此次经其以此药治愈，查阅方书，乃于鄙人在幼年时摘抄外叔祖龚松如公所辑《医学峻明》（外叔祖龚公，本系疡医，其所辑书，本名《外科峻明》。后为其子镜清母舅修改增补，乃更此名）书中见有此治痔方，所称用药手续相同，且其后所用之落痔汤，及生肌凤雏膏方，情形亦同，因此知周医所用之粉红色药，不出以上所列二方之外，始见周医初时所用之药，色较红，系加用朱砂者，后即较淡。系未加朱砂之故，方中本有初上药时加朱砂之说，则非另有秘方可知也。又查《验方新编》、《绛囊撮要》，所载枯痔散方，亦同以砒为主药，并

说明此药愈痔最神，患者勿以为毒药而不肯敷用以自误。且《绛囊撮要》，即列枯痔散方于护痔膏方之下，因此知周医所用之粉红色药，必以砒为主药无疑也。

又查《验方补遗》，有血虚久痔方，亦以砒为主药者，并录于下，藉便参考。

血虚久痔　患者脾肾不足，房屋虚损，形瘦无力，面色青黄。

好信石黄明者三钱，打如豆粉　明白矾一两，为末　好黄丹飞砂，五钱　全蝎梢七个洗净，瓦上焙为末　乌草光实者，去皮生研

上药用紫泥罐，先煎炭火煅红，放冷拭净，先下明矾烧令沸，次下信石，入矾内拌匀，文武火煅，候沸再搅匀，次看罐通红烟起为度。将罐子内药缀出待冷，取研为末，方入黄丹、草乌、蝎梢三味，再同研细，以磁瓶收贮，先煎甘草汤，洗净患处，用生麻油调药，鹅毛扫搽痔多次，痔消之后，更搽生肌散，真神方也。

第三方

洗痔药　每次上红黄药前后，均以此药水洗净之。

生槐米　荆芥　甘草各二两

上药共合均，每次抓用一撮，水煎，先置新便壶中，以口熏痔，再倒出贮小绿盆内，以棉花蘸水洗痔，洗后搽药。（周医原方）

第四方

宽痔汤：已上红黄药后，发剧时，肿胀不适者用之。

蛤蟆草一两　朴硝　明矾各五钱　防风　荆芥　瓦松　生枳壳　蛇床子　甘草各三钱　败酱草　花椒各二钱　苦参四钱

上药水煎置于新便壶中，以壶口向痔，熏至热气少时，

再倒出，以棉花蘸此药水洗之，日两次。此药水用后，可再温开用之。

第五方

通利汤：治小便艰涩。

生地　木通各三钱　枳壳　赤苓　车前子　泽泻　瞿麦各二钱　甘草梢一钱　淡竹叶引，水煎服。

第六方

清利汤：治小便艰涩及身上有热候者。

生地　木通各三钱　枳壳　赤苓　车前子　泽泻　瞿麦滑石　炒栀子各二钱　甘草一钱

灯心引，水煎服。

第七方

落痔汤：上枯痔药后，痔壳黑色坚硬裂缝者，宜此药洗之。

生槐角　苦参各四钱　黄柏　黄连　黄芩　大黄　防风荆芥　生栀子　甘草　朴硝各三钱

上药水煎熏洗，一日一次，此药可后再温开用之。

又方：先上枯痔散，结盖厚黑，换洗此药，每日一次。

槐角　苦参　黄柏　黄连　黄芩　大黄　防风　荆芥栀子　甘草各一两　朴硝五钱

上药和匀，分作三次煎洗，按前周方与《医学峻明》方，药味完全相同，不过其分量稍有异耳。

第八方

红升丹：此丹治疮管，提脓去腐，生肌长肉，肌肉长平，仍上此丹。即可结痂收口，疡医无此药，治症即难见功。

辰州大劈砂　雄黄各五钱　火硝四两　水银　白矾各一两
皂矾六钱

先将二矾火硝研碎，入大铜杓内，加烧酒一杯，炖化，一干即起，研细。另将水银、朱砂、雄黄共研细末，以不见水银星为度，先将硝矾末和入研匀，取阳城罐一个，用盐卤练纸筋泥，或盐卤和罐子泥，将泥搪罐子上约一指厚，阴干，常轻轻扑之，不使有裂纹。搪用泥罐子泥亦可，如有裂纹，以罐子泥补之，俟干再晒无裂纹，方入前药在内，罐口用铁灯盏盖定，上加用铁梁，下用铁攀，以铁丝扎紧，再用绵纸捻条，蘸蜜塞罐口缝间，其外用熟石膏（即煅过石膏）细末醋调，刷封盏上，加炭火二块，使盏热，罐口封过易干也。另用大铁钉三枚，钉于地上，将罐子置钉上，罐底下置炭火坚大者数块，外砌百眼炉，升三炷香。第一炷香惟用底火（如火大则水银先飞上，故火不宜太大），二炷香用大半罐火，以笔蘸水，时刻擦铁盏，三炷香火平罐口，用扇搧之，并用笔蘸水，频频擦盏，不可令干（干则水银先上）。三炷香尽去火冷定，开看盏上，约有六七钱，刮下研极细，磁瓶密贮。制丹时，宜预以盐卤汁调罐子稀泥，用笔蘸泥水扫罐口周围，勿令泄气。盖恐有绿烟起，水银即由隙间走出也。绿烟走出，即属无用，故须以笔蘸盐泥，多多刷在出烟之处，封固为要。升药贮用，愈陈愈妙，瓶口宜用蜡封。不用时埋于地内，以去燥性。或以此丹加珍珠散（珍珠、炒五倍子、黄连末、黄蘗末、定粉、象牙末、轻粉、儿茶、乳香、没药，各等分，共研极细末）各等分拌匀，名曰半提丹。用之收功甚速。（《疡医大全》、《外科方外奇方》）

按此丹为外科圣药。周医用此药时，见其药包上写明为红丹，可《疡医大全》及外科方外方，均载此丹制法，互有详略，兹将二书参考录之如上。此丹制法稍烦，大药铺有预制此丹以售者，如同仁堂、西鹤年堂、乐寿堂所售之品，名仙升红粉者，即此丹也。

第九方

清痔汤：此药俟痔壳落尽，上生肌散时，先以此药洗之。

粉甘草　荆芥各一两　五倍子五钱

上药水煎熏洗，一日洗二次，洗后上生肌散，此药洗后，可再温开用之。

第十方

生肌风雏膏：先用鸡子五六枚煮熟，去白取黄，安铜勺内熬油，倾和杯内，约油三钱，入轻粉一钱，乳香、血竭、龙骨各五分。共研细末，加入油内和匀，每日二三次，用鸡翎蘸药涂之，纸掩避风，经半月可以完口。（医药峻明）

按此药周医甚秘，鄙人痔患用落痔汤后，痔壳脱落。周医云：痔壳脱后，瓣肉上须敷用珍珠散，令先将鸡蛋五六枚煮熟，并预备鸡翅尖之翎毛，仅留其尖端之毛，如蚕豆瓣大，余具向其中间之茎上撕去，以便持其茎蘸药搽敷。又令将煮熟之鸡蛋剥开去白用黄，安铜勺中（无铜勺，安铁勺中亦可）。在炉灶火上，干煎枯焦，以铲压黄出油去渣，倾置小杯内，俟其冷透，退去气火，乃于其药囊中出药，色系淡粉红色，以药调和于油内，亦稀稠得宜，用鸡翎毛蘸药，刷于新肉上。周医曰：此珍珠散也。价甚贵，迨后鄙人查阅《医学峻明》，于落痔汤后，并列此生肌风雏膏方，方知周医向人云珍珠散者，乃其欺人之语，实为轻粉、乳香、血

89

竭、龙骨四味合和之末药耳。周医虽未向鄙人说明此系何药品，然按《医学峻明》方，可决定其药决不有珍珠在内，夫所谓珍珠散者，乃系另有一方掺用，而不调入鸡蛋油中用之一也。

第十一方

生肌珍珠散：痔壳落后，掺用此药。

乳香　没药各五钱　麝香四钱　黄丹　龙骨各二钱　赤石脂三钱五分　海螵蛸　轻粉各二钱五分　血竭一钱五分　珍珠粉一钱

上药共末，收贮听用。（医学峻明）

又方：乳香没药去油　真血竭　儿茶各三钱　冰片　珍珠粉各一钱

研极细末，掺用避风，生肌敛口，极效。（验方补遗）

按前方内因有珍珠粉，药价昂贵，且干掺者恐易受风，不似用鸡蛋油调药。涂于新肉上，常有油质，一层外敷，外风亦不易透入，且鸡蛋油最易杀虫（凡诸疮破烂，痒不可忍，或不收口者，搽之均神效）。故已用生肌凤雏膏，则此珍珠散不用亦可。周医向人云：珍珠散者，乃医家欺病者不知其药物底细之诳言耳，于此亦可以见医者人品之高下矣。

第十二方

补中益气汤：治脾虚久不愈，阳虚自汗，清阳下陷，中气不足。

生箭芪五钱　当归　白芍各三钱　台参　白芷　柴胡　白术　条芩各二钱　广皮一钱五分　升麻　甘草各一钱　生姜三片　红枣三枚　水煎服。

按此方参、芪、术、草均为补脾之品，广皮疏肝气，归身养肝血，白芍酸敛，白芷正气，茯苓泻膀胱火，利小水。

柴胡、升麻升提清气。清气既升，阴阳皆可升长。又查《验方新编》有此方，无芍、芷、苓、芩四味，且药之分两亦稍不同，自以照周方服用为是，盖其要在升提气血，除大热，补内伤耳。

（《三三医报》3 卷 4 期　崇明徐继高燕庭述）

患痔数十年

蒋小元患痔数十年，近已三四年不发，于十月间，为其子完姻，不免劳苦。至十一月痔症又发，大便燥急，欲解而不出，血水淋漓，肛门烦热疼痛，放屁觉爽，逾刻依然。购猪肠煮食之，大便滑润而下。过二三日，大便又燥急，再购猪肠煮食之，大便又滑润而下，又过二三日，大便仍如前燥急，自思若此非良好治法，乃请余诊。脉大不数，苔腻而白，小便亦白，余思此症以舌苔小便论之，显系寒湿，而大便燥急。肛门烦疼，确是燥热，不得其故。更思之，寒湿者，为子完姻时，劳伤脾土，而夜间又不得早睡，脾土伤，则所进汤水，停而为湿，不得早睡，则深夜阴霾之气，从口鼻或玄府入而为寒，是寒湿者，新病也。燥热者，前患痔疾虽愈，必有余热小毒未清，深藏肠间，平时正气足，则小毒不能为患，正气虚则小毒乘虚而出。且既勤劳伤脾，则水谷之精，又不能分布下润，而更益肠间之热。是燥热者，虽属今病，实旧恙也。则症属两途，治法不能一致。用苍术、草蔻、白茯苓以温中燥湿，归尾、赤芍、元胡索、生地以行血益血，银花、连翘、黄柏以清热败毒。越三日再诊，左脉弦大，舌苔转微黄，大便行一次，仍觉燥急。自述因子完姻出款过预算，家境窘迫，时有抑郁，余乃更方用加味逍遥散以舒郁，加赤芍、元胡以行血，黄柏、银花以清热，麻仁、柏子仁、生地以润燥，服后大便润下，诸症渐愈。

（《中医杂志》10、15、16 期 季廷栻 临症笔谈）

患痔疮下血治疗之经过

余于民国二十二年五月间，在福清县患痔疮下血证，危险已至极点。曾经吾友俞慎初君诊治数次，继得俞君之令尊介庵先生，用马钱子磨水调三仙丹涂抹，并及自己治验，各经过情形，胪列于下，聊作治疗痔疮下血之一助矣。

余于民国二十二年五月间，适因拙荆抱采薪之忧，绵延半载，诊治过烦，以致旧之血痔证复萌，又因潭地匪盗四起，迁徙逃避，奔走劳碌，益之愁苦惊骇，伤及肝脏，肝不摄血，所以下血不止，甚至痔疮肿大，窒塞于肛门口，形似一物硬塞不通之状，故大便里急不堪，惟日夜盘坐厕间，欲起不起，卧寐不安，实为狼狈，日重一日，服药罔效，甚且每逢小便时，大便亦即挺出，血汁沥滴满地，因此精神倦怠，步履艰难，或时昏瘃不醒。若灌以热汤，并施以推拿等法，投以生地黄、淮山药、樗椿皮、三七末、苦参子等药，下血虽见稍愈，而痔疮仍然肿大，疼痛不当。余即用冰片粉调田螺汁涂抹患部，霍然痛止，越四五日，略能行步。后遇俞君子之令尊介庵先生云，患血痔者惟用马钱子磨水，调三仙丹敷之最效。余试之果然，下血亦见稀少，由是每日用硼酸水先洗患部，继敷以三仙丹等药，一日数回，并用冰片五钱，生地黄四两，苦参五钱，雄黄五钱，贯众炭一两，五倍子五钱，共研细末，调冬蜜为丸（此丸方系拙荆所发明之方），每次于食前用开水送服，一日三次。连治月余，并用鲜葡萄、鲍鱼、淡菜、肉汁调养，兼守摄生，竟然获愈。

按以上之药丸剂，系拙荆王玉娘女士所发明之方，其用生地黄为君，是藉其寒凉，而能止血，盖血得热则泛滥而妄行，遇凉则凝滞而不流，所用生地之寒凉，即此之意也。苦参、冰片为生肌防腐要药，且能佐生地之止血，故以为臣。凡痔疮之所出血者，多由瘘管蕴蓄毒菌所致，即用雄黄直接杀菌解毒，为治本之法，益以贯众炭、五倍子，收敛血管，然其杀菌之中，又有收缩血管之作用，则其用药之妙，真不可思议矣，余初以为妇女妄拟之方，庶不视重，后经试验一次，方知立方之奇，可见愚者尚有一得之能，及观其方中之侧重生地苦参二味，遂名为生地苦参汤。

（《医界春秋》114 期）

痔疮验案

病者：钟成章，年二十七岁，河北保定人，教育界。

病名：痔疮出血，一名肛门出血。

原因：善骑，久坐，静脉郁血积滞，发为痔核。

证候：肛门出血，痔核焮肿疼痛。

诊断：心经之火，下窜大肠，发为痔疮，此所谓大肠结核之证。

治疗：内服痔疮清血汤，外敷化瘀汤。

处方：内服痔疮清血汤方

生地三钱　枯芩二钱半　盐黄柏二钱半　知母二钱　黑槐花二钱半　黑地榆二钱半　丹皮二钱　水仙子二钱　黑槐角二钱　甘草一钱

外敷蒸方，西药硼酸矾五分，滚水一大碗冲滚。

（《医学杂志》89 期）

自患血痔记验

余当年甫二十余时，大便未毕，忽下鲜血，历时不止，则坑池顿成血池矣。即将草纸拭之亦不定，则立而两股并紧血遂止，但心中惊慌，犹不觉痛，疑其为便血也。每大便则往往若是，服凉血药，便血难减，而不能痊愈。考诸医家，或谓便血，或谓肠红，纷纷不一。自知其为常病也，于是慎寒暖，节劳逸，以珍摄之。惟业本行医，心存慈善，少年不可重身分，宜体谅为先，有请惟步行而已。岂知行远则肛门坠下，大便亦然，休息片时即收，如是历三十年矣。至五十余，偶染时症后，气血渐衰，大便而肛脱大如拳，三日不收，痛苦莫忍，无法可施。适妹丈蒋忍百持方而望病，方用瓦花、柿蒂、皂矾，以水煎浓，灌小氅内，乘热坐上熏之，立时全收，其效如神。惟常患如故，尤可恶者，行路至二三里外，则肛门下坠，坠则多下气，下气则粪浆随之而出，非常之污秽，故制衲子，围之于后也，由是观之，较前更不堪设想矣。及辛酉，年五十八，七月初，因受暑邪，而发类疟。数伐而止，往厕旁，欲小溲，不禁大便先出，肛门坠下，其大如瓢，用前法卒不效，痛如刀割，百计不收，百药不应，坐卧不安，愈痛愈肿，状如翻花石榴，至五日后，皮脱烂，黄水薄脓黏如胶，腥臭异常，莫可言状。自知至此非绝症而何，幸饮食尚可，内服补中益气汤，外敷收毒药，徐徐取效。卧床月余，收小至如鸡卵，离床不能步行，勉强乘舆而出门诊治，延年至十一月，仍以补中益气汤，倍加生黄芪、炙升麻，大剂作胶，服完已将及交春，脱肛渐愈，真元亦恢复矣。异哉，久病尚能脱根耶。

痔疮

鄙谚有之曰"十个男人九个痔，若然无痔小肠气"（俗称疝气为小肠气，实误也）。虽无若是之甚，然亦可知痔疮与疝气为最普通之病也，疝气另篇论之。此篇专论痔疮，痔疮虽为普通之病，但极难根治，竟有亘数十年不愈者。

汤杰生先生为余言，渠尝患痔疮十五年，愈而得发，反复多次，无法断根。得友人授以验方。云系某老僧所赐，而由渠自己经验者，急配药试之，远年锢疾，半月而瘳云。余闻而大喜，及钞其方，实吾丛话。

红信石一钱，即红砒，有大毒，入口杀人，放瓦一煅，白烟将尽，取起研末　正朱砂三分，飞净　乌梅肉烧存性，即乌梅去核　枯矾各二钱

上药四味，共研极细末，以口涎浸湿食指（手指不可入口），蘸药末，于痔头痔身上搓擦，一日三次，初敷不肿，二三日有小肿，五六日痔中分泌臭水。俟臭水流尽，其痔即干枯，轻者一星期左右即愈，重者半月亦瘳。

（《验方丛话》二十六《中医新生命》）

治痔验方

天虚我生所编"家庭常识"第二册，载有治痔验方，有人用之得效。曾登新闻报本埠附刊，说明其事，是不可以不传也，爰录之如下。

均伯云：余十余岁时，即患内痔，初发未见大苦，不过微有血水，染及小衣，遍求方药，未见大效。后来一经劳动，或大便烁结，即肛门凸出如鸡子，痛不可当，坐不得热，立不得稳，睡不得熟，困苦万状，血水频流，缠绵四十余年，幸获是方，如法熏洗，果得脱根痊愈。用敢介绍于同病者，方用：癞虾蟆草（叶青背白，春冬皆有子，黏人衣上，不易落，亦名臭婆娘草，荒园草丛中极多）三钱，刘寄奴三钱　荆芥三钱　蝉衣三钱　透骨草即白凤仙梗，二钱　防风三钱

甘草节三钱　瓦松人家屋面上有此，三钱　　上药八味，浓煎至沸，入醋半杯，盐一撮，将药水倾于洗净之痰盂内，身坐其上熏之。俟药稍温，即以此水洗之，不过二三次脱根，永不发矣。

（《神州国医学报》去疾医话）

痔漏

《内经》云，因而饱食，筋脉横解，房室劳伤，肠澼为痔，风热不散，谷气流溢，传于下部，故令肛门肿满，结如梅李核，甚有变而为瘘也。五脏切宜保养，勿令受邪，既成痔漏，当调饮食，寡欲节劳，皆可带病延年。如插烂药，刀割剪剪线系，余见已多，收功者甚少。余卅岁，肛门外侧如李，溃脓后深寸余，插药条逐日有脓，中按有孔，如豆大而深，余以海浮散膏药盖之，内服调和气血之药，一月痊愈如故，后逢房室劳碌即作脓流水，余即寡欲节劳，今已十五六年未发。若使外治，有不穿肛溃臀者几希矣。

（《国医杂志》8、9期　余鸿孙　诊余集）

菖蒲根洗痔

毗陵曹青岩先生，讳禾，著有《医学读书志》三卷。上始轩岐伊尹，由汉唐直至国朝，读书数百家，一一皆有评论。余读其书，深服先生无书不读，博学多闻，为医道中出类拔萃者也。一生鲠直，粤匪陷常，御贼殉难，至今犹凛凛有生气。阳湖赵惠甫先生之老友，言及幼时痔漏，治之无效，治于余，亦不能治。过数月，忽且问先生。先生曰：前有一典中司账者，肛门漏有数十孔，穿肛穿臀，更穿及股髀，百药不效，求治于余，亦不能活。过数月，忽见典夥行走如常，问用何药，笑而不答，遍访其中使役之人，知是用菖蒲根一味，逐日煎水熏洗而愈。赵公试之果验，因秘方不可湮没，故录以俟后之试者。又一用竹茹做椅垫，夏天坐之亦验。又有一方，余屡试之验，用向东杨树根四两，白蜡一两，五倍子、槐花一两，生石膏末一两，胡桃壳四两，煎汤亦效。但成漏管则无用耳，青岩先生事迹载在县志。

（《国医杂志》8、9期　余鸿孙　诊余集）

肠风下血案

病者：林金连，女性年十二，商林某女。

病名：肠风下血。

原因：夏月患郁火下痢，愈后三星期，再发生本症。

症候：头晕，皮肤血虚，风燥生痒，中脘嘈闷饱塞，手足酸弱，脉左芤右涩，先便后血，所便血先红后黑浊，饮食无多。

诊断：下痢之后已愈，大肠臑膜，因湿热太甚，酸化所侵蚀，由破裂而动脉出血，下便转矢气，是为肠风下血症。

疗法：清火敛血，治肝导浊法。

处方：盐温清解法　生地三钱　黄芩二钱半　盐黄柏一钱半　盐知母一钱　黑槐花一钱半　黑槐花角一钱半　酒丹皮一钱　炒枳壳一钱　黑地榆一钱半　甘草五分

水煎服。

效果：前延某医，服沉香、枳壳、红花、槐角，不效。改延峰诊，连服数剂，果绝根不发。

（《医字杂志》60期）

肠血症

崇明冯芳锜先生，患肠血症，西医之所谓肠血，即中医之所谓肠风也。冯翁患此症已数月，初请本地中医诊治，不愈，乃来沪就医。冯翁之婿西医陈逸隆，现任远东商专校医，余之宗弟也，因邀余诊视。余问逸弟曰：西医对此症如何治理？逸曰：清血而已。余曰：清血可愈乎？逸曰：唯唯否否，有时愈，有时不愈。余曰：殆不愈时多，愈时少也。君知肠血一症，何由而起？逸曰：大肠有湿，致附肠之脂肪有变化，因而肠壁之吸收管失其分泌之作用也。余曰：大肠之湿，何由而来？逸曰：此则未明。余曰：由毛细管（汗孔）来也。吾人毛细管受湿，必为肺叶所吸收，肺吸收湿气后，必漉入大肠，大肠之头曰盲肠，盲肠有毛，名曰蟠毛，实为全身毛细管之根。湿入大肠而不能出，得为盲肠所阻也。故治肠血一症，必清血、凉血、止血、厚肠、渗湿、启盲肠，六个含义，缺一不可。若只清血而已，未免简单。逸弟颔之，余乃为冯翁切脉，觉两寸急沉，左关弦小，右关尺濡而双弦，而左尺洪大，余复令逸弟自切之，是否相同，逸曰良是。余曰：两寸者，心与肺也，左关者肝也，右关尺者，脾与三焦也。左尺者，大肠与膀胱地位也（前人皆右寸为大肠，尤在泾改正）。西医脉搏听于心，中医脉搏切于手，今君可知中医脉学之精矣。且中医回肠风，西医回肠血，在西医视之，明明血也，而以为风，必又讥中医不根于条理矣（西医多有此言）。不知肠中有湿，则肠必鸣，《内经》所谓痰引则肠鸣濯濯是也。凡肠鸣者，虚则泻，实则闭，但无论虚实，必好更衣，次数既多，风入肠中矣。此中医肠风二字，所为之定义，又较西医为精也。遂为之处方，以当归尾、生白芍清血，生地黄、牡丹皮、苦参凉血，血余炭、金樱子止血，金石斛、樗白皮，厚股肠以修肠壁。茯苓皮、泽兰渗湿，滑石粉启盲肠，一剂而血止。余嘱其俟七剂后改方，乃服至三剂，忽有数滴鲜血下，冯翁逸弟仍复来问。余曰：此血余炭不道地也。二人大笑，盖渠因血余炭入煎剂，浮在上面，嫌其涩口，用绢囊包裹入罐也。渠说明后，问余何故。余曰：血余炭乃血轮也，逸弟不待词毕，大悟。渠平日对余之条说，尚有怀疑之点，经此番试验后，方知中医程度之高，欲弃其学而学焉。余曰：此则无庸，两相对举，可矣。余之不惮烦碎，重述此案者，因读本杂志同道论文中，谓解剖一层，或不及西医，稍有所馁。其实《内经》一书，凡解剖生理、物理化学、心理各科，无一应有尽有。故余辈加以深刻之研究，则各种科学者将为《灵》、《素》注脚，幸吾同道，大勇敢，大无畏，百尺竿头，再进一步，则中国医学之发皇，当在迩而不在远。

（《中医杂志》11 期　陈无咎　医垒笔记）

前阴

外科刀针手法，虽有传授，然心思灵敏，各具禀赋，闻之吾师曰，孟河奚大先生（忘其名）刀针治法，巧夺天工，不愧名医。有上海世家某姓女，受湿阴门溃烂，外科敷以生肌药后，俱长合，仅余一小孔，唯能泄溺，生育无望矣。又请医剖开，敷以止血生肌药，长合如故，连剖数次，而俱长合，痛苦万状，闻者惨然。偕其兄特到孟河，就医于先生，述病情始末。奚某曰，甚易。一月可完璧归赵，奈其事实难，不能治也。其兄问故，奚某曰，此症父子母女夫妇不避嫌疑，不可施治。若欲吾治当拜吾为义父，兄妹允诺。数日后，将此女携入内室，服健脾补气养血利湿等调理药十余剂，后用白蜡和生肌药置火上熬熔，将油纸剪方，拖满药

99

汁，作夹纸膏百张，再将女前阴用刀破开，上止血药，以夹纸膏双层折好，命病人正卧，夹入前缝中，泄则去之。泄后拭尽再夹日三四次，约用去夹纸膏七八十张，两旁俱已完全长好，其巧思非他人所能想到，奚某可谓绝世聪明矣。

（《国医杂志》8、9期　余鸿孙　诊余集）

疝气

疝气，俗称小肠气（其实与小肠无关），古书谓之狐疝，西医谓之睾炎。此男子（女子亦有之，故睾丸炎三字可商），最普通之病证。其证候綦多，约略言之，可分以下数种：（一）肾囊膨胀，睾丸炎肿，痛卫小腹。（二）睾丸一大一小，肾囊亦偏大偏小，痛卫小腹。（三）炎肿之睾丸，时上时下，行立则出于小腹，入于肾囊，仰卧则出于肾囊，入于小腹。卫痛不已。（四）有气由小腹卫入肾囊而肾囊膨胀，同时睾丸肿痛，或全部，或一偏。以手按之，或以腿夹之，则气入小腹而肾囊亦必得原状，睾丸之炎痛亦渐止。（五）小腹之气与肾囊通，肾囊永远膨胀，大如椰子，平时不痛，遇气候变化则作痛。以上五种，最为普遍，第一二两种，同事患者六人，其第三种李君患之，千变万化，须臾不同。睾丸出入于小腹肾囊之间，狡黠如狐，称为狐疝者近是。余所患属第四种，与生俱来，无法根治，以其与健康无关，姑亦置之，然受寒湿辄发，尤在泾氏所谓寒湿袭阴，而睾丸受病者，信不诬也。

黄皮核三撮　荔枝核二撮　龙眼核　橙核　柑核各一撮，均捣碎

上药五味，用水，酒各半碗，文火煎为小半碗，顿服之。

此方以黄皮核为主药，黄皮又名黄弹子，两广及热带之佳果也，大如龙眼，皮色黄白。有微毛，瓤白如肪，内含青核数枚，他省绝少，柑与橘同，五种果核，均以广东为地道，同事病发时，余试以此方，竟治愈数人。后因五核不全，致未能充分试验，盖此种果核，由广东带来，为自己不时之需，非有意与人治病也。

比读《金匮今释》，知日人野津氏《汉法医典》有橙皮汤一方，为渊雷夫子所激赏，无论偏大两大，有热无热，服之皆效云。余病发，黄皮核、荔枝核用罄，因试服此方，不期一服而气顺，再服而痛止，虽老病未易断根，然窃喜其效验之奇速也。谨介绍原方，利吾同病。

橙皮三钱　木通　桂枝各一钱五分　大黄　大茴　槟榔各一钱。

上药六味，净水煎服，大黄、槟榔之重量，当视大便硬否而定，此方以橙皮为主药，橙皮用新会产者尤佳。药肆不备，须自觅之，若代以橘皮则不验。

（《中医新生命》验方丛编三十一）

疝气

西城赵某，秋季因受外邪，引动疝气旧患，寒热似疟，右睾坠大，牵引少腹而痛。凡解表及治疝之药，均遍尝不效，特远道求诊于予。予用柴桂各半汤，加川楝、茴木香、吴萸，以和解少阳，兼散寒行气，服二帖，寒热即退。疝痛亦轻，再服补中益气汤加味，而疝全除。按前方见《温病条辨》，凡寒热似疟，而又疝痛者，用此无不应验，是不可以不记。

（《中医杂志》6期　鹤山书屋临症笔记）

狐疝

扬州王禹臣，年少体壮，忽左睾患大，卧则入腹，行则下坠，亦或疝，上下不得，少腹益痛，病名狐疝，言疝之时上时下，狐疑莫定也。经谓肝脉络于阴器，又谓肝所生病为狐疝，予即用戴人金铃子散法加归、芍、柴胡、吴萸、天仙藤、木瓜、青皮、橘核、荔枝核等味以泄肝导逆为主，服数帖，其疝即平。又有一老人病狐疝，遇劳坠痛即作，痛甚则汗多肢冷，其为气虚下陷无疑，当用补中益气汤加味，以升提陷气亦逾，旬而痊。或问此同病异治之理，盖一则年壮邪实，实者泄之。一则年老气虚，虚者补之。二者病因虽殊，治之既各得其道，则自无不效者矣。

（《中医杂志》6期　鹤山书屋临证笔记）

治疝笑谈

许子明与顾甘伯，戚而友也，顾曾患偏坠，因感寒而发，索方于许，许本伤科，内症不甚了了，徒以世故周旋，情不容却，询以服何汤药，但云药中使用升麻，此种特别法，实为闻所未闻，不禁为发一笑，乃与以末药方。方中君以荔枝核，臣以炒橘核、川楝核，佐以炒茴香，使以吴萸，共研为末，每用开水入酒少许，空腹时送服三钱，此治寒疝方也，感寒而发，服此必效。但药中有茴香，服后不可即进热饮食，若误犯之，必与大吐，此不可不慎也。

（《国医杂志》10期　鲍东藩　世美堂笔记）

癫疝

寒水癫血气狐筋，先哲空留七疝名。盖是肝经原有热，外边却被湿寒侵，或因死血并痰饮，郁在囊中气不行，控引睾丸生肿痛，或如瓜瓠如蛙声，要将标本分寒热，感受仍评

102

重与轻，勿指膀胱心肾气，当知正属厥阴经。

大意

疝气之症，湿热痰积流下所作，大概因寒郁而作，殊不知厥阴之脉，循阴器，专主肝经与小肠膀胱肾经，绝无相干，至戴人始辨之详也。七疝者：水、筋、血、气、狐、癞、寒也。

内因

治于湿热在经，郁而至久，又得寒气外束，湿热之邪，不得疏散，所以作痛。子和云：或在前寒胜，木气挛缩禁于此经。或司天燥胜，水气抑郁于此经。或忿怒悲哀，受抑顿挫此经。或药汁外固闭，尾缩精壅于此经。又云：凡疝者，非肝木受邪，则肝木自甚。

外候

有痛在睾丸，连少腹者，有痛在五枢穴边者，或无形无声，或有形如瓜，有声如蛙。

《绳墨》云：甚则小腹胀急痛，小便频并升于上者，为呕为吐，坠于下者，为肿为胀。

疝气发必大暴

肝为将军之官，其性急速，火性又暴，为寒所束，宜其痛之大暴也。

疝气男女异名

任之为病，其内若结，男子为七疝，女子为瘕聚。

疝气不宜预补

大抵此疾，因虚得之，不可以虚而骤补，留而不去，其病则实。故必先涤所蓄之热，然后可补。故曰，疝气不宜预补也。

治疝气大法

宜驱逐本经之湿热，消导下焦之瘀血，而以寒因热用之法，立方处治，即邪易伏，而病易除也。

脉法

寸口脉弦而紧，弦紧相抟，则为寒疝，又趺阳脉虚迟亦为寒疝。又牢急者生，弱急者死。

治法

主以苍术、黄柏、青皮、槟榔、香附、延胡、益智、茴香、甘草、橘核等。如阴囊红肿加山栀。阴囊冰冷如石，加吴茱、干姜。或积热过多，阴汗如雨，倍苍术。囊热皮宽，躁痒加木通、泽泻。

按张子和分七疝名状，谓寒疝，其状囊冷，坚硬如石，阴茎不举，或控睾丸而痛。得于坐卧湿地，或寒涉水，或冒雨雪。或坐卧砖石，或风冷处，使内过劳，宜以禹功散、五积散、蟠葱散下之。水疝，其状肾囊肿痛，阴汗时出；或囊肿而状如水晶，或囊痒而搔出黄水，或小腹中按之作水声，得于饮食醇酒，使内过劳。汗出而遇风，寒湿之气聚于囊中，故水多，宜以禹功散、三花神祐丸、导水丸下之。筋疝，其状阴茎肿胀，或溃或脓，或痛而里急，筋缩，或茎中痛极则痒，或挺纵不收，或白物如精，随溲而下，久而得于房室劳伤及邪术所使，宜以泻心汤下之。血疝，其状如黄瓜，在小腹两傍，横骨两端纹约中，俗云便痈。得于重感春夏大燠，劳于内气，使血流溢渗于阴囊，留而不去，结成痈肿，脓少血多，宜以玉烛散等。气疝，其状上连肾区，下及阴囊，或号哭忿怒，则气郁之而胀也，宜荡疝丸、蟠葱散散之。狐疝，其状如丸，卧则入小腹，行立则出小腹，入囊中。药与气疝同。癫疝，其状阴囊肿缒，如升如斗，不痒不痛，得之地气卑湿，故江淮之间，湫塘之处，多有此疾，宜三花神祐丸类下之。女子阴户突出，虽亦此类，乃热则不禁固也，不可辨为虚寒，而涩之、燥之、补之，名瘕。

蟠葱散：治寒疝气症，冲心疼痛。

延胡　三棱　蓬莪　青皮　炮姜　肉桂　大腹子　丁香皮　西砂熟　苍术制　赤苓　粉草

上为末，以姜汁调二钱，临卧服。

五叶汤：洗疝痛立效。

枇杷叶　野紫苏叶　苍耳子叶　水晶桃叶　芭蕉叶

各等分，水煎洗之。

（《中医世界》7 卷 5 期　医药提要）

瘿瘤病理及治疗

病因：瘿瘤这一个病症，古人已知用海藻治疗，又哪里知道海藻只可用为预防，病成则毫无效果可言。本病的患者，大多数为贫民，吃饭缺少盐及菜，为最大原因。因为盐及菜，有导下作用，吃饭的时候，如是无有盐和菜类，则导下作用弛缓，血行因之失畅，故可造成本病。如吾国甘省秦安一带，及陕省留填一带，皆为贫脊之区，居民终年少进盐食，或为上述的有力证据。另有血行弛缓素质者，在其他的地方，不患此病，一至上述地区，每易患此，可知水质也可成为本病的很大原因！我国患是病者，约千万人以上，为健康上最严重的威胁，并将医案报告如下。

病者：魏福田先生，于八月二日，以项发瘿瘤，八月二日就诊，症状及经过：因为学校在汉南三年，距瘿区较近，受到水的影响。自去年十月，两项及两肩，即有发灼发麻感觉。同时微觉发冷、头晕、鼻塞、体困，嗽吐黄痰，继吐白痰，各症渐退，惟肩及脖项灼麻，反见增剧，项渐肿大，有头重脚轻感觉。曾吃海带半年无效，至今已厌恶海带矣。

病理：依上述症状，完全为血行障碍，及散热功能失效所致，单纯海带决无此力量。

诊断：脉浮而弦，浮为血滞不泄，弦为血行障碍，舌苔绛微有暗色，这些症状，处处表现血郁现象，尤为血行弛缓素质。如果纯为食盐缺乏碘质，则西大数千同学，未闻另有此症发现，可知为血行弛缓素质使然。至于瘿区，则因饮水缺碘，食饭少盐，渐次演变为血行弛缓素质也无疑。

治疗：宜导滞舒络汤"结核救星方"：凌霄花三钱，赤芍、枳实、蒲公英、马鞭草各四钱，甘草、苦参各二钱，归尾、通草各八分。

四剂后复诊：脉濡而滞，濡而血行渐畅，滞为血行仍有阻力。项肿自上向下渐消，痰减，气利。在服药前并不感觉气滞，但服药后，顿觉呼吸畅快，苔暗亦减，与舒络涤核汤"结核救星方"：忍冬藤三钱，赤芍、茺蔚子、马鞭草、茅根、瞿麦、公英各四钱，连翘、甘草各三钱，大黄、木通各一钱。

服上药十日再诊：脉濡而缓，濡为血行渐畅，缓为阻力已轻。两项肿瘤消去大半，灼疼消退，精神亦佳，惟仍有头重脚轻感觉。去赤芍，加杭芍四钱，大黄、木通减半，再服四剂可勿药矣。按：瘿病症，散布陕、甘及河北北部，东北九省山区，云、贵、四川、广西亦有之。惟陕、甘患者体质较弱，十数岁女子，俨如中年妇人，牙齿早脱，自幼即白发过半，且多不寿。其余各省除有碍外观，并无体弱、白发、脱齿等衰老现象。可见陕甘二省的患者，较别省为重，也可以说他们是血行弛缓素质：吾国患者，几近千万的同胞，请将上边的方子不妨试试，大概二三周内，就可收到很大的效果。

（《南汇医报》2卷5期　沈伯超）

气瘿

有客商李某者，项左结瘿，其大如卵，日以益大。前赴某医院求诊，医者以须割治，对彼惧不敢承，转而求治于予。予询其致病之因，悉由抑郁太过，气痰互结而成，当用《医林集要》开结散，猪靥肉焙四十九个，沉香二钱，真朱砂罐煅四十九枚，木香二钱，橘红四钱，为末，临卧服二钱，冷酒调下，服一料而瘿即消，其效之速，当不减西医云。

（《中医杂志》6期　鹤山书屋临症笔记）

瘰疬

王某年三十余，体质素弱，充某工厂之账席，因操劳过度以致阴虚火旺，项间生二瘰疬，肿痛不能眠。次日至某西医院，由西人用刀割成十字形，流血被面痛益甚，逾一星期之久不能愈，始出院来余处诊治。余见其漫肿如馒，坚硬似石，刀只割开其皮肤，现已溃烂，遂插以硇砂降药条，外贴阳和膏，内服和肝养营药，四日后有物突出如鸡头，肉肿已消，痛亦减，渗红升丹，旬日脓尽而愈。

（《中医杂志》6期　广德轩外证治验笔记）

瘰疬

六年前，余于海上《金刚钻报》医林内，发表瘰疬秘方一则，极效，引起海内外同仁注意，比来沪，同道中辄以

107

此为询，余以此方治瘰疬实属万全，无论已溃未溃，已成未成，俱可收功，施济群先生自刊出此方后，曾接同道中多人来函，证明试用后确见神功。余自来沪后，专以女科问世，而同道中知余能治瘰疬，辄盛意介绍，至感也。有马如龙者，住慕尔鸣路三百十四号大来钟表店内，乃杭友骆也梅先生避难绍兴时所识之良友也。梅先生，极仁厚爱人，故所与交，多属诚笃之士。如龙先生以也梅兄之介来余处求治，余以爱也梅者爱如龙。如龙病瘰疬多时，颈间累累，时时咳嗽，疑为肺痨，余视如龙如余弟，悉心为之诊治，投以此方，极效。华东通信社记者马傲子先生内弟，亦病瘰疬甚剧，余亦以此一方治愈。生平素恶守秘，切戒我徒，若毋秘也。大圣之才，一落贪秘，即不足取。世以仲圣华佗并称，实则佗之术，何能及仲圣万万，焉能如仲圣之能庙食百世哉，无他，佗秘其术而仲圣则以术公之后世，佗之器度小，佗之学术更无足道。余徒唯唯受命，余得此方，系杭州某名医之子，某名医五代瘰疬专家，以其方活人者不知数万，而后代卒以贫困，某亦改业。一日患外证屡治不愈，延余治，得以勿药，某视余诚笃，乃以祖传良方传余，而又坚嘱，非其人毋授也，恐不肖之徒，以此牟利。余曰，余生平无秘，若不传余则已，若欲传于余也，必公之于世，乃公之钻报，今再公之本报。呜呼，吾国数千年来圣圣相传之学，得以不绝如缕，固大仁大德者，代不乏书，而器小守秘之徒，遍地皆是，学术之不进步，良方之失传，皆是故也。不然神农氏之遗绪，岂只此而已耶，中国学术之菁英，岂只仲圣伤寒金匮而已耶，余为守秘者哭，余更为患恶疾而不得其治者悲也。方如下：苦参三两，川牛膝三两，昆布三两，上药研极细末，以甘草三两煮汤泛为丸，如梧子大，每日临时服三钱，开水下，无论何种瘰疬，无论已溃未溃，皆治之，皆能收功，方极平正，而绝无霸烈之品。瘰疬恶疾也，一年中大好青年断送于此者，不知几许人，而沉沉无确切之治法者，又不知数十百年。世医以此秘其方，患者以此不得治，此方一出，举世之沉疴，可以消除，多年之痼疾，得以勿药，岂特只个人之荣幸，盖亦中国医药之确实可以不朽。

（《国医导报》3 卷 1、2、3、6 期　陆清洁　爱洁庐主人医话）

瘰疬

琴川东乡周姓农妇，早寡无嗣，有田四亩，夫兄争之不休，忧郁而胁脘作痛，项颈两旁起核坚硬，就诊于余。余曰：忧愁则气闭不行，思虑则气结，急怒则肝火上犯，久则生失荣马刀，难治之症也。幸经水仍来，虽少未绝，犹可挽回。余劝其将田让于夫兄，纺织亦可度日，惟贫病相连，无资服药，余劝其无事行坐，默念南无阿弥陀佛，可解愁绪，而绝忿争之念，使肝气条达，虚火升而可苟延岁月。以鲜芋艿切片，晒干二斤，川贝母二两，姜半夏三两，共为细末，用淡海藻二两，昆布三两，煎汁法丸，临卧用雪羹汤（淡海蜇三钱，大荸荠五钱）。煎汁送下三钱，再用归脾汤原方，倍木香，加柴胡、白芍，三天服一剂，经三月余，项块渐消而软，胁痛已止，信水依时，诸恙霍然。后送余紫花小布一疋，因其诚，笑而受之。若不劝其让产念佛，终日扰攘不休，未必不死于郁症也。

横泾有王姓妇，因其夫私有外遇，不顾家事，有儿女各一，男六岁，女三岁。夫妻反目，吵扰不休，气郁日久，左项坚硬，呕吐腹痛经阻三月，医皆疑为妊，就余诊之。按脉坚硬而涩，面色青黯无华，断无妊娠之理，彼细述家事。余曰：气血久郁，防延变内热咳嗽，则难治矣，问其夫偕来否？曰：在寺前买物，使之先来，稍停即至也。其夫来寓，余曰：症由郁怒伤肝，非妊娠，干血痨难治矣。察其夫面色略变有彷徨之状，尚有不忍之心。余曰：若能依我三事，尚可挽回。若不能依，延他医治之。其夫问故，余曰：一要三月不出外，在家代其劳；二要顺其性，倘有加怒，不可违拗；三要殷勤服侍汤药，调理饮食寒暖，如能依此，一方可痊。其夫一一遵之，早服归脾丸三钱，晚服逍遥丸三钱，再用归芍六君子汤加二陈、香附、柴胡。一月服十余剂，用海蜇、紫菜等作羹食，调理三月余。项间肿硬已消，月事以时下，夫妻反好如初，后偕至余寓。拟一膏方，余见之欣喜，所以为医者，团人骨肉，口边功德，不可不积也。若七情郁症，不顺其性，难愈一二耳。

常熟某素性诚实俭朴，完姻数载，起马刀失荣，从耳后顶左侧，胀硬如臂，溃破脓水淋漓，咳嗽吐血便溏，大肉皆削，皆谓不治。余曰：白发在堂，褓襁在抱，若弃而不治，于心何安，然贫病相连，窘不能服药，孙真人谓一不治也。其有内姊丈某，解囊助药资，余壁诊金，尽心调理，服甘温调脾，大便坚硬，咳甚痰多，即用甘凉清润，金土同调，咳减便仍溏，更番金土而治。如斯者三月，脾胃渐旺，大便稍坚，纳增咳减，后以归脾法加疏通气血之品，再以和荣散坚丸兼服，卧床载余。项颈溃烂亦敛，坚硬全消，起复如故，倘医知难而退，亲戚不肯解囊，亦不治之症。所以为医当尽心，为亲戚当尽力，绝症亦可勉力挽回。

（《国医杂志》8、9期 余鸿孙 诊余集）

瘰病之四种治法

部位：耳前后项腋间。项前属阳明经，项后属太阳经，项之左右属少阳经。

症状：累累如贯珠，连接三五枚，其患先小后大，不作寒热，初不觉疼，日久渐痛，坚硬如棋子，大小如梅李，绕颈延液，久则微红，后必溃破，或陷突，缠绵不愈。

原因：膏粱丹毒火热者少，虚劳气郁所致者多，盖瘰病皆起于痰，痰之生多起于郁，未有不郁而生痰，无痰而成瘰病也。

转变：男子太阳青筋暴露，潮热咳嗽，自汗盗汗。女子眼内红丝，经闭、骨蒸，五心烦热者，必亦疮劳。

处方：

（一）消疬丸：玄参蒸　川贝母蒸去心　牡蛎各四两，火煅醋淬　磨细，炼蜜为丸，每服三钱，开水下，日二服。

（二）逍遥散：当归　白芍　茯苓　白术　香附　黄芩　陈皮　薄荷　甘草　柴胡

（三）滋营取坚汤：川芎　当归　白芍　熟地　陈皮　茯苓　桔梗　白术　香附　甘草　海粉　贝母　人参　昆布　升麻　红花

附加减法：（一）身热，加柴胡、黄芩。（二）自汗盗汗，去升麻，倍人参、黄芪。（三）饮食无味，加藿香、砂仁。（四）食而不化，加山楂、麦芽。（五）胸膈痞闷，加泽泻、木香。（六）咳嗽，痰气不清，加杏仁、麦冬。（七）口干作渴，加知母、五味子。（八）睡卧不宁，加黄柏、远志、枣仁。（九）惊悸健忘，加茯神、石菖蒲。（十）有汗恶寒，加薄荷、半夏。（十一）无汗恶寒，加茅术、藿香。

（十二）女人经事不调，加元胡索、牡丹皮。（十三）腹胀不宽，加厚朴、大腹皮。

（四）益气养营汤：人参　陈皮　贝母　香附　当归　川芎　黄芪　黄芩　熟地　白芍　甘草　桔梗　白术

附加减法：（一）胸膈痞闷，加枳壳、木香。（二）饮食不甘，暂加厚朴、苍术。（二）往来寒热，加柴胡、地骨皮。（四）脓溃作渴，倍人参、黄芪、白术。（五）脓多，加白蔹、肉桂。（六）痰多加半夏、橘红。（七）口干，加麦门冬、五味子。（八）渴不止，加知母、赤小豆。（九）溃后反痛，加熟附子、沉香。（十）虚烦不睡，倍人参、熟地，加远志、枣仁。

（《家庭医药杂志》4 期33、10　　许半龙）

瘰疬症

瘰疬症之种类有几？试分别其原因、症候、病理、诊断、治法及类症鉴别，并详述中西应用之有效验方。

考瘰疬之症，先发颈项，后延胸腋，小者谓瘰，大者曰疬，大小参杂，连若贯珠者，即名瘰疬，西医谓淋巴腺肿，发于颈项，初小分列，渐合块者，即为本症。我国罹此症者，自古迄今，连绵未绝，而研究者亦颇不乏人，故其种类治法，分之极详，惟以各己之见，不能融和，此云之长而彼云为短，彼云之方而此云为圆，使后日学者，纷纭莫宗，故临症束手，乱施治疗，病人之以此而殒命者，不知凡几，以讹传讹，良堪惋惜。故余不揣冒昧，分其种类，并以前辈之明训，临床之实验，别原因、症候、病理、诊断、治法、类症鉴别、中西验方各项，罗列于后，以供同好。

种类：本症种类繁多，名义复杂，如《医宗金鉴》，按部分经络，发生原因，分为痰湿气等多种（云痰瘰发于项前，湿瘰发于项后，气瘰发于项之左右）。又以其形状，别为马刀瘰疬、重迭瘰疬等多种，然据临床实验，项前所起瘰疬，由于气湿者有之，项后所起瘰疬，由于气痰者有之，而项之左右因湿痰所起之瘰疬者亦有之，何得依此而画分种类耶。至以形状别类，则尤为不可，盖如马刀瘰疬，任何原因均可形成，且马刀瘰疬经日而变为重迭瘰疬者有之，故余另以性质原因及各方之观察，别为二种：一曰神经性瘰疬，一曰实质性瘰疬。

原因：神经性瘰疬"素因"神经过敏性体质者及多思虑，少言语，志欲强人而心怀嫉妒者，西医谓本症有由遗传关系者。"余意谓非遗传瘰疬，乃遗传腺病性体质耳。""诱因"七情之感激，如谋虑不遂，悲哀太过，及惊恐被冤者。

实质性瘰疬"素因"习食膏粱厚味，少动体胖者，或元气亏损，体力衰败者。"诱因"六淫之侵袭，如坐卧湿地，露卧当风，及感受严寒火毒，或其他疾病之波及，在西医则谓有因刺激而起者（如化学品及含有细菌之物质等的吸入）。

症候：神经性瘰疬，初起大如豆粒，皮色照常，不痛不痒，时硬时软，患者经有紧张之不快感，而能自常见，继之肿胀日增，而如梅李，皮色失常，而似茄色，发作性之疼痛日显，不定时之硬度日增，情顺则诸症即稍行缓解，情激则诸症复行形成，日后腐败化脓，而成溃疡。势重者憎寒壮热，咽项强痛，食欲渐减，体质日弱，疮口易溃易敛为其特征。实质性瘰疬，初起与前略同，惟进行较速，至后期疼痛不休，肿势猛进，诸症不以情况而有变易，但以治疗而有转机，不似前者之时发时止，而缠绵难愈者也。

病理：神经性瘰疬，此症为由七情所郁滞，而发病变之一。每发于情欲不遂，忧思太过之青年妇女，原因项下已叙明白，且其发生部位，多在颈项。盖以七情感于人体知觉神经，受之最先，运动神经递次而变，人身之血液循环，淋巴流行，全赖运动神经之促使，今运动神经不能宰官，故其循流必生障碍，或因其刺激而进行加速，或以其弛松而循流缓慢，颈项为淋巴神经血管，上达头部，下通躯干之必由路，故其为数较夥。颈部位置狭隘人皆知之，今者上述器官之官能变调，神经之功用失职，本部之部位狭小，血管众多，故不免有压迫壅滞之现象，而致血管淋巴发生栓塞，凝结成块，自为易事，积之日久，筋肉亦因血管神经之失职，而组织坏死，乃为溃疡，此不可不注意者也。

实质性瘰疬，六淫之一，侵袭人体。在健康体质者，以抵抗力之强盛，不发病变；而有元气亏损，腠理松疏者，则因抵抗力之薄弱，不能抵御。故乃乘此时际，深入阵地以扰乱破坏之旨，与脏器之官能相搏击，致使五脏不和，荣卫失常，或以异物侵入，而官能变调，上壅于项，流注不去。一遇风寒暑热之侵犯，皮肤血管一被收缩，则凝为结核，旋即浮肿潮红，且加之脏腑之受病，淋巴血管神经之变调。据上述发神经性瘰疬之理，则生肿疡于颈项，亦易事焉。

总之，前者之缠绵难愈，后者之势重易疗，乃因前者由于意志，而吾人不能常有如意之事，稍不顺情，即行复发。后者因实质起变，治之则愈，即前者为无形后者为有形，无形者难疗，有形者易痊，其溃破之理后者与前者相同。

诊断：既有上述症状，则诊断不难，惟尚须问其既往症，察其全身症（如有神经衰弱症、精神病等而颈部有瘰疬者），或问其素性及所处环境（受压迫否），则可定其为神经性瘰疬，抑为实质性瘰疬。再观其症候，如结核推之移动为无根，属阳易治。推之不移动者为有根，属阴难治，余如颈项其他肿疡，有误诊者，宜细心判断之。

治法：神经性瘰疬，主以顺其意，理其气，如恼怒者慰之以喜，悲哀者安之以乐，惊恐者镇之以静，根本之治即在于斯。其余药疗法亦以调气化滞为主，初起时用散肿溃坚汤；外涂凤仙膏，渐大则以镇痛减热为主，外用西医之鱼石脂或黄碘，内服李杲连翘散坚汤，将溃未溃时，如见其不易收敛，则贴蛟头膏，以促其化脓溃破；如化脓而不破者，行切开法，用锐匙搔其坏死组织；如搔不尽时，用白隆丹少许，撒于疮内，以去其死肌，然后以红升丹，生肌敛口自愈。若未溃破之先，推之移动者，更可应用针灸，如在瘰疬之上，隔蒜灸之，或在肩髃、肩井针灸，均可收效。

实质性瘰疬：以强壮身体及驱除六淫为主，如因湿者祛其湿，有痰者化其痰，火毒郁结者消炎败毒，寒邪侵犯者温经回阳。如初起时用消核散，或用附子败毒汤，其余鸡鸣散、海藻丸均可选用，外用药则有紫霞膏、千捶膏，至难收渐溃之际，行切开法，用三品一条枪腐蚀死肌，后用一气丹或西医之硼酸膏贴之，针灸烙按，可因时而选用之。

上述二者之治法，虽为不同，但须互相协助，方克收功，且颈项为咽喉之侍卫，如经早治，均可收效，日久不治，传之内脏，决难见愈。且属阳者宜用针灸，而属阴者则宜禁忌，又不可用寒凉之药也。

类症鉴别：瘰疬之类症繁多，鉴别颇难，偶一不慎，即被朦混，兹择其类症二例，鉴别如次：

（1）夭疽，亦名锐毒，生于耳后一寸三分，初如黍粟，渐肿如瓜，坚硬平塌，紫暗不泽，疼痛特甚。而瘰疬之发生，亦有在后者，且其初起亦为微小，渐次增大，所不同者，夭疽初起即坚硬平塌，紫暗不泽，而瘰疬起初，其皮色不变，间发紫暗，亦系一时过即缓解，且所发疼痛，夭疽较瘰疬为烈，夭疽来猛去速，瘰疬来缓去慢，此二者之鉴别也。

（2）耳根毒，本症与瘰疬相似，形如痰核，渐增肿势，状如伏鼠，但焮赤疼痛，肿暴溃速，根浅易愈，非若瘰疬时肿时消者也。

中西验方：

中医验方

（1）夏枯草一两　川贝母五钱　元参五钱　海带一两　甘草三钱　陈皮三钱

（2）地龙粪、雄黄、小麦面各等分，研细，醋调搽（用于未破之先）。

（3）红升白降二丹，为疬瘰已溃，去腐生肌之特效品。

西医验方

（1）甘油，内服外用，日久收功。

（2）碘化铁糖浆0.2~0.5　馏水30.0　顿服，一日二三次。

（3）甘油、碘各等分，混和振荡后，注射于局部，其量为100。

记岳母瘰疬之治验

尚诚先岳母，泰县卢氏，适本城王门，于逝世八九年前，其时年逾四旬，项间患瘰疬，坚硬如核，推按微痛，始延本城之医诊治，久而无效。继延南门外，某村某医医治，亦不见功，已期年矣。后经尚诚诊治，阅时数月，病始霍然，视其患溃烂达至腋部，脓水淋漓，饮食稀少，白带时行，寒热时作，形容消瘦，起卧维艰。尚诚用白砒、明矾各二两，安置于瓦上，柴火煅炼。须臾矾融，俟煅至白烟出尽为度，取起为末，后入飞朱砂一两，西牛黄八分，共研为极细末，搽患上以膏贴之，早晚两易。内服之剂，以逍遥散加龙骨、牡蛎、党参、黄芪、地黄、桔梗等味增损之，渐至寒热清，饮食进，而其形容亦不复如前之消瘦，旋改用子龙丸。日服二钱，服至数日，间服犀黄丸，及前之煎方。如是者，两月口敛痂结，而其病愈矣。越五六年寿终，而其患从未举发，尚诚因瘰疬之症，如此治之者实鲜，爰此笔记之。

（《三三医报》2卷27期　泰县杨尚诚孚灵氏撰）

瘰疬验方

此方余得之蒋松岩先生。蒋氏自云，幼时曾患是症，屡医不效，已破烂出脓水，自分必死。后得友人赠此方，服未两料，即痊愈，敷十年不复发，惟病时及愈后，须戒食生冷鱼腥及燥热发物，而橙、橘万不可食，房事尤忌。蒋氏后以此方赠人，服者多效。庚申冬月，余于役普宁，与蒋氏共事，闲时谈及瘰疬一症绝少验方，余虽编有《瘰疬秘传》一书，尚以未能旁搜博采为憾。蒋氏因出是方见视，余得之不禁狂喜。除登报及印送外，今再转录于此，以广其传。他日《瘰疬秘传》再版时，当补入焉。其方如下：

珍珠四分　人中白三分　灵芝一钱半　制半夏一钱半　木香一钱半　阴石三钱　正梅片二分　白及一钱半　陈南星二钱半　陈皮二钱半　血珀一钱　正牛黄六分　朱砂三钱　制香附二钱半　川贝一钱半　正熊胆二分　正龙涎香五分　正川麝香二分　正猴子枣一钱

上药共十九味，研细末，每日早晨，用白粥水调服五分。重症一二料，轻症半料，即可痊愈。

余录此方讫，忆入言，澳门有某医，以善治瘰疬擅名一时，其用药内服、外治并行。内服者系末药，索价甚昂，即半料，亦须数十金，不肯传方于人。病者往诊，彼出方一观，便即深藏。欲得药，须付金与之，服之果甚效。人观其方，有数十味药，亦用珍珠、牛黄、熊胆、猴枣等等，想即与余所得此方相类，或彼以经验所得，随宜添入数十味，亦未可知。然以彼类此，则此方之有效无可疑矣。按吾国经验之方极多，然多秘而不传，以致日久亡失，即或传矣，而附于汗牛充栋之医书中，学者欲披沙拣金，大非易易。如白喉一症，尤在泾《金匮翼》载有张某所传一方，极称其效，他人不知用，惟王孟英盛称引之，且名之曰锡类散。人亦不知用，壬戌春，余晤鄂人某君，谓其家中因染喉疫，患者数人，初信西医，注射白喉血清，而不见效。其妻死，其子亦死，后有人教以用锡类散吹之。甚者敷以异功散，如法试之，其未死者，乃竟日向痊愈。某君言次，深叹吾国医家之安于苟简，不肯极深研几，致自跻于天演淘汰之列。余亦怃然，连类及之，为吾辈国医尽其忠告。

又按：余得此方后，初抄送申报常识栏，未予登载。后因蔡济平先生主持新闻报医药顾问，复抄送之。承于十九年四月廿四日注销，因方中有明石、灵芝二味，人多不知。来函询问者纷纷，余曾逐一答复，今再附及于此。明石即明矾，或作硼砂，亦可用。灵芝乃菌类，不易得。广东药店有灵芝草，可以通用。如无，即去之。（又按）上海市植物园现有灵芝一株，见本期医事新闻。

（《神州国医学报》吴去疾）

瘰疬痰核

　　王梦隐《归砚录》载，许辛木消核膏云能治一切瘰疬痰核，审其用药，颇有意义。近年见有用鸭跖草治愈疬症者，效果颇佳。考鸭跖草，载《本草纲目》隰草类云，气味苦，大寒，主治各症，未及瘰疬，而用经治湿火结滞之疬，见效甚捷。其用法，鸭跖草可每用三四两，茎叶花同用煎汁，服时和入绍酒一小杯，两次服之，味淡易服，想鲜者更佳。其性必和平，实非大寒，其花如小蝶，叶如竹叶，上有绒毛甚细，敝地处处有之。自四五至秋皆有，可探《纲目》述之甚详，俗又名茅刀花，因其葶如茅刀也。瘰疬皆由肝经郁火，此草花色碧，故能清泄肝火，推广其用，当为清肝之良药。服此药忌口须极净，惟有冬盐白菜可食，盐鸭蛋亦在当忌，即饭锅中亦不可蒸入发物。自服药起，至愈后必忌口弥月，此药嵊邑黄荆山某家施送吾，虞向其乞取。路须百余里，其药已碎，切难以体认，予于去冬研究知之，服此药而愈。予亲见六人矣，爰亟志之，再如病人胃纳健旺，初服此草，可三四两，如疬渐愈，可减服一二两，如病人胃钝，可先服两余。吾国于药，专究形色气味。西之于药，专在分化成质。然究形色者，必于一药之形形色色，曲为圆满。其说甚至迂晦，而不可解矣。必于一药之成分提炼，已失其天然之全力矣。如鸭跖草，其花色特异，必有特具之消毒与散结性，若但以专在谓清泄之作用，似未尽其功能也。

（《三三医报》绩学庐随笔）

乳丁草为瘰疬串痰之救星

瘰疬一症，尽人皆知为难治之病，治不得法，每多夭折。吾乡有验方者，即乳丁膏涂之是也。查乳丁又名奶奶草，本草名曰泽漆，春日田岸野处发苗生叶，梗上有细毛，夏秋间开花，蓝瓣黄心，全部颇似长春花，摘其梗有浆溢出，其白如妇人之乳汁，故名乳丁、奶奶等草，夏至取其草，连根洗去泥土，入砂锅内，清水熬浓去渣，兑入豆腐浆，入锅再熬稠黑成膏，去火气，即可取用。专治瘰疬恶核，涂之即消。如已成者，亦可束小就轻。内再服夏枯草布包，石决明（生杵），茵陈蒿、生麦芽、空沙参、丝瓜络、生白芍、青木香、玫瑰花等，开郁平肝，年久者加生芪更好，惟此草汁有毒，不可染眼目、口唇、肾囊，犯之即肿。若用此草晒干，用一两茎摘碎，再取鸡蛋顶上开一孔，将乳丁纳入，封口，入饭锅蒸熟。连乳丁及蛋共食之，十痰九消。未痊愈者，再服一枚必效。照上内服此草，亦治瘰疬。

（《医界春秋》王锡光　守素斋药学笔记）

肾腧发

刘某年十六，学业商号中，患肾腧发数年，溃破流水，延久不愈，彼东与余有乡梓之谊，因面商于余，恳余治。余应之嘱其次日着来余处诊视，当可断能愈与否？及次日，彼来就诊，躬身屈背，伛偻不能行。诊察患处在腰之上微肿不红，疮口紧小，余知其内已生管，因问纳谷香否？答以甚香，遂插以远年降药条，外贴膏药。从者询以此症可愈否？

余答以可愈，但非两月不能痊，此药插进稍有痛楚，次日即减，可于五日后再来复诊。及复来则管已突出，厚脓稠黏，肿仍未消，再插以降药条，取出多骨数块，盖即为数年之脓瘀闭结于内而成也。遂以太乙膏渗以红升丹贴之，旬余肿尤未消尽，复插以降药条，四日后又取出多骨，两块肿已尽，遂渗红升丹，旬日脓已尽，换用生肌丹，数日始痊。

(《中医杂志》6 期　广德轩外证治验笔记)

肾腧发

余思肾腧发皆属虚证，实证则百无四五。或其人正气本实，或膏粱煎煿辛辣，饮食不节，凝血结于肾经膜外，或有之，然余未见也。忆昔年在梁溪遇王君者香，邀余诊视，脉来虚数，咳嗽多痰，肾俞痛平塌，已溃两孔，脓稀黏腻，脂水淋漓，他医专以甘凉治肺止咳。余曰，水亏木旺，木扣金鸣，肾虚则水泛为痰，当先治肾，寒凉温补宜并用，一清相火，一通肾阳，坎离既济，阳随阴长，阴随阳生，以肾气丸加知柏猪脊髓丸，每日三服，每服二三钱。另服甘温补剂，戒以屏劳绝欲，戒酒辛炙。至百日后，此痈肌肉已平，疮口亦合。胃气甚旺，后竟宴客，纵欲豪饮无度，旧疮复发红肿，疮口溃裂，经疡科服牛蒡银花等寒凉之品，疮色更红高突，以致胃惫面红，汗出痢下腹痛而殁。肾俞发将及一年，服滋补而瘥，因其纵欲阴伤，龙雷外越。余未见龙雷之火，而暴雨能制之者，吸寒凉则虚阳更燔，戕脾胃生生之气，岂有不死者乎。

(《国医杂志》8、9 期　余鸿孙　诊余集)

结核

友人奚某素体虚羸，误入花丛，始而龟头包皮生一小粒，溲出则痛，继则右胯生一结核，红肿疼痛，服乳、没、角针、僵蚕、甲片、二苓、二妙之属，肿愈甚，而溃穿，乃延余治。余曰：此乃气虚，湿热下注，流入三阴之络，考《疡科心得集》横痃生于折叠纹中，溃后出水流脂，不易收口，且多不治。余乃一意补气以化湿，用党参、黄芪、白术、山药、云苓、泽泻、归尾、赤芍、生草、银花、广皮、苡米、独活、萆薢之属，出入为方，五六剂收口结痂而愈。友人感谢不已，并云当服药之时，胃口倍增，口中时觉香气，如糖炒栗子，回味之状可见。治病用药贵乎对症，倘执死法，一味提脓托毒，气愈弱，而口永不能敛矣，录之以呈诸大家正之。

(《三三医报》1923 年 1 卷 7 期　寿石医案)

结核

一妇人年二八，因妯娌间不睦，又失欢于翁姑，以故郁怒伤肝，肝主筋，肝伤血衰，则筋无荣养，以致项间结核累累如鸽蛋形，初不痛，后渐痛，且胸膺间亦闷痛，就余诊。余曰：此肝气横逆，阴虚火旺之象也。当滋阴柔肝，理气化痰，遂以逍遥散加减与之内服，外用燔针法针之，贴以硇砂膏，复诊数次诸痛均止，核亦渐消，惟尚存丸子大不能消，余嘱其静养，勿暴怒，当无复发之虞。

(《中医杂志》6 期　广德轩外证治验笔记)

结核

周姓妇因郁怒伤肝，致项间结核如馒大，肿痛延久，就余治。余曰：此症用燔针法本可削，今已红，恐燔针非所宜，当即用刀点破核之中心，插以降药条，外贴阳和膏，四日核已脱出，边间尚硬，复用药条一根，三日后硬已渐消，腐已尽去，肉陈红色，遂掺用生肌丹，一星期始愈。

（《中医杂志》6期　广德轩外证治验笔记）

肺痿　肺痈

常熟西弄徐姓，金陵人，年五十余，因子不肖，动怒兼郁，咳嗽吐痰。延某医治之，进以木香、厚朴、豆豉、牛蒡等，咳更甚，面红痰沫频吐，起坐不安，前医见其面红烦躁，进以鲜生地、鲜石斛、栀、翘、芩连等更甚。吾友仲鸣徐君，偕余往诊，脉虚大无力，烦躁面赤，舌白底绛，频频吐痰满地，白腻如米饮，虽臭不甚。余曰：燥伤肺金，再进苦寒，中阳阻遏不通，肺无肃化之权，清阳不能上升，津液不能上承于肺，肺之蓄水不能不行，愈吐愈干，肺将痿矣。即用千金炙甘草汤原方，取姜桂之辛散，开中宫阻隔之阳，引酸咸柔润之药下行，化津液救上之燥，取参、草、枣培土壮气，使土气可生金，麦冬、麻仁润肺而柔阳明燥金，加薏仁泄上焦之水下行，肺气清肃下降，津液方能上承，此方为千金治肺痿屡效之方，故补入金匮，后人用此方去姜桂，畏其辛热也。不知大雪雨之前，必先微温，一派柔腻阴药，赖辛甘之味，可以通阳，藉其蒸化之权，下焦津液上腾，肺之清气自可下降。云蒸雨施，始有效耳。照方服两帖，痰沫已尽，咳嗽亦止，后服甘凉清润生黄芪、北沙参、百合、玉竹、川贝、枇杷膏、甘草，壮气润肺清热十余剂而痊。今已五六年，强健逾昔。古人之方，不欺后学。人言将古方治今病，如拆旧屋造新屋，使后人拟古酌今，非使后学不用古法也。

常熟鼎山高渭荣，春初咳嗽，至仲春痰中带血，味兼腥秽，延他医治之，进牛蒡、豆豉、枳壳、厚朴等，服后愈甚。邀余诊之。脉细数无力，咳嗽痰血味臭，曰肺痈将成，胸有隐痛，络瘀尚未化脓，尚有壅塞肺叶，所坏无几，急速开提，使脓外出，不致再溃他叶，拟桔梗甘草汤，合千金苇茎汤，因脓成无热，用芦头管干者一两，煎汤代水，服三剂，每日吐血脓臭痰一茶盏，至四日，脓尽而吐鲜血，臭味亦减。未尽，将前剂去桃仁、桔梗，加枇杷叶、绿豆衣等服五六剂，血尽，再进以金匮麦门冬汤、千金甘草汤，加沙参、石斛、百合等，清肺养阴而愈。再以甘凉培土生金，调理一月，健强如故。

后有常熟白龙港某，与高渭荣为友，二人酒肆中回，同日咳嗽，亦生肺痈。高渭荣病愈往探之，即邀余诊之，脉已伏，脓血臭甚，倾吐满地，裸体卧床。用扇搧之，口中闹要吃西瓜，饮冰水，他人摸之，体若寒冰。众人询问何如？余曰：肺已烂尽，一身之阳气俱从外泄，危在顷刻，虑扁再生，亦无治法，至夜而殁。仲景谆谆告戒，成脓不救，使人早治，然将成未成时，不治必死，治不得法亦多死。

某寺和尚冬温咳嗽，每日饮橄榄芦根汤数十日，呛咳日久，痰臭不出，就诊于余。脉右寸关数大而硬，时有鼓指，余曰：喉中痰少而臭，脉见右大鼓指，肺痈已经成脓，急宜开提，使脓倾出，免溃他叶。以甘草桔梗千金苇茎法，服后吐出臭腻黄色脓痰碗余，因其脓出太多，所短纳少。余曰：久咳脓多，肺叶败坏，欲痿之势，进炙甘草汤。他医见之曰：此是酒劳，被其误治。先服桃仁，后服姜桂，皆非治法。不知古人立方，有奇偶佐使，后延他医治之，迁延月余，吐脓不止而殁。

常熟东门某姓，年将周甲，素嗜饮，痰饮咳嗽有年。余每以橘半六君桂苓术甘等，服之皆效。是年，咳嗽又发，有亲戚某，略知医学，颇为关切，与服牛蒡、豆豉、枳朴等六七剂，咳吐白沫不休，渐渐神昏目瞑，拈衣摸床，舌薄口渴饮，是晚邀余。诊脉缓无力，痰如米粥盈碗。余曰：此肺液也。吐多则成肺痿，喻嘉言先生曰，肺痿见其舌白，恣胆用燥药，令其熇熇自焚而死者，医罪加等，即与千金炙甘草汤，服两剂，痰渐少，稍能言语进谷，神识亦清。后其亲至，言舌白不渴腻药难进，投以芳香甘温，砂仁、枣仁、木香之类，两帖而逝。生死虽曰天命，岂非人事。甚哉医道之难，我等既以是为业，为谋衣食计，无能推诿，遇一病，必细心推敲，用药再三斟酌，尚恐不能取效，况稍涉猎医书，得其粗而遗其精，知其常而昧其变，未尝深思研究，阅历有得，病变百出，何从措手。虽云亲朋关切，岂堪轻试？语云，学医废人，能勿惧耶。徐灵胎先生医论中言之甚详，余不赘。长田岸有孩六岁，正吃饭，被母打一下，大哭，饭正满口，有饭粒呛入肺窍中，后即咳嗽，无寒热，饮食二便如常，就余诊。服肃肺清散之品五六剂，见有寒热，饮食渐减，又停半月未诊，痰中血丝色殷而少，胸中隐痛，服苇茎汤命疏肺开气法罔效，细询其病之始末，其母曰：吃饭大哭，呛咳而起，咳嗽有余，见血后口中臭秽。余细视血中有白点，微黄脓也。余思食物呛入肺管，壅塞为痛。将灯芯刺鼻孔，使其喷嚏，吹以皂角末，后得嚏痰，血稍多，再将旱烟喷之。使其咳更甚，咳甚大哭，作呕，呕块两枚，如蛋大。兼脓痰，余将血块拈起剔开，中有白色朽腐如饭米形，服以苇茎汤合金匮旋覆花意，另服皂荚丸，一日一粒，服药三剂，丸三粒，脓血清除，再服麦门冬汤，加枇杷叶、沙参、石斛之类而愈。故人饮食之间，不可多言喜笑，倘有食物呛入肺管成痈，医不能知，自亦不知，酿成大患，可不慎欤。此孩幸是藜藿农家，听医所为。若绅宦之家，娇养柔嫩。即医有尽心施治，病家未必信，即病家肯，医家亦未必独任劳怨，治病之弊如此，故治病误于医者固多，病家自误者亦不少，余治肺痈以宗金匮法为最多，芳香金石之品，从来未敢轻试。

（《国医杂志》8、9 期 余鸿孙 诊余集）

痰吐臭秽

肺邪失于清解，留恋成热，熏灼肺叶，痰吐臭秽，左胁痛，不能卧，咽燥，脉右寸数滑，内痈已成，防致不救，拟千金法急治之。

青芦管三钱 甜瓜仁三钱 白苡仁三钱 单桃仁三钱 甜葶苈一钱 陈皂荚钱半 败酱草钱半 旋覆花钱半 黛蛤粉三钱 鲜竹茹钱半 桑白皮钱半 陈芥菜汁冲

（《中医世界》1 卷 6 期 常熟张蕴石先生）

论大头瘟

大头瘟乃天行疫疠之气，挟风热而犯于手太阴、少阴、足少阳、阳明之经，上窜诸阳之络。脑经为之乘犯，故头目肿大，甚则渐大如斗，恶寒发热，体重口干，或目不能开，或咽喉不利，便不秘者，不宜擅用苦寒，引邪内陷。方书载有东垣之普济消毒饮主方，取其辛凉清散，无过不及，故后人大多宗之。

一罗家桥邓芸芳初觉恶寒身热，头重不举，继而头面肿大，目合不开，项筋不和，其家疑为外症。予曰：此即俗称之大头瘟，非外症也。又因时值十月，气候渐寒，遂以普济消毒饮去玄参、蓝根，加杭菊、白芷，连服三剂而消。

普济消毒饮：黄连、元参、甘草、桔梗、柴胡、蓝根、牛蒡子、升麻、马勃、连翘、僵蚕、薄荷、陈皮

一山东莒县猪客袁某，患头痛恶寒，继而身热渐甚，头肿如斗，多汗口渴，舌黄项肿，大便三日未解。予见症实，且又北方质实，遂以菊花茶调散去细辛、羌活，加连翘二钱，大黄三钱，鼠黏子三钱。合新订浮石汤，一剂即效。两剂大转，旋以原方去大黄、石膏，加鲜荷叶两服而愈（症除服煎剂，另用鲜荷叶、家菊叶捣汁，和赤豆面调涂头面，上及巅顶，下至颈项，亦颇觉有效，条辨有用水仙花根捣涂之法，但不如此便捷）。

菊花茶调散：黄甘菊、僵蚕、苏荷、川芎、松萝茶叶、川羌活、香白芷、甘草、防风、细辛

新订浮石汤：浮萍草、煅石膏

论烂喉疫（即烂喉痧，亦名烂喉疳）

喉痧一症，为害甚烈。古书多未备载，无斯病名，现行之书，每每见之。岂古今岁运有所变迁耶。不知自来之喉痹、喉鹅、喉痛、木舌（舌肿如浮）、缠喉风、急镇喉风等症，即今日之喉痧也。盖喉痧症之有痄痧，亦犹疫症有瘟疹，未必人人皆然，所以古人治喉，未见有痄痧二字，从遇肌赤面红，只知为时行之毒，故入手之初，不宜骤用寒药，立法之始，未尝不谓精确。今人所能发明者，乃由清雍正癸丑年，大江以南，喉疫遍行，医者诊之。初则恶寒喉痛，继则咽肿呕恶，头痛烦闷，热势炎炎，甚则舌肿如脬，咳吐脓血，诊此则肌肉痄红。诊彼亦头面焮赤，若隐若现，多未直达皮毛，一一留意，遇症皆然。甫将痄痧两字，从此折开，

因名之曰烂喉痧也。考其治法，尚未越乎活人之荆防败毒散，钱仲阳之升麻葛根汤，金匮之甘桔汤，本事方之利膈散，陈无择之玉屑无忧散，以及玉钥匙等方之大旨，是痧疹虽发明于后之人，而临证施治仍不外乎古人之法，乌睹古今人之不相及耶。

昔叶氏又有痧疳之名，谓湿盛热蒸，口舌咽喉疳蚀。若不速治，有穿腮破颊，咽闭喘促之危，内用吹药，另服煎方，亦须辛凉清散为法。

荆防败毒散：荆芥、防风、羌活、独活、柴胡、前胡、甘草、茯苓、枳壳、川芎、桔梗

升麻葛根汤：升麻、葛根、芍药、甘草、生姜　咽痛加牛蒡、桔梗。

甘桔汤：甘草、桔梗、利膈散（见前）

玉屑无忧散：玄参五钱　黄连三钱　荆芥五钱　贯众四钱茯苓五钱　山豆根五钱　寒水石二钱　甘草五钱　硼砂二钱　砂仁三钱　滑石水飞，五钱

研为细末，每用一钱，清水调服。

玉钥匙亦名金锁匙：元明粉一钱　明雄五分　大黄二分　共为极细末，吹喉。

一盐邑丁家河之周桂成，一日午时前寒热，咽喉楚楚，至酉则壮热外寒，头重口干，咽痛较甚。有命以彭大蟹二枚茶饮之，迨及二更，不但咽喉痛窒，汤水难下，亦自觉舌根渐肿，呼吸异常，连夜雇船，就予诊治。闻其声，有如曳锯，察其色，则面赤目红，启其口，则舌如猪舌，问服药否？其从者曰：病方一宿，仅服彭大蟹二枚。予曰：乡俗秘方，害人不浅，寒火受其逼迫，生死在反掌之间矣。当命赵

128

生于舌下两旁，以针刺之，去其恶血，并戒勿适中，适中恐血出不止。针刺之后，不住以蒲黄擦舌，另用斩关丹七粒，温水调下。约两小时。又以利膈散去参，加僵蚕钱半，马勃钱半，制军三钱，蒲黄二钱，炒栀二钱，射干钱半，杜牛膝二钱，煎服。约至半夜，大便畅解，若夹脓血，秽臭难名。次早复诊，舌肿已消其半，咽痛亦减，颈项胸背，痧发红赤如铺，旋以原方加减。另用油捻熏法，一日三次，由是告痊，可谓侥幸矣。予谓诸生曰：一阴一阳结，则成喉痹，胸中为少阳，心为少阴，二脉正络于喉，设感非时之寒，毒伏少阴，始衰不病，旬日乃发，发必咽痛。倘误服寒药，阴阳交，内格阳气为热，上犯于咽喉经会之处，心脉不行，郁迫而肿及舌本。若不急针去血，使其毒下行，则未有不殆者。

斩关方：明石雄一钱　郁金一钱　巴豆十四粒，面炒去油，共研细末，醋糊为丸梧子大

油捻熏法：以蓖麻一掬去壳，捶烂如泥，其油最多，擦于火纸上，约擦数张，将纸卷成火煤，燃火近口熏之，使病者吸其烟气。

一益林陶姓孩，出痧七日不收，烦躁不宁，就予治。察其热渴齿焦，音嘶咽痛，咳嗽带红，痰多气促。索阅前方，虽有甘桔，余皆荆、防、柴、葛之属，此误于江承桂之要知头面焮赤，正痧毒外达之势，急宜托表，俾毒不内溃，若投寒药，则喉闭痰升，命归泉路之说也。究不知病有初终，药有层次。如痧疹未达者，自宜表托，其达而畅者，务以辛凉，使其毒无留连，见伤营卫，如此热势炎炎，非辛凉何以解乎。遂拟银翘汤以人中黄易甘草，荸荠皮易竹叶，合二母散加煅石膏、黄连、桔梗、蝉衣、牛蒡根汁，连服三剂而

转。后又以原方去石膏、黄连、知母、蝉衣，加沙参、扁豆衣、橘络。另用青黛二分，煅中白二分，炙僵蚕四分，硼砂三分，胆矾一分，火硝三分，上梅片一分，合细吹之，名曰七宝丹，未数日而愈，皮褪如麸。

银翘汤见前。二母散：知母、贝母。“七宝丹”见本段。

论虾蟆瘟

虾蟆瘟者，初时恶寒壮热，头重体沉，两腮预肿，形类痄腮，乃邪犯少阳。少阳之脉与太阳阳明之脉会于巅顶，下络耳之前后，故受病者，两腮肿大，名曰发颐。所谓虾蟆瘟者，乃以蛙鸣腮鼓，象形以名其病也，治法宜于辛凉清散（少阳病，柴胡不可缺）。

一墩左庄左姓子，患疫发颐，恶寒作喔，身热头重，胸次痞满，就予治。予以胸痞舌腻，有夹滞之象，遂用普济消毒饮，去元参、蓝根，加槟榔、枳壳、半夏两剂，得汗而痊（耳根肿处，曾以红小豆面、醋糊调涂）。

普济消毒饮见前。

一蒋德乾之弟，染疫发颐，恶寒发热，乡间于痄腮往往用黑涂禁，三日后，腮肿虽消，而病转重矣。就医诊治，连服柴葛解肌，不惟无汗，而热势更剧，口渴谵语，抬就予诊。舌苔苍黄，大便四日未解，胸前胸后，发现红紫斑点。予曰：此瘟毒传里证也。遂拟消癍青黛汤，去参，加大黄，合新订浮石汤。一剂则便解恶垢，神志转静，二剂则战汗如洗，热退癍消而愈矣。

消癍青黛汤新订浮石汤（俱见前）。

论鸬鹚疫

鸬鹚，鸟也。鸣声连串，回腔络绎，病以此名，以其咳声相似也。此症在小儿为最多，亦带有传染性，咳作则连声成串，竟至数十声不可稍忍，而腔宛如水鸡鸣者，似哮非哮，似喘非喘，甚则面目浮肿，口鼻呛血，此属邪犯肺腧，最不易效。其治疗之方，端不外乎疏风、润肺、宣痹、清络为之大旨，此症遍考医籍，从无特主之方，惟谢观之《医学辞典》，有以鸬鹚涎及蚱蜢煎水服之，立效云云。试问鸬鹚涎，其何易取。蚱蜢又为何性？不识其性，徒以鸟食之虫，而治鸟名之病，予所不取也。

一李庄李锦芳之八岁子，咳嗽连声不歇。若水呛蛙鸣，几欲断肠之象，就予诊。予以前胡二钱，半夏钱半，橘络二钱，桔梗二钱，杏仁霜钱半，炙桑叶二钱，甘草一钱，苏荷钱半，牛蒡子二钱，风胡萝卜四钱，刷毛枇杷叶两片，订名曰前半桑杏汤，令服五剂甫痊。

一刘家庄刘姓子，疫疹之后，咳嗽不息，咳则连作数十声，喉间如水呛之状，口鼻喷血，面目浮肿。予以前半桑杏汤加炒蒲黄钱半，柿饼霜一钱，三剂获效。复诊时，又以原方加减，再服三剂而痊。

（《医界春秋》41期医方经验汇编十五）

论大头瘟病治法

瘟疫之症，其患最烈，其变最多，如葡萄瘟、瓜瓤瘟、虾蟆瘟等等，见于吴又可《瘟疫论》中者甚详。而大头瘟一症，非为险恶，前辈称为时行大头，叶天士谓其气最恶者也。病况均系大热大烧，头目肿大如斗，或便秘，或便下黑水，小溲短赤，或神识不清，谵语狂乱，此乃瘟毒入内，上干清阳，以致头目作肿，治之者真应如救焚极溺，稍缓须臾，立即告殒。惟向来治法均用保命之清震汤，以瘟毒传染最烈之时行大头，而以燥烈之苍术为君，焉能不坏？故患者百服百死，杀人惨于利刃，数十年来，所见甚多，不忍不垂泣而道也。至于适疗法，自当以清内化毒为主，吴氏之银翘散等，固为上乘，但究嫌力弱，宜合火青汤，大剂投之，便燥者略通之。溲赤者宜利之。最忌十发其表，若用滋腻，如生地、麦冬、元参等类，其死尤速。头肿宜外敷金黄散，一日数易，必能渐渐肿退烧去，溲赤而愈。余经治甚多，悉以此法愈之，而最重者，以肃正府本族某少年为首，此人年约十八九岁。五月间患瘟症，初起发烧呕吐，旋即头目眩晕肿胀，迭服杂药，其势愈张，症延十余日，壮热神昏，便泄黑水，谵语不休，时欲裸体，并欲寻刀刎颈，头肿如斗，脉反沉细，病造极中之极，香岩先生所谓去死为近者也。车王府世子索仁甫君，恳求往诊，告以症已危殆，恐难抱救，病家必欲求治，以免遗憾。因思此症一团疫毒蕴结于中，上干清阳，以致头肿耳聋，疫毒弥漫于上中两焦，以致欲呕不食，便泄黑水，而溲赤如血，滴点热痛，所幸昼间神志尚清，或系一线生机，爰以大剂驱秽解毒汤为主加大青叶、鲜佩兰叶、木通、滑石之属投之。一服神清泻止烧退，遽见转机，惟口尚渴，溲尚少，因医吓以若食凉果必死，问余可以少食否，告以即食西瓜一枚，亦无害，且能助药成功。当立市大瓜一圆，恣其饱食啖，竟食其半，夜间谵妄全去，安眠达晓，溲下如泉，始红继淡，病情大定。疏方照前法加减，计赴诊四次，服药八剂，头肿全消，精神复旧，竟起其九死一生，真至快之事。设当事泥于清震汤方而妄用燥烈，或过于姑息而参以阴滋，则患者讵有幸乎，而病家坚信不疑，毫无掣肘，因得以尽吾技，是亦有足多也。因论时行大头，治法并附及之，以供海内方家参考焉。

大头瘟治验

余侄年五岁，因感受不正之气，且于耳上漫肿一块，皮色不变，亦不甚痛。按之软瘪，随手即起，寒热大作，次日头部皆肿，疏风解表法，内服外敷，两剂豁然矣。后数日连见几儿均患是症，亦皆治愈。

杨梅疮

考西历千四百九十三年，西班牙师征印度马担岛，士卒染霉毒病，不数年已遍传欧洲。至一千七百年间（即明弘治末年）葡萄牙人航海入广东，与我国互市，自是霉毒遂侵入中国。《俞辨续医说》云：明弘治末年，民间患恶疮，自广东人始，吴人不识，呼为广疮。又以其形似，谓之杨梅疮。近此疮已遍传国内，患者极众，贻害较前益烈，我国遂不幸有霉毒国之称焉。查杨梅疮初起者易治，若误服轻粉、水银悍燥劫剂，妄希速效，致毒邪深入，骨髓积久，外攻而见牙根腐烂出血，及喉内腐痛、结块肿硬等症者，名结毒倒发，如医者不察其病原而加以适当治疗，鲜有不误人命者。特述治验数则如下：（一）庚申春阜宁吴少青，患淋浊，愈后牙根溃烂出血，遍服清热养阴药不效，乞先君治之。用牛黄、珍珠、冰片各一钱，石钟乳二钱，辰砂三钱，琥珀四钱，共为末，入飞面、绿豆粉各二两，研和匀，每服一钱，土茯苓煎汤和服，以清其余毒，服一料而即痊。（二）扬州汪某患喉内腐痛，延喉科诊治不应，乃聘予叔荫塘往诊。予叔询其致病之因，系由下疳，愈后毒邪上攻所致，当令先服九龙丹，以急泻其毒，再服归灵内托散加减，以清余氛而愈。（三）辛酉秋，淮扬镇守使署一顾问官之公子来余处诊病，其护兵某甲患两腿肿硬结块，破流污水甚多，外科调治，经年终未收口，因托其主人转恳予为拟一方。予疑是症必有异，询之果起于杨梅疮后，即用银花、甘草、石决明、苡仁、木瓜、木通、土茯苓等败毒之品，兼服西圣复煎丸，亦逾月而瘥。以上各节不过述梅毒见症之大略，务望医者临症时，须细审病因，而善为施治，不独病者早占勿药，抑亦医者职务所当应尔也。

（《中医杂志》7 期　鹤山堂诊余笔记）

花柳毒

王某年三十余，染花柳毒，左胯患鱼口，白肿坚硬疼痛，步履艰难，来就余诊。余曰：此证消之不得，脓未成，刀亦无从开，且溃后不能完功，非用燔针针之不能奏效。病者以惧对，余曰，无痛楚，遂施以燔针，贴余制消毒膏，因询其便秘否？曰五日未大便，使服余制西黄解毒丸一瓶，大便通泄，出黄水，余遂渐消，未及旬日而愈。后数年复染花柳毒，发为筋骨痛，服余制西黄扫毒丸一瓶而愈。

（《中医杂志》6 期　广德轩外证治验笔记）

柳毒

余左年三十余，四川人经营沪上，染花柳毒，初患肾囊红肿疼痛，就西医治未瘥，延久溃烂，损及睾丸，臭气难闻，后经友人荐余治。余谓症虽可愈，但有一睾丸不保，病者问有后患否？余答以无大碍，后尚可有生育，遂掺以余制硇砂白降丹外贴膏药，三日后腐肉渐去，复用上药，四日后其腐烂之睾丸已突出，色带紫黑，渗用红升丹不数日脓腐较少，臭气亦减，旬余新肉始生，渗以生肌丹，数日后患处已平。

（《中医杂志》6期　广德轩外证治验笔记）

花柳病治验

镇江何子明君，少年富裕之子也。患膀胱加答儿之症，加之小溲点滴不爽，玉茎破烂疼痛异常，已两星期矣。舌苔薄白，诊脉弦数，询其致病之由，因花酒茶围，麻雀鸦片，雪茄不弃，卫生不讲，失足青楼，传染霉毒，精化欲染是也。与气化传染，治法悬殊，上工不难鉴别。推察恙情，酬应不节伤其气，起居不慎伤于阴，饮食不一伤于胃，酒色无制损其真，真精一耗，百疾丛生。夫精也者，气依之。如鱼伏水，神依之。似雾得渊，精神内守，病从何来。是为疾者，水失涵木，木火与君相之火，煽煽不平，火灼则阴伤，膀胱不化，膀胱为州都，藏津液，司气化，脾气散精，上归于肺。肺气宣布，下达膀胱，而为溲也。内服益水涵木，以平君相，而展膀胱，以化菌毒。用知柏、地丹、硝黄、苓泻、萆薢、菖蒲、莲心、灯心、甘草梢、枳椇子、山栀、川通、木通、元参、仙遗、五宝丹等，先后出入为方，外以千分之一升汞水洗涤，搽以百分之一石灰酸软膏，始而溲通痛疼定，继而生肌收口，约旬日，即得完全如旧矣。

（《三三医报》2卷）

花柳病综合治疗法

花柳病，我国古书无考。明正德间始发现于岭南，俗称毒门，亦名性病。乃传染病及遗传病之一种，倘经中毒，便即蔓延，以引起全身之疾病，且遗传其子孙，苟不速治，贻患无穷。故当一千八百九十九年，有万国花柳病预防会之设立，期遏毒源，法至善也。讵近世日医松园渡边熙言："今日之患梅毒者，竟占百分之七二。"果尔，则人类前途，何堪设想，言念及此，实可痛心，爰作此篇，以备缓急。虽未能尽愈其疾，而见病知原，庶可以稍识途径矣。

有谓花柳病问题广泛，欲综合治疗，殊非易事，是未知中国医学对于病理之根本也。夫吾国治疗之关键，在症候不在病灶病菌，所谓症候学者，即病理解剖之变化也，兹举其一般大略言之。

一、原因的关系

梅毒之历史，固远在一千四百九十五年，流行于法兰西，传播于意大利、俄罗斯等国，迨至一千五百二十年间而入吾国。然其原体为一种螺旋菌，直至一千九百年始由绍丁氏发现，至其感染门户，生殖器固属甚多，然由口鼻舌等处潜入者，亦复有之，他如空气、衣服用具、饮食、排泄物等，附有此菌而传及人者，近世有谓最要为带菌人，亦不可忽视，故我人务以不接近梅毒患者为宜。若夫先天梅毒，则由其父母之遗传，有潜伏至二三十年而犹发现者，有累及其四五代子孙而断根者，诚可叹也。

二、本体和症状

花柳病之原因的关系，虽如上述，然传染以后，分侵及于血液，直犯其神经，遂使全身无不受其害者，其现状种种不同，千状万态，莫可究极。依其本体，可分为四种。

甲　梅毒

乙　淋浊

丙　下疳

丁　横痃

兹更就其各种症状，分述如下。

梅毒又大别分为四期：其局部症状为第一期，如腋部淋巴腺肿大，生殖器发生硬结，或表皮破溃是。其皮肤发现为第二期，如全身发生蔷薇疹，日久溃烂处呈肾脏形是（杨梅疮）。三期营养衰颓，故发生部位即不限于皮肤，每侵骨内脏腑等处（杨梅结毒俗称开天窗）。至第四期，则神经系统染毒，依其所在，可分为两种，即脑梅毒及脊髓梅毒是也。始乃精神障碍，及性质变化，终至脑血管破裂，而成中风性发作（麻痹狂），迨濒于死，可不惧哉。

淋浊者，小便滴沥涩痛而流浊也。旧说六淋二浊，六淋者：石淋、劳淋、血淋、气淋、膏淋、冷淋者也。大抵人房太甚，败精强闭，亦有专因思虑，肝经移热于胞中，日久注渗而成，新说则为复珠菌感染所致，约分急性、慢性、前尿道、后尿道等炎，皆不外摄护腺炎和睾丸炎二种而已。二浊者：赤浊、白浊之谓也。经曰：思想无穷，所愿不得，意淫于外，入房太甚，宗筋弛纵，发为筋痿及为白淫。

然则，浊与淋无以异也，兹复取者，何以故，是为浊病专在精窍，与淋病之在溺窍者不同也，仍用新学理解释以明之，则是输精管、精囊、膀胱、肾脏等炎耳。

下疳者，阴茎生疮疼痒，或肿烂脱落，即杜克来氏所发明之连锁状杆菌传染而起之硬性下疳是也。又有梅毒之软下疳，与混合下疳二种。若化脓破溃，即属于前者；无疼不化脓，则属于后者。至所谓混合下疳者，乃疼痒破溃，并且化脓也。

横痃名称亦分三种：一曰鱼口，二曰便毒，三曰梅毒性横痃，通常生在其人左（右）腿夹缝中，形长如蛤，漫肿坚硬，痛牵睾丸，脓稠者易愈。如流败浆，则难敛口。其并发症，为鼠蹊炎，即本篇所谓之横痃是也。

三、病理解剖之变化

花柳病之病理，乃纯粹是厥阴肝经症。夫国医言肝经者，实含有代表神经全部之义。换言之，神经系统症，所谓神经症者，即血症之道也。以现代医学言之，可谓由血中之毒素，而引起之病状也。故国医学之病理，即按三阴三阳之部位以定症，所以区别病症之所在，为治疗之标准也。

近有用现代德医学最近之胎生学，比较而对照之，历历不爽，兹不赘述，仅将国医学足厥阴肝经筋主病之说，择要介绍于下。

经曰：肝藏血，性属木，主血、主筋、主呼、主怒。

又曰：足厥阴之筋，起于大指，上结于内踝之前，出太阴后入腘，循阴股入毛中，绕阴器，抵小腹，挟胃属肝络胆，上贯膈，布胁肋，循咽喉，上入颃颡，连目系，上出额与督会于巅（脑也）。其支者，复从肝，别贯膈，上注于肺，是病则为强直惊痫、疝痛、癥瘕、面青、颊肿、筋挛、卵缩、遗尿、癃闭。

阴器者，合太阴、厥阴、阳明、少阴之筋，以及冲任督之脉，皆聚于此，故曰宗筋。厥阴属肝，肝主筋，故络诸筋而一之，以成健运之用。失其和而病，且不能主持血行器之时营收缩，血行器之时营收缩失常，则影响血液运行于全身，故诸恙百出矣。兹再引近世生理学家所言，神经系统，一系支配随意肌和感觉器官，一系支配内脏和器官，和全身血管之说以衡之。其证明，此种解剖上之变化，亦颇相吻合。

四、诊断及治疗

花柳病，依前述症候，不难诊断，如用瓦瑟耳曼氏血清诊断法，在最近诊断上，为最有价值者，惟吾人现时缺乏物质，本又无可讳言，但只好观其人是否接近娼妓与有无遗传以为断。

其治疗之正规：第一营养，第二求局部特效，第三杀菌，第四排毒。切勿妄用轻粉、红升、水银等剂，劫去痰涎，从口齿出，以求取效一时，致毒气侵入经络筋骨，血液枯槁，筋失所养，变为拘挛痈漏，竟致废痼。兹谨拟服方列后，但临诊时，尤望贤者随症化裁是幸。

花柳病综合治疗方：

绵黄芪　鲜生地　全当归　杭赤芍　栀子　柴胡　泽泻木通　车前

附记：黄芪内强心肺，外固肌表，直接供给营养分于肌肉细胞，可以恢复生活能力强壮，能与病抵抗，使细菌不合于生长。鲜生地富有机体铁，能凉血补血，系治血压增高，及血液循环奋迅。当归、赤芍，补血以养神经。龙胆草专治神经系统之机能亢进，兼入膀胱肾经，除下焦之湿热。栀子去心肺及全身淋巴管内之邪，使之屈曲下行，从小便出。柴胡是兴奋神经末梢，发表和里，升清降浊，兼有杀菌之功。泽泻能兴奋肾上腺内分泌之旺盛，以排肾脏之毒。木通、车前甘淡轻虚，上通心包，清热凉血，下泻大小肠、膀胱之菌，惟药性偏于寒凉，凡病久食少身疼便溏者，似宜慎用。

（《中医世界》5卷2期　32、11　章启民）

梅毒性外疡治验

镇江同春堂药号韩炳文忽然畏寒，右腿伏兔里侧疼痛异常，内硬如掌皮无二色，不能步履，张说筋骨疼，李说流注，又云贴骨痰，议论纷纷，已进阳和汤，未效。邀熙诊治：舌苔淡黄，有朱点，脉来沉，大便阻结，溲黄唇燥，此梅毒性发炎于筋骨之症也。初用醒消丸，继投犀黄丸、八宝丹，佐以归、芍、银翘、牛膝、丝瓜络、丹、栀、夏枯、香附、丹参、仙遗粮、桑枝、甘草、萎、贝、硝、黄、灯心、藕、芦根等出入为方，外以金黄散、冲和膏、芙蓉散、川连、天花粉，略加蟾酥、冰、麝等，葱汁白蜜调和，隔水炖温敷上，外罩皮纸。一时后即觉凉风入内，疼痛渐除，并内服一二剂，右腿里侧之皮肤其色转红，有三四寸许，内部之硬疼效机，此病由里达表，由重转轻，移外之象也，再服两剂不畏寒矣，能步履矣。倘守芎、归、苍、陈、防、芷，热势故然不去，阴液其何以堪而不偾事者鲜矣。后以清心（诸疮痛痒皆属心火）平肝以调营气（营气不从，逆于肉里乃生痛肿），清络通腑以和筋脉（腑以通为补），以下行为顺，胃热降，则诸经之热皆降外，贴云台膏（又名夑膏，见《理瀹骈文》），调理旬日，以收全功。故正宗云以消为贵，以托为畏，诚可为法，何世人醉心欧西注射及罨法等以觉治外独步，将数千年国粹，未曾表扬，恐湮没不彰，乞爱国者执政者不可不加诸意也。

梅毒治验

金山河陈小山，年二十余，患偏头痛年许，所延中西医士不下十余人，阅方有散、有补、有寒、有温及药水、药粉，均皆少效。一友荐懋调治，诊脉鼓指，舌中黄边赤，有（朱点）累累，大便燥结，小便溲黄色，入夜证剧，昼则如失。懋曰：梅毒也。询及早年曾有淋病否？伊曰：有之。懋用大承气去枳、朴，加元参、麦冬、薄荷、桑叶、仙遗粮等，早晚服五宝丹各一分，未一星期而愈。夫头为诸阳之首，纯阳无阴之处，惟火可以上炎，惟肝胃最易升胜，梅毒本相火之气，循肝胃二经上扰，降之则愈，此案本不足道，然吾国国粹，稍有热诚者，不得不保存之。若云毁谤西医，则吾岂敢。

（《如皋医学报》1930 年）

梅毒治验记

现时竞尚社交公开，淫风日盛，而花柳疾病传播更广，直接间接，皆有触染之可能。都市无论已，即穷乡僻壤，寒村孤舍，他种文明，未易达到，乃所谓恋爱自由，性学研究，反轮进非常迅速。青年男女之堕入情网，而营野合等不洁交媾者极多，于是花柳病之产生，有甚于其他。吾人试一检查诊簿，统计一下便知。欲施预防与扑灭，殊非易事，而专靠注射六○六之起码西医，大发其财，硬敲竹杠。奚知六○六之收毒入骨，与郎中之用轻粉、矾石造成上疳，为害相等。故近之因患花柳误治，毒攻上窍，成为盲目缺鼻及瘫痪者甚夥，花柳病之可畏，与治疗之宜慎，愿青年同胞注意焉。兹述治例如下。

姜堰市后仲庄吴姓妇，年二十余岁，其夫任某机关勤务，一日来医室求诊，谓身患花柳梅毒，几经疗治，均未能愈，请求设法。余见妇本农人，何得患此病？乃细一查询，始悉妇夫，曾染淋疾，致受直接传毒。按脉细数而弦，周身疼痛，白浊频泄，阴肿而痒，遍体梅点，头重目赤，溺涩且痛，为用川连、石膏、生地、龙胆、萆薢、甘中黄、芦荟、生大黄、丹栀、芩苓、车前、滑石、遗粮等，令服十帖，并令多食蟾蜍，后大便屡泻紫血而痊。

夏朱镇沈某，年少翩翩，谬解风流，日夕周旋于花街柳巷，自以为冶游之乐，甚于其他。讵知乐极生悲，梅毒沾体，上疳下淋，痛苦异常，乃求治于西医院。新洒尔沸散内服外敷，终归无效，金钱损失盈百，而病渐以增重，始恳余救，亦处以上方加减，服十数剂而告愈。以上两案，皆是青年失足，一则遗害妻子，一则祸及自身，可知卧娼宿妓甚危险，喜究究性欲者其鉴诸。

（《神州国医学报》1932 年 1 卷 11 期）

梅毒

花柳病分为二类：一曰梅毒，一曰淋浊。虽总称花柳，然以病原体不同，故为绝对不同之两种病，兹先论梅毒，而淋浊则另篇论之。

梅毒即霉毒，为一种极恶劣之慢性传染病，其病原菌为梅毒螺旋体，属原虫类，于一九零五年由孝定氏所发现。此病因接触患梅毒之人，或因不洁之交合，致原虫侵入阴茎小创口而成染毒之后，大约二星期左右，其受毒之处，生扁平或结节状之硬块，此硬块谓之硬性下疳。后渐溃烂已，而鼠蹊部之淋巴腺，因滤毒之结果，而发炎肿，此即所谓横痃，是为梅毒第一期。迨七八星期后，全身淋巴腺俱肿胀，于颈部之颚下腺尤为明显，此即所谓"梅毒性瘰疬"。是时皮肤苍白，毛发脱落，颜色憔悴，形容枯槁，皮肤上遍斑疹，形如杨梅，故俗谓杨梅疮，梅毒之命名本此，是为梅毒第二期。再经数月，上述各症虽渐减退，而病毒已弥漫全身，内脏及肤表均发虚肿，生无数斑疹，各处溃烂，筋骨疼痛，甚至鼻肉烂尽，鼻骨脱落，或头顶生一巨穴，露出朽骨。或耳孔鼻孔流出恶臭之浓汁，是为梅毒第三期。病至此已去死不远，即幸而治愈，或竟不能生育，即幸而生育，其子女亦呆瘠低能，或畸形怪状，不能受高深教育。呜呼！片刻欢娱，终身受累，且流毒子孙，遗害无穷，好冶游者，可不深加警惕哉。

　　西医治梅毒，虽有其科学的特效药，然亦未能根治，且药性酷烈，流弊滋多，不如中医之纯正，且有坚壁清野之握。吾友程君曾患此恶疾，苦楚不堪，某名医授以验方，如法制服一料而愈，豫后甚佳。后程君亦以此方治愈多人，无不覆杯而愈。忆程君病愈之时，尝发誓不复冶游，且以刀截其左手之小指，以示决心。去年晤程君于上海，偶语前事，相与轩渠，视其小指固缺如也。程君谓其方尚珍藏于行箧中，余喜出望外，允以自绘花鸟立轴一帧为酬，索其方抄之。

　　土茯苓六斤，洗净切片　龟板五两　生地四钱　木通三钱　牛膝　蝉蜕各二钱　防风　归尾　连翘　黄柏　陈皮　白芷　银花　知母各一钱　猪脚一只

　　上药十八味，先将土茯苓、龟板二味用清水三四斗，以大砂缸文火煎熬。如将干则加水，自晨至晚。滤净药渣，余药另煎，亦去渣。将药汁和入土茯苓、龟板汤内，再将猪脚去骨同熬一夜，即成浓厚之药胶。

　　此药胶专治梅毒各症，如下疳横痃、鱼口便毒、瘰疬杨梅等，无论已破未破，均有特效。服法不论时间，不分顿数，饥则以药胶隔水炖热，稍加白糖，尽量食之。早食尽为妙，毒轻者药未食尽而病已除，毒重者如一料未愈，再加一

料，无有不庆霍然者，愈后永无复发之患。多人经验奇效如响，但煎药忌用铁器。

此方之主药为土茯苓，土茯苓为梅毒根治之特效药，但此药忌茶（一切茶叶均忌），服药期内，固不可饮茶，服药之后，仍须戒茶一阅月，犯之令人脱发，如牛山濯濯，但亦无他患。

（《中医新生命》验方丛话二十二）

梅毒验方

一人身染梅毒，不敢告人，自买药水用之，不效。又延中西医治之，必小效，后得此方服之，未及一月，即霍然而愈。方用黄土一升，水拌，澄清，去渣不用，蚯蚓粪二两，生大黄一两，生甘草五钱，萱草根五钱，将上药水煎，和黄土水冲服，服后便泻，隔一日再服。如此数次，约三星期，其毒自清，不生后患。方中之蚯蚓粪，即夏日泥地上一种屈曲之泥是也。

鱼口便毒方

无论男女下部左右溃烂，苟用此方，均可获效。先用夏枯草五钱，苍耳子三钱，煎水洗之。再用生荔枝核三钱，青果核三钱，桃仁三钱（均是核内之仁），将醋浸一宿，搽之。然后用黄柏灰和松花粉扑之，照此法日日行之不已，三四剂后，即痊愈矣。

（《神州国医学报》吴去疾）

横痃下疳治验

爪哇侨商周某，客莅归梓，患花柳症。挽友介绍就诊，人颇朴实，年约五旬左右。据云，旅荷属经商，先后南渡五次，夏历重阳节后，阴茎龟头忽觉肿硬，虽经荷医治疗，迄无效果。十月初整半装方旋，旅步后，与知故戚谊寒暄叙话，交际场间，不免一番酬酢，自是加剧。且在小腹胯部之际，鼠溪核肿大如鸭蛋块，寒热时有潮作，步履维艰，余投以黑丑、山甲、连翘、银花、防风、蝉蜕、大黄、车前、木通、甘草，外用五宝散，并硼砂、酸粉泡水洗之，良愈。

（《中医杂志》16 期）

硬性下疳

下疳分二种，即硬性与软性，前者为传染病霉毒之初期，因不洁之交合，致霉菌侵入阴部小创口而成，于染毒后经二三星期，其染毒处生扁平或结节状之硬块，此硬块即是下疳，后渐溃烂，殆微毒侵及淋巴腺而生横痃是为霉毒第一期，后者旧说亦以为霉毒。据渊雷夫子之研索，认为另是一病，绝对不是霉毒（见新生命第四号页三八），下方专治硬性下疳，有斧底抽薪之妙，而软性下疳不与焉。

老友张君（现已韬晦，遵嘱隐其名），知余有搜集验方之癖，物以类聚，承将自己经验数十次之下疳验方，以邮筒相寄，且书云："……弟客沪二十三年，好狎妓，患淋浊十五次，患下疳达三十六次之多……此三方一服一洗一敷，内外周到，毫无遗憾，每患此病，辄以此三方自疗，因职务关系，未偿就医，而预后均良……"云云，兹表而出之，俾患斯疾者，得一良好之顾问云雨。

（一）服方

川大黄五钱　土茯苓六钱　黄柏三钱　五倍子一钱五分　朴硝后下　甘石　地丁　金银花　浮萍各二钱

上药九味净水煎服（服后忌饮茶，暂以白滚水代之），服后顷刻，用下方洗之。

（二）洗方

浮萍_{五钱} 雄黄_{一钱五分} 甘石 地丁 角刺 白矾_{各三钱} 儿茶 文蛤_{三钱} 草节_{一钱}

上药九味净水煎浓，适寒温洗之，洗后，再用下方敷之。

（三）敷方

川大黄 田七_{各四分} 正梅片 苦参_{各二分} 正血珀 黄柏 青黛 五倍子 儿茶 正血竭 乳香_{去油} 沼药_{去油} 雄黄_{各三分}

上药十三味，共研有细末，敷患处（未溃者，以香油调敷，已溃者，则干掺之，一服一洗一敷，回环数次即愈，惟第一条服方，体弱者药量酌减）。

《中医新生命》（十三）13—31 期　孔伯毅

下疳治验

镇江何诚之偶然失足于花柳，次日小溲觉痒，又次日觉疼，再次日玉茎红肿，疼痛较甚，小便不爽，淋浊淋漓，步履有碍，苔白有红星，中部开槽。诊脉沉，分弦数，两尺独大，此下疳初期梅毒性症也。加之君相不平，营热毒甚，速当清营解毒，平心凉肝（肝脉络于阴器），滋肾以清龙雷之火，致病之因：一由未讲卫生，再由香烟膏粱不绝，于口竹战不息于手，应酬不休，于神可谓心忙身间操劳过甚，暗伤心肾之脂（老子曰：毋摇尔精毋劳尔形，皈心静默，方可百病不生也）。用知、柏、地、丹、栀、泻、山药、仙遗粮、珍珠母、莲心、夏枯、硝黄、八宝丹、芦根、灯心等一剂，痛减肿势稍消。外治法以陈年真菜油一杯，将玉茎浸入，此乃消炎最为捷径。每日浸入二三次，并用安脑祛疾，圣药一日嗅入鼻内三次（见绍兴医报星刊第九十五号）。再服二三剂肿痛全消，倘内服外治缺一，或用方稍有疏忽焉，可如斯速愈，而不溃者鲜矣。

（《三三医报》1923 年 1 卷 8 期）

症治杂记

凤尾草，一名鸡距草，多生井旁及坨墙阴处，故其性善涤热，无论伤寒、温病、暑疟等病。凡属实热者，若以凤尾草一握捣汁，水调炖温顿服，效如桴鼓。余先人每每用之，且也疫疠之症，以此草捣汁入石膏、犀羚药内，奏效如神。

杨梅之毒，固结蔓延，欲使断根，殊非易事，惟以大虾蟆皮三十余张，剪成股子样之碎片，以粳米拌炒，至米成黄色为度，并米取起，于泥地上过去火气，随即拣出虾蟆皮，置日中略晒，研成细末，瓷瓶密收，另将所余之米，亦另装入他瓶。服时，将米倾出少许，同粉甘草二大片煎汤，送下虾蟆末一钱匙，一日两服，服完再合，需以时日，自能脱体。较之服猛烈之品以攻毒，卒至两败俱伤者，妥甚。

（《神州国医学报》黄国祥）

乳癌（乳疡）

紫泥吴怪妻徐氏，年二十九岁，客腊感寒愈后，乳部忽结硬如果核（乳房腺变癌肿）。不移不痛，姑听之，遂由二三核渐增至四五核，形亦渐大。惟肤色如常，又不痛楚，故度外置之。翌年四月间，积毒骤发，焮肿疼痛，日夜哀号，寝食俱废，于是中西医药杂投，卒无一应，而肿痛愈剧。氏父徐祥，余铺旧夥也。知余解医乞为救治，许之。往验其患部焮肿如榴，嚎痛不已，云不眠食者已四日矣。为拟傅青主治疡毒方为汤剂，外用丁香、樟脑、乳没、雄黄为末，调猪胆汁涂之，翌日脓溃淋漓，痛楚若失，精神安宁，继改用西药埃老掰膏 Ungurnt Todofor Codoforns 以去腐，后用锌养膏 Unguent Zinc Oxid 以合口，总计治疗经过，首尾仅十五日耳，得产一子。

(《中医杂志》10 期 陈莲峰 佛庐医谈 乳痈治验)

破伤风说

盖人有夭寿之异，病有死生之别，人有疾病，求之于医，医者总其名曰医生，但医其生者，亦当知其有死，不知有死，而徒曰医生，故有未决其死而死者，或药碗未释而死者，污玷声名，此宁可以为医乎？至于破伤风一症伤中也，乃风由金疮或钉剪磁刺之伤口以中之也，为害最烈，西医不曰风，谓有一种毒菌，窜入伤口。中医方书，亦多未详载，予初于此症之生死，每每分心割不清，深以为恨，故格外留心，历验其死之速者，必项背强直，箝口不开，或振身上挺，或口不能言，而自指其胸腹，手作搁鼓之状者，想因内风鼓舞，苦莫能言，而有如此之现象也。予入医界五十年，凡遇知有未尽者，必由于理有未穿，常于项背强直四字，以探其究竟。盖人之脏腑，靡不有腧，腧皆系于背，各腧皆受风淫，气血不为所用，而项有不强，背有不直者乎。风门口闭，予有二比，冶铁风箱，后先木铎，推之则风向前鼓而前铎闭，抽之则风向后来而后铎紧，人口之中，亦有口盖，盖在口腔上颚，后盖曰软，前盖曰硬，内风外鼓，鼓之甚，则前盖愈紧，此其一也。五脏之心，开窍于舌，又有四系，上系于肺，下系系脾、系肾、系肝，而肝之支脉，与督脉会于至巅，循下颊，环唇内，肾脉贯肝，循喉咙，挟舌本，脾与胃为表里，开窍于口，脾脉络胃挟咽，连舌本，胃脉起于鼻，入上齿，挟口环唇，下交承浆，所以此症之舌本强而口齿紫，直不啻蚌合箝喙，任挟不开者，岂非风淫于内，隧道中血不流行，诸脉束缚，而有如是之烈耶。况口为呼吸之门，出纳之所，乃人身至重之联隘，呼吸出纳，俱塞其门，其将何以生乎，此其二也。予是以于素所经验者，特录数则于下，俾后之学者，得以知其猛烈，别其生死，设临症不致茫然无决也。

古人云：一物不知，儒者所耻，而一病不知，又岂非医者之所羞耶。予故于素不多见，方书所未备载者，以历验之，中风口噤，多出于急而有痰，破伤风之口紧，多见其缓而无痰，其急者，卒然跌仆，牙紧口闭，虚灵受蒙，人事不省。其缓者，初觉身体不仁，项背拘急，口舌将不和，约一两日之间，其项背拘者，愈拘愈直，口舌将者，愈将愈紧，直至如老蚌合喙，点水不入，而神志尚清，却无不省之状。予屡验之，昔汪机以全蝎、防风两味治破伤风，毋乃太简，而弃天士。又以黄鼠、黄鱼鳔、荆芥、艾叶治之，亦多未奏效。予于是以缓急之异，有痰无痰之别，而续录之，以启后来者之识见。真中之症，愈者固少，而破伤风之获痊者，十中亦仅一二耳，其治疗之法，在予管见，终不离乎治风治血，血行风灭八字为之主脑，西医亦有以血清治破伤风者。予所拟之内服方，名曰伏虎汤，取其风从虎，药能降虎之义，外敷方，名曰搜风散，一并截录，请有道者，酌而行之。

新订伏虎汤：潞党参二钱　大生地三钱　炒生白芍各二钱当归三钱　川芎钱半　荆芥炭三钱　防风钱半，炒　威灵仙二钱紫丹参三钱　全蝎五条　黄甘菊三钱　羌活一钱　冬桑叶三钱，蜜炙

搜风散：当归炭三钱　荆芥炭三钱　白芷二钱　大黄二钱
浮萍炭二钱　共为细末，以黄鼠溶化，调敷患处。

一杨家庄杨师吉之子，年二十许，赤足在田，脚面近指
处，为豆梗刺破，当时出血少许，未甚介意，隔三日，早
起，觉项背不和，出言口捯，妻与之茶，腮骨颇硬，及午更
剧，抬就予诊。六脉浮急，而人迎缚甚，知为风病，究未解
其何由，适病者脚动，见有伤痕。予以指甲引之，初轻后
重，毫不知有痛楚，予谓其父曰，此破伤风也，为害甚速。
遂仿李士材以甘草涂麻油炭火炙干，抉口咬之，逾时再换，
另以秦艽升麻汤，去桂枝，加天麻钱半，当归三钱，大生地
三钱，羌活一钱，命灌一剂，次日复诊，固无效。而口紧若
缄，背直如死，点水不能入口，惟神智较清，曾自指胸腹，
以手上搔，形其内风鼓舞，不能容受之状。予曰，症已笃
矣，遂未立方，不二日即逝。

秦艽升麻汤：秦艽　绿升麻　粉葛　甘草　芍药　人参
白芷　桂枝　青防风　葱白　水煎服。

一钟桥徐开益之子，年二十外，甲子夏末，以手有伤
痕，忽觉口捯背硬，舌本不仁，旋就予诊，察其症情，与杨
氏子丝毫无异。予以素有经验，以不治回之，徐疑予以酬金
为计，遂厚允。予曰，汝痴矣，予岂不顾名誉之利徒耶，徐
乃跪求不起，勉开伏虎汤与之去，三日即殁。

一樊瑞玉涟水人也，以该地岁荒，南来佣工，其妻手
面，为确嘴齿碰伤，当敷以药，已就痊可。一日，忽然疢
瘛，昏冒不省，求治。予以红钥匙令涂其口，及两腮骨，防
有口禁牙紧之弊，另用伏虎汤与服，一剂风熄，复以原方加
减，一面以搜风散调敷患处，示其戒慎口腹，忌乡器，还确

150

磨，旬日告痊。

红钥匙　荆芥炭二钱　开口花椒钱半　牙皂末一钱　白芷钱半　共为细末，以鳝鱼血调涂其口。

一外孙陈维信，年方周岁，乙卯三月初，随母归宁，其舅戏之，跌于门槛，眉角伤破，当时见血颇多，敷以药，届晚身有微热，入夜较甚。人正以惊唬为虞，次日早饭后，忽疯瘲痉直搐，头勾身挺，二目上竖，举家惶急无措，予以伏虎汤加海蜂房、钩藤铖为引，当煎药之时，连搐二次，一面灌药，一面以鳝鱼不及寻找，遂以细辛二分，牙皂三分，天竺黄一钱，共为极细末，擦其口齿，防生牙紧口噤之弊，过午较安，神情亦爽，惟身热未退，痰亦觉多。至三日早，痉搐复作。予知系痰热为患，又以原方去参，与羌活、威灵仙，如羚羊角三分，炒山栀钱半，制南星一钱，服之，从此渐退。讵至十日以后，项下忽肿，硬而不红，虽肿至蛋大，尚不甚痛苦。又数日，喉间觉有痰声，渐至声如曳锯，肿处转红，就疡科针放之，出脓约大半杯，厚如板痰，自此甫安，后又以二陈加橘红、竹沥，合参乳粉，陆续服之，乃告瘥。

二陈丸见前。

参乳粉　人参晒研细末，人乳滴磁器内晒干，等分蜜丸。

论羊毛疫（亦名羊毛疔又曰羊毛痧）

羊毛疫古书多未详载，惟《松峰说疫》有此病名，其后《陈修园七十种急救奇方》亦有之。大半后人补入，《条辨》亦稍称其烈。其症发时，必头痛寒热，肢重烦闷，前心后心，发痧成簇，其颗粒之上，皆有细毛，故曰羊毛疔。

又谓天时暑暖，卧风露宿，为游丝入肌肤而成此病。来势颇促，若不急于医治，速者五六小时，缓者一二日即死矣。在予之见，六淫为无形之气，其犯人也，必由毛窍口鼻而入。若谓游丝犯人，游丝虽细，尚为有质之物，犯人皮表则可矣，而犯人皮肤之说，殊难相信。总之五疫之起，皆相传染，其有传染性质，而生细毛者，譬之食品糕馒，遇时阴晦，酿生白糜，耸其皮之上者，细冗如毛，同一义也。况人身脏腑，脾主肌肉，肺合皮毛，脾肺一受疫毒，其肌肉皮毛之分，气血被其燔灼，故见此症。然症名虽具，世不多见，俗医每于伤寒热病之际，报夹羊毛疹者，实臆说也。若谓疹即是痧，而症情之缓促，又有不同，吾故特笔志之。

一予二十岁时，本镇商贾锡九君，患疫甚剧，时值先严为远处所聘，邀予诊之。服药未果，其妻朱氏，以籍隶丹徒，距家甚远，不无策乱。遂另延一医，与予同诊，察其神志半糊，渴烦热甚，舌色苔黄，大便稀水，某医复烛照其身，谓之曰：症性所以如是之重者，乃羊毛疹毒之故也。急以荞麦面用鸡子清和烂滚之，另服煎方，再观进退。予旋于病者之胸前胸后，仔细察看，亦不过寻常之人身，冗毛而已，并无别异。乃暗自忖曰：羊毛疔、羊毛痧书中尚有其名，如羊毛疹三字，不独方书所未见，即庭训亦从来未闻，彼时绝不敢与某医表白一字，遂任其立方。某即以银翘之类加减，令服一剂，依然无效。次日复诊，仍以原方加减，药皆清平，哪知车薪之火，杯水无济，不但病未见退，且唇口燥裂，舌黑欠津，谵语呢喃，糊涂较甚。适贾弟至，谓其嫂曰，某医既说有羊毛疹毒，药当应手，而两剂未效，尚恐未得其旨，复延予治，适先严归来，予具以病情告。先严曰：

胸前有红颗粒乎？予曰无。曰：尔读诸书，曾见有羊毛疹三字乎？予曰：未也。先严又曰：近时医家，往往以虚大病名，恐吓病家，希图酬报，或有耳食之学者，人云亦云。若问其实在，伊必无辞以对。症果汗不解热，唇口干燥，大便水稀，为热结旁流之象，尔以大剂白虎合承气下之则可矣。予即遵严命，以白虎之石膏用至二两，合调胃承气加连翘、元参、木通、炒栀、广郁金、天竺黄之属，一剂即得畅解。由是热退渐安，后又以五心银翘加减，连服二剂而痊。

白虎汤、调胃承气汤俱见前。

一兴化洪姓，以贸易来集，其子十余岁，感恙两日，头痛不举，寒热交作，脘闷痛胀，口渴唇干，就予诊治。予察其神志烦躁不安，欲呕不呕，乃以手探其怀，按胸脘，热如炽，并觉手指下若有细粒梗凝者，遂命褪其衣，细察之，当脘之际约有红点二三十粒，簇聚累累，不甚高耸，尚有冗毛长约三四分许，予思方书所谓羊毛疔、羊毛痧者，想则此也。乃命以鸡子清和荞麦面缓缓滚之，滚后，另以曲酒一盅，原醋半杯，用青布湿擦，擦后，又以青钱刮其红点，刮而复擦，擦而复刮，约三四小时，较前颇安。复思及叶氏治疗之菊汁饮并金银花酒，为奇疡恶毒之宝，遂以此两法，外加赤豆一大掬（取其色赤入心，消痈解毒，并治一切恶疮之能），广郁金三钱（采其开心气，并去心经郁热）。命服一剂，外以鲜浮萍捣烂如泥，赤豆面一两，用鸡子清调敷患处（浮萍清轻，能去浮游之火，善解心经淫热，又能祛风，并可涂一切恶疮）。次日复诊，病退大半。彼因大便未解，又以原方加九制大黄二钱，又服二剂，竟以告痊。予以所拟汤药，立其名曰菊叶豆花汤，敷方名曰紫背赤衣膏。

菊叶豆汤：青菊叶一把，捣汁两大盅　赤小豆一掬　金银花五钱　甘草二钱　广郁金三钱　陈酒半杯，冲　水煎服。

紫背赤衣膏：紫背浮萍一两，捣如泥　赤豆面一两　以鸡子清和匀，调敷患处，即发颐、发背、诸痈敷之，均见功效。

论蜇刺瘟

蜇刺瘟之为病，甚不多观，患此症者，其毛窍之间类于蜇刺。麻痛蹢躅，手不可近，乃则于汗体解衣，为疠风所乘袭，亦或天时温暖，卧于腐湿之地，为虫秽所侵。或浴于不洁之水，为微生虫毒所犯，或露宿卧风，为飞沙游丝所触，致病之初，尚在玄府分肉之际，迟则犯脏腑，不易图治，其治疗之方，端不越乎驱风、去湿、解毒三者为宗旨。

一前马路孙锦堂，初觉头重寒热，皮肤漠漠不仁，渐及麻痛。若为蜇虫蜂蝎所刺，遍身皆然，势不可遏，就予治。予曰：此蜇刺瘟也。即命以桃叶、苍耳叶各一大握，煎水俟微温洗之，浴后，另用马齿苋捣如泥糊，入荞麦面、白芷末一两，明雄黄五钱，研细和匀，必使其干湿得宜，遍体擦之，外服荆萍败毒汤两剂而愈。讵孙不慎口腹，于愈后八九日间，误食家鸡，隔日周身瘙痒，且如芒刺，并片片红耸，与云疹无异，后虽服药，决无效果，渐变麻疯，二年而逝。

荆萍败毒散：荆芥二钱　浮萍三钱　净蝉衣一钱　南苏荷一钱　甘草二钱　白芷二钱　金银花二钱　水煎服。

一涟水伍姓，佣苦人，流落本镇，其子以当午畏热，浴于河，适其时天旱，水不洁，多泡卵，浴后当风而卧，及醒头觉得昏重，皮毛楚楚。初疑为鸭虱所咬，继而痒痛交作，遍身芒刺，头面浮肿，手不可近，就予诊。予仍以鲜桃叶、苍耳叶各一大握，加苍术，令其煎水浴之。浴后，又用马苋、白芷末、荞麦面、明雄黄共捣如泥，遍身滚擦，另服荆萍败毒汤，加苍术二钱，二剂而效，五剂痊愈。

论葡萄疫

葡萄，为果类之佳品，结果累累，经秋则熟。其味甘而酸，其性寒而润，其色青且紫，疫以是名者，乃以其色之青紫相似也。葡萄瘢亦瘢毒之属，惟寻常之瘢，细如蚤斑粟米，大如豆瓣，而葡萄瘢迹有如瓜瓣者，有如萍背者，亦有如指甲青钱之大者，累累成片，棱圆不等，其色则紫中兼青，颇为骇人。考其发瘢之原，端由于邪热入营，肌肉腠理之分受其燔灼而致之也。然有形于外者，亦必先伤于内。吴氏云：阳明主乎肌肉，肌表发瘢，而阴营亦重受其竭矣。邵子又曰：使蕴于胃，伤及血阴，故有是证。古人金如此论，此理当必不诬。治之者当去其阳明之邪，清其血分之热，察正气之虚实，与有无兼证，或未出，或出而未透，或已出，或转为内陷，色鲜绝黯，属阴属阳，如托里举瘢、升麻葛根、消瘢青黛、犀角地黄、犀角元参、黄连解毒、白虎雄黄、消瘢承气、附子理中及大柴胡诸汤总在临时诊察，择而用之，加减变通，存乎其人。昔孟子所谓大匠诲人，能使人规矩，不能使人巧者，正谓此也。予涉猎医籍数十年，如发瘢一门，确知有阴阳之别，阳瘢者，即如前之所述，至若阴瘢，乃本于元气空虚，寒伏于下，逼其无根之火上熏于肺，传于皮肤，而为稀小之瘢，色仅淡红而已，并未道及阴瘢，有如葡萄之色，兼有如许之大者。患葡萄瘢者，神情如故，身热和平，似乎无甚病苦，即饮食亦能稍进，理无危险，乃往往转瞬间顿呈变态，可不知乎。

（以上三篇《医界春秋》医方经验汇编十六）

续论葡萄瘟

葡萄瘟疫，予历验之，皆未冠之年及六七岁幼孩居多。锦纹点点，大小不齐，大者如青钱指甲，小者如粟米豆瓣，色青而紫，或如胭脂，察其脉象多扎，大小不一，有缓有数，其神志亦不甚为苦，纵热不炽，虽渴不烦。若以阴证论之，阴证发瘟，细如蚕瘟黍米，其色淡红，考之方书，从未有如此之色，如许之大者，是以不稍从阴。若谓阳毒发瘟，无舌黄，无烦闷，无狂渴，无便秘，故又不敢从阳。翻覆思维，愧无把握，访之同辈，金属渺茫，真有无处问津之苦。数十年来，悉心研究，始稍稍明了，或问予曰：葡萄一疫，多见于幼稚之年，何也？予曰：幼年血气未定，正元不充，或当病后，或体素薄，或食冷物，逼其隐伏之热，使恶疠之气直犯血脉（如中风之中血者），不由诸经传达。夫血者荣养百骸，周流无滞，血滞不行，则气之领权亦失，周身沉困作矣。不知早治，诸脉受其郁迫，渐至累累发瘟，瘟延日久，血不能化，气无以养，邪复内犯，所以毙命者多出于卒暴也。或者又曰：然则治法奈何？予曰：治法首在清血中之毒，使毒不内犯，益血中之气，俾气能领血，气行毒化，或可成功。如局方之活命金丹去元明粉，加洋参，或潞党参、大生地（炒用）、当归、广郁金、紫丹参、紫背浮萍、紫菊花（菊受四时之气，芳甘解毒，紫能入血，颇能获效）。因易其名为消瘟活命饮，因亟录出，以供有道者指正。

活命金丹（局方）：大黄　连翘　芒硝　甘草　炒山栀　黄芩_{酒炒}　苏青　板蓝根　青黛　竹叶为引。

新订消瘟活命饮：川大黄　黄芩_{以上二味均用酒炒}　连翘　甘草　山栀_{炒黑}　苏青　板蓝根　青黛　西洋参_{隔汤炖}　当归

酒洗　**广郁金　紫背浮萍　紫菊花**_{如未花则用根}

一东沟季翰圃子十二岁，染病两旬，医药罔效，邀予治。察其遍身瘢迹，大者如荔壳指甲，小者如豆瓣粟米，棱圆不等，色紫而黯。扪其身而身不过热，察其情而情不甚苦，每日糕粥，尚未少进，亦无便秘烦渴不安等弊，惟自云头痛惮举。索阅单方，皆消瘢青黛之属。予时年甫廿余，阅历未深，但细察病情，毫无火热症状，从阴从阳，竟无把握。若谓从阳，神情不合。若曰从阴，瘢痕迥异。一再思之，辛温固不敢用，而过分苦寒，亦不敢与。惟是不求有功，先求无过，仅以四物汤加菊花、红花、蓝根、丝瓜络，令服二剂再诊。讵次日午餐，其子粥碗未释，忽然晕厥，呕吐紫血而夭。予后闻之，深愧学力之未到，识见之不真，致有玷声名，由是遍考诸书，亦无能证明，可见医道固不易行也。

一益林颜姓子，约七八岁，发瘢来治，其瘢之小者如黍粒，大者如豆瓣，累累满身，面部则无，神志尚清，不热不渴，惟有疲倦之色，颇似正虚，饮食亦不多进。照神情而论，尚未可以不治断之。予以季氏子为前车之鉴，谓颜曰：此子之症，万分险恶，君可早就高明。或能回身于万一，彼时颜似以我言为欺，后延二十余日，果如季子暴卒，又荡南卞氏子亦如之。昔李中梓曰，阳证见阴，命必危殆者想即此也，由是益加体会。

一益林马德荫药号之子，年约十三四，患瘢疫，就予治。其子体材不丰，周身瘢点，碎小者多，其如指甲豆瓣大者，约三分之一，下部脚面为尤多，惟无苦楚烦热现象。询其大便，两日前曾微解燥粪。予时已悟得阳证见阴之理，仍从阳治，惟见阴象者，想属气虚，当清其血中之毒，兼益其气。然过分苦寒，亦当戒慎，遂以新订之消瘟活命饮，酒炒大黄仅用一钱五分，西洋参八分，令服两剂，而大便带黑，小瘟宛若盐卤，瘟迹渐稀，饮食亦进，其后去大黄，参减三之一，又服三剂，而瘟竟消清，乃获全愈。后又有张姓鲁姓子皆如之，幸俱告痊。总之遇此症状，凡瘟色之红紫者，皆可治。倘直如葡萄，或如紫萝卜色者，口秽逼人，决无生理，以上皆阳证阴象。

一凤谷村赵松皋先生之孙墨卿年甫十二三，于光绪二十五年八月，患疫甚剧。初延本地医，药皆罔效。其祖以其失怙早，且又惟一之长孙，颇觉惶惶，遂邀予治。予到时，闻其眼鼻口角皆出血，及诊，遍身瘟迹，大者如荔壳，小者如萍背，累累族族，渴欲纳凉。舌本红而苔黑，窍出血而齿干，幸脉数不促，神情不昧，询其大便，四日未解。予谓其祖曰：症情为火热之极，险恶难名，非杯水所可救者。速以鲜葡萄汁一大杯炖热与服，凡荸荠、梨、蔗概不可禁。另以消瘟青黛汤去柴胡、姜连，倍用石膏，用鲜生地捣汁，合调胃承气汤，加生蒲黄、丹皮，令服一剂。及夜，大解颇多，有如猪料，有如酱渣，解后，得睡至晓，而窍血亦止，渴亦减其大半。次早复诊，仍以原方去硝，加党参，微益其气，又得畅解，瘟消其半。此后仅以银翘合清营之法，加浮萍三钱，连服二剂，通体微得其汗。由是热退瘟消，日渐痊可。予思墨卿之症，可谓至险，然阳证阳象，为发扬之邪，症状虽恶，较之以上诸症，阳证阴象为隐伏之毒，便于着手多矣。业医者，于阴阳界限，岂可分画不清欤。

消瘟清黛汤、调胃承气汤、银翘散、清营汤俱见前。

论瓜瓤疫

瓜瓤疫，亦大头瘟之至重者，多见于天行之年，古书尚无是名，厥后郑重光补注"析义"下篇，聊括一语，刘松峰亦说之未详。曰瓜瓤者，乃疫疠之毒，直犯诸阳，阳络受病，血亦不行。由是憎寒发热，渐至头面焮肿，三五日间，即破流秽水，颇类烂瓜。《内经》云：人身一天地，身半以上同天之阳，头位至高，为诸阳聚会之所。若不急治，阳无以施，阴无以化，必致邪复内犯，而又假道于喉，喉受波及，初喉肿，继喉烂，直至浆水不入，益形危险，其治法急宜清阳络之毒，升阴中之阳，并倍用牛蒡、浮萍，一以解其结毒，而保咽喉；一以发扬邪秽，俾毒从上越，不使传里，或无大害。《医通》有用生犀饮治之者，惟患此疫者，贫寒居多，用犀何由以便，遂立一升清消毒饮，应手颇多，姑录于后。

生犀饮：犀角二钱　苍术一钱，麻油炒　川黄连一钱　黄土五钱　金汁一盏　芥茶叶一撮，此茶产于江西省宁都县，性极刻利　清水煎。

升清消毒饮：牛蒡子三钱　紫背浮萍四钱　上川连六分　元参三钱　人中黄三钱　连翘二钱　苏荷二钱　僵蚕二钱　杭菊三钱　绿升麻八分　桔梗三钱　鲜荷叶一小张　便实加大黄，渴甚去升麻，加石膏、花粉。

一族人余永江患疫，就予诊。头面焮赤而肿，二日若合，鼻梁与项均裂，且流秽水，恍若烂瓜。牙浮咽痛，询其大便，三日未解。予遂以升清消毒饮去升麻，加大黄二钱五分，令服二剂。外以水陆三仙膏，和蜜调涂，颇获效果。待复诊之时肿消其半，神志亦爽。予又以原方去大黄、黄连，加当归三钱，扁豆衣二钱，又服二剂而痊。

水陆三仙膏：鲜荷叶_{两三张，捣烂} 鲜菊叶_{一据，捣} 赤小豆面_{一两} 蜜和调涂。

一乡邻周瑾妻，头面肿大，寒热交作，其家疑为外症，就治疡医，不特无效，头痛更甚，鼻流稀红，颊额破裂，均出秽水，复就予治。予曰：此瓜瓢疫也。遂命用浮萍一握，甘草二钱，合米泔水同煎，俟稍凉，以软布缓缓洗去流秽，再以水陆三仙膏和匀。用鸡毛轻轻遍扫头面，日四五次，另服升阳消毒饮，加苦丁茶二钱，数剂而痊。

（以上二篇《医界春秋》医方经验汇编十七）

论天泡疫（附豌豆疮）

天泡疮，乃天行时毒犯人，至遍身起泡，故名之也。考其起因，大都由暑、湿、郁、风、热外束而成者，燎浆成泡，痛不可忍，其如银杏、樱桃大者，浆色薄白，名曰天泡。又有如豌豆大者，浆色较老，形类天花，即豌豆疮是也，此疮身上多者，风热重于湿热，身下多者，湿热重于风热，治法以散风、清热、解毒、渗湿八字为准。

一益林陶杰三子，值暑月发疮数十粒，宛若痘疮，胀浆如脓，身热头重，面赤口干，陶疑为天喜，就予治。予曰：此疮虽不如天泡之大，然较大于痘疮，形类豌豆，即豌豆疮也。现值暑天，乃风暑郁迫而成，当即以《本事方》之利膈散，去参，加扁豆衣、银花、连翘、青黛、飞滑石、西瓜翠衣，命服二剂，外用大青叶、瓦松、丝瓜叶捣汁，调大黄面之，数日而痊。

利膈散：苏叶 荆芥 防风 桔梗 甘草 牛蒡子 人参 水煎。

一孟春子八岁，痘后体质未复，夏末又病泻，继发天泡，热渴俱甚，其破者悉流薄浆，痛不可忍，多汗便溏，脉象虚数，遂用人参白虎汤合新订紫背绿衣汤，命服二剂，外以大青叶、丝瓜叶、瓦松捣汁，调大黄面涂之，服药后，热渴俱退，汗渐少，痛亦稍缓，后去人参、白虎，加银花、连翘、大生地、白芍、甘草、粳米，双服两剂而痊。

紫背绿衣汤：紫背浮萍　扁豆角皮　西瓜翠衣　丝瓜皮井水煎服。

论疙瘩瘟（附雷头风）

疙瘩瘟，乃天行值于夏暑，头面遍结疙瘩之谓，初时头目肿大，耳窍不清，发热恶寒，口干不甚，渴或泛泛作喔，状类伤寒，为三阳经病也。盖三阳之气，皆会于巅，从巅至额，络脑后者，属太阳，从额由鼻，上至头面，属阳明，又从头角下耳中，及耳之前后者，属少阳，如虾蟆瘟一症，为少阳之邪，偏胜于阳时太阳，雷头风乃太阳之邪，偏胜于少阳阳明，疙瘩瘟为阳明邪热，较胜于太阳、少阳两经，阳明胃也。胃热上蒸，营气不行，络血凝滞，则疙瘩结矣。其疗治之方，不可过用寒药，诛伐无过，治之早而当者，尚可全消，迟慢营卫热甚，必致溃脓，则歧蔓多矣。雷头风，头如雷鸣，风动作声，脑后筋制不和而痛甚者是也。以上头面各症，如大头瘟等治法，务以甘清辛散，以升发之，俾邪从上越。不使传里古方有普济消毒饮、川芎茶调、菊花茶、银翘败毒、荆防败毒、清胃、清震等汤，均在临时变通，酌而用之。

一季家庄李如苞之子十余岁，患疫，头痛鼻塞，以热恶寒，舌腻口干，心烦作喔，头面疙瘩累累，就予诊治。予仿清震汤合菊花茶调散，两剂获效，继以原方加减，又服二剂而消。

清震汤：绿升麻　茅山苍术_{米泔水浸炒}　鲜荷叶　水煎服。

菊花茶调散：杭菊花_{毫菊台菊决不可用}　僵蚕_{炙用}　川芎　荆芥　防风　细辛叶　白芷　苏荷叶　羌活　生甘草　松萝茶叶煎服。

一盐邑都梁庄杨怀南患疫头痛，初以距予太远，未及就治，连易数医，迄未一效，延近匝月，头痛如劈，脑后经制不和，转项不得，俯仰不能，不得已诊治。予以其病延日久，胃热必炽，遂以清震汤，升麻减半，合新订之浮石汤，加白蒺藜、白芍叶、甘杞子，均用酒炒，苦丁茶、炒山栀，三剂而痊（此雷头风）。

清震汤、新订浮石汤具见前。

论鼠疫

鼠疫一症，自轩岐以下，医籍中从无是名，若欲究其病源，寻其治法，更无从考证，惟闻其传染如何速，为害如何烈。前五百余年，尝盛行于欧洲，六年之间，死者至二千余万人，近则香港、上海，以及福建、广东、辽宁、山西、陕西等处，亦有蔓者，谓之百斯笃，即黑死病之译音。其发生也，必有鼠为之先导，必有虱为之媒介，曾经中外攻生，依法化验，金谓已死之鼠，含有疫气，故以鼠疫名之。盖以鼠既染疫，其血液中毒菌至多，鼠身之虱，聚吸其血，腹中饱贮毒菌，病鼠既死，鼠虱弃之，转袭他鼠，或转袭于人，吐其毒菌于所吸处，菌既入血，化生奇速，逾五日，发大热，腋间结核，更数而死，医治得活者，十无一二。自中外通商以来，海外疫重，输舶往来，难免不载病人，或染疫之鼠，窜入舶中，疫延舶鼠，鼠复及人，由是鼠疫两字，遂蔓延而广播矣。予初闻传述，颇觉茫然，适契友自浙游吾淮，投予所好，赠以罗汝兰之《鼠疫约编》一卷，予珍藏之。旋又得梁达樵之《辨症求真》，暇辄翻复检阅，其中所称病情，如头痛口干，恶寒发热，四肢困倦，或未热而身面出核者，或已热数日而后出核者，或见丹疹，或发斑痧，或有毛疗，而神昏痰壅者，或呕或喔，或咽痛腮肿，项下结核，或谵语烦躁，大渴引饮者，或欲吐不吐，欲泻不泻，甚则筋抽肢厥，腹中绞痛者，依此观察，直与伤寒疫疠之夹癍、夹疹、发颐、虾蟆瘟、羊毛疗、霍乱、绞肠痧，传里内闭，阴盛格阳之诸见症相似。况所云身面结核，即凭之该书，亦未必人人皆是，容有结核者，在予之见，仍属古名之疙瘩也。疙瘩瘟一症，刘河间创有清震汤，意在邪从上越，不使内传，足征此症，乃由来所有者，而今突以鼠名，骇人听闻，几令立光化之下者，转入于糊涂之乡，且所载之避疫良方，亦实由李中梓之避邪丸脱胎而出，不过易以辛芳，以变其原体，改丸为熏。又别其体格，甚至如辟秽驱毒饮、解毒活血汤，虽未越乎古人中焦不治，胃中为浊，营气不行，络血凝滞数语之范围，而古人面目，已化为乌有，此实罗梁两君心得之巧也。

避疫良方（罗汝兰）：苍术五钱　雄黄　丹参　桔梗白术　川芎　白芷　藜芦　菖蒲　皂角　川乌　甘草　苏荷各五钱　细辛　芜夷各三钱　以上各药生晒研末，火燃避疫气。

辟邪驱毒饮（梁达樵）：犀牛黄八分，研冲　蓝靛叶一钱五分　野郁金一钱　藏红花八分　人中黄四钱　银花露一两　熊胆四两　桃仁泥三钱　石菖蒲五钱　此方稀贵，如遇贫寒，当变通斟酌行之。

解毒活血汤（罗汝兰）：连翘三钱　柴胡　葛根各二钱
当归　藏红花　生地各五钱　厚朴一钱　甘草二钱　赤芍三钱
桃仁八钱，去皮尖，捣如泥　此方亦名加减解毒活血汤，与《痘
科正宗》之归宗汤大义略同，但桃仁嫌多用，临时当酌量
之。以上之方，妙在行血，而方中之藏红花，除能行血，且
清血中之毒，而又能升血中之阳。

一清光绪二十年，予以指分事，采办商票，寓扬州，一
日与两淮候补运判叶少香携游平山堂小金山各胜迹，回时觉
倦，乃于道旁茶舍中暂歇，适其邻妇与茶社之妇，诉及其女
病状，泪潸潸下。叶问曰：尔女病几日矣？妇曰：今六日
矣，初觉头痛肢倦，恶寒发热，口渴欲呕，就医两次，不独
无效，且由昨日起，头面微肿，胸旁肘腋，遍起疙瘩，今早
又添咽痛，内外医科，不知何适？叶曰：窥尔乡僻穷人，吾
为求一医，可掖来，请余使君诊之，或可回生于万一。其妇
闻说，遂叩头不迭，旋将其女抬来，约十六七岁。予察其脉
皆浮数，热甚口干，其乳旁疙瘩，络亦牵痛，自云头大耳
裂，其时世上尚无鼠疫名目。予谓曰：此病名疙瘩瘟也，最
为险恶，幸未溃脓传里，当命以赤小豆一合，蒲公英七株捣
烂，山慈菇六钱，研细末，用鸡子清调敷患处，日两易，一
面以普济消毒饮加黄甘菊二钱，丝瓜络二钱，紫丹参三钱，
紫花地丁捣汁大半盅，冲服为引，命服二剂。未两日，该妇
至寓所跪谢，曰小女得蒙活命，恙情已退大半，惟先发之疙
瘩，尚未全消，可否再换一方。予遂以原方去升紫，减马
勃、僵蚕，加银花、当归、鲜荷叶，又服二帖而痊。一店商
贾德春恙重，邀予治，予察其脉洪而实，目赤面红，舌黄

燥，唇口干，喃喃谵语，渴欲纳凉，头项臂臀，均有疙瘩，按之欲溃者，已数处矣。予问曰：病几日矣？其家曰：先起疙瘩两三处，尚未为苦，约两日，则肢体如缚，寒交至，头痛面赤，遂就疡医，不但无效，且日益加重，先后计九日矣。今恐外症之中，兼有内症，故特请先生诊之。索阅前方，初则冲和汤，继又加皂针、炮甲、黄芪之类。予曰：此本疫症也，俗传疙瘩瘟，即此现象，刻已传里，恐秽毒攻心，致有痰涌痉厥之变，遂拟大剂白虎，合加减银翘散，加广郁金、朱衣、大麦冬、上箱黄、元明粉各三钱，鲜生地汁（一大盅炖冲）与服。讵服药之后，腹响两次，大便解如黑胶，秽气逼人。次日以原方加减，惟予不善刀圭，一面嘱延疡医，将已溃者，放去脓血，用加味九一丹，提其未尽之毒，外以膏药封贴，其有未溃者，仍以赤豆面、慈菇研末，合蒲公英捣烂，用鸡子清调敷，由是诸恙悉平，则日趋佳境，渐能稍进谷食，未溃脓者，次第消灭，其已溃而未收口者，又以八宝丹上之，遂日益告痊。

以上二证，乃前清光绪中药有所经验，其时尚无鼠疫之名，吾国内地，又未有鼠疫之生，想仍系疙瘩瘟之类，因其见证略似鼠疫，故附录之。

加减银翘散：银花　连翘　元参　麦冬　乌犀角　竹叶

加味九一丹：黄升片一钱　煅石膏九钱　橄榄核五枚，烧透胭脂粉一钱　共为极细末。

八宝丹：大璘珠五厘　制乳香一钱　制没药一钱　珠竭一钱儿茶五分　煅龙骨五分　轻粉一钱　状元片三分　共为细末，研至极细。

（以上二篇《医界春秋》医方经验汇编十八）

165

麻疯

挚友杨子刚尝为余言，其同乡杨四好作狭邪游，后为疯女所迷，染麻疯恶疾，屡拟自杀，杨父舐犊情深，遍访名医，略无效验。后逢罗浮山正光老道士，自言能治此疾，于是喜出望外，请其包医，服药五料而愈。云猗欤盛哉，群医束手之恶疾，此老道士乃克奏肤功，治医至此，亦足豪矣。杨父固富有情商，以重金购其方，子刚与杨父同参佛学，两心相契得其秘，传余与子刚，谊缔金阑，情同骨肉，因得其方。据子纲云：此方经杨父治愈多人，预后均无坠毒之患，子刚为人敏于事，而慎于言，所云自属真确，非乱吹法螺者可比也。其方如下：

胡麻仁　白蒺藜　钟乳石　真琥珀　真牛黄各一钱五分雄黄精　川连　黄柏　黄芩　木瓜　牛膝　连翘　金蝉蜕当归　乳香　没药　丁香　儿茶各一钱　正珍珠七分　三仙丹二分

上药二十味，其分量不可增减，共研极细末，米糊为小丸，正朱砂一钱为衣，晒干分作四朝服，服了三日后，牙肉渐肿，每日即用。

武夷茶二两　甘草二两　薄荷一两

三味煲水含之，引毒外出，口角清凉，其毒质浓液由牙龈分泌，似黑似蓝，瘀浊腥臭，不可响迩，其毒由内脏四肢骨节抽拔，故能彻底澄清，日中用半肥瘦猪肉琢烂烧粥，以润肠胃，其毒液或流五六日，或流十日左右，流清后，用党参蒸猪肉作菜下饭。忌食煎炒热毒诸物，宜食清润有益者，调养两目，补回元气。再做一料，加倍珍珠、琥珀、牛黄三味，更快痊愈，以其能透毒止痛也。若夫妇同疾（实际上极少），则须分别床席，先医男后医女，证轻者二三料，证重者四五料，无不痊愈。

（《中医新生命·验方丛话》七）

癫狗咬伤

癫狗咬伤而中毒，西医谓之瘈咬伤，时其创口虽不久即愈，惟其毒由血循环而传入神经系统，潜伏待动。若不早治，或治之不得其法，急则七日发作，缓则七七日至百日。发作时，初则骚动不安，继则心腹绞痛，神识昏乱，而现神经系统极重之病状。或自抓其胸，或自啮其舌，或啮指咬肤，甚至乱衣服器物，烦躁暴戾，无片刻之宁静。若遇扇风或锣声，益发剧烈之痉挛（口极渴，若见水欲咽时则喉部之肌顿呈极剧之抽痛，故西医又谓之恐水病），寝至惊厥，或瘫痪而死，状极凄惨。至其致病之毒质，乃含于癫狗之涎中，涎由创口传入人体，由血循环而传入神经系统，遂发生上述之证状。但其病原体是原虫，抑是细菌，又其毒质是菌，身毒（菌字包括原虫）抑是菌外毒，则与前说毒蛇咬伤致命之原理，同一疑问，亟待吾人之研究。

癫狗之状，颈硬头低，耳垂尾弹，直向前行，不能反顾，遇人不问生熟，无不乱咬（好狗被咬，即中其毒而发癫），若不善趋避，或被咬，或衣触其毒气，自觉神气不舒，畏扇风及锣声者，急于七日内服左方一剂，至二七日嚼生黄豆，试验有无遗毒，如觉豆有腥气，心恶欲呕者，是毒必尽，永无后患，此言其缓者（上文所谓七七即四十九日余类推）。如卒遇病人，有上述症状欲辨其是，否中癫狗之毒者，可即以葵扇（此是广东家家常备之物，故云其实任何扇均可）向病者重扇，见风即身缩战栗，又急鸣锣（亦不论任何响声），闻声即心惊胆震者，确是中癫狗毒无疑，认证既定，急投以左方，如病者牙关已紧，须挖开门牙，急以药灌之，一剂知，二剂已，此言其急者。

此方为先君子珍藏验方之一，且曾亲手救治多人，均覆杯而愈，真活世良方也。

红柴胡　真纹党　前胡　茯苓　生姜　羌活　独活　甘草各三钱　桔梗　抚芎　炒枳壳各二钱　生地榆一两　紫竹根一大握，约二两左右

上药十三味用大瓦煲载之，加清水约浸过药面二寸许，文火煎浓，温服之，孕妇不忌。

以验人之法，验狗亦得。若见家狗举动有此异样，急以法试之。若狗见扇即战栗，闻锣声即乱窜者，将发癫也。急用此方加乌药一两，煎浓拌饭与食，断不至癫。

（《中医新生命·验方丛话》九）

治癫狗咬方（萧山来氏祖传经验方）

当门子八钱半　真珍珠一两五分　上腰黄五两三钱二分　西牛黄八钱　制上炉甘石二两一钱　火硝一两四分　大冰片一两五分　飞月石二两一钱

上八味，研极细末。贮弗泄气，每用二分，搽内眼角，男左女右。忌房事，忌口及锣声、麻席等项。

（《神州国医学报》吴去疾）

疯猫咬人治法

二十年二月五号，新闻报本埠附刊，有俞不若君以疯猫咬人致死为问，蔡济平先生以余研究有素，嘱为作答。当即俱述所知，投函该报。于三月十号登出，光阴迅速，忽忽又三年矣。偶检书篓见之，不胜今昔之感，爰移录一通，转登

本报，以供同道诸公之参究。原文如下：疯猫伤人，世不常见，近数年来，时有所闻（昔年报载：苏州尤氏妇，被猫咬伤，后生数小猫而毙，去岁十月二号，本报快活林载：苏州顾赵氏及陈木匠，被猫咬伤，未几即死。同时被咬者数人，均伤势甚重）以意度之，猫性极馋，常喜在垃圾堆中寻觅食物，或误食秽恶之物，以致毒发。人被咬者，其毒侵入血管，因之蔓延全身，难以施治。鄙人心焉悯之，诊余之暇，时取医籍翻阅，未见论及。惟清人黄汉所辑《猫苑》一书，载有三法：一用薄荷为末涂之，盖以薄荷为猫之酒，猫闻之则醉故也。然此方只可治轻浅之病，伤势重者，即难收效。二用虎骨虎毛烧末涂之，此二方他种方书亦有载者，不足为奇。惟第三法，乃大埔赖智堂先生验案，详述症状，分别内治外治，法良意美，足补医书所未备。鄙人尝仿其意，变通而利用之，以治鼠咬，亦复有效。是此方之佳，实可以信今而传后也。今承蔡先生谆嘱，敢举所知，以备采择，赖智堂先生方论列后。

赖智堂曰：猫咬伤，重者不治亦能死，道光癸卯，有李罗二人，因捉猫，被咬伤手指，初不在意，越二十余日，李某忽发寒热，臂腕旁起一小核，疼痛异常，虽知猫毒，但无人识治。数日不省人事，声如猫叫而殂。罗某过四十余日，臂腕亦起一小核，渐见气喘，不思饮食，越五六日亦毙。甲辰年，有郑三者，亦被猫咬伤中指，过二十余日，毒发，臂腕亦起核，按之疼痛，以目睹李罗之祸，甚为惶惧，访余医治。因思猫之伤人致死，古今医书鲜载治法，当自出心裁，酌制二方治之，逾月遂愈。其方既用之有效，不敢自秘，爰公布于世，以广其传。

普济消毒汤：防风　白芷　制川郁金　去油木鳖子　炒穿山甲　川山豆根各一钱　净银花　山慈菇　生乳香　川贝杏仁去皮尖，各一钱半　苏薄荷三分　水煎，半饥服。口渴加花粉一钱。

护心丸：真琥珀　绿豆粉各八分　黄蜡制乳香各一钱　水飞朱砂　上雄黄精　生白矾各六分　生甘草五分

先用好蜂蜜三钱，同黄蜡煮溶，将余药七味，共研细末，入之。拌匀取起，丸如绿豆大。另用研砂为衣，每服一钱五分，用地浆水送下，每日夜先服汤药，后服丸药，各一二次。忌五辛鱼肉煎炒及发物，外用好薄荷油少许，由上臂涂至下臂，至伤处止，留伤口勿涂，以出毒气，仍戒恼怒房劳。

（《神州国医学报》去疾医话）

秋葵花治烫伤之屡验

秋葵，春种，夏苗，秋花，花后结实，叶形如鸡脚而大，高三四尺，故又名鸡脚葵。花色纯黄单瓣，中心紫绛，有心满布黄粉，挺出花外，颇类木槿花，而色不同，秋季开花，一日即收。候次日，摘花置阴处略吹干，浸麻油或菜油中，越多越好，愈陈愈佳，用油搽一切烫伤，虽至重者，立能痛止。疱消破皮者，立能长肉，极危险者内服小磨麻油两杯，以免火毒内攻。予家传代施送，救人无数。

（《医界春秋》王锡光　守素斋药学笔记）

额上生虫

常熟东乡某，额上至发际，下至眉心，三四寸许，痒痛非常，搔之流水，以麻丝刮之，指甲掐之，如虮虱有声，就诊于余。余曰物朽则生虫，虫生于湿，药力难及，宜以末药擦之。用苍术、黄连、乌梅等分研细末，痒时搔破即擦以末药，十余日痒止结痂。半月余痂落平复如常，此等症服药无效，非外用末药不可，是以学内科，不可不兼明外科也。

（《国医杂志》8、9 期　余鸿孙　诊余集）

毒蛇咬伤

广东最毒之蛇有三，谓之三蛇：一曰饭匙头，二曰金脚带，三曰过树龙（均为方言）。三蛇之中以饭匙头为最毒，金脚带次之，过树龙又次之。蛇毒在头，其身绝对无毒，故广东人将毒蛇去其头，揭其皮，除其内脏，炖其肉而食之，可以祛风去湿（捕蛇者取其胆汁制蛇姜、蛇陈皮、蛇胡椒等），与猫同炖谓之龙虎会，与鸡同炖谓之龙凤会，味殊甘腴，余亦嗜之（如朱兆莘等食蛇中毒死，乃系例外之例外，不足为据）。属稿至此，不禁食指大动，盖上海虹口一带之广东酒店，际此金风送爽之时，龙虎会、龙凤会又将上市矣。

所谓其毒在头者，盖毒蛇之牙龈有多数小腺体能分泌黄色毒液，蛇齿小而锐，人若被咬，其毒液由齿尖注入创口，须臾创口局部立现青瘀色，转瞬间创口有青气一条直冲心房，不旋踵，其人已神识昏迷，殆毒气攻心则已不可救药矣。故毒蛇咬伤与癫狗咬伤同一严重，而毒蛇致命比癫狗尤速焉。

余客钦州时，有同事陈景民者任庶务职，其人孔武有力，精技击，公余之暇，余从之学焉。陈壮年时从其祖以捕蛇为业（其手足等处被毒蛇咬伤之创痕累累无虑数十），其所恃以为护身符者端赖祖传之蛇药耳，其药无论任何毒蛇咬伤均能治愈，万无一失，否则此种危险工作失败一次，生命

171

随之非儿戏也。余与景民感情融洽，蒙传其方。景民虽有非其人勿授之嘱，然余感于山居之民，每年死于蛇者实繁，终不忍以特效秘方深自珍惜也。爰录如下：

青木香　吴茱萸　川黄连　五灵脂　雄黄精　枇杷叶　八角　法半夏　白芷　川芎各五钱，另加生草药四味　蛇总管　蛇退步　半边连　秋苦瓜生者各一两五钱，干者各五钱

上药十四味，共研细末，炼蜜为丸，每个重一钱五分，朱砂为衣，蜡壳封固，如遇毒蛇咬伤，速将一丸分为两半，用酒开服。一半余，一半发，酒调敷创口（如在路上一时无酒，可将丸入口嚼烂，吞一半，以一半敷创口，急回家饮酒一小盅，以助药力）。敷药之法：须四周虽开，创口些少，待其毒易于流出，黄水流至净尽（以药棉揩之，勿沾手）便是痊愈。又敷服药丸，愈速愈佳，迟则不救。

（《中医新生命》验方丛话二）

类方选
痈疽类

仙方活命饮：穿山甲　皂刺　归尾　赤芍　乳香　没药　防风　白芷　花粉　贝母　银花　生草节　陈皮　酒煎。

痈症未溃之先，皆可用此方治之。未成者散，已成者溃。若已溃后，不用此。《医宗金鉴》谓此方能化脓生肌，不可信也。

内疏黄连汤：黄连　黄芩　连翘　山栀　薄荷　桔梗　当归　白芍　木香　槟榔　大黄

是方主治痈疽阳毒在里、壮热便秘等症，但方内白芍宜易赤芍，再加银花，庶较妥善。

托里消毒散：皂刺　银花　甘草　桔梗　白芷　川芎

黄芪　当归　白芍　白术　人参　茯苓

此方以参、苓、术、芪补脾益气，川芎、归、芍养血和荣，桔梗、白芷排脓，银花、甘草解毒，皂刺直达病所，使其穿溃。凡痈疽已成，气血不足，不易成脓破溃者，宜服此方补托之。

如意金黄散：南星　陈皮　苍术各二斤　黄檗　大黄　姜黄　白芷各五斤　花粉十斤　厚朴　甘草各二斤　上药共研细末。

凡遇痈症红赤肿痛，未成脓者，及夏月之时，俱用茶清同蜜调敷。如欲作脓者，用葱汤同蜜调敷。如漫肿无头，皮色不变者，用葱酒调敷。如热毒甚者，用大蓝根叶捣汁，加蜜少许调敷。皮肤破烂者，用麻油调敷。此散为敷治痈疽未溃之主方，然惟阳证为最，宜用注意之。

脑砂膏　麻油十斤　山栀子六百个　穿山甲六两　童子发四两，盐水炒焦　槐杏桑柳桃枝各三尺，浸三日

煎枯去滓，纳飞黄丹八十两，收成膏。

微温入后细料：沉香二两　儿茶二两　血竭三两　琥珀一两　象皮一两，切片微炒　梅片五钱　麝香五钱　脑砂四两　共研细末，和透，候膏微温和，入此药。不住手搅匀，临用时水炖化。忌火，因脑砂见火力薄故也。

此膏主治一切无名肿毒，有名大毒未成者消，已成者溃。拔毒收口，洵属良方，惟疔疮忌用恐走黄也。

托里排脓汤：当归　白芍　人参　白术　茯苓　连翘　银花　贝母　生黄芪　陈皮　肉桂　桔梗　牛膝　白芷　甘草

此方为痈疽溃后排脓之主方，但须加减施用。如疮在上

173

部宜去牛膝，在下部者宜去桔梗，热盛者宜去肉桂、陈皮，寒者宜去连翘、银花。更须随其兼症而加味，不可拘执此方，而不知化裁也。

九宝丹：带子蜂房煅研　大黄各三钱　白螺蛳壳煅研　辰砂　血竭　乳没各二钱　儿茶一钱　冰片二分，研末

此方呼脓定痛，收口生肌，为溃后主治之良药。

九黄丹：乳没　川贝　雄黄各二钱　升丹三钱　辰砂一钱　月石二钱　冰片三分　石膏六钱，煅　共研细末。

此方提脓拔毒，去瘀化腐，为溃后提毒之上品。

太乙膏：麻油一斤　桐油一斤　血余一两　先将麻油入锅内煎数沸，再入桐油血余烊化。下净飞黄丹十二两，以柳木棍搅之不住手，用文武火收膏，须老嫩得中，置冷水内出火毒，置磁器内，用时隔水炖烊，摊膏。

是膏治一切痈疽，不论已溃未溃者，内渗末药，外以此膏盖之。

生肌玉红膏：当归二两　白芷五钱　甘草二钱　紫草二钱

用麻油一斤，入药浸三日，熬枯。去滓入白占二两，烊化。再入血竭，扫盆轻粉各四钱，搅透，磁器收贮。

此膏治痈疽发背，诸般溃烂棒毒等疮。用在已溃流脓之时，先用甘草汤，甚者用猪蹄汤淋洗患上，软绢挹净，用挺霸挑膏于掌中捺化，遍搽新肉上，外以太乙膏盖之，新肉即生，疮口自敛，此外科收功药中之神药也。

阳和膏：鲜紫苏、鲜薄荷、鲜苍耳、鲜牛蒡、鲜蓖麻、鲜白凤仙、鲜青葱连根叶各八两，以上七味洗净阴干，用麻油十斤浸七日，煎枯去滓，候冷，再入后药。荆芥、防风、草乌、川乌、川附子、当归、连翘、僵蚕、川山甲、蒲公

英、桂枝、南星、芥子、官桂、大黄、白蔹、乌药、生半夏、陈皮、青木香、赤芍、川芎、白芷、水红花子广木香、天麻、青皮各一两，以上诸药入煎。油浸三日去滓滤清，每净油一斤，入炒桃丹七两，文火收膏，后入细料，于微温时放入。上肉桂三两，乳香一两，没药一两，丁香油四两，苏合香油四两，芸香二两，琥珀二两，当门子三两，共研细末，缓缓加入，搅之。和透，置壳器内，用时隔水炖烊摊膏，修合宜于夏令，必须熬老。如已太老，再加苏合香油可也。

冲和散：紫荆皮五两　独活三两　白芷三两　赤芍二两　石菖蒲一两半　研细末，葱汁蜜酒调敷。

以上二方，皆治阴疽外用之要方，余常借治寒痹，及跌伤骨痛，亦甚有效。

阳和汤：熟地一两　麻黄五分　肉桂一钱　鹿角胶三钱　姜炭五分　白芥子二钱　炒研生甘草一钱　土贝母五钱

诸疽白陷，乃气血虚寒滞凝所致，阳和一转，则凝结之毒，自能化解。血虚不能化毒者，尤宜温补化脓。犹之造酒不暖，何以酿成。造饭无火，何以煮熟。

故用熟地、姜、桂、鹿角以温补之。然温补而不开通，则寒凝之毒，何从觅路行消，故用土贝、白芥子消皮里膜外之痰，麻黄开腠理，使其毒有出路也。

神功内托散：人参　附子　黄芪　白术　茯苓　川芎归身　白芍　陈皮　木香　川山甲

此方治阴疽日久，不肿不红，不易腐溃，用此温补托里之法，助其气血，使其易化脓也。

十全大补汤：见前经带号

托里建中汤：人参　白术　茯苓　炮姜　甘草　熟附子

175

此方治阴疽溃后，脾阳衰弱，纳少便溏等症，即附子理中汤之变方也。

呼脓散：乳没各五钱　僵蚕四钱　雄黄一钱半　大黄一两研末

此为痈疽溃后，去腐定痛，提毒呼脓之良方。

补天丹：麦饭石醋煅七次,四两　鹿角煅存性,四两　白蔹二两研末

此药功专提毒长肉，用于阴证最宜，但不可早用，恐其长肉太早，内毒不清也。

（《江苏全省中医联合会会刊》50 期　王慎轩）

三思轩疡科验方十则

从高坠下，跌伤头角，亡血神昏，二便俱无。

杉木炭　花蕊石　顶血竭　生白附子　白芷　蒲黄炭乌贼骨　等分研末，立刻血止，外用金狗毛拍上包扎。

服方：藏红花　吉林参　炮山甲　西箱黄　洁白童便

烫伤面部、眉额不分，燎痛肉瞤。

活大地龙一条，上白糖拌匀，立时化水，鸡毛扫。

服方：护心散　麻油

老头风多年未愈。

活鸣蝉，取翅，贴两太阳穴。

高年脱肛

方八一个，豆油磨汁，搽蝉衣碾末，干拍。

多年烂腿

枯枢石灰一钱，红升一分。

核溃无脓，胬肉堆累。

熟地、乌梅，阴阳瓦上焙脆碾末。

前阴痄疮溃烂

鳖头烧灰　孵鸡蛋壳　土墙露白螺蛳壳　西牛黄　合官方银粉散少许

梅疮结毒臭腐

活虾蟆一个，用白川椒灌虾蟆肚内，外以泥敷，满炭火炼去泥巴，碾末。

女子前阴痄蚀燥痒

洗方：蛇床子　狼毒　鹤虱草　威灵仙　拍松马勃末

舌衄出血不止

乌贼骨　蒲黄炭　飞净辰砂，共研末敷外，服凉血地黄汤。

（《中医杂志》刘纪云）

外科神效方一束

余习内科于蒲溪沈才赓先生处，复从松江陈凤鸣游，先生精外科，远近求治者，户为之塞，性好施与，广交友。凡闻奇方秘术，虽千金求之亦不吝，余居先生处年余，先生授余青囊一卷，且谓余曰：外疡者首重掺药。徐大椿谓必有所传，余此卷半承师传，大半费数十年之精力，与无数之金钱，新自发明，百试百验而有神效者。汝其谨为修合以济世，毋小觑之。余受之不敢忘，今先生死已十有余年，余奔走松宝，无暇一试。去春归家，谨将诸方历试，无不神效。余谓我国医学之少进步，半由神效之方，视同家宝，秘而不宣，久则湮没而失传。爰将先生所授各方，择其切实用者，摘录于后，一则供同道之研究，而益精其术。一则药肆可照方修合以售人，一则慈善家可广为修合以济世，较诸藏于一人一家而救一乡者，其功德岂可限量哉。且登诸杂志，俾得播远传久而免湮没，则先生之名远近皆知，此亦先生授余青囊以济世之意乎。民国二十三年十有二月，门人张蓝田谨志。

束毒围药

生川乌二两　生绵纹　大黄二两　白及一两　生白蔹一两　生白芷一两　川黄柏一两五钱　五倍子一两　制乳香八钱　真蟾酥三钱

以上药九味，凡遇一切疮毒，无论已溃未溃，以酸醋、或姜汁、陈酒、葱汁等，调敷患处，中留一孔，使毒邪外发。

新发明碧玉散

真川卷朴二两　青黛二两　乌梅去核，一两　花槟榔一两　三兴朱一两　全当归一两五钱　真绵纹大黄生，四两　广姜黄四两　苍术一两九钱　川黄柏四两　京玄参一两　香白芷四两　水火煅炼寒水石二两五钱　广陈皮一两五钱　绿豆粉二两　生南星二两　三顶连一两九钱　生甘草二两　真朱砂二两　雄黄四两

以上药二十味，凡一切痈疽发背，焮肿而痛，天泡皮赤诸疮及游风毒、大头瘟，夏令暑热疡，又触诸虫毒，疔疮走散余毒，湿毒干烂癣疥，脚气流火，胀肿滋蔓，均可取效。用茶汤水敷患处，留孔使毒焮外出。

拔毒生肌散

红升丹三钱　真筒粉二钱　蓖麻仁去油，一钱五分　制乳香四钱　真涛丹四钱　煅石膏水飞，四钱　煅寒水石水飞，三钱　真五花龙骨四钱　真上血珀一钱五分　煅炉甘石水飞，四钱

以上药十味，凡遇一切溃烂疮疡，撒之可效，亦可作药条用，外以太乙膏盖贴。

新发明八宝生肌丹

真象皮_{剉屑，二钱}　真血竭_{二钱}　真西血珀_{一钱五分}　顶上濂珠_{五分}　甘儿茶_{二钱}　五花龙骨_{三钱}　真筒粉_{二钱}　原庄冰片_{五分}

以上药八味，凡遇一切疮疡溃后，脓水已尽，新肉平满，均可撒上，外以太乙膏盖贴，即能生肌收口，无不效验如神。

咽喉立效丹

西月石_{一钱五分}　真腰黄_{一钱五分}　顶川连_{一钱}　上牛黄_{三分}　顶上濂珠_{五分}　白僵蚕_{一钱五分}　人中黄_{一钱五分}　苏薄荷_{一钱}　原庄冰片_{五分}

以上药九味，凡遇一切喉症肿痛，吹之立验。

改良金锁匙丹

提透焰硝_{四钱}　真西瓜霜_{一钱五分}　西月石_{二钱}　白僵蚕_{一钱}　猪牙皂_{三分}　真腰黄_{三钱}　原庄梅花冰片_{四分}　真犀牛黄_{三分}

以上药八味，凡遇喉风，咽喉肿闭，痰涎壅塞，口噤不开，汤水不下等症，掺之可效。但症重者，须针少商穴，或擒拿法并用。

新发明中白散

人中白_{八钱}　甘儿茶_{四钱}　三顶川连_{二钱}　甘草粉_{八分}　薄荷尖_{三钱}　青黛_{二钱}　真犀牛黄_{三分}　原庄冰片_{四分}　青果炭_{一钱五分}　川黄柏末_{一钱五分}　真濂珠_{五分}　杏仁炭_{一钱五分}

上药十二味，凡一切口疳牙疳，并牙龈腐烂黑臭者，先用温水漱口，吹药疳上。日六七次，涎从外流，黑腐渐脱，内见肉红血流者吉。

附注一：以上各方，有新发明及改良字样者，均陈凤鸣先生自制之方，其他系由师传，均各方书所未载，屡试屡验，百无一爽。真世上独一无二之神效良方也，幸勿轻视之。

附注二：上列各方，先将各药研细末，后称准分量，再行合并，研极细极匀，收贮磁瓶听用。

附注三：以上各药均选道地精良者，照法修合，药力方宏，效用自速，勿贪价廉而用次货为要。

附注四：凤鸣先生竭一生心血，新发明之方颇多，用之均有神效。上选七方，为外科日常通用之良药，平易中正，而毋偏弊者，故为录出以传世，其他重症之用猛烈奇峻之药，稍一误用，即动关生死，故不备录。

（《国医杂志》12 期　陈凤鸣）

培橘斋外科良方录验

百毒膏：专治百毒。

荆芥二钱　防风二钱　白芷二钱　川芎一钱一分　川乌一钱五分　草乌一钱五分　生南星一钱一分　甘草一钱一分　生地一钱五分　当归二钱　乳香二钱　没药一钱五分　蝉衣一钱五分　穿山甲二钱　全蝎二钱　斑毛二钱　蜈蚣三条　巴豆仁二钱　蓖麻子二钱　麻油一斤

将药入麻油浸二日，用锅熬枯去渣，入血余二钱，化尽熬至滴水成珠，下桃丹七两，定粉一斤，收膏。

铁箍散：敷药。

芙蓉叶　生大黄　天花粉　姜黄　黄柏　毛菇各二钱　苍术　羌活　川乌　白芷　陈皮　厚朴　生南星　制乳没各雄黄各一钱　冰片一分　麝香一分

共研细末，收罐听用，凡遇皮无二色阴毒之症，葱汁和蜜调敷。红肿热痛，阳毒之症，清茶调敷。漫肿无头之症，米醋调敷。

对口方：乌背鲫鱼一个一两　妇人头垢三钱　公猪眼梢一对同捣敷之。

搭背隔纸膏：铅粉二钱　儿茶一钱五分　松花粉二钱　川黄柏二钱　月石二钱　松香二钱　白蜡一钱　共末，作隔纸膏贴。

凤侧膏：治对口发背，属阳证者。

白凤仙一味　连根、花、叶清水洗净，打汁，熟膏敷贴。

疥疮方：花椒炒研　胡椒炒研　白矾　青矾各二钱　雄黄　硫黄　白蜡　黄蜡各四钱　将青白矾、黄白蜡融化入药，贮青布袋内麻油四两，浸一周时，以火烧袋，候油滴下，不时搽之。

（《中医杂志》戴橘圃）

谦斋膏方近案

马先生　疝气脘痛，痔疮脱肛，均成痼疾，已历多年。考疝气之根本于肝，脘痛之源出于胃，痔疮发于湿热，脱肛由于气虚，原因复杂，治法异歧。以言肠胃，则肠欲清化，胃宜温暖。以言下焦，则肝应疏畅，气当升举，证情相背，顾虑难周。此所以积岁不能祛除也，刻诊脉象濡软，多劳头晕，则心脾暗损，营阴亦亏。为拟养血潜阳，培土泄木，佐以润肠而不滑利，益气而不壅滞之品。冶清温疏升于一炉，尽揆度权衡之能事，膏以代煎，方候　明政。

潞党参　潼白蒺藜　地榆炭　淡苁蓉　炒冬术　煅瓦楞云苓神各炒　泽泻　炒归身　路路通　大熟地炒松砂仁拌　合桃

肉　杭白芍玫瑰花廿朵同炒　橘叶白_各　采芸曲　仙露夏　制首乌　柏子仁　桑寄生　炒枳壳　黑料豆　黑芝麻　池菊炭　熟女贞　白残花　大麻仁　荔子核_{炒打}　阿胶　龟板胶　桑椹膏　冰糖

　　王先生　五脏属阴，而有相互生长之妙，百体主外，而有令从维护之能，故肾虚则不能涵肝，肝虚则不能养心，心虚则不能运脾，脾虚则不能润肺，肺虚则不能滋肾。今按贵恙，细析之，头晕为肝阳上扰，失眠为心神不安，脘痞为脾气失健，咳痰为肺火内烁，泄精为肾关不固。概论之，午后脚冷，身觉虚热，为阴阳相失，荣卫不和，身不爽朗，脉来细弱，为营血亏耗，神气不充。西医断为肺病，拙见属于阴亏，揆度重轻，宜急肺肝两脏，权衡标本，当培先后二天。

　　人参须　煅牡蛎　天生术　大麦冬　西洋参　龙骨齿_煅_各　抱茯神　橘白络_各　北沙参_{玄米炒}　炒枣仁　嫩白薇　怀牛膝　制首乌　淮山药　炙鸡金　清炙芪　怀生地_{盐水炒}　白归身　甜杏仁　建莲须　羚羊角　杭白芍_{玫瑰花同炒}　枇杷叶_{清炙包}　明天麻　炒池菊　潼白蒺藜　陈阿胶_{蛤粉炒成珠}　龟板胶　冰糖

（《中医世界》7卷4期　夏振良录）

外科治方

流注俗名瓜藤疯，但于对脐后之肾俞穴五壮，又于两手腕、两脚腕各灸五壮，无不愈者。一说于初起之疮痕上，亦灸五壮。

螺疔生于指头螺纹中，亦恶症也。予得一方，治之颇效，能使毒束住，至不散漫，方用带壳蜒蚰虫两个，此物可于花盆之下，并阴湿砖砌处觅之。荔枝肉两枚，葱白头六个，松香五分，须嫩者广丹五分，蓖麻子六粒，莲子心十二枚，共捣如泥，留头敷之。此方由一农人所述，其松香、广丹均用所买之钱数，无分量。予向药肆酌定之，蓖麻子系十粒。予不知外症，惟为人试过，得肿停痛宽毒束，数日出毒收功，录之以备酌用。

跌打金创，破伤口进风，致面目浮肿，或发寒热，纪氏《阅微草堂笔记》有治方，用荆芥、鱼鳔、黄蜡各五钱，艾药三片，煎成加酒一杯。予以此方曾治两人。案鱼鳔即石首鱼肚，有滋而质薄，不如鲟鱼鳔之浓厚，合于黄蜡为护膜护肌之用，其去风不用羌、防，而用荆芥，以驱皮里膜外之风也。制方极有意义，前有友人携眷寓居湖郡，云其内子患腹痛多年，医者方中用黄蜡，惜予未见其方，不知其方义所在。江南有橘，移至江北，化而为枳，辽东之豕尽白头，物之因地而殊者有如此。予虞中所产之蚕豆，颗粒小而味甜，姚邑所产即扁而大，然植物犹可以土质上研其原理，而动物上种种之殊形，又将何以研究之。且土质虽可分析，恐难尽其底蕴也。吾熙有一种白杨梅，味纯甘而鲜，与一种味甘而兼酸之红杨梅，同植一山，此其故不专于土质矣。

（《三三医报》绩学庐随笔）

疡科一般疗法

内消

内消之法，以连翘消毒饮为主方。如诊得脉来浮弦，其肿散漫无绪者，风毒也，宜疏风解表之药以取汗。脉来迟紧，其肿平塌色白肌寒者，寒毒也，宜温经通络攻散其寒。夏令脉来虚数，其肿赤焰热如火灼者，暑毒也，宜消暑清热。脉来细急，肿形坚硬重坠者，湿毒也，宜渗湿行气之药。脉来散数，其患皮肤枯燥憔悴，或发春圻者，燥症也，宜滋阴润燥之药。脉来洪数，其肿焮赤，其热烙手者，火毒也，宜清火凉血之剂。脉来弦滑，其肿色白，结核圆滑，推之摇动者，痰毒也，宜行气豁痰。脉来沉弦，其肿色白，有头有根，捏之软而起绉纹者，气滞也，宜流气散肿。脉来芤涩，其肿坚硬，其色或紫或黯者，瘀血凝滞也，宜行血消瘀，或用镰法。薛立斋云：外科内消之法，为万全之功，惟以服药为主。其余艾火、刀针所备诸法，其病势急者用之，以施其煎药不及者，如痛势缓者，宜用王道药品调之，不可造次，致伤肌肤。

连翘消毒饮：连翘　天花粉　穿山甲　甘草节　银花　皂角刺　土贝母　灯心

上为主方

疏风解表加防风、羌活、荆芥、紫苏、陈皮、干葛、枳壳、葱头、生姜，煎服取汗。如余肿未消，服败毒散收功。冬令取汗佐以麻黄，其效尤速。又有不可汗者，如新产妇人，久病元虚及血症之患疮疽者。若汗之，恐变痉症。

温经通络祛寒，加干姜、官桂、羌活，寒甚用熟附子。臂受寒用桂枝，膀、足受寒用肉桂，有头疼痛，身恶寒无汗，脉浮紧者，加麻黄、紫苏、生姜、葱头取汗，得汗换败毒散以善其后。本方三桂，只宜用一。若口舌作渴，泻痢溺黄，手足心热，不可温经，恐助火为害。

消暑清热加香薷、黄连、白扁豆、厚朴、薄荷、甘草，水煎。贮瓶内，单油纸札好，沉井水中冷饮。此即香薷饮旧制，不用白术、人参者，以其为排脓托里之药也。若夏月身热无汗，兼恶风者，暑月感寒也，不可用此寒剂。

　　渗湿行气加苍术、羌活、泽泻、木通，膀、足加苡仁、防风，湿热加龙胆草，皮肤湿毒加白鲜皮。若见精虚血少，不可过服此燥药。

　　滋阴润燥，加当归、麦冬、熟地、核桃仁、杏仁。欲生津，加牛膝、干山药、山萸肉。若脾虚泄泻者，禁服此滑润之药。

　　清火凉血，加当归、赤芍、丹皮、生地、黄连、黄柏。甚加青黛，若发热恶寒，不渴，溺清者，勿服，只用柴、芩和之。

　　豁痰理气加半夏、前胡、橘红、枳壳、厚朴，风痰用南星，火痰用黄芩，湿痰用苍术，郁痰用贝母，老痰用瓜蒌霜，痰在经络中用姜汁、竹沥，痰在胁下用白芥子。若唾咯中不见痰症，勿用消痰药。

　　流气散肿，加黄芪、木香、香附、昆布。脉沉细，其症虚弱者，再加人参、白术，若脉弦实而胸腹痞硬作痛者勿用。活血消瘀，加当归、川芎、赤芍、红花、桃仁泥，少佐官桂，饮酒杯许。如焮肿赤焰，乃火色非瘀血也，勿用行血之品。

　　以上诸款对病之药加入主方，水煎服。

　　败毒散：连翘　角刺　白芷　当归　陈皮　花粉　灯心　银花　甲片　川芎　赤芍甘草　黄芩　水煎服。

　　托里

　　肿疡数日，失于消散，肿痛日增，按之坚实，推之不动，其热烙手，皮色变赤者，毒气已结也，宜用托里法。东垣云：毒气已结者，不可论内消，急用托里之法，使无变坏。若失于托里，则毒邪蕴蓄于内，必内溃，轻则腐筋烂骨，重则透络攻肠，致成恶症，悔已晚矣。盖托里之药，无非补益其里之本元，出毒于肌肤之表，使病邪发泄于外，欲其速溃、速敛之义。此乃保全终吉之良谟，是故痈疽发背悉宜托里，疮痍疔毒惟宜清凉，莫能或改也。

黄芪托里散：生黄芪　全当归　大川芎　甘草节　金银花　皂角刺　连翘壳　制天虫　土贝母

上为主方

如肿塌色昏，皮肤干涩，脉大无力者，血少也，加熟地、赤芍。肿色暗紫，脉来涩牢者，瘀血凝滞也，加红花、赤芍。肿头平塌，色虚软，脉细无力者，气虚也，加党参、白术。坚硬如石，色白脉沉弦急者，气郁结滞也，加干姜、官桂，甚加附子。肿色焮赤，烦热口渴，脉来洪数者，实热也，加麦冬、灯心、贝母、生地，此温能除热之法。凡疮肿起发之际，忌用寒凉汗下。

以上各条，加入主药，水煎服。

排脓

排脓一法，与托里颇同，欲其溃破出脓之意，如三七日其脓未熟者，阴血衰而阳气弱，不能化毒成脓也。此犯起发而不溃脓之恶候矣，急须大补其气，以排其脓。如用排脓药后，察其肿畔焮胀渐消，肿头起泡，或薄皮泡起，脓将溃矣。以指按其肿上松软，其脓已熟，脓浅者咬头膏贴之，脓深者，必须刀法开之。又有脓瘀抟骨，年月不溃，按如鼓革，坚厚约有二三寸许者，必用燔针烙之。若误用刀开，则脓不泄而血出不止也，慎之。又有内疽一症，根附内膜肿头反向腹里，须服代针丹，发出其头，然后用针，刺破取脓，盖膏，脓尽乃愈。

白芷排脓散：白芷　连翘　银花　黄芪　白术　茯苓甘草　熟地　当归　川芎　白芍　角刺　甲片

加生姜　白米　水煎服。如见兼症，照托里条下加入。

代针丹：皂角刺（焙）　穿山甲土（炒）

上二味等分为末，用自出蛾茧壳不拘多少，灯上烧成性，振息其火，每一茧末灰，作一包，不可杂和，将饭黏同前二药研匀，分作芡实大块子，每晚一块，合入茧灰一枚，乱香细末为衣，温酒送下一丸。病在上下部位，食前后服之。服后肿处即发脓头，或两丸同服，即发双头，其验可代刀针。

脱腐

阳证，皮肤不伤，脓成溃通一窍，此六腑之积毒也。阴证平塌根散，外皮先破，内脓迟熟，肌表腐烂头如堆粟，孔如蜂窠，皮如烂绵，腥水淋漓，秽气触人，浸溃不止，此五脏积毒，难治。凡见此症，宜用脱腐法。薛立斋云：腐有凶如狼虎，毒如蜂螫，缓去之则戕贼性命。有浮肉其内已浮，外皮焦干，状如痂疬，不能脱落，外用药水浸溃，用刀钩方法取去，内服脱腐平肌饮。

脱腐平肌饮：黄芪　茯苓　熟地　川芎　白芷　白术甘草　当归　羌活　银花　连翘

加生姜三片，白占米一撮，水煎服。如神虚脉弱者，加人参。肌寒肉冷，加官桂。痛加乳香、没药。中气不利者，加香附。口干心烦者，加麦冬、丹皮、柏子仁、灯心，兼服蜡矾丸。

生肌

和肌收敛之法，务在补脾助肺。盖肺主皮毛，脾主肌肉，故用白蔹补中汤，外掺生肌散。又有疮口浮肉翻出不收口者，掺平胬丹。有收口之后，患处瘙痒者，血气将和也。或愈后患处结硬不消，按之不痛，此非毒也。肌肉虚松，气虚所滞也，大补气血自愈。

白蔹补中汤：白蔹　熟地　川芎　香附　蜜炙甘草　五味子　黄芪　当归　山楂　生姜　百合　白术　白芍　连翘　大枣

水煎服，如久溃不敛，肌寒者，加官桂。新肉暗紫，加红花。肉色赤滟，加生地、丹皮。虽有余热，忌用寒凉。

（《中国医学院院刊》28、6　许半龙）

二、骨 科

伤科诊断歌诀

杭州医药新闻第十五期达芦大师菁华录，有伤科诊断歌诀，当系经验之谈，而该报见者甚少。爰移录之，以饷同志。

伤科诊断，贵先定其吉凶，吉凶定，而后可以预知治与不治。如跌伤时曾断定吉凶歌一首，专指伤病凶时而言，子壳丑腰寅在腹，卯面辰头巳手足，午胸未腹申在腰，酉腿戌膝亥踝足。例如有人在上午八时，自树上跌下，头破，症势虽轻，必难疗治。反之，如在下午，无论何时跌伤头面，虽症势严重，或可挽救。

诊病时，尤须先识死证，识死证，治生病，百无一失。死证歌，金伤身损眼口青，定主身亡难救命。若是吐气如血口，周夜之内命必倾。腰伤自笑无常到，伤腹吐粪命归阴。被点穴受伤，须知血头行走时间，方可按穴施治。血头行走穴道歌，周身之血有一头，日夜行走不停留，遇时遇穴若损伤，一七不治命要休。子时走往心窝穴，丑时须向涌泉求。对口是寅山根卯，辰到天平巳凤头。午时却与中脘会，左右命宫分在未，凤尾属申对门西，丹肾俱为戌时位。六宫直等亥时来，不教乱搏斯为贵。

去疾按：此段所言部位名词，中有不甚了解者，俟探明再录。

（《神州国医学报》去疾医话）

跌伤治验

甲子冬邻村有年约六旬之陶妪，早餐后，失足于七尺深之空砖厕中，家人入空厕救起，视之已无呼吸气矣。急用姜汤灌醒，延马沟梅伤科医治，摩以手术，敷以药膏，服以汤丸，越两日毫无效果。伤科乃以年老血衰，伤重不治为辞。其家遂邀尚诚诊，然意在决其凶吉，初无求愈之心也。尚诚察其伤处，并不破皮，且无红肿，惟两肋及胸腹疼痛，总不移动，呼吸时尤剧，而痛处拒按，仰卧不能转侧，大便不通，不饮亦不食，已三日矣。切其脉滑数而紧，观其状目光灼灼，神识清醒。按《医林改错》谓，"一凡肚腹疼痛，总不移动，乃是血瘀。"则斯症由跌扑而起，显然是血瘀胸腹之明证矣。幸无骨折筋断等患，该伤科安得谓伤重不治哉。尚诚遂用行瘀血，通大便，止痛之药治之，允其家人，易于奏效。方用生大黄、芒硝、京三棱、真三七、王不留行、生蒲黄、生没药、生乳香、生黄芪、台党参、当归身、生于术、生甘草服一剂，胸腹疼痛减，大便行，饮食进，身躯稍能转侧，复照前方，去芒硝、王不留行、减大黄，加熟地、桑寄生，服二剂而痊愈。尚诚非专门伤科，幸能将跌伤治愈，用特录出，以供研究。

（《国医杂志》3期　杨孕灵　尚诚　求尽性斋证治录）

跌打金创

跌打云者，由高跌下受伤，或被打踢轧压受伤之谓，金创云者，为刀斧等利器所伤之谓，前者多属瘀血内困，后者多属损伤流血，但无见血与否，重者均足以致命。跌打金创乃技击家司空见惯之事，故娴技击者，必有其师秘传之特效丸药，以备不时之需。陈景民君既精技击（参阅新生命十三号二二页），赖师真传之跌打丸，遂有恃而无恐。此丸之功效，确有止血镇痛，去瘀生肌之功。同事（亦可称同学）中有习跳跃者，由高跃下，阴于几，受重伤，昏不知人，服此丸得瘳。余习空手夺刀法，不慎，左手寸口被刀斩伤斜深寸许，血如泉涌，痛彻心脾，亦赖此丸治愈，现瘢痕尚在，可以为证。此言其大者，至于普通之跌打金创，疼痛流血者，其治验实例，则不可腾纪矣。余承景民君谬爱，且以传镫见许，故得珍藏其方。今景民君已归道山，手录遗教，盖不腾人琴之感焉。

山楂　厚朴姜汁炙　川乌　元胡　枳壳　胭脂焙　猪苓　泽泻　香附　春砂　远志　乳香去油　没药去油　红花　黄连　黄芩　黄柏　沉香　藿香　血竭　麻黄　桂枝　续断　柴胡　硃砂　桑白　三棱　莪术各三钱　生地二两　田七一两五钱　大黄　朴硝　归尾　尖槟　川芎各五钱　牛黄　桃仁各二钱，去皮　苦参　白鼠　归身各一两　丁香　麝香　梅片　珍珠　花旗参各一钱

上药四十六味另加生草药（此药在广东甚易觅，在上海则虹口广东生草药店有售，其名目均系广东方言，治跌打科者，重术不重学，姑不求甚解可也）。如下：

蛇通管　猪乸稔根　布渣根　英不薄根　满天星　行酸头　鬼书符根　盐布根　东风桔根　五爪金龙根　铁包金根　金鸡脚根　七星香　白背香　星树根各三钱　洋七根　勒菜根各五钱　田基黄一两　牛乸叶一钱　木槵子二钱，煅

上生草药二十味，连上药共六十六味，共研细末，炼蜜为丸，每个重三钱。凡一切跌打金创，疼痛流血，急以滚水开服一丸，另以一丸打碎，用米酒炖热，调敷伤处，如小伤

流血，则以丸末干掺之。

（《中医新生命》验方丛话十一）

跌仆后少腹作痛

张　跌仆后少腹作痛，便泄紫红黑水，入暮痛甚，当与行气活血。

炙生地四钱　全当归二钱，酒炒　制军炭一钱　延胡索二钱，酒炒　荆芥炭钱半　京赤芍二钱　炮姜炭五分　台乌药一钱　制香附二钱　净桃仁钱半　小茴香二钱　川枳壳一钱　制乳没各五分　杜红花五分

（《国医杂志》1933 年 6、11、12 期；1934 年 6—11 期　澄斋医案）

几个伤科药方

伤科医缺如凤毛麟角，习医者不好研究此道，而精此道者，又好守其秘，以致伤科医几成绝学。家常一旦遇打跌外伤，莫不陷于惊惶失措也。余非此道之专家，昔年好究武术，师友间颇得抄集几种治伤之秘籍，兹略述几个重要之方剂，殆切于实用之小知识也。

（一）回生第一丹（急救应验良方）

药品：活土鳖虫去足放新瓦上文火焙黄，研细用净末，五钱　自然铜新瓦上木炭火内烧红，入好醋淬半刻取出，再烧再淬，连制九次研末，用净末，三钱　真乳香去油用净末，二钱　真陈血竭飞净，二钱　巴豆炒去壳研细，纸包压数次，去净油，用净霜末，二钱　真麝香三分，要当门子

治法：以上七味，拣选明净，同研极细末，收入小口磁瓶，不令泄气。

主治：跌伤、压伤、铳伤、缢死、惊死、溺死等症。虽遍体重伤，只要身软有气，用此丹灌之，有起死回生之效，若大便下紫黑血更好。

用法：大人每服一分五厘，小儿七厘，温黄酒冲服，牙关开，如不能开。打一齿，将药灌入。

按　此方载于《验方新编》及《急救应验良方》。据云，豫章彭竹楼民部传秘方，曾以命案涉讼验尸时，以此灌下，救活颇众。

又聂云台先生之先人，自邳州孔刺史处得传此方。较原方系除巴豆加当归一两，当门子加至一钱，制药施送，获效甚多。民国二十一年淞沪之役，聂太太曾以所制药送上海骨科医院，交曾宝菡医师试用，据云屡获奇效。

又十七年前聂公子充童子军，尝过杨树浦，正在建设之新桥铁架倒下，击碎其脚踏车，并伤头骨，流血昏迷，当送同仁医院。医言脑内受伤，人力无可施，彼家曾灌以此药，两日三次，第三日即开目以言。

又民国二十一年七月，双林蔡荐明服务于上海美亚绸织厂。因深夜坠楼，震伤脑部，耳鼻二窍流血，人事不省，即车送某大医院。医见脑伤，谢不接收。后觅严独鹤先生介绍，至骨科医院，因重交情，勉为收治。经曾宝菡医师灌以此药，移时腹有声动，再灌一次，即见声息活动，乃从容作对症施治，数日苏觉。后蔡君感谢曾医师再造之德，曾医不掠聂太太送药之功，亲往叩谢，并重申其济世之愿，传方于双林救济院医药部（以上三则治验见《广济医刊》）。

又民国十八年余曾在浙江海门主持党政及教育职务，有一次码头工人在争搬货物，互击，曾有数人，昏晕于码头，一面报告于余解决，一面促余为之救治。余之药囊尚备有此丹，因各以一服灌下，半时后，俱得救无恙。

（二）三黄宝蜡丸（医宗金鉴）

药品：上好藤黄肆两（此药有毒，须隔汤炖十数沸，去净浮红沫，加倍买捌两制好，称准四两入药，《金鉴》以秋时夜露泡之，去沉浮杂物。取中净者用之，意甚佳）真天竺黄　红芽大戟　刘寄奴　朱血竭各三两　孩儿茶　明雄黄各二两　朴硝一两　血琥珀二钱　当归身（两五钱）铅粉即水粉　金银　明乳香　台麝香各三钱

制法：上药各研细称准，共和一处，将水银、铅粉，铁勺火上热研成末，再入前药共研匀，用炼净黄蜡二十四两，放磁器内，坐滚水中化开将药入内搅匀为丸，每粒重一钱，蜡壳护封。

主治：跌打损伤，刀箭枪伤，棒毒刑杖、坠车，落马，及破伤风等一切瘀血冲心，痰迷怪症，危在顷刻者。

用法：（一）内服重者一丸，轻者半丸，用温黄酒送下。或加童便更好，须盖被睡卧，俟汗出立愈。

（二）外敷用香油同药隔汤炖化，勿见火，以鸡翎扫患处。

（三）用此药后，忌冷水鲜果受风及行房等，切记。

（三）黎洞丸（医宗金鉴）

药品：三七　生大黄　真阿魏　孩儿茶　天竺黄　朱血竭　滴乳香　明没药各二两　山羊血五钱　明雄黄一两　真冰片　台麝香　京牛黄各二钱五分

制法：上药各研细末，称准，用顶好藤黄二两，以秋时夜露泡之，隔汤煮十余次，去红色浮沫沉底杂物，取极净者用秋露水化藤黄拌药，加炼白蜜，杵为丸，每重一钱，蜡壳。

主治：跌打损伤，瘀血奔心，昏晕不醒，及刀箭枪伤，

闪腰岔气，疯狗毒虫咬，并一切无名肿毒。湿痰流注，疔毒归心，昏愦如死者。

用法：（一）内服每用一丸，温黄酒送下，盖被稳睡，见汗立愈。若伤重者，连服数日。

（二）外敷疮伤用温茶卤磨涂，有消肿止疼之效。

（四）官方七厘散（急救应验良方）

药品：上朱砂一钱二分，水飞　真麝香一分二厘　梅花冰片一分二厘　净乳香一钱五分　红花一钱五分　明没药一钱五分　瓜儿血竭一两　粉口儿茶二钱四分

制法：上药须拣道地出品，于仲夏初旬，共为细末。瓶收贮，勿令泄气。

主治：跌打损伤骨断筋折不省人事者最效。

用法：每七厘烧酒冲服，未破者用烧酒调药敷。

（五）铁扇散

药品：象皮五钱，切薄片，焙黄色，以干为度，勿令焦　龙骨五钱，用上白者生研　陈石灰一两，以数百年者为佳，原方用老材香，产于山陕等省　寸柏香一两，即松香之黑色者　松香一两，与寸柏香同熔化，搅匀，入冷水，取出晾干研　飞矾一两，将白矾入锅内熬透

主治：一切金刀及跌打破伤有立时生肌收口之效。

用法：敷撒伤口，以扇搧之。血流则不必搧，冬忌烘火，如伤处发肿，煎黄连水用翎毛蘸涂即消，如受伤溃烂日久有脓血者，用黄连水洗后敷药。

注：以上数方，大药肆俱有成药出卖，家常之遇伤须手术不能自疗外，余则可按症照服也。

（六）乌贼骨　研极细粉，敷出血不止有效。

（七）天鹅绒　天鹅翼下毛绒，采下瓶贮，放樟脑丸于

内以防蛀，遇刀创流血不止，以此敷之，立时生肌止血，不致腐烂。

（八）狗脊毛 药店金毛狗脊刷下之毛，敷金刀创，有止血生肌之特效。

（九）壁钱 即壁蟢之窝，对刀创有止血生肌之效。

（十）拳足闷伤，生食土狗七只，有活血通瘀、起死回生之效。

（《国医杂志》12 期 朱寿朋）

伤科秘方

（一）大便伤血方

桃仁二钱 归尾二钱 地榆三钱 炒槐米三钱 赞地风三钱 血余三钱 丹桂三钱 荷米三钱 木香一钱 甘草二钱 滑石二钱。

水煎服，如血水止，加大蒜头一两。

（二）背部伤煎方

羌活钱半 防己二钱 五加皮三钱 独活二钱 归尾二钱 绿脂二钱 川芎二钱 桂枝一钱 丹皮二钱 毛姜三钱 桑寄生二钱 延胡二钱 木瓜二钱半 杜仲二钱

大便不通，加生军钱半，火麻仁钱半；小便不通，加木通三钱，车前子二钱。

（三）大腿环跳伤煎方

川牛膝三钱 赞地风二钱 五加皮二钱 刘寄奴三钱 秦艽二钱 紫荆皮二钱 川玉金钱半 骨碎补四钱 川山甲三钱 归尾一钱 红花一钱 木瓜三钱 加松节一两

（四）腰伤煎方

杜仲三钱 没药二钱 红花一钱 补骨脂二钱 全当归二钱

甘杞子二钱　刘寄奴三钱　金毛狗脊三钱　大生地三钱　骨碎补三钱　木耳灰四分

（五）止血祛瘀方

归尾一钱　乳香一钱　没药一钱　木香一钱　续断一钱　泽兰一钱　乌药六分　川芎八分　苏木八分　甘草七分　桃仁二钱　生地一钱　木通七分　茶叶二钱　侧柏叶二钱　川连二钱

姜三片，煎汤，冲童便一盅，陈酒一杯服。

（六）跌打损伤发热方

防风一钱　苏梗钱半　干葛一钱　前胡钱半　茅术八分　桔梗八分　羌活一钱　陈皮四分　川芎四分　香附二钱　细辛二分　甘草五分　水煎服，出汗妙。

（《幸福杂志》5 期　承淡庵）

跌打损伤验方

胆南星、防风、白芷、当归、红花，各五分，酒水各半煎服，渣擦伤处。凡人失跌，不可骤直，致血脉阻滞。此方屡试屡验，不论男妇老幼皆合用。即足腕折伤，不易达之处，亦可用酒水各半煎洗，渣捣烂敷伤处，一夜即愈。蔡济平先生曰：近得此方，商诸同道，认为极妥。适有菜市路来坊罗仁寿君幼女，自楼坠地，跌伤后脑，呕吐不止，口噤目斜，手足抽掣，牵引全体振动，当即送往某医院。经医生诊断，谓为伤及脑筋，除割治外，无可救药。病家未敢冒险，改延中医，进以是方。略加通经豁痰药品，一剂而诸病若失，就此告痊，诚良方也。

（《神州国医学报》吴去疾）

髌骨痛

姚先生　髌骨于睡梦中剧痛，寐愈酣，痛愈甚，天愈热亦愈甚，脉迟舌厚而白，应是水气。

赤白茯苓各四钱　茅白术各二钱　炙草一钱　赤白芍各四钱
干姜一钱　黑附块先煎，二钱　当归三钱　泽泻四钱

又诊：腰髋痛，与苓、姜、术、甘、芍、草、附合剂，痛处颇差，而新加齿痛，是上部不耐温药，舌白腻。

赤白苓各四钱　干姜一钱　泽泻四钱　苍白术各二钱　炙草一钱　杏仁五钱　杭菊三钱　竹叶三钱

（《中医新生命》1934—1937 年 1—31 期　陆渊雷医案）

坐骨神经痛

袁太太　劳尔东路　六十六弄卅七号　十月十七日

坐骨神经痛，脚常常挛急作剧痛，又贫血，致种种液干证，脉细舌白。

赤白芍各三钱　炙草二钱　当归三钱　黑附块三钱，先煎　生芪一两　赤石脂五钱，包

梁先生

畏光亦差，小腹微痛，大便间日或三日一行，脉细而迟，舌质略绛，肾虚血少，有浮热。

枸杞子四钱　生芪八钱　白芍三钱　生熟地各四钱　当归二钱
黑附块二钱，先煎　菟丝饼三钱　杭菊三钱　炒栀仁三钱　陈皮二钱　枳壳二钱

又诊：诸恙俱差，惟不能思索，思索则头昏，仍是肾虚血少之故。脉略起，舌绛略退，稍有苔，皆进步之象。

枸杞子四钱　当归二钱　炒潞党三钱　制首乌四钱　生芪八钱　生白术三钱　生熟地各四钱　菟丝饼三钱　炙草八分　枳壳二钱　苏梗二钱　炒谷芽四钱

梁君　粤人，经商海上，服渊师方药，疾日减，初诊方

已佚，今录其二三两方，余从略。编者

（《中医新生命》1934—1937 年 1—31 期　陆渊雷医案）

鹤膝风症

病者：张左，年四十八岁，江都砖桥人。

病象：左膝盖及腓胫骨，漫肿疼痛，不能移动伸屈，微寒微热，口略干，苔灰白，脉浮且弦，饮食无味，夜寐欠安。

原因：夏夜卧竹榻贪凉，感受邪风，始则膝盖酸痛，不能伸屈，继则胫及腓骨膝腿日粗，行走维艰，皮色不红，疼痛异常，先延医用针刺法，仅有黄水少许，并无脓血，肿痛未减，已延期月。

诊断：良由气血两亏，风胜则走注作痛，寒胜则如锥刺痛，湿胜则肿屈无力，病在筋则伸不能屈，在骨则移动维艰，久则日肿日粗，大腿日细，痛而无脓，颜色不变，成败症矣。经云：邪之所凑，其气必虚，此之谓也。

疗法：兹拟益气除邪，化湿通络法，并外以芥子泥酒，调敷患处。

处方：生黄芪三钱　西秦艽二钱　嫩桑枝三钱　归身二钱　生姜一片　青防风二钱　炒苍术一钱五　威灵仙二钱　川芎一钱　怀牛膝二钱　福橘络一钱　海风藤二钱　生草五分　生熟谷芽各三钱

（《上海医报》1929 年　止愚轩验案）

寒湿腰痛

寒湿客于肝肾，以致腰间作痛，遇劳即发。拟肾着汤为治。

干姜　庵茼子　甘草　鹿角霜　百花酒　狗脊　茯苓

归尾　桂枝　白芍　红花　桃仁　羌活

腰者肾之府，肾气不充，湿痰入于经络，以致腰间作疼，已历二年之久。拟方徐徐图之。

牵正散：木瓜　制半夏　桑叶　川断　茯苓神（各）金毛狗脊　络石藤　橘皮络　夕利　杜仲

（《中医杂志》6、7、8 期　赵海仙　赵氏医案）

腰痛夹邪标本并病

陈　腰痛有虚实两因。经云：腰者肾之府，转摇不能，肾将惫矣。此言其虚也。又云：巨阳病则腰脊痛，此言其实也。张三锡谓实证多系湿热，虚则肾阴必伤，今始由闷挫，偏右腰疼，继乃腰脊俱痛，不能转侧，或动则痛剧，似属气阻血滞，为经气损伤之候，然脉来缓滑，并无沉涩之象，其不尽由于损伤可知。考景岳谓腰痛一症，多属肾气不足，外感之邪，由太阳以及少阴，治法宜脏腑并顾，顷验苔腻满舌，口干纳少，自觉火从内升，头面烘热。拙见当是温邪之后，失于调摄，加以劳动伤阴，致湿热浊邪，乘虚内袭使然，峻补则碍邪，祛邪则碍本，措方不易也。且拟清补脏阴，合清泄蕴邪主治，应手则吉。

盐水炒生地四钱　盐水炒川断三钱　金狗脊四钱　制冬青三钱　桑寄生三钱　炒川柏钱半　盐水炒杜仲三钱　盐水炒知母三钱　云苓四钱　泽泻钱半　夜交藤三钱　车前草二钱

（《中医杂志》5—10 期　陈良夫　颖川医案）

手肘臂酸痛

沈左　右手肘臂酸痛异常，彻复无定，左右为阴阳之道路，左属阴，右属阳，阴即血，阳即气，故丹溪论半身不遂者，左属血虚，右属气虚。今痛偏在右手者，定系气方不足，但气能生血，气虚则血未尝不虚，气阴俱虚，涵养失司，络脉空虚，风湿凑袭，有时腰痛，有时带下，脉象细数而弦，治当益气之中，参以养血搜风，每日再服人参再造丸一颗，取其事半功倍之义。

生绵芪　青防风　桂枝　炒白芍　杞子　钩钩　归须
丝瓜络　红花染吐丝头　秦艽　橘红　忍冬藤　嫩桑枝

（《中医杂志》6、7期　金子久　问松堂医案）

右臂酸疼治验

王姓妇，患右臂及指酸疼，不能作用，艰苦殊甚，就余治时，已逾十六日矣。询其因右背患搭手，以膏消之，搭愈所致。察其舌苔白厚，诊其脉象软弱。余曰：此脾经寒湿，未能发泄，而流于络也。予党参、茯苓、白术、陈皮、甘草、丝瓜络、制乳香、制没药、酒炒桑枝、宣木瓜等，外以生附一两，研细末，炒热，布包，熨痛处，冷则再炒再熨，如是数次，皮肤起小泡，疏快异常，而其痛如脱矣。大抵酸疼之证，除肾虚之外，从寒湿主治，无不如鼓应桴也。

（《中医杂志》4、5期　徐韵英）

伤科断腿案

病者：李成，年逾四稔，系余仆。

病名：断腿。

原因：为余入乡间取粮米，被大车将腿轧断。

证候：右腿上节大骨中断，肿痛异常，呼号不止。

诊断：乡间本无良医，乡人延一习西医者诊之，及余闻信往视，已数日矣。乃面见医生，问其骨已接否。伊云：彼年逾四稔，气血已衰，服药亦不过令其止疼，彼腿骨待其自相生长可也。余闻此言，不胜骇异。盖西医本无接骨之方，故言之如此。然骨已中断，不服接骨药，则腿骨焉能自续，而病者成废人矣。余于伤科本门外汉，病者为余仆，又为余事而被轧，于理固不能坐视，再三筹思，接骨之方，亦不外用透骨活血之药。今既无专门医生，势不得不出于自疗之一法。

疗法：外用薄贴，内服汤药。然伤科于膏药尤重。古人接骨虽有成方，余未亲试，恐力缓不及。因用当归、芎䓖、没药、乳香、血竭、苏木、桃仁、红花、血余以活血。然血随气行，再用川乌、川椒、木香、地龙以利气。又用䗪虫、虎骨、牛角、骨碎补、自然铜以接骨，再加酒煎，以疏通经络。

处膏药方：全当归四钱　川芎二钱　苏木二钱　生桃仁二钱　上红花二钱　血余二钱　生川乌二钱　川椒二钱　广木香六分　地龙钱半　大䗪虫七个　牛角二钱　骨碎补三钱　真豆油十四两　将药共入之，熬油至滴水成珠，去渣，临入黄丹时，再用生乳香钱半，生没药钱半，上血竭钱半，真虎骨三钱，黄香三钱，自然铜三钱，共末入之。膏收成后，临贴时，每贴膏一两，再入麝香五厘，上梅片一分。

处汤药方：全当归三钱　川芎二钱　大䗪虫五个　上红花一钱　生桃仁钱半，泡去皮尖双仁　炙没药一钱　粉甘草五分　用黄酒二茶碗，水二茶碗，煎之减半，分二次服。

结果：病者于午间贴膏服药，黄昏时即言膝间甚疼，半夜时又言脚骨甚疼，余思彼腿之上节大骨已断，膝脚间当不知痛痒，今膝间先疼，而脚骨后疼，当是药力行到所致。然于骨之接否仍属茫然，明午友人荐一专门伤科医生诊视，伊将病者腿骨细按，云骨又接牢，招我何为？惜医生手术太劣，将病者之腿，接断一寸矣，余大惊异，因细问其故。伊云：凡接骨，必将骨头按摩齐整，先行服药后贴膏药，再用薄竹板四围逼住，用布条缠牢，令病人一星期内不能动转始可，今贴膏药时，未将两腿比齐。又未用竹板布条缚之，且任其自由动转，不短何待。余因将此二方令观。伊云：余接骨膏之药，亦不外此。但无冰、麝、虎骨诸珍品，然必一星期始能接住。今一昼夜骨已接牢，具见药力之大也。病者两月后杖而能行，百日后即行履如常，然右腿跛果如其言。

附注：此方余藏之已久，李仆愈后，又治愈三人，皆用薄板布条缠之，幸皆完好如旧。本不欲将此秘方示人，继思禁方不传，为医界恶习，中医退化，多由于此，故谨割爱彼露，诸同人遇此证时，按法施治，自获捷效。若藉此渔利，则非敝人传方之本意矣。

上医案乃四年前，上海大东书局征求全国名医类案之时，余应征之作。惜所征者寥寥，此书终未能成，故今仍按其程式也。

（《三三医报》刘华封　桐荫书屋医学杂记）

胫骨折伤治验记

鄙人家下第三顽，名远煌，年已十六，本年元月一日，因到本市小学校开庆祝会，后随其同学到游戏场共赛足球，不意该顽被撞折却右胫。当时由其同学辈抬到家来，奄奄床褥，身既不能坐，脚又不能移，稍一转动，必须一人抱其身，二人抬其脚，然犹呼痛不已，晚间尤甚。自伤处传痛至心，呻吟终宵，彼自言胫骨实已断，但审视其伤痕，肿出约有三分之高，宽约半寸，皮色带紫青，当在胫骨正面。盖伤骨而瘀血滞也。余初欲用杉木片夹之，奈本处杉木绝少，急难觅得，故就便用甘蔗两节，辟作两边，即轻手缓缓将其伤脚拉直，用甘蔗两边夹上，两头加以绵带扎定，再用生草药驳骨菁、小榕树叶等二味各四五两，共杵融，酒炒热，加童便调敷之。一日一换，内用白砂糖和滚水温饮之，历三日，伤痛略减。然晚间心痛仍甚，乃换用肇林寺跌打损伤遗方药煎服之，并用接骨止痛药膏贴了两日夜，其痛仍时作时止，嗣换用生鹅不食草约一钱，搓融入酒数钱饮之，是晚心痛顿止。而伤脚仍未能动，再以鹅不食约三两杵融，加酒及童便调敷伤处，其痛遂却，连敷至十日夜，即可站起。维敷至二十余天，便能轻步赴学，而该顽未受伤之前，身带疟疾，伤愈后，加服截疟调补方，数服后，遂健壮如恒。计自该顽受伤以迄平复，因余家景困难，除自采取生草药外，只需买药与酒等，共去法币叁元余耳。邻友闻之，咸讶为省节简便之至，并谓若请西医治之，破费至数十倍，且愈期犹恐不能如是之速云，特为志此治愈小技，以供同业一览焉。

（《医界春秋》116 期）

截臂

后汉华元化，刮骨疗毒，传为千古绝技。吾师孟河马氏之刀针手法，素有家传，余见马日初前辈，治一小童，因割草为土灰蛇咬伤手臂，漫肿，干瘪，皮皱肉黑，自不可近，黑色渐近尺泽，踵门求治。先生曰，肌肉已死，治亦无益，若再延下，黑至肩腋，毒攻入心，必死无疑，不如去上，先用参一两，煎汤与服。待半日许饮以麻药，用红带两条一札上白肉处，一扎下黑肉处，俱札紧，中空一寸，乃黑白交界之处，以锋刀将肉割开，上止血丹，割至露骨寸许，骨亦青黑，即用锉刀将骨四围锉断，取下其手，上以止血生肌药敷之，包以玉红膏，调理一月，其肉长复。此等手法，较之古人，亦无愧色，疡科有几人能望其项背哉。

（《国医杂志》8、9 期　余鸿孙　诊余集）

头部创伤之证治

甲．跌扑伤

症候：跌扑伤者，俗称跌打损伤，即西医之所谓（Hieb Wunde），他如剒创（Onetsch Wunde）裂创（Rss Wunde）亦属之。身之各部，固易常见，而尤以头部为最多，其损伤之情形，极不一致。例如从高处颠坠者（屋上、树上、扶梯上）易伤头顶，从平处侧跌者（推伤、酒醉、日射病、电车跌坠等）易伤前额，后脑及两旁，其症有已破未破之分，瘀血亡血之别：未破者每致瘀血，已破者每至亡血；未破者，症状为皮肉肿起，疼痛，皮下溢血，色是青紫，甚则肿势连及头部面部；已破者，症状为皮肉眵开，血流如注，若伤及头部动脉，则血流不止，即为亡血，立有性命之虞。

疗法：按已破未破之不同情形。而异其疗治。未破之轻者，仅仅局部皮下溢血，形成一小肿瘤，当立即以手掌平贴伤处，开手柔按，使瘀血徐徐散尽，平复如故，即可无事。若按之不能消散，或肿已消，而皮下仍有溢血，即当以碘酒或樟脑酒搽之（皮下破者不可搽，否则痛甚），或以安福消肿膏贴之，皆能促进其溢血徐徐消散，而安福消肿膏尤有止痛之功用；再用中方复元活血汤内服，冀其消瘀活血；未破之重者，皮固未破，瘀亦难消，延过数日，必致化脓溃烂，则当以手术割治，惟割治时，须避头部大血管之损伤，设稍不经意割断大血管，轻则有结扎之劳，重则有亡血之险，谚所谓"人头上血山头上水"是也。若已误断，宜速施血管结扎法，使之不再出血；若仅为小血管之破损，则宜用夏士莲止血药水敷之，或以阿特列那林以止其血。亦从有高处跌坠，皮肉不损，而昏沉不醒者，此脏腑震伤，内有瘀血也，宜大成汤下之。已破者亦有轻重之别，轻者仅伤皮肉，血流虽多，然以含有止血收敛性之药剂敷之，血即立时可止。重者则不然，伤及深处血管，血流不易遏止，伤及静脉者，止之尚易，伤及动脉者，止之甚难。盖虽经敷以止血剂，亦为强烈之出血冲去，而无效也。此时当施以拭净伤口，寻出已断之动脉端，以血管钳住，而结扎之，则血可立止，若因亡血过多，人必昏沉不醒，宜急用独参汤灌之，或以生理的食盐水注入静脉，以补偿其亡去之血液，每每有获救者。跌扑极重者，伤及脑盖脑髓，出血不止，夹以白色浆液物流出者，此脑汁也，立时即告昏晕，移时必归泉府，不论何种灵丹，亦难救也。

处方

（一）碘酒亦名沃度丁几，以碘片一分，酒精十二分，用小口玻璃瓶，投入而溶化，成为黄褐色之药水，每用药棉少许，蘸搽患处。

（二）樟脑酒，精制樟脑一分，酒精十二分，又混和而溶化之，为白色透明之液，用法同酒。

（三）安福消肿膏，此为美国佛登制药公司出品，为白色有香气之油膏，消炎退肿之力甚强，用时隔汤炖热，使之烊化，再摊于夹棉之纱布上，约二分厚，盖贴肿处，隔日一换，肿消为止。

（四）夏士莲药水。本品乃佛及尼亚，哈吗米利小树之鲜嫩枝皮所制成，为止血止痛之良药，既可内服，亦可外用，内服治吐血、咯血、便血等，外用以药棉蘸此药水，以敷金刃伤、跌打伤、扭伤、烫伤等，未破者搽之止痛消肿，已破者搽之止血痛。

（五）阿特列那林，此为肾上腺制剂强心止血，其效极佳，内服可治肾出血、便血、痢疾、产妇呕吐等症，外治为局部止血药，能使一部分之血管，完全收缩，创口立时止血。

（六）生理食盐水，6%之食盐水，500至1000ml，加入重炭酸钠0.5～1.0，温至38度，注入静脉内，亡血过多者，以此补之。

（七）复元活血汤：当归尾二钱　柴胡一钱五分　穿山甲炙研　红花　栝蒌仁　甘草各一钱　桃仁十七粒　生大黄三钱　水酒各半，煎浓食远服，以利为度。

（八）大成汤：生大黄三钱　朴硝　枳壳麸炒,各二钱　厚朴姜汁炒　当归　红花　木通　苏木　陈皮　甘草各一钱　水煎不拘时服，服后二时不行，渣再煎加蜜三匙，冲服。

（九）花蕊石散：花蕊石五钱,火煅,童便淬七次　草乌　南星　白芷　厚朴　紫苏　没药　羌活　轻粉　煅龙骨　细辛　檀香　苏木　乳香　当归　蛇含石火煅童便淬二次　降真香各二钱　麝香三分　共为细末，贮勿泄气，临用取撒患处包扎以止其血。

（十）独参汤：人参二两，上一味水二盅，枣十二枚，（或莲肉，龙眼肉，亦可）煎好，徐徐服之。若煎至稠厚，则成膏矣，分作三次，用醇酒热化，服之亦佳。

乙．金刃伤

症候：金刃伤者，亦名金疮，西医所称之切创、刺创，皆属之。此伤亦为头部所最易遭遇，为快刀利斧所砍，最易识别，须看伤痕深浅，轻者仅伤浅处皮肉，血流不断。切创，则伤口为一直线，向两旁眵开，伤口长而浅，刺伤，则由皮肤刺入深部，伤口小而深，重者因砍断头部动脉，血液喷出，有如泉涌，不可遏止。若伤顶门，及眉角、脑后，甚至脑髓裂出者，皆死。又若不能言语，目睛直视，喉中沸声，口急唾出，两手妄举者，亦死。

疗法：亦按其轻重治之，轻者皮肉破损，血流不住，以桃花散撒之，重者筋断血飞，是动脉已伤之证，用如圣金刀散撒上，盖以夹棉纱布一方，再以绷带缠络，他如外科十治之天下第一金疮药，外科证治全书之金疮必效散，马氏试验秘方之十宝散，皆为要药，因其有强剧止血之力也。如以上诸药，仍不能止血，则宜行结扎法。若药痂过厚拘痛，当以消毒药水洗之，视其无酿脓。若无脓，仍宜以干药粉掺之，促其结痂，若已有脓，而兼有局部肿痛，全身发热，作渴等现象者，宜洗之极净，伤口撒消毒药粉，外盖以药膏纱布，使之不致结痂，每日洗涤更换，缓以图之。或以中药生肌玉红膏，涂伤处，外贴陀僧膏，长筋止痛，收口生肌。内服之药，不论伤之轻重，初宜服三黄宝蜡丸，轻伤出血不多者，服黎洞丸，若出血过多，其人面黄眼黑者，宜服八珍汤，或独参汤，以大补之，两方俱宜加苏木花，兼瘀血。

处方

（一）桃花散（外科正宗方）　白石灰半升，用水泼成末，与大黄片一两五钱同炒，以石灰变红色为度，去大黄，将石灰筛细，用凉水调敷。

（二）如圣金刀散（外科正宗方）　松香七两，生白矾、枯白矾各一两五钱，共研细末，用时敷于患处。

（三）天下第一金疮药（医学心悟方）　雄猪油—斤四两
松香六两　面粉炒筛，四两　麝香六分　黄腊六两　樟脑三两，研细
冰片六分　血竭—两　儿茶—两　乳香—两　没药—两，均制去油
研极细，先将猪油、松香、黄蜡、三味同熬化，滤去渣，待
将冷，再入药末，搅匀磁瓶贮以待用。

（四）金疮必效散（外科证治全书）　龙骨煅　乳香
没药制去油　花蕊石火煅红放地上，冷定后再煅凡七次　真降香节炒干油
碾细　紫草各五钱　白芷　紫苏叶　儿茶各三钱　白蜡—两　麝
香三分　上共碾细瓶贮待用。

（五）十宝散（马氏试验秘方）　真血竭—钱六分　明雄
黄四钱　上红花四钱　净儿茶二分四厘　辰砂—钱二分　净乳香—钱
二分　当归尾—两　浮没药—分四厘　当门子三厘　大梅片—分二厘
共研为极细末，再入乳钵研至无声，瓶贮，黄蜡封口，
待用。

一、治刀伤兼各种器械伤，皮破血出者，以药末掺上，
包固不可风，血止即愈。

一、治跌打损伤，皮肉青肿，未破者，用陈醋调敷患
处，肿消即愈。

一、治内伤骨碎，或骨已断折，先将骨凑准，用陈醋调
敷患处，外以薄板片夹护包扎，不可移动，药性一到，骨自
接矣，静待百日，勿犯房事，犯则必成残疾。

一、治刀伤深重，未致透膜者，先用桑皮线缝好（药
线更佳），多掺药末于上，以活鸡皮盖护即愈。

一、治跌打昏迷不醒，急用一钱，用陈酒灌下，自然醒
转，以便调治（若系砍伤脑髓，而昏迷不醒，则无益矣）。

（六）生肌玉红膏（外科正宗方）当归二两　白芷五钱
白蜡二两　轻粉四钱　甘草二两二钱　紫草二钱　瓜儿血竭四钱
麻油一斤　上将当归、白芷、紫草四味入油内浸三日，大勺
内，漫火熬微枯色，细绢滤清，将油复入杓内煎滚，入血竭
化尽，次下白蜡，微火亦化。用茶盅四个，预放水中，将膏
分作四分，倾入盅内，候片时，方下研极细轻粉，各投一
钱，搅匀，候至一日夜，用之极效。

（《苏州国医杂志》余无言先生讲）

萱草特效

顾立君之祖母丁太夫人，青年守节，苦志成家，忧勤过
甚，因患口唇肿裂，过劳或见风日即发，惟日饮蔗汁可安。
去年六十有三，常苦不寐，便燥不爽，秋令忽然右臂大痛，
不能举动，夜寐益不能安，君立商治于余，余忆痛随利减之
说，且熟知其体貌丰腴，素禀阳刚之性，利于用攻，而性不
喜药，因令用酒制大黄四五钱泡服，痛减而夜得安卧，翌日
乞立煎方，余误用四君加竹沥姜汁，一服不效，即不肯再
服，以大黄有特效，遂连服四次，手臂仍未和柔，俗传以
方，谓用萱草根煎服，治老年手臂筋骨疼痛，屡著奇验，果
不数服而愈。考诸家本草，未见发明此种功效，时医亦罕有
用之者，志之以备考验。

（《国医杂志》10期　鲍东藩　世美堂笔记）

三、皮肤科

鹅口疮

乳儿口内上腭舌上及两腮等处，偏起白色苔点，终日号哭，不能吮乳者，此鹅口疮也，余家旧藏一方，极验，母氏常常用之，录之如下。

凤凰衣_{新瓦上煅存性} 橄榄_{同上} 即青果 儿茶_{各五分} 正梅片_{六厘}

上药四味，共为细末，将食指之甲剪除，用清水洗净，以指点药搽儿口患处，多搽数次便能吮乳痊愈矣。按凤凰衣，即出了鸡胸之蛋壳也，此物药店多不备，须平时搜罗，否则须要时难觅，煅存性二字大有深意，盖一药有一药之本性，若煅之过甚，则成死灰无用之物，故煅令仅透，即速放于地上，以碗覆之，使窒息其火，俾其药一经火煅，色虽变易，而本性犹存也，后凡言存性者仿此。

（《中医新生命》十四13—31期 孔伯毅）

天泡疮治方

夏秋之交，儿童嬉戏于烈日之下，饮食不洁，致湿毒内蕴，多患热疖及疮疥，虽系小疾，然极缠绵难愈，且易传染。小女燕娴，生甫五月，已天真活泼，肥美可爱，正在牙牙学语之时，不幸于上月中颈项间生一水泡，当即以蟾酥涂之，岂知脓泡蔓延殊速，泡破溃烂，故终日啼哭，鄙人心窃忧之。识者谓系天泡疮，急至医院求治，鲜见效验后有友人胡君授予一方，手续简单。向国药铺购海螵蛸五分，轻粉一钱，黄柏五分，石膏二钱五分，各研细末（价极低廉，约需大洋八分）。以菜油、麻油调敷，日涂二三次，数日即告痊愈，此方试之数人，均有奇效。鄙人不敢自秘，特录之以实茶话，俾告同病者。

（郁殿扬）二三、九、十二、新闻报。

猪胆治疗特效　白虹

友人孙君，指上忽红肿，痛极。或云系疔毒，后由邻人传一单方，取猪胆稍破一口，将指套入，以线扎之。初指头觉甚凉爽，睡一夜后，红肿全消，特录出以公大众。

去疾按：猪胆治指头生疮（俗名生蛇头，以其疮溃烂时，与蛇头相似，故名）确有良效。余见闻多矣，然此亦相传之古方耳。方书所载，有加雄黄与蜈蚣者，即他人用之亦然。此只用猪胆亦效，殆由初起症轻之故，亦未可知。俟参。

（《神州国医学报》吴去疾）

癣

疥癣为极易传染之皮肤病，大抵系寄生虫寄生皮内而成，任何局部，皆可发生蔓延，而胯间及颈际尤为缠绵难愈。通常皆皮肤起屑，形如圆圈，或轻薄如汗斑，或坚厚如牛皮，瘙痒不已。其顽固者，互数十年不能愈。若蔓延入口、耳、眼、鼻、肛门等处，则尤难收拾矣。

前数年余之颈部患癣，初起不过一小点，痒极而搔，愈扩愈大，一月之间，蔓延半颈，中药西药，尝试殆遍，即汪切庵所赏用之烟草擦法，亦无效验，极为嫌苦。无意中翻阅先君手钞之验方，有用杉木油治一切顽癣之神方一则。法用纸糊碗面，以杉木屑堆纸上，取炭火放木屑上烧之，少顷，火将近纸，即以筋抹去，烧数次，其油已渗入碗中，先用穿山甲片，将癣刮破，然后用毛笔醮杉木油搽之，数次即愈云。余以此法颇易，不妨试之，于是往熟识之木店，购杉木屑（即锯口木粮）一大包，如法烧制，得油甚少，急以破笔醮搽之，异哉，油才着肤，瘙痒顿止。且微觉痛。心知有效，再制再搽。一日三次，次日即不发痒，视之已焦矣。仍搽之，第四日痂愈厚，轻揭即去，遂愈不复发。○渊雷按：烧取油时，可先用钉于所糊纸面扎孔，孔之大小，以木屑不致漏下为度，则油易下。

（《中医新生命》（三十三）13—31 期　孔伯毅）

癣毒

本有咳恙，一星期内，项间发出癣毒，蔓延头面，窜走空窍，作痒无度，皆生白屑，不独湿热，且夹风火，一味清凉，外毒不除，内病发矣。

白疾藜三钱　地肤子钱半　生苡仁三钱　粉丹皮钱半　嫩勾勾三钱　净蝉衣七分　代赭石三钱　杭菊花钱半　炒陈皮钱半　荆芥头钱半　碧玉散三钱　豨签草钱半

（《中医世界》1 卷 5 期　常熟杨百城先生）

狐臭

余客槟榔屿时，友人王君小海纳宠，因集诸友往贺，新人出拜，则长眉入鬓，秋波流睇，稼织合度，修短得中，固一时代之可人，见者莫不称誉，以为才子佳人，不让冒董专美也。

一日，王君束约知友数人，小酌于静室，余亦被召，坐定。王君微笑曰：小妾有暗疾，特邀诸君，访问有何治法？

众愕然，问何病？王君曰，腋下狐臭颇烈，中人欲呕。座中李君曰：何不以伏龙肝（灶心土）研细末擦之。曾君曰：伏龙肝实不如白矾远甚，法用白矾研细末频频擦之，数日即见功。张君曰：用姜汁尤佳，合妹已经验矣。王君大喜，命笔逐条记之，又问余。余答家藏一方，为先君所赏，列为珍藏验方之六。但先君见背后未经试验，君可先将诸友之方，各用二三日。验则最佳，如不验，然后试用先君之方，王君以为然。乃录方如下：

　　正石绿三钱，选上品飞净　轻粉一钱

上药二味，和匀，研极细末，用陈浓米醋调涂腋下，五六次即能断根，方中石绿，即绘画所用颜料，此品大有高下，须选上品飞净用之，又涂药以临睡时为佳。

王君既得诸方，笑谓在座曰，请诸位勿扬，为小妾留地步也，皆笑诺。越二月，王君忽过我，及问之。王君曰，历试诸方，似姜汁一方较佳，惟仍未能尽善，后改用君赐之方，涂药共七次，竟完全断根矣。余笑曰，狐臭本极难治，任何人均无根治之把握，假使无余之验方，虽室有佳人，其如不可乡迩何，君将何以报我。王君曰，请吃龙虎会可乎？相与大笑。

（《中医新生命》（三十四）13—31 期　孔伯毅）

腋漏秘方

汗腺为呼吸外来之空气，调适体外之温度，排除不洁之血液，润泽周身之毫毛，其功用颇伟，据生理之解剖，谓人之汗腺，有八百万颗之多，惟以腋下股间最现繁细，故腋漏者，即汗腺之分泌物质过多也，考其原因，大率由于纵饮贪杯，好啖油腻，致胃肠秽浊日甚，血液中之成分，亦因是而受其不良之影响。而汗腺尤以排泄血液中不良之成分为天职，今不良之成分，不为汗腺之排泄而稍减，且腋下尤为汗腺繁细之地，故汗液滴滴而出，无时获已也。

人生以洁白之身躯，谁不欲得美满之欲望，愿有天赋不完美者，有人事未尽善者，于是缺陷之点，时或难免矣。漏腋由于饮食之不洁，类能道之，而其证状，尤为污秽不堪。盖其腋下，不论春夏秋冬，竟夜终日，无时不淫淫浸湿，而一交夏月，尤如月出自水中，益形其局促之象，且腋漏者，未有不连及阴股汗出，其一种之汗臭，令人作三日恶，则为其亲昵者，必见而生厌，汗渍衣襟，斑斑黄点，犹其余事耳。

治法得效六物散，行之自有效验，干枸杞根一两，干蔷薇一两，生甘草梢一两，胡粉一两，商陆一两，滑石四两，各为细末，以苦酒少许，糊涂腋下，将臂挟紧，再以热汤温洗，取汗，汗出前药洗去，新药再调，兼以清洁饮食，勤于淋浴，此法无有不愈者（按行此法时，须择天气温暖，尤宜避风）。

（《幸福杂志》11、12 期合刊　宋爱人）

阴囊湿痒自疗

原因：凡饮酒厚味之人或阳虚湿胜之体，胃中积有湿热，日久不化，夫湿热为病，可遏伏清阳之气，可以增添浑浊之气，阴囊湿痒，或兼发臭者，即清气不能敷布四达，而浊气沉滞下焦也，故饮酒厚味，与阳虚湿胜者，多有此证。

证状：阴囊时常润湿，入夜更甚，其汗液发于腥膻臭，有时则痒不堪耐，阴股间亦时有汗出，其连带之证状者，如脚膝萎软，腰脊酸痛，头重眼花，不胜烦倦，且阳事不易与举，举亦不甚强固，易萎，易泄，精冷气衰，令人无子。

治法：此证第一，当戒除嗜好，薄滋味，寡色欲多劳动，事清洁，此为治本之法，若欲为药物之自疗，则断不可以肾虚阳亏而纯用热药壮阳，盖其所以肾虚阳亏者，由于胃中多有湿浊，湿浊太甚，日久而流注下焦耳。故内治之法，不在温补，而在于清滋其源流，即上所谓治本之治法者是也。致外治之法，可用汤洗或掺敷之。

（一）紫苏叶一两，紫背浮萍一两，水煎熏洗，每夜临卧熏洗一次。

（二）鲜荷叶一大张，连须葱头七枚，煎汤，先熏后洗，屡试神效。

（三）阉过雄猪肉四两，胡椒十粒，煎汤温洗，一日数次，数日即愈，屡试如神，真仙方也。

（四）蛇床子研末，每夜卧渗，或制袋悬之，久之自无不效。

（五）六一散一两，赤石脂一两，紫苏叶五钱，儿茶三钱，研末掺之，立愈。

（六）米仁研为细末，每日掺四五回。

（七）如汗出阴股，皆湿，发痒难忍者，可用东垣椒粉散，麻黄根二钱，黑贯众一钱，蛇床子一钱，川椒末一钱，当归梢一钱，仔红花五分，牡蛎粉五钱，苦杏仁三钱，各研细末，加雄黄一钱，调匀敷掺，谨避风冷。

（《幸福杂志》8 期　宋爱人）

烂脚丫秘方

原因：此湿热下注也。盖脚趾之交叉处，其肌肉较他处为湿润，故湿热流注至此，易于破皮而出。且以人身经络考之，则每交两趾之间，皆经络交会之处也。

证状：初起脚丫微痒，痒甚则搔之以手，搔之而痒仍不减，必至搔破而后始快，然痒则未除，而从此脂水淋漓，其蔓延之势，日甚一日矣。

治法：黄丹一两　花蕊石一两　各研细末掺之，立效。

振声按：烂脚丫虽小症，受累甚苦，江南地土卑湿，人多患之，掺药清湿解毒，功效必彰，如用苦参三钱，生草三钱，银花五钱，苍术三钱，葱头七枚，水煎湿洗，洗后以前药掺之，更佳，如内湿甚者，取焦薏米一两，盐水炙陈皮三钱，白滚水泡，代茶常服。

（《幸福杂志》11、12 期合刊　宋爱人）

面生黑气秘方

面生黑气，原因复杂。人有悲思恐惊而黑色现于面部者，盖悲伤肺、思伤心、惊恐伤肾，精气内夺而面光不泽也。又有斲伤太过、肾虚水亏，有所谓女劳疸者，此亦面见黑气也。然此皆宜就医而图治之，且治之又颇为棘手也（按以上两证之面黑，确为难治，惟非本篇范围之内，故略说其大要）。本篇所谓面生黑气者，由于烟雾昏蒙，感冒而起，其笼夺之黑气，一时不易涣散，恢复其旧有之面目也。其面多油垢与面生黑气，二者皆失雅观。吾人日间于交际之场，亦当洁白无疵。其有油光者，则人虽未必凶戾，而望之似觉可憎，有黑气者，则更觉可畏矣。故亦可谓人体上下不如意者，而将以解除之也。致为烟雾笼夺，面生黑气者，其症状不过面上薄薄罩上一层，唇红如常，齿白如常，其声音面貌亦如常，致眼眶黑陷，天庭黑陷，神识失常者，此恶候也。当另求方剂以治之，非本篇所欲言。治法取生半夏，不

217

拘多少，焙研为末，米醋调敷，不可见风。自早至晚，不计次数，三日后，用皂角煎汤洗下即白，此亦屡试而屡效者。于若另有苍黑之人，其皮肤中藏有黑色素太多，即无治法。世之服美容术者，未必如愿以偿也。然此法对证用之，亦轻而易举。世之患同病者，请一试之可也。

(《幸福杂志》11、12 期合刊　宋爱人)

面部湿疮

面部湿疮遍发，耳鼻均有，头昏疬痛，目珠内系掣痛，湿热侵入脑经，不易着手，急宜清涤上焦。

冬桑叶三钱　粉丹皮二钱　金银花三钱　池菊花二钱　建泽泻三钱　陈广皮一钱半　白夕利三钱　连翘壳三钱　生苡仁四钱　生石决五钱　夏枯草一钱半　车前子三钱　羚羊片三分　龙胆草五分

(《中医世界》1 卷 3 期　近代名医医案一脔)

发鬓早白秘方

人身毫发，皆属血气之花，而前人立论，略有分辨，如足太阳膀胱经气充盛，则多髯而光泽可爱，足少阴肾经血充盛，则多发而亦光泽可爱，然以两说观之，则仍不外乎血气之盛衰，而发鬓之荣枯系也。血气不足者，其发多早白，然细考血气所以不充而至于发鬓早白之故，则有先天性血气不足者，有后天营养缺乏者，有深谋远虑、穷愁极想、以绞尽脑汁者，有酒色是耽、留恋忘返而戕伤精气者，世有苍苍白发、未老先衰者，职是故也。

发鬓早白，不论何种年龄，大约在智识初开。其最早者，十六七岁，已有此种白发发现。女子似较男子为少，初则仅见一二茎，或数十茎，转瞬而发之白者居十之三四矣，或黑白相半矣，或竟有白多而黑少矣，一树梨花，诚觉催人易老也。

治法：服人参丸，最有特效。人参三两，熟地黄焙干五两，天门冬去心五两，白茯苓去黑皮五两，胡麻仁泡去皮五两，研末蜜丸，如桐子大，每日早晚各服钱半，日久自验，如白发有而不多者，可拔去之。法取梧桐子捣汁，涂拔去之发孔中，即生黑发。如多不胜收者，可取覆盆子榨汁，一一涂之，服人参丸，自无不愈。

（《幸福杂志》11、12 期合刊　宋爱人）

油风

秦邮宣姓女，病后毛发干焦，尽行脱落，皮色光亮，其痒难堪，此因血燥生风，不能荣养毛发之故，病名油风，俗呼鬼剃头。其家以女嫁期将近，焦急异常，乃挈至予处求诊。予初进金鉴治油风方神应养真丹不应，继用归脾汤，加生地、白芍、血余炭、藕、胡麻、蝉衣等味，以养血祛风法治之。乃不逾一月，而毛发复生。

（《中医杂志》6 期　鹤山书屋临症笔记）

发秃之原因及预防

一声并剪，万缕青丝，现今潮流，非但男子，即女界亦已提倡去之矣。客冬本县学界，知名士韩逋仙君之妻某女士，以身作则，首创除发，开巾帼数千年未有之明光，为亿万兆女同胞之师表，各报曾载其事。一般新潮流人士，纷纷以诗颂贺，何匡时慕气之深，明日黄花问题，欲滥列旬刊以有价值之篇幅，载无谓之笔墨，岂非贻笑方家。匡时对曰：不然，夫旬刊者，我医界之旬刊也。非如他贡献社会研究科学开通风气之旬刊也。现世医士，非从生理学原理及平时卫生学大义切实研究为起点，然后循序而入化学，中外互参，新旧并进不为功。发何莫非人体生理上之一部分，虽剪除无非其表际，则根本上之产生荣养及其余绪，变现状态，究仍属病之一种。或因发际先演朕兆，而不加防治遂蹈入险症，病根深固，卒难救效。岂婆心济世之道，故匡时不揣冒昧，敢与诸君子下一研究云。

匡时以为发秃的原因不一，但觉头部包巾，为害很甚。尝观土耳其、亚拉伯、波斯、北印度等地人民，他的头部皆用包巾，所以发现秃发很多，西班牙人的头巾，用宽边窄里，因他国北部大都用小帽，使头部紧束，发病都难减免。妇女不用包巾，患发病的就很少。再观美洲红种人，常赤首往来那风霜烈日中也不避忌，然发病反极少，即老年人亦不患发秃症。照这样的讲起来，我们中国人护发的习惯，是很合卫生的，倘没经验，这利害关系很不小呢。

发的生存，在那头部肌肉的珠茎，譬如植物的根蒂，虽然时常删剃，对于珠茎的生殖能力，是一点儿无碍的。故随去随长，生机仍活泼的缘故。假如取地毡覆于草地的上面，使日光空气不能透达，不数星期后，草色必现萎黄，待二三月后，必枯死无疑。人发亦是这个道理，但只修剪，无什么大害。因发底本质，含有很富的滋生性，又得那体部之营养，所以自然的能发荣滋长，那没覆以高冠暖帽缠布等物，如地毡的覆草地，发根失了功用，渐渐的发根脱落，体部的营养力也不及挽回。

那么保护头发的道理，要怎样才好呢，倒不若丢弃了这头巾，不避风日，发的效用自然好了。泰西有谚说得很好，"要不秃首，除非赤首"，为就是发的卫生法。现在的世人，像煞是不冠为失礼，往来晋接上，礼貌底攸关，所以不能够独行其是。倘然是幽居寂处深居简出的人，正可以脱帽自适。若仍以戴帽为习惯，凉爽方面姑且不论，但这蒙蔽可恹得了不得，这就自误了。所以我的主张，无论在盛暑或严寒，要人人强行不帽主义。始初的时候，似乎像特别的样子，长久了同剪辫一样，自己的心也渐渐的安了，再没有人来非笑呢。那么讲来，排除成见和积习，要从个人能力做起。匡时曾见一个纽约教士俾凡尔氏，素性好动，不常赤首行走那风日中，人家看了，都以为怪，我倒甚敬礼之。此教士底卓行独异，是难能可贵呢。

要知不冠主义，非只能养发，又能坚护头部。为什么呢？人遭困难时，心神悲怆，体量失重，劲力减少，发及头肌必先受影响。昔有奸商，驱奴往海外，很为虐待，然其人露宿风餐，他的发倒一点儿不改色。视奸商不上五年，头发尽脱，我们中国操舟的舵工，也大都秃发，这奸计和舵工，统因为不去头巾的缘故，这就是明证。

人体健时，发的滋养料是很丰富，到了体表，滋养料不能遍给发的全部，发因供给有缺，其病立至，所以大病后，虽少年，顶部长发，必先秃脱，因余发尚可得滋养，聊能生存。语曰"发长不伴老人头"，按发部滋养料缺乏的缘故，实由人体先失脂肪的传达力。试观秃毛牲畜，无不先露瘠瘦的状态，再观脂肪丰富强健的兽类，必毛色润泽，故知体力的强弱和发的盛衰，是很有密切的关系。尝读古英雄史，颇有须发修美，为凯旋的纪念。若"关公号美髯，蔺相如发能冲冠，战士锡迦，金发硕茂，押沙龙发美无伦"都是英名盖世，卒成伟绩呢。此按实验可信的，吾人有完好的发，偏好戴紧窄帽，或修剪过勤，都非所宜。他知风土热证和流行感冒等症，也足损发，不可不知。

沐发为古礼之一种，古时有宾朋宴集，必先用香膏沐发，否则为不敬，有贵客至，必沐发相迎。临别，主人当为客沐发，这是很得养发的道理。发能常得膏沐，能补助本体滋养料的输运，虽遇剧寒剧热，头肌不为所害，发受益于无形。

人类的发根，时时浸润那天生膏囊中，囊内有皮脂腺，自然的泄脂膏能养发，吾人当年富力强时，初不愁其缺乏，待年高力衰，或体魄衰弱，发脂的分泌，渐渐减少，所以此时尤宜用膏沐补助，方能阻止肤间寄生虫的发生。又用膏的害，亦有能堵塞发孔，阻碍发育。查泰西教育改革家俾士度氏，令学生每星期日，敷膏一次，星期一即行洗擦迨尽，七日中，得二十四小时的荣养，更以洗擦免其流弊，最为合度呢。

发部随时洗涤清洁，寄生虫无由存活和发生，今乞灵于药石，不独无益，恐反有害。现今染发的色料，都含有毒汁和毒液，能损发根。即生发品剂，为害亦烈，概宜屏除，不若勤加洗刷，能用冷水尤妙，发根强固，发生尤茂。

查秃发的原因，既如上述，如室内气候的灼热，也能损发，故疱丁炉工，皆少年秃发为最多，又汽船中供役火夫，也时有秃发者。古有善相的滑稽家，自谓能识别火夫，毫厘不爽，盖渠深知此弊，所以如是。但则保发有道乎？曰有，室中勿过热，夜枕须就凉，勿用毛枕，勿用睡巾，洗以冷水，然后发根可固，即已病者也能还复原状。

（《三三医报》2卷6期　匡时）

癍疹

有色有痕明是疹，若无头粒是为癍。究其实火并虚火，更有阴癍与内伤。

大意：少阴所致为疡疹。节庵曰：热则伤血，血热不散，里实表虚，热气乘虚出于皮肤，而为癍也。汪㕂庵曰：成朵如锦纹者为癍，隐隐见红点者为疹。盖胃热失下，冲入手少阳，则助相火而成癍，冲入手少阴，则助君火而成疹。

内因：伤寒发癍者，盖不当下而下之，热则乘虚入胃，当下而失下，则胃热不得泄，二者皆能发癍。疹属热与痰，在肺发则多痒疒不仁，是兼风兼湿之殊。

外候：疮发焮肿于外者，谓之癍。小红腐行皮肤之中不出者，谓之疹。戴氏曰：有色点而无颗粒者，曰癍。浮小有颗粒者，疹也。或随出即没而又出。或在皮肤中而不出者，名曰阴疹，属少阴君火。

外伤发癍有四：

有伤寒发癍，有时气发癍，有热病发癍，有温病发癍，癍如锦纹，或发之面部，或发之胸背，或发之四肢，色红赤者，胃热也。紫黑色者，为胃烂也。

《心法》云：内伤发癍者，胃气极虚，一身之火，游行于外所致，宜补以降之。

《略例》云：杂病有阴证发癍，亦出胸背，又出手足，亦稀少而微红。此无根失守之火，聚于胸中，上独熏于肺，传于皮肤，而为斑点。如蚊迹之状，终不似阳斑之锦纹也。若作热证，投之凉剂，大误矣。可见发癍，亦种种不一也。

恶候

发赤癍者，半死半生，发黑癍者，九死一生。

凡丹疹先起于四肢，而后入于腹者死。

脉法：脉阳浮而数，或阴实而大，脉多沉伏，或细而散，或绝无。

治法：疹宜凉表，瘾宜泄火，痒者驱，风痛者清热。

凡见瘾不可专以瘾治，须按其脉之浮沉，病之虚实，则为善治也。

外伤发瘾，用化瘾汤。升麻葛根汤、黑膏、黑奴丸等。内伤发瘾用调中益气汤、黄芪建中汤等，阴证发瘾用大建中汤等，发疹用消风散、消毒犀角饮子等。

升麻汤：治阳毒赤瘾、热盛狂言。

升麻　犀角　麝香　黄芩　人参　甘草

人参化瘾汤：人参　石膏　知母　甘草　粳米

黑膏　治温毒发瘾。

生地　豆豉

上三味以猪膏一斤，合煎至浓汁，用雄黄、麝香，如大豆大，内中搅和，每服用弹子大，约三四钱化服。

升麻鳖甲汤：治阴毒发瘾。

升麻　当归　甘草　蜀椒　鳖甲

调中汤：治内伤外感而发阴瘾。

苍术　半夏　陈皮　羌活　白芷　藿香　砂仁　芍药
桔梗　甘草　枳壳　川芎　麻黄　桂枝

消风散：治风热隐疹痒。

荆芥　防风　羌活　蝉衣　藿香　僵蚕　川芎　厚朴
陈皮　茯苓　甘草　人参

上为末，每服二钱，荆芥汤下，清水亦可。

消毒犀角饮子：治隐疹。

牛蒡　荆芥　防风　犀角　甘草

（《中医世界》7卷4期　医药提要）

痧瘖

痧未透而瘖先见，固属险逆，况郁伏五六日，仍隐不出肉，而反光白，神识昏蒙，鼻煽气促，不烦而静。舌苔光剥，痧邪闷伏燔煎，势将风动喘脱，勉拟麻杏石膏甘草一方，为时从症，不得已之法也。

炙麻黄　石膏　桔梗　蝉衣　赤芍　葶根　光杏仁　甘草　荆芥　连翘　西河柳

（《中医世界》3卷16期　吴之谦）

瘖症

民国十七年三月，族兄蓉馆之孙，患瘖症。数日后，忽瘖毒内郁，身热不退，气喘间哑，口干喉痛，小溲混浊，舌苔光绛，适族兄有事返里，其媳邀同乡瘖医诊视。见立方勉拟大黄、石膏、葶苈之属，其媳方氏略知医，知石膏、大黄不可轻投，深夜请余评诊。余因宗族之谊，不敢推辞，即往视之，脉弦数右滑大，余曰此症瘖毒内郁，肺胃之阴甚虚，治实棘手。忆且园丛书有瘖症来苏饮可服，方用银花三钱，连翘三钱，牛蒡子钱五，甘中黄二钱，地骨皮三钱，桑白皮钱五，净蝉衣二钱，象贝钱五，川石斛三钱，光杏仁二钱，鲜苇茎一支。服药后，次日气喘得平，大便内秘，再以前方加风化硝钱五、白蜜一匙冲，以咸润通幽，三日大便即下，身热亦退。惟咽尚肿痛，音出未扬，以清咽汤加减，用元参三钱，桔梗一钱，射干一钱，川贝二钱，牛蒡子钱五，生甘草钱五，金果榄一钱，净蝉衣一钱，连服二剂，音开喉痛皆愈。启成按来苏饮，方内以银翘、甘中黄以解清肃肺气，方虽轻淡，故效验极灵矣。

（《神州国医学报》1卷5期；2卷2、3期；3卷10期；5卷3期
陈启成退思轩治验）

湿毒白㾦

病者：卫淦光之女，五岁，住茶山卫屋。

原因：湿毒内伏，郁久成㾦。

证候：舌苔干白，口渴喜饮，身热日久，神迷呓语。

诊断：两寸脉伏，余部细软，脉证合参，是湿毒内伏，郁久伤津，不能排泄于外，为将出白㾦之候。

疗法：化湿解毒，透络生津。

处方：鲜茅根一两半　蝉蜕二钱　生石膏五钱　麦冬三钱　石天葵钱半　苓皮六钱　鲜竹芯十条　桑寄三钱　鲜荷秆二钱　牙丝钱半　人中黄三个

再诊：前方进退服二帖，左寸仍伏，关尺细软，右部软滑。苔微黄而底绛，午后潮热，㾦出未透。阴液损亏，湿邪未净，仍主前法加减。

再方：生牡蛎八钱　白芍二钱　生鳖甲八钱　桑寄三钱　白薇钱半　金蝉花二钱　沙参尾三钱　淮山三钱　生谷芽六钱　海蛸三钱　麦冬三钱

三诊：脉左寸尚伏，余部微细而迟，舌转寡淡，气液已虚，水不下行，故目见微肿，㾦出甚艰，与扶元育阴，解毒透㾦合法。

三方：生北芪三钱　桑寄三钱　生鳖甲四钱　淮山三钱　生牡蛎六钱　谷芽六钱　青蒿梗钱　苓皮六钱　象牙丝钱半　丹皮钱半　苏半夏二钱　贯众二钱

四诊：前方出入，再进一帖，左脉细软，右软缓滑，舌

尖白根蓝。头面尚肿，身尚微热，便亦微溏，是脾气已伤，不能散精，故尔如此。与补脾行水合法。

四方：生北芪三钱　苓皮六钱　玉桂心三分　白术三钱　川牡蛎六钱　川朴钱　炙甘草八分　谷芽五钱　大淮山五钱　苏夏二钱　陈广皮三钱　阆泻闽

效果：五诊：脉已柔和，身热亦解，疹亦渐透。后以玉桂、淮山、北芪、鸡金、炙草、白术等补脾益气之品，调养而痊。

湿毒白疹

病者：陈冠佳，年约二十五六，住粟边乡。

原因：湿毒久菀，阴液损亏，经络不通，发为白疹。

症候：头目眩胀，身热溲赤，舌苔微黄，底带蓝色，胸腹之间，白疹微见布点。

诊断：脉弦软缓滑，沉取无力，脉证合参，是病已久，阴液损亏，湿毒菀于经络之间，不能排泄于外，因此发为白疹。

疗法：与育阴化湿，解毒透疹合法。

处方：生鳖甲八钱　蛤壳八钱　冬瓜仁八钱　桑寄五钱　川朴花钱半　白芍二钱　鲜荷秆三钱　麦冬三钱　青蒿梗一钱半　丹皮二钱　象牙丝二钱　苓皮一两

再诊：脉左弦软缓滑，右软缓滑，舌苔微黄，溲仍黄赤，疹出亦多，仍主前法加减。

再方：花旗参一钱　丹皮钱半　川牡蛎八钱　龟板六钱　丝瓜络二钱　鳖甲八钱　鲜荷秆四钱　谷芽六钱　象牙丝二钱　白芍三钱　桑寄生五钱　蝉花二钱

227

三诊：脉左细软，右滑数无力，舌苔黄白而腻，昨仍潮热，疹已渐出，色带枯白，气液甚虚，溲仍红赤，湿毒尚盛，与育阴扶元，化湿、解毒合法。

三方：花旗参一钱　苏子钱半　生北芪三钱　鳖甲八钱　川牡蛎八钱　知母钱半　人中黄三钱　桑寄五钱　象牙丝二钱　浙贝二钱　泡海蜇五钱　覆花钱半

四诊：脉两寸尚带微伏，疹虽渐出，仍然未透，苔色尚黄，溲亦红赤，湿毒尚重，气液仍亏，仍主前法加减。

四方：生北芪五钱　鳖甲八钱　川牡蛎八钱　浙贝二钱　生甘草三钱　丹皮二钱　大淮山六钱　泽泻二钱　象牙丝二钱　桑寄五钱　人中黄四钱　谷芽八钱

效果：前法进退三帖，白疹出透而愈。

（《神州国医学报》5卷1、3、5、6、8、10期　陈渔洲　藻潜医案）

论春温热入心荣神昏谵语红疹隐约

经云："冬伤于寒，春必病温。"又云："冬不藏精，春必病温。"缘肾阴素亏之质，春时木火司令，天时温风遇暖，感其气而发者，即春温也。风邪受自口鼻吸入，先伤上焦，然风邪外搏，肺卫心营受病，始起身热，微有咳嗽，头疼胸闷，筋络疼痛，口渴懊忱。继则身热神烦，渴欲引饮，邪由肺卫陷入心营，化火化痰，逼乱神明。盖心主荣，为空灵之窍，心经受其客热，则痰热内闭，神昏谵语，烦躁不寐。红疹现于肌腠，隐约不得宣达，盖疹为火之苗，火即疹之根，热邪为火毒所郁，神被浊蒙，所以见症如斯也。诊得脉象，左寸关大而郁数，右三部滑数兼见，舌苔深红，以脉参症，症属春温时邪，热入心荣之侯，能以红疹宣达，热退神清，方是转机。否则邪热深陷，致有内闭外脱之虞，姑拟清营泄卫，透达邪热，佐以涤痰一则。附方请政。

犀角屑　丹皮　川郁金　淡竹沥　羚角片　炒牛蒡　川贝　天竺黄　带心连翘　银花露　青蒿子　细石菖蒲

万氏：牛黄清心丸

方解：此清荣透邪热法，为治春温邪入心荣之要剂也。用犀、羚、丹、乔以言者，盖犀出于西番，窠居山林，得棘木为食，然棘为木之有毒者，其入阳明血分，为解邪热、清荣分之大毒可知。春得风木之太过，以化温邪，用此以清春温之邪而撤热，以犀角得精英之聚，禀天之清寒，功力专主于透达内蕴之邪热，而清扰乱之神明，比之逐反寇以外退，安明主于内殿，而谵语躁扰逆传之变，可得而平矣。挟羚羊角同苦寒之性，为驱火邪之佐帅，而开虚灵之心窍。丹皮清血内之伏火。盖心主血，血属荣。血之所患者，火也，得此清荣分蕴热药，而解客邪。连翘辛凉，解诸经之邪热，轻清宣通，其形象心，甲带心者其中有仁，仁含生气，乃芳香以逐秽也。佐牛蒡、银花为臣者，盖牛蒡发散，宣发其邪热之内结而透红疹于外显，则蕴伏之热毒自解。银花甘寒，性本清火邪，解热毒之味，更用露，为蒸腾清润之气，尤用阴和阳之既济，则火不自炽，而阳不自亢。懊侬烦渴，可赖此而除矣。郁金善解郁火，凉心经，则烦热不生，而痰浊得泄，则胸闷内闭之弊，乌得不外解乎。和川贝以解心肺郁热之毒火，而咳嗽烦躁，岂不自除哉。青蒿清风热内入，能引邪外出，尤救阴退阳之妙用。竹沥、竺黄，皆得竹之精气，功能化郁火而清昏昧之神灵。石菖蒲益心气以开郁逆，驱邪而归神明，复以牛黄清心丸，为治热大闭郁，神识不清，自强主逐邪之助也。如火得宣达，心荣内复，邪退神静，则诸患之平，有如桴鼓之应响。其回天之功，岂不伟哉。

（《三三医报》2卷2期　王普耀著　沈仲圭参）

红白疹案

病者：王顺之妻，年约二十四五，住东邑石岗钟坑乡。

病名：红白疹

原因：阴亏出疹，元气复亏。

症候：苔蓝底绛，两耳重听，咳嗽痰多，大便泄血，红白二疹，布于胸腹。

诊断：六脉浮数无根，苔蓝底绛者，气液大亏，元阳将脱也。肾阴亏损不能上潮，故耳聋。阴络为湿毒所伤，则便血。湿毒郁于络，则发为红白二疹，湿毒壅遏肺络，则咳嗽痰多，脉证合参，此本虚标实之症也。

疗法：姑与育阴益气，解毒化湿以透疹，勉冀万一。

处方：败龟板一两五　生鳖甲八钱　川牡蛎二两　紫石英八分，以上四味先煎　人中黄三钱　大黄芪三钱　腊梅花一钱　北丽参钱半，另煎冲服　浙贝母二钱　石天葵半钱　象牙丝钱半　桑寄生四钱　用地浆水四大碗，代水煎药。

再诊：脉已稍稍有根，便血亦减，昨进潜阳补气解毒法，业已有效，仍主前法加减。

再方：小龟板一两五　生鳖甲一两　川牡蛎一两　生龙骨一两，以上四味先煎　北丽参二钱，另煎　甜桔梗三钱　人中黄三钱　腊梅花钱半　桑寄生四钱　白薇草二钱　浙贝母三钱　生黄芪二钱　用地浆水四大碗，代水煎药。

三诊：脉仍带无根，舌色红绛，便血虽止，仍带溏泄，阴液未复元，气未回，仍仿前法。若大便泄止，乃可无疑，经曰：浆继入胃，泄注止则虚者活，是其候也。

三方：小龟板二两　生鳖甲一两五　川牡蛎一两五　赤石脂一两　腊梅花二钱　大茯神四钱　人中黄三钱　北丽参钱半　生谷芽八钱　浙贝母三钱　乌梅炭一钱　石天葵钱半

又方：小龟板二两　川牡蛎二两　生鳖甲一两五　生磁石八钱　腊梅花钱半　北丽参钱半　刀豆子二钱　桑寄生四钱　生谷芽六钱　象牙丝钱半　乌梅炭一钱　川贝母二钱

四诊：脉仍细数，舌亦润滑，但便尚微溏，咳嗽痰多，阴液尚亏，元未尽复，仍主前法加减。

四方：小龟板一两五　川牡蛎一两五　生龙骨一两五　生鳖甲一两五　北丽参半钱　仙半夏二钱　大茯神三钱　川贝母二钱　竹蜂十只　生谷芽八钱　腊梅花半钱　桑寄生四钱

效果：前方去竹蜂、桑寄，加柿蒂、炙草，接服一帖而痊。

（《医学杂志》86 期）

湿温失达，红疹便艰

徐　伏气为病，由中道而出，表轻则为疟，重则为疹，要不离阳明胃病，胃主肌肉，与大肠一气相生，故昔人谓湿温内发，以出表为轻，下行为顺，今红疹不透，身热汗稀，便下未能畅达，脉滑数，苔黄中厚，伏邪虽有松达之机，今尚未经透达，拙拟凉透清泄主治，望其表里双解为吉。

羚羊三分　紫茸钱半　黄卷　鲜斛　郁金　连翘　山栀　甘中黄　元明二钱　枳实三钱　芦根　霜叶

（《中医杂志》5—10 期　陈良夫　颍川医案）

温疹兼喉痧治验

病者：天津法租界瑞云里，沈姓学生，年十六岁，于仲春得温疹兼喉痧症。

病因：因在体育场中游戏，努力过度，周身出汗，为风所袭，遂得斯病。

证候：初病时，微觉恶寒头疼，翌日即表里俱壮热，咽喉闷疼，延医服药，病未见轻，喉中疼闷似加剧，周身又复出疹。遂延愚为治，其肌肤甚热，出疹甚密，连无疹之处，其肌肤亦红，诚西人所谓猩红热也。其心中亦自觉热甚，其喉、扁桃处皆红肿。其左边，有如榆荚一块发白，自言不惟饮食疼难下咽，即呼吸亦甚觉有碍。诊其脉左右皆洪滑有力，一分钟九十八至。愚为刺其少商出血，复为针其合谷，又为拟一清咽表疹泻火之方，俾服之。

处方：生石膏二两，捣细　玄参六钱　天花粉六钱　射干三钱　牛蒡子三钱，捣碎　浙贝母三钱　青连翘三钱　鲜芦根三钱　甘草半钱　粳米三钱

共煎两大钟，分两次温服下。

复诊：翌日过午，复为诊视。其表里之热皆稍退，脉象之洪滑亦稍减。疹出又稍加多，从前三日未大便，至此则通下一次。再视其喉，其红肿似加增，白处增大，病人自言此时饮水，必努力始能下咽，呼吸之滞碍，似又加剧。愚曰：此为极危险之候，非刺患处出血不可。遂用圭式小刀，于喉左右红肿之处，各刺一长口，放出紫血若干，遽觉呼吸顺利，拟再投以清热消肿托解疹毒之剂。

处方：生石膏一两，捣细　天花粉六钱　赤芍三钱　板蓝根三钱　牛蒡子三钱，捣细　生蒲黄三钱　浙贝母三钱　青连翘三钱　鲜芦根三钱　甘草一钱　共煎一大钟半，分两次温服。

按：赤芍药，张隐庵、陈修园皆疑是山中野草之根，以其纹理甚粗，与园中所植之芍药根回异也。然此物出于东三

省，愚亲至其地，见山坡多生此种芍药，开单瓣红花，其花小于寻常芍药花约三倍，而其叶则确系芍药无疑。盖南方亦有赤芍药，而其根仍白，兹则花赤，其根亦赤，亦以善入血分，以活血化瘀也。

效果：将药连服两剂，其病脱然痊愈。

《内经·灵枢·痈疽篇》谓痈发嗌中，名曰猛疽。猛疽不治化为脓，脓不泻塞咽，半日死。此症咽喉两旁红肿日增，即痈发嗌中，名为猛疽者也。其脓成不泻，则危在目前。若其剧者，必俟其化脓而后泻之，又恒有迫不及待之时。是以此症，因其红肿已甚，有碍呼吸，急刺之以出其紫血，而红肿遂愈，此所谓防之于预也。且化脓而后泻之，其疮口恒至溃烂，若未成脓而泻其紫血，所刺之口，半日即合矣。

喉症原有内伤外感之殊：其内伤者，虽宜注重清热，亦当少佐以宣散之品。如《白喉忌表抉微》方中之用薄荷、连翘是也。至于由外感者，虽不忌用表散之品，然宜表散以辛凉，不宜表散以温热。若薄荷、连翘、蝉蜕、芦根诸药，皆表散之佳品也。

或有谓喉症若由于外感，虽麻黄亦可用者，然用麻黄，必须重用生石膏佐之。若《伤寒论》之麻杏甘石汤，诚为治外感喉症之佳方也。特是其方，原非为治喉症之方，是以方中石膏，仅为麻黄之两倍，若借以治外感喉症，则石膏当十倍于麻黄，若遇实火炽盛者，石膏尤宜加多，方为稳妥。是以愚用此方，以治喉症，麻黄不过一钱，而生石膏恒用至两余，或重用至二两也。然此犹论喉症红肿之不甚剧者，若至肿甚，有碍呼吸，不惟麻黄不可用，即薄荷亦不可用，是以治此症方中，止用连翘、芦根也。以上所论者，无论内伤外感，皆咽喉症之热者也。而咽喉中之变症，实间有真寒假热者，又当另议治法。

（《医界春秋》1931年）

阴寒夹疹

辛未夏六月，新街口民生公寓主人张蔚霞之室患腹痛数日，医投理气祛寒之剂不效，延余诊治。始病发热，舌苔满白，脉息沉伏，腹痛三日夜不歇，身间隐隐有红点，杯水不入口。余曰：寒郁少阴，邪不外达，用麻黄附子细辛汤原方。以化寒透疹，庶腹痛乃捐，张君以时值夏月，惧辛热峻猛，犹豫不决，嗣请同道包农辅先生商之。包君曰：夏月中寒，病亦恒有，服温中理气迂缓之品，安能夺回巨寇之山险耶？再迟则贻误病机矣，张君首肯，连服余方二帖，虽身汗不多，而疹透神清，白腻之苔渐化，但脉尚沉细，腹仍阵痛，缠绵不休，下利一二次，两足冷如寒冰，余改投通脉四逆汤加葱白、芍药，又进两剂，上身疹出更多，灿烂如红云，皮肤甚痒，腹疼大减，脉起足暖，后服和中通畅诸味，病竟霍然。张君问余曰，夏日而用附子辛烈，虽沉疴立起，未免令人胆寒。余曰：不然，药性寒热温平，对症则良，有病则病受之，岂惧药力之剽悍乎！麻黄附子细辛汤，麻黄通阳解表，细辛举阳上升，尤妙在附子振臂中之阳，盖内阳不振，沉寒焉能外达耶？（后知张妇贪凉露宿，日啖西瓜，病由此生）通脉四逆之用生附子干姜，彻上彻下，开辟群阴，迎阳返舍，为斩旗夺关之良将。病重而予以颠扑不破之经方，故腹痛乃瘳，脉沉始起也。张君心始折服，信余益笃，嗣后举家大小，弗论何病，皆招余诊治焉。

（《国医公报》1934年）

暑温夹疹

同时有铜山刘姓妇，寓王府园寿椿里，分娩后，患身热腹痛，烦躁不安。因其夫供职于财政部，邀其同事某君诊视，某君惑于产后宜温之臆说，先开生化汤一帖，以去瘀止痛。嗣以产妇百脉空虚，复投八珍一剂，以大补气血，不知腹痛乃邪郁不达，身热系暑热内蒸，今攻补杂投，谬以千里，故服药后，烧热大作，口鼻出血，谵语神昏，举家惶恐。病妇其舅父历任东台沭阳县长黄次山先生，因渠先时患湿温及其令郎染暑温重恙，均为余诊愈，遂转荐余诊治。见其脉象洪滑，苔黄口渴，溺赤烦躁身汗，皮肤隐约有斑点，余谓暑热伏于胎前，则乘隙鸱张，温腻补于产后，则助桀为疟，热邪内蓄，痰壅喘闭，危在旦夕。余即师王孟英治李氏女汛事不行，时势炽甚，先当治其客邪，疏白虎汤案，投以"白虎"去粳米，加金沸草、杏仁、郁金、木通、赤芍、栀皮、忍冬藤、鲜生地、白茅根、朱衣灯芯，服后血脉通畅，暑气外达，疹出如红云密布，血止而神识清，再剂即以前方去石膏、金沸草、白茅根，加赤豆衣、丹皮、花粉、海浮石、瓜蒌皮、荷叶露之属，豁痰清暑，渴止疹退，调理一周而安。

按前后二案，同为夹邪夹疹，但一寒一热，疗治既迥别天渊，揆症切脉，用药当破除成见，倘拘于夏病宜凉，产后宜温，牢不可破之谬见，胶柱鼓瑟，其不送生命于枉死城也几希。且该妇等症重势急，祸不旋踵，余皆毅然予以对症之经方，单刀直入，擒贼擒王，故能获立竿见影之奇效。若投时方，以迎合病家心理，则必养痈贻患，坐误病机矣。吾友陈逊斋同道，为前贤陈修园之裔孙，来京数载，活人无算，

235

窥其学术淇深，胆大心细，其投剂皆"伤寒金匮之经方"，其用药无"果子药品之陋产"。数十年宗南阳而师乃祖，曷克臻此，宜其医名噪于都门也。

（《国医公报》1934 年）

温病发斑疹治验

凡温病失于表解，邪气无由发泄。如郁于血分，则多外发而为斑，如郁于气分，则多外发而为疹，斑疹形状各殊，有触目之色，而无碍手之质，或稠如锦纹，或稀如蚁迹，疹如颗粒高起，其色或赤或白。色赤者，谓之赤疹；色白者，谓之白疹，亦名白痦。又斑疹所见之处，有见诸胸腹者，有见诸四肢者，又有见诸胸腹及四肢者，至斑疹施治之法，温病发斑，须清解营热，温病发疹，须随症施治，有宜从表解者，亦有宜从清利者，兹特述治验数则，以资证明。

（一）南市赵姓妇，患春温旬余，身热暮甚，烦躁不安，舌苔干黄，渴欲冷饮，脉象洪数。予初进辛解表法，如栀、豉、银、翘、蒌、桑、贝、丹、滑石、芦根等味，服后身热烦渴均止，舌润有津，遍身发斑甚多，其色鲜红而润，此为邪热外托之佳象。更用生地、元参、麦冬、石斛、竹叶之属，以清解营分之热，越数日，斑即渐退，而精神饮食，旋亦如常。

（二）刘村殷某，患温邪，经月身热，咽痛，鼻中衄血，心烦口渴，胸腹间出白痦不多，溲少便稀，延医调治不效，乃挽予诊之。予曰：温病身热烦渴，而白痦外发者，为湿热郁于气分，当用牛蒡、薄荷、银翘、桑、丹、栀子、通草、滑石、赤苓、芦根等味，以清热为主，佐以利湿，服两贴，诸恙尽平。白痦亦已透出，惟气虚未复，肢体怯寒颇甚，更调治数月，痞始渐退而瘥。

（三）姜湾田姓子年方舞象，患时邪十日寒热头痛胸脘闷塞，腹痛便泻，舌白不渴，脉见弦濡，予迭进柴葛解肌法，而表犹未解，反心烦不寐，渴欲热饮，伊家急询其故。予曰：前修谓温病烦闷躁热，起卧不安，必发斑疹，此其候也。翌日果肢体发赤疹甚多，寒热痛泻均减，舌苔亦宣，渴止，改用宣化法，如蔻花、苡仁、乌扇、大贝、通草、半夏、赤苓、橘皮、大豆黄卷、滑石等品，以宣通气分，兼化湿邪，不数日亦已痊愈。

总之，治温病发斑，宜清解营分之热，治温病发疹，不必分白疹、赤疹，但视其表里见症如何，宜从表解，抑宜从清利，而后为施治，则未有不效如桴鼓者。此外有温病虽斑疹外出，而烦热不减，为邪热方炽，医者不得谓斑疹已发，便称放心。又有斑疹旋出而旋即收没，反见烦躁神昏等症，或斑疹仅见胸部，其色紫黑者，均为邪热内陷，多归不治。医者如遇此症时，更当预告病家，以症势如何危险，以为自身立足地步，否则一日有变，则怨谤未有不随之而生者，诚有如洄溪所云，痘有十八恶症，治之无益，徒招怨尤者也。

少年温病痧疹治验记

少年温病，恒与痧疹并至，然温病初得即知，痧疹初得，其毒恒内伏不外现，若不思患预防，于治温之时，少用清表痧疹之药，恐其毒盘结于内，不能发出，其温病亦必不能愈也。愚临证数十年，治愈温病兼痧疹殊不胜计，凡治温病药中，恒少加连翘、蝉蜕，以防痧疹之毒内伏，故恒有温病经他医治疗，旬日不愈，势极危险。后愚为诊治，遂发出痧疹而愈者，今略登数案于左，以为征实。

奉天粮秣厂科员王啸岑之子，年二十八，周身发热，出白痧甚密，经医调治失宜，迁延至旬日，病益加剧，医者又拟用大青龙汤，减去石膏，啸岑不敢用，延愚为之诊治。其周身发热，而非大热，脉数五至，似有力而非洪实，舌苔干黑，言语不真，其心中似怔忡，又似烦躁，自觉难受莫支。其家人谓其未病之时，实劳心过度，后遂得此病，参之脉象病情，知其真阴内亏，外感之实热，又相烁耗，故其舌干如是，心中之怔忡烦躁又如是也。问其大便，数日未行，似欲便而不能下通，遂为疏方。用生石膏细末三两，潞党参五钱，大生地两半，知母、花粉各八钱，玄参、生淮山药各五钱，连翘、甘草各二钱，蝉蜕一钱，俾煎汤三茶杯，分三次温服下。又嘱其服药之后再有猪胆汁少调以醋，用灌汤器注射之，以通其大便，病家果皆如所嘱，翌日视之，大便已通下。其灼热怔忡烦躁，皆愈强半，舌苔未退，而干黑稍瘥，又将原方减石膏之半，生地改用一两，连服三剂。忽又遍身出疹，大便又通下，其灼热怔忡烦躁始全愈。恐其疹出回急，复为开清毒托表之药，俾服数剂，以善其后。按此证既出白痧，谁复虑其出疹乎，为每剂中皆带发表之品，所以其疹毒终能透出。

奉天大南关官烧锅胡同刘世忱之幼女，年四五岁，周身发热，上焦燥渴，下焦滑泻，迁延日久，精神昏愦，危至极点，为疏方用生淮山药一两，滑石八钱，连翘、生杭芍、甘草各三钱，蝉蜕（去净土），羚羊角（此一味另煎，当水饮之，可煎至数次，尚有力）各一钱半，煎汤一杯半，分三次温服下。周身发出白痧，上焦烦渴，下焦滑泻皆愈，按此方即《衷中参西录》滋阴宣解汤（载第五卷）加羚羊角也。凡幼年得温即滑泻者，尤须防其夹有瘀疹之毒内伏，不能外出，此方既能清热止泻，又能表毒外出，所以一药而愈也。

奉天小南关马氏幼女，年六七岁，得温病屡经医法，旬余病势益进，适其族家有幼子者，素曾经愚治愈，见其病危，介绍延愚诊治。其脉象数而有力，肌臂热而干涩，卧床上辗转不安，其心中似甚烦燥，拟为病久阴亏，不堪外感之灼热，故如是也。问其大便干燥，数日一行，遂为疏方，生石膏细末二两，潞党参四钱，玄参、天冬、知母、生淮山药各五钱，连翘、甘草各二钱，蝉退（去净土）一钱，连服二剂。大热已退，大便通下，其精神仍似骚扰不安，再诊其脉较前无力而浮，拟其证已还表，其余热仍可汗解，遂用西药阿斯必林二分强，和白蔗糖冲水服下，周身微汗，透出白瘀若干而愈，乃知其从前骚扰不安者，因从前白瘀未发出也。为每剂中皆有透表之品，故其病易还表，而其瘀疹之毒，后亦易随发汗之药透出耳。

（《中医杂志》1923 年 9 期）

肺胃风热

丁姑年四十五，好洁人也，夏日最喜当风，不任出汗，忽苦胸腹部发出风疹，时隐时现，瘙痒不安，并患唇肿，自用浮萍煎汤澡浴不效，欲服煎剂。余念肺主皮毛，足阳明经夹口环唇，当是肺胃之病。脉之，果见右寸关浮而兼数，此肺胃风热也，与沙参、玉竹、麦冬、防风、白芷、桔梗、甘草、浮萍，汗之而愈。

（《国医杂志》10 期　鲍东藩　世美堂笔记）

治宋二姐之子白瘔出后烦闷不解

民国廿二年七月，三厂女工头宋二姐之子，患湿温，请近地医生诊之，服药一剂。白痦已透，仍是神昏谵语。盖湿温酝酿，非旦夕之间即能清解，此必然之现象，病家以为先生不灵，改延余治。余诊病者头项与胸部发现白痦，色枯不泽，深为吃惊。前贤叶天士云，白痦如水晶色者，是气液枯，必得甘药润之，白如枯骨色者多凶，为气液竭也。然以余所遇，皆是色枯不泽。今诊宋子尤甚，然从前治愈者甚多，如云水晶色者，从未见过。又考张石顽论湿温云，此症必有湿痰阻滞，余想此症总当分别湿重热轻，以理湿为主，兼以清热，如热重湿轻，以清热为主，兼以理气，至于气液竭者，亦当少佐流动之品以去湿耳。养液当主甘平，若纯用甘寒润液，正是吴鞠通所谓，润之则病深难解，此真经验之谈，余见之屡矣。所好病者痦虽色枯，症象尚明，如苔白腻而厚，脉上指洪大，按久渐衰，口渴，溲赤、腹痛，大解两日未行，正是气液将竭，而热重湿轻，中脘以下腻垢结滞也。

处方用：北沙参三钱　霍石斛三钱　细生地三钱　元参五钱　子芩二钱　豆豉三钱　薄荷六分　白蔻衣六分　兰叶二钱　此甘凉润液，辛凉透表，少佐苦温以去湿，再加蒌仁四钱，滑石四钱，用以滑利通腑。海蛇一两以水结之精，治热结之病，缓泄泻浊而不伤津。复诊浊痰腹痛大减，惟汗出不畅，剂颈而还。此中脘以下湿痰阻滞，津液未通也。所以大解仍未得下，而小溲仍赤，复方照昨方去薄荷、子芩、白蔻，加麦冬六钱，苦梗八分，通草一钱。其方元参、细生地皆用六钱，过两日第三诊，颈项与胸腹间，白痦密布，点粒渐大，脉来细数，右三部滑大，胸膈不觉气闷，惟吐痰不爽，腹有微痛，大解一星期未行，方用增液汤加海蛇。即带心麦冬六钱，细生地六钱，元参八钱，海蛇一两，再佐以瓜蒌仁三钱，滑石四钱，象贝母三钱，北沙参三钱，苦桔梗八分，佩兰叶一钱。四诊据云昨日上半夜有一阵烦闷，子夜后渐安，咳嗽渐平，身热渐退，白疹亦见少矣。腹痛已止，惟大解仍未行，照原方不更动，令服两帖，第五诊大解已行，身热渐退，惟戌亥交接之时，稍有烦闷，白瘖已渐回矣。照前方去苦桔梗、佩兰、沙参、象贝，加霍石斛三钱，山栀二钱，苡仁四钱，白蔻衣六分，令服两帖，即能起床，渐以饮食调养而安。

（《神州国医学报》4 卷 1 期　黄苍霖　养浩庐医案）

湿温发瘖

病者：河南省政府刘主席经扶之三公子汴琪，年三岁。

病名：湿温发瘖。

原因：脾胃温热内灼，风温表邪外加，以致病作。多药未效，由朱团长吴成之令内介绍余往诊。

病状：恶寒发热，时起时伏，白瘖满身，色极明亮，溲赤而短，大便略溏，胃纳尚佳，精神不振。

诊断：舌白而边赤，左脉弦数，右脉浮滑，甫诊毕，主席告予曰：发热起伏，想系疟子，余辩之曰：此温湿发瘖之证也。若照真疟而治以常山、柴胡鲜不致误，盖湿热内蕴，搏液成湿，阻其轻清之华盖，右脉因之浮滑，表邪外加，触动夙热，促其体温之亢进。左脉因之弦数，寒热特兴，明系表邪蕴于肺脏之络，外出于卫而为寒，内入于营而为热，何得误认为疟，而拟投截止？叶氏香岩谓温邪上受，首先犯肺，虞谓肺部蕴热与湿相搏而为瘖也，白如水晶色者气液未竭也，其证多吉。白如枯骨者气液已竭也，其证多凶。令郎白瘖虽多，颜色极亮，尚易为力。

疗法：辛凉轻剂以退内热，芳香解秽以豁微寒，淡渗利湿以消其瘖。重用白薇者，《本经》谓其气味苦寒而平，主暴中风而身热肢满，心忽忽不知人。并治狂感邪气，寒热酸痛，温疟晰断，有时而兴，适合令郎之病，爰用以为君。

处方：东白薇三钱　杭白菊四钱　尖贝母三钱　白云苓二钱　广橘络八分　大力子八分　佩兰叶二分

次诊：寒热已除，饮食大进，两脉较和，舌不甚白，最为佳。再仿前方减白薇，加车前、玄参。

效果：越日主席之姨妹，又抱一小儿来馆门诊，案另详，然告余曰：汴琪两药而愈，伊母高兴极矣。

（《医学杂志》92期　王景虞　临床验案）

热盛津伤颈有晶瘖

李右　伏邪有在表在里之殊，邪从阳明而达，必见呕逆，邪从少阳而达，必见疟象。若蕴久不发，则熏蒸而发疹瘖。始起之时在表里俱通，庶少反复，据述始起寒热如疟，继得便泄，反转壮热神烦，或间形寒。经七日余，颈有晶瘖，更衣失通，躁扰口渴，苔黄噯恶，脉象濡缓兼数。古云：暑先入心，内有伏暑，神情烦热。又云：热不外解，必致里结，此必暑盛夹湿，未能速达，致结热于阳明气分。宣降失司，其间有形寒，少阳亦尚有余邪，想伏邪以出表为轻，下行为顺，今表里三焦，未尽通达。热从内讧，虑其津液又耗，致多传变。叶氏谓，时邪须顺津液。又云：留得一分津液，方有一分生理。又云：疹子为邪热外露之象，见后宜热退神清，方为外解里和，爰拟清宣伏邪，参以疏腑，望其热退便行，庶无反复。然不致风动神昧为吉。

鲜斛　豆卷　山栀　碧玉散　郁金　连翘　花粉　枳实
麻仁　赤苓　灯心　洋泻叶

接方：如服后大便得通，身热未退，当再清泄化利。

鲜斛　豆卷　枯芩　郁金　益元散　连翘　山栀　枳实
赤苓　竹叶　灯心

温邪疹痦痰热又盛

周左　人生右半属肺，咳不离肺病，肺有邪则必传于胃，故叶氏谓温邪上蒸，肺胃为必犯之地，且肺易贮痰，胃易蕴热，肺经留痰，得热则胶结而不得豁，胃经伏热，得痰则遏抑而不宣，此理有必然也。据述始起右胁刺痛，继转寒热咳痰，经五六日，而痰不能豁，引痛胁右，自汗溱溱，胸次又见疹痦，顷按脉滑数，苔黄腻根厚，此为湿温夹痰，郁遏于肺胃之经，欲达未达，显然可见。考昔人谓，伏气为病，以出表为轻，下行为顺，治之者不外汗、下、清三者而已。今痰不易咯，便下又秘结，计维宣化上焦，合清涤中州，参通腑为治，分达其蕴结之邪，庶无传变，必得热退痰豁为吉。

黄卷三钱　杏仁三钱　鲜斛四钱　川贝三钱　郁金三钱　山栀三钱　枯芩钱半　蒌皮四钱　霜叶钱半　枳实三钱　连翘三钱　竹沥一瓢

阴斑热陷

常熟大河镇道士王少堂，六月初，偕妻回里，十四日起寒热，遍体红疹满布，周姓医进以辛凉解肌之方，服后病增。至十七，病更剧，其岳母邀余诊之。脉细而微，重按至骨，微见数象，神识颇清，遍体干燥，身无点汗，舌绛无津，而又不渴。言语轻微，躁不能寐，红斑密布，无空隙之处，余思此乃虚邪陷之阴斑也。余曰：初十晚到家，逐日所作何事，试一一述之。曰：十一至十三做法事，十四日忏事毕，结账后，当夜即热。余曰：再去问之，初十有房事否？答言有之。初十日酷暑，坐船数十里，外风袭表，暑热逼蒸，至夜欲后，气脉皆虚，热邪即乘虚内伏，加之十一至十三，身为法官，终日厚衣，汗出不止，汗多则外阳已虚，津液亦涸，腠理空豁，又高叫敕令，中气亦虚，热邪易入，故见寒热，又被寒凉之药，遏其阳气，故内热虽甚，无阳气蒸动，无津液化汗出表，若再服寒凉，表阳愈虚，热陷更深，阴斑无疑异，用仲景桂枝汤加干姜、人参，重用甘草服后，再饮以米汤。余思汗多则阳弱阴伤，以桂枝汤和其表，以干姜合桂枝护其中阳，假甘草之多甘，合米饮之谷气，甘淡以助其胃津，得干姜之热，蒸动其胃津以上升，又赖桂枝之力，推之出表。若得汗出，则中阳动而表阳和，内伏之邪，亦可由外表而发，待其烦躁狂叫，或奔走越垣，方为佳兆，切不可与以凉药，恐火郁不能外达，如服此药后，仍然不变，则难治矣。服药后，明午果然神识渐狂，声高而起坐不安，渴已能饮，病家惊惶，饮以蔗浆一碗，依旧静卧，声微脉细，至二鼓，余至其家。问之曰：今午渐狂，声高渴饮，不料服蔗汁后，依然如故。余曰：正欲其阴证转阳，由里出表，阳回而烦，方为佳兆。又为寒凉所遏，事属周折，仍从原方，加台参须服之。明午又见烦躁能饮，以温水饮之，汗出脉起矣。再进以甘凉之品，生胃阴而泄热助汗，托之外出，汗透而神静安寐，脉亦转和缓，能思饮食。余曰：汗后肌润，脉和思食，正能胜邪，病有转机矣。阳回以养阴为要，进以生脉法，加甘凉咸寒之品，数剂而瘳，然症似少阴，究非伤寒可比，此是外邪内伏，无阳气阴液化汗以达表，所以读伤寒者，知有是病，即有是方，两言尽之矣。

胃热发斑

徐敬山伤寒郁热，过经不解，愈后复谵语神昏，刺高苔黑，耳聋如愚。六脉洪大，此阳明胃热，血化为斑之状，乃燃灯照其胸腹，果紫斑如绿豆大者，朗如列星，但未全透于肌表。宜清胃解毒，使斑点透露，则神清热减矣。用竹叶石膏汤二剂，壮热顿退，斑势焮发，但昏呆愈甚。厉声呼之，亦不觉醒，全无活性，惟脉息尚未断绝，俱云死矣。余复诊其脉，两手皆在，不过虚微耳。盖此症始因胃热将腐，先用寒凉以解其客热，今邪火已退，正气独孤，故两目紧闭，僵如死状。急用补胃之剂，以醒胃脘真阳，生机自回也，即以生脉散，合四君子汤一剂。至夜半而两目能视，乃索米粥，以后调理渐安。

（《中医杂志》4 期　李用粹遗著　王雪楼录　旧德堂医草）

阴斑泻血

壬午七月，余至琴川，吾友沈芝卿劝余施诊，八月间，温热大行，病诊甚多，每日应接不暇，至腊月初五，因年事催迫，欲回孟河度岁，是晚与芝卿同饮于醋库桥。芝卿曰：吾腿上起红斑，已有两日，并无所苦，余视之两股两胫及手腕等处，起红斑如豆如粟，视肌肤稍高，色微紫而不鲜泽，有时作痒，谅由冬天温暖，风热所致，当时开一辛凉解肌之方。初六早解缆启行，过扬库之西塘市，河水泊舟，五日冻

解，一路耽搁，至十九日到常州。接得吾友胡少田之信云，
芝卿病重，余半载未归，归心如箭。至二十日又接到少田信
云，芝卿病危，即速回琴。斯时雪深冰坚，余即寄装于怡芬
泰茶行，负絮被一条，趁航至锡山，连夜过航至琴川。到已
十二月三日午后矣，一见芝卿，形容十分狼狈，囚首丧面，
色亦黧黑，发根上逆，大便血利滑泻，手足拘束如同桎梏，
身上红斑，皆聚成块，大骨骱处，及肩胛、尺泽、足膝、环
跳、足胫等处俱结红色一块，坐不能卧。余亦为酸鼻，即细
问其病之始末，病家曰：初六日身起红斑，亦无所苦，至十
一日即胸中痞闷而呕，且有寒热，延裴姓医，进以高良姜、
两头尖、吴萸、红豆蔻、官桂、香附、干姜等味两剂。后觉
胸中更呕，大便秘结，至十五日大便后，猝然下血甚多。自
此每日下血下利，斑疹渐收聚于骨骱，而手足拘曲，寒热亦
止。至今七八天，日夜下利无度。余诊其脉细而弦紧，舌苔
白滑而润，余细思之，斑由冬温而来，热阻胸中，肺气不
宣，则气逆而呕，被裴姓医辛热大剂，劫动血络，阴络受
伤，血从下溢，大便血后，血不能养筋，则筋拘束不伸，正
气下陷，则斑疹随之而拘束，聚于骨空节骱之而成片，检近
日所服之方，皆槐花、地榆、山楂、银花、枳壳之类。余思
此症，乃失表证也，若以人参败毒散服之，逆流挽舟冀其斑
透而痢止，服人参败毒散后，果能得汗，斑疹结聚，散布满
体，痢仍不止，再服依然。虽属知己，余亦难自专主，即邀
王简修诊之，用当归赤小豆散，加槐花、地榆之类。又邀沈
心田诊之，进以阿胶、地黄之类，皆在阴分一边，方俱难以
惬意。余再诊其脉，仍如前，舌白不化，下利清谷，血脱则
气亦脱，血脱先固气，当服温补，似乎合符。故王沈二君之

方，俱未敢服，彻夜思维，服温补又恐有碍红斑，然阴斑虚疹，亦不忌温热。况事已如此，完谷不化，汤药入腹，即滑而出，断无再服阴药之理，当舍表救里为是。先进以四君子汤，加木瓜、萸肉等消息之，调以赤石脂米汁，服后即滑脱而下，亦无所苦，惟面红目红，夜不能寐，舌滑口和，俱少阴之见症。他医皆云下血太多，阴不敛阳，不如清热养阴。余专主此事，总不能听各医眩惑，若不升阳固气，利断难止。余进以重剂附子理中汤，党参五钱，白术三钱，干姜一钱，附子一钱，炙草一钱，红枣五枚，煎汁服之。虽无所苦，而舌转干黄，渴而不能饮，各人皆谓药不对症。余曰：治病当有药主，其权在我，若再服寒凉，岂有生理。再服原方一剂，舌苔又转焦黑，扪之如炭，脉仍沉迟不浮，面红目赤，夜仍不寐。余心焦灼，即着人请支塘邵聿修先生，时正天寒雪厚，邵先生不能来城。廿六日，年事匆匆，再服理中汤一剂，黑苔皆剥，舌变干绛色，胃气稍苏，利亦稍稀。余曰：阳分已回，稍顾其阴，原方加入生地、阿胶，服后利又甚，舌转薄白。余曰：阴药不能进，阳回而无依，如之奈何。二十八九日，又加呃逆，仍服附子理中，加以丁香、代赭，去阴药不用，而利稍减。访得东乡丁姓医，颇有名望，遣人请之，是日已大除夕矣。余思元旦无市，即开单车买药十余种，参术附桂、苓草之类，配而与服。服三剂，至正月初二，利已止。丁姓医到，看前诊诸君之方，无一不错。惟用山栀、连翘、桑叶、杏仁、蝉衣、芦根之属，谓此症极轻，服两剂，再邀复诊可也。病家亲戚辈，见此症面红目赤，舌绛而干，凉药最宜。心中反咎余用温热之药，口虽不言，而色见于面。余曰：既请丁君到此，不服其药，心必不甘，况丁君之言，津津有味，姑且煎好，服少些试之。先服一杯，便觉寒战，舌转白润，作哕不休，利下又甚。余即进以理中汤，哕止。病家仍不信余，再服丁药半杯，舌仍转润薄白，而呕又至。余曰：虚阳上戴，假热无疑，至初三夜，邵聿修先生到，诊之曰：舌干而绛，下血极多，血脱则气亦脱，若专服阳药，阴液何存，阳无所依，阴躁即见，岂能久持。斟酌一方，用归脾汤合黄土汤，去黄芩，阴药少而阳药多，可保无妨。余亦以为然，邵先生即时返棹，照方煎服。病人云，觉背脊中寒凉，而药仍从大便流出。余曰：聿修先生为常昭两邑医生之冠，无出其右者，投剂无效，真束手无策。然既能纳温补，只能仍归温补，既进以鹿角、杜仲、枸杞、附桂、党参、冬术、炙草、干姜、巴戟、红枣大剂。服三剂，利止，面红目赤仍不退，夜仍不寐。至初六卯刻，猝然冷汗如浴，呃逆频频，连续不止，已见欲脱之象。余曰：难矣。按脉仍沉而不浮，汗出如冰，此时亦无可奈何。余即以附子三钱，高丽参一两二钱，煎浓汁。作三次服，巳刻服一次，不觉胀热，申刻服二次，汗稍收，呃亦减。亥刻服三次，尽剂，又另煎潞党参四两，终日饮之，至尽剂汗收呃止，而能安寐。面目红色亦退，从此转机，后嗳气不休，是胃中新谷之气，与病之旧气相争，服仲景旋覆代赭汤十余剂而平。此症舌干而黑，目赤面红，且兼血利，能专主温补，一日夜服高丽参一两二钱，党参四两，附子三钱者，幸病家能信余而不疑。而余亦能立定主见而不移，若一或游移，进以寒凉养阴之品，不死待何，虽雪深三尺，日夜踌躇，衣不解带者半月，亦劳而无功，此治病之所以当胸有成竹也。

大麻风

《内经》曰：风者百病之始也。又曰：百病之长也，善行而数变，故其为患也。经曰：伤而重。曰：中有经络、脏腑之殊，其源多端，其病各异，而大麻风为尤甚。其始也，必内伤七情，外感八风，乘虚而袭于肌肤，发于肢体，久必传于其经，致有碍营卫运行之机，以致成不用之虞。有肌肉坏，支节脱，渐成风疾，治难奏效。然其症虽有三十六，而其中六种为最。一曰紫云风，面生紫块，渐延遍身。二曰姜爪风，指屈不伸。三曰葡卜风，先肿后烂。四曰冷麻风，鼻常流涕。五曰白麻风，肌肉如故，毛发脱落。六曰大麻风，内热消瘦，四肢木肿，其余俱属疥癞、类风之状。如误作风治，而服风药则元气愈虚，症势愈剧，反为难治者多矣。

歌曰：五经风病药难灵，肝经身面紫泡生。肺受风邪眉无影，脾家遍体癣斑形。心经先患目不明，肾经漏蹄足穿心。

五不治歌曰：一曰脾死麻木不仁，二曰肉死刀割不疼，三曰内死鼻梁崩塌，四曰血死溃烂无脓，五曰筋肢节脱落，若见唇反眼瞎，耳聋声哑，虎口无肉，劳热体瘦，不慎口腹，不戒色欲，俱为不治。

又曰：诸般发汗先通气，乌药三钱存须记。羌活僵蚕芎防芷，干姜葱白共和剂。次有熏药蒸其汗，蒸洗浑身汗透肌。再妥追虫雷丸散，下尽污血病愈易。刀砭割血一时行，丸药依次随时进。起居饮食遵法禁，沉疴亦可得回生。

大麻风丸方　专治手足拳挛，皮肉坏烂，唇反肉绽，口目歪斜，麻木不仁，面生紫痕，眉落发吐等症，此方服之神效。

首乌四两　天麻四两,酒浸　苦参四两　川芎二两　防风四两

甘菊四两　　山栀二两　　防己四两　　白芷四两　　独活二两　　白蒺藜二两　　全蝎二两，去足　　薄荷二两　　穿山甲二两，炒　　连翘二两　　蝉蜕四两，去足　　蜈蚣二两，去头足尖　　狗脊四两，去毛酒浸　　胡麻三两　　僵蚕四两　　皂角针二两　　威灵仙二两　　荆芥二两

　　上药晒干为细末，酒和为丸如梧桐子大，每服二钱，空腹黄酒送下。临卧时再服二钱，服完则病痊。忌鲜蟾酥、漆黄丹，专治大麻风、癞风。

　　鲜蟹四斤　　真生漆一斤　　胆酥二两　　明雄黄二两

　　先取磁罐一大个，装入鲜蟹，次入生漆，封口埋在地中，拾四日定方。取开慢火煮干，研为细末，入蟾酥、明雄黄和匀，再研细末，磁瓶收贮，每日空腹，临卧各一服，黄酒送下一二钱，不过一月，其症速瘥。更能除根，其功神妙。

　　大麻风擦药方　　专擦大麻风毛落眉脱，擦之可以复生如旧。

　　明雄黄五钱　　山甲五钱，炙　　滑石一两，飞　　凤凰衣五钱，炙

　　上药为末，取油胡桃肉一两研烂，再取公猪胆一具，取汁调和，用青纱包药，每日擦患处三次，其毛发潮生如旧矣。

　　紫风方　　专治阴证紫风。

　　当归尾二两　　桑寄生二两　　海风藤二两　　川续断二两　　威灵仙二两　　大贝母一两　　川羌活三两　　汉防己一两　　西赤芍二两　　川独活三两　　青防风八两　　荆芥穗一斤　　净槐花四两　　苦参子二十八两　　大风子仁十两　　全蝎一两　　胡麻二两　　白蒺藜二十八两　　豨莶草二十八两

　　上药为末，米粉糊为丸，每服三钱，早晚二次，黄酒

送下。

诸风浸酒方　专治诸般风症，浸黄酒服之灵验。

当归尾三钱　大玄参三钱　炒芫花二钱　五加皮三钱　炒苦参二钱　汉防己三钱　秦骨风三钱　焦米仁三钱　海风藤三钱　锁地风三钱　巴戟肉三钱　白蒺藜三钱　透骨草三钱　川黄柏三钱　刘寄奴三钱　小胡麻二钱　豨莶草四钱　粉甘草三钱

上药用好黄酒浸，每日照量饮之，潮愈。

大麻风丸方　专治热毒，包于皮肤湿气，藏于筋骨，所以皮肤生点，眉须脱落，遍身腐烂等症。

大熟地　元参　苍术　米仁　白茯苓

上药各四两为末，炼蜜为丸，每日滚水送下一两，重者两服必愈，切戒房事。

治半身不遂方　螃蟹盖十六个，土鳖十六个，焙焦研末，黄酒送下。

大麻风每初起，遍身红块，手足不仁不用，足跟碎裂，久延不愈，必成废疾，后将溃烂，无已治之，宜早用桐油蘸搽患处，取柏树叶放脚炉内煨之，烟熏患处，如法试治，屡用渐退。

风症初起，不论诸风轻重，倘服药不效者，惟有蕲蛇为灵丹，或白花蛇则次之。用麻油炙研细末为丸，或即末，用黄酒送下，无不效之理。轻者速愈，重者若指节溃烂，不能屈伸，服后虽不能如旧，亦必渐愈。后不复发，此真风病灵丹。

风药酒验方　专治风湿为患，四肢麻木，屈伸不利，半身不遂，甚至大麻风，遍体红晕，肌肉不仁，诸般风气，服之神效。重者两料必获效，屡试，多人皆验。

251

北沙参一两　大熟地一两　枸杞子一两　川抚芎五钱　苡米仁八钱　沙苑子一两　左秦艽八钱　淮山药八钱　细桑枝一两　大玉竹一两　黑芝麻七钱　夜交藤八钱　广橘络三钱　当归身八钱　八角麻七钱　猩绛屑三钱　威灵仙五钱　冬术炭七钱　青木香藤四钱　冰糖四钱　丝瓜络半条　用红布尺半做成一袋，入诸药，用烧酒拾斤浸三四日后，患人服之照量，日饮无间，则风气渐退，日后酒少，可加，多服更妙。

癣疥

癣者，皮肤瘙痒，湿热生虫之病也。内有细虫，日渐蔓延，皮如虫蛀，其形多端，其名各殊，形如荷叶者，名曰荷叶癣。皮厚而硬者，名曰牛皮癣。皮枯而痒者，名曰风癣。形如蛇皮者，名曰蛇皮风癣。生于发间而有白垢者名曰咬发癣，不愈渐成秃疮。生于喉而燥痒者，名曰喉癣，失治蒂丁腐烂，声如瓮出，有碍饮食，名曰天白蚁疮，不治之症。生于大小便处名曰阴癣，生于胫而腐痒者名曰皮蛀。此症都发于春夏之间，衰于秋冬之际。小而轻者交冬或愈，大而重者来春复作，染缠不治，遍体蔓滋，终身莫愈。盖癣阳热则盛，阴寒则衰，体强则发，体弱则休。凡有癣之人有病，则癣不发病愈复作。有癣之人无肿胀之患，随园先生有云：顽癣如顽妾，言之切矣。

治癣方　癣有虫，故痒治癣以杀虫为主，如无杀虫药则无效。

硫黄　雄黄　火硝　蜈蚣　斑蝥　黄柏　大黄　木鳖　槟榔　土槿皮　五倍子　樟脑

上药不拘多少，研碎用好烧酒浸，不令泄气，随时刮患处，然后以酒汁搽患上，日渐不痒，而皮肤自愈。

治湿癣方　湿热盛而发痒，搔破腐烂，浸淫转甚，诸药无效者。

芦荟二两　炙甘草一两　研末先以温水洗癣后，将药末敷之，立时即干，则不腐烂自瘥，此真神方也。

治癣：取大露蜂房一个，以生矾末填于蜂房孔内，用置破罐中，仰孔炭火，煅令矾化尽为度，取出研末，搽癣上二三次，即除根，永不再作。

蛇皮风癣　硫黄五钱（研末），麻油四两（调匀），槟榔子一个（浸麻油内）。日日将槟榔子两手心内搓数十转，搓至百日，则蛇皮清而瘙痒除。

又治癣法　取木屑装在脚炉盖内，放在钵头上，钵口用棉絮窝紧勿令泄气，以火煨木屑，则木屑沥下于癣内，油甚少，以此油搽癣上，日久依法搽之除根。重者半月必瘥。

鬎疬头　秃疮初起，未秀之时内虫已多，痒甚难忍，必拍之。治法先须取出虫，然后可除取鲜虾去壳，净肉白糖打和涂在患处，则虫出食鲜甜之味，而引出入虾糖内，一二时则去之。如是四五次，虫尽出而愈。

又法：用面和糖、鸡蛋，摊成面饼，一张乘温罩于秃疮上，则秃疮内虫引出食甜饼，虫入饼中，稍顷去之，三四次亦可尽除。

余治一秃疮，用面腐和糖在患处，厚涂之。早涂晚洗，如此数日而愈。

（《中医杂志》8、9期　陈凤彩　宣秘录）

触电几毙获痊

本年五月十七日，侵晨五时，后雷声霹雳，震动屋瓦，数声之后，俄尔族侄疾奔而至，云我父被雷击倒于地，扶掖而卧床。虽苏醒而遍体麻木，不能轻动，背肉微破，未识有性命之忧否，恳求有何治法，此时鄙人方起床，且雨大倾盆，殊觉畏难，因急唤次儿往视，并告以解衣卧杉木板上，可用铁物，以手握足踏之。口中有硫黄气，以铁条含之，使铁条着地，麻木而转动矣，惟腹中作阵痛，且不欲纳食，大小便俱不行，因思教以饮冷水，入盐花调饮之，得二便通行，自可无事矣，不可惊慌也。迨至傍晚，果手足均转温暖，遍身透汗，二便亦次第而行，腹不痛而能纳食矣。卧床三日，始得起行，及视频察其击伤处，则自头部后脑偏右，发如火燎，皮微焦，以下至腘下腨肚，皆有一条如指大之形，又询其触电之由，方知伊因闻雷声隆隆，知必有大雨，急起身至厨中，将木盆承雨于灶上，不意霹雳一声，昏倒于地，不知如何是此。其妻在房中，闻有仆地之声，起卧于地，遂惊骇大呼视之，至厨中见其横卧于地，遂惊骇大呼，唤其子急起，而共扶之于床。其雷电之入于厨而触于身也，则自烟囱而下，击坏屋上窗口，且旁穿一洞，其甍板砖及瓦，自屋脊至檐，无一完者，灶上之瓶罐皆被击碎，灶面砖亦穿一洞，故知弟之触此电也。不过遇其余波耳，若触电之全力，难保再生之庆，然兹之获全，亦云幸矣。

（《国医杂志》11 期　周镇）

四、五官科

1. 鼻科

鼻衄

鼻衄年余，时发时止，拟方速图为妙。

羚羊　桑叶　侧柏　生地　茆根　麦冬　丹皮　山栀　黄芩　藕节

鼻衄，拟增液四生，合二玉法为治。

元参　桑叶　旱莲草　女贞　柏叶　茆根　麦冬　丹皮　山栀　羚羊汁　生地　藕节

间疟已经数次，加之鼻衄盗汗，脉细如丝，防汗血并脱。

牡蛎二两　藕汁二两　饭米少许。

鼻衄

茆根钱半　羚羊八分　生地四钱　丹皮钱半　麦冬三钱　山栀钱半　黄芩钱半　元参三钱　侧柏钱半

又方（张氏汇通）黄芩　茯苓　白芍　生地　阿胶

为末成丸，日久用乌梅汤送丸，日少用门冬汤送下。

（《中医杂志》6、7、8 期　赵海仙　赵氏医案）

鼻衄之不药疗法

壬申孟夏，有姚某者，年约五旬，偶因努力负重，以致鼻衄如涌，成碗盈盏，自晨至晡，多方救治，鲜见效验，而血出过多，势欲昏脱，家人惊惶无措，乃延余往救。诊其脉弦而芤。左关尤甚，知其因努力负重，激动肝火上升，周身荣血随肝火而上溢，故鼻衄似涌不止，成一往不返之局，倘不急为治愈，大有气随血脱之险。夫药物治疗，只有清降和肝，或可挽回，奈病者僻处乡隅，购药往返不便，倘俟服药，将恐不及。余思此症，既系血随肝火上升，若能使之下行，鼻衄不治自愈，遂令其家人，速备热水一盆，使病者将两足浸入，冷则易之，果不数分钟而鼻衄即止，观者莫不惊为异事，盖足部之神经，得热水而兴奋，血管必然扩张，自能容纳多量之血液，血流既向下行，则上部之血必少，鼻衄理宜自止也。由此以观，《内经》上病下取之法，岂不信而有征乎。

（《现代中医》1卷8期　周允超）

鼻衄不止

秦德成，六旬四，广西人，住上海新闸路，于二十二年七月十一日晨，延余诊视。脉来芤虚无力，重按无根，二三至一止，近于代脉，唇舌淡红而含青象，冷汗淋漓，询及由来，因素患咳痰，忽而鼻衄不止，塞鼻则由口出，经西医打止血针无效，曾昏绝一次，进以白兰地酒少许，始苏，但沉迷仰卧，奄奄一息。按病源，良由气虚不统血，阳虚不守阴，遂鼻衄不止，阳气有随血欲脱之势，颇危费治。急宜扶阳收纳，如得血汗均止，始有生机，否则注意为幸。方用丽参三钱，附片一两，黑姜二钱，甘草一钱，大枣二个（烧黑存性）。服一剂即效，再剂血汗均止。次日又服一剂（外以大蒜捣炒热包左足心涌泉穴），十三日复诊，人已清醒，唇舌已较红，脉较有神，六至仍一止，照原方加黄芪八钱，附片二两，黑姜五钱，生草三钱，丽参三钱，大枣二枚

（烧黑）。连进二剂，饮食较增，咳而痰多，痰中且夹黑血，乃瘀血排泄外出之兆，脉较有神根，偶或一止，去参芪，以附片二两，黑姜四钱，法夏三钱，茯苓四钱，砂仁一钱，生草二钱，如此三剂而瘥。

热呃鼻衄

张左 胃为燥土，温化热邪，燥热相合，郁于阳明，胃失和降之权，呃逆频频，是为热呃也。四昼夜呃无已时，忽而衄如泉涌，盈碗盈盆，此系阳明胃脉为多血之海，其脉上起于鼻，交额中，久呃络伤，血热妄行，循经脉而上逆，鼻衄之多所由来也。阴血动多，深防阴不敛阳，阳浮汗出，有阴阳并脱之患。脉芤而数者，数为热甚，芤为血少也。舌苔糙黑，口干饮冷者，热烁津液，胃阴欲涸也。切脉合症，殊为可虑，急宜养阴清热，和胃平逆。

北沙参 鲜竹茹 代赭石 鲜藕汁 大麦冬 银花炭 天花粉 茜草炭 炒丹皮 金沸花 炒知母

此方服后，衄止呃平，一时似见佳象。然终于不救，良由病者素具烟癖，阴分久伤，而病此阴不摄阳，冲气上呃之症，前医复误投辛温纳气，是重竭其阴也。阴竭而阳亦脱，不死何待？案言阳明燥热，致有衄涌之变，虽用清凉，力救其阴，而病势已至末路，所谓鞭长难及矣。

鼻衄治验

村农陆姓妇，年二十四五，当农事方兴之际，在田中割麦，忽然鼻衄不止，抄秧水浸拭额部，而两鼻血出如故。急归家，高枕仰卧，用陈墨灯芯、百草霜煎汤服之，而两鼻血出仍如故，已盈盈两碗矣。求止血方于尚诚，尚诚随付以乌梅饼，命贴印堂巅顶两部，并给琥珀蜡矾丸以服之，兼嘱用棉花以明矾水浸湿塞其鼻，待尚诚诊而处方，则两鼻血止不流矣。诊其脉浮洪而数，心漉漉振动。拟内服之方，则龙骨、牡蛎、赭石、萸肉、党参、石膏、天麦冬、生地、棕毛炭、鲜芦芽也，服二剂而愈。

（《中医杂志》10　杨孚灵）

鼻渊

素质禀赋不充，肝胆湿热上腾以致鼻流浊涕，如渊不绝，已延三年，病久根深，非徐图不可。

苍术　白芷　山枝　杏仁　通草　木笔花　薄荷　川贝
菊花　桔梗　滑石　丝瓜络

另服鼻渊丸。

鼻流清涕，症属鼻渊，拟方徐图。

桑叶　丹皮　苦丁茶　陈茶叶　苍耳子　薄荷　桔梗
广藿香　猪胆汁　炒茯苓　甘草

又膏方：苍耳子叶　东白芍　辛夷　丹皮　荷叶筋　猪
胆汁　菊花　薄荷　决明　藿香　赤苓　丝瓜络

（《中医杂志》6、7、8期　赵海仙　赵氏医案）

论鼻渊脑漏异同案

罗发　年四十五，寓上海宝山路。

马玉山糖食制造厂，司事罗君，十年前患花柳病，治愈而体渐弱。比年鼻流浊涕，如渊泉然。遇寒则清，遇燥则浓，异常臭秽，左鼻尤甚，痛引左脑，中西求治，未愈。近三月不嗜食，盗汗出，晕甚眩仆，两人扶掖而来，述其病状如此。

258

望其色青黄寡血，唇干，舌白腻，苔黄，闷咳微渴，左鼻塞痛，脉右寸关独浮，余皆细数无力。余曰：肝脾肾久虚，新受风邪，痰多气阻，法先治标，拟苏梗前胡法。夏荸苨各钱半，白芷、白菊花、辛夷花各一钱，冬桑叶、绿瓜藤、刺蒺藜各三钱，明天麻六分，甘草四分，煎服。参以白薇、杷叶各二钱，广皮五分，春砂仁四分，治五日。风去痰清，渴正应治其本矣。考陈实功谓脑漏，又名鼻渊，总由风寒凝入脑户，鼻流浊涕，黄水点滴无干，久则晕眩不已，实证宜清通，虚宜补中滋肾，此言鼻渊之关于脑者也。王士雄谓风火外侵，胆热上移，胃浊上熏皆成鼻渊。若脑漏乃本原不固，所流腥水，黏而不稠，烦劳即发，治宜摄补。与鼻渊同流异派，须分别言之。西医谓鼻内腔甚大，上下通连，鼻渊者乃腔膜发炎，或外来刺激，膜腐则毒水流下，与脑无关，脑果漏实殊危险云。此王氏与前观西说之有异者也。今罗君鼻腔内痛，明明牵及左脑，眩仆脉虚，苟不用欲荣其上，必灌其根之法，先调脾胃，次补肝肾，岂非背症施治，违脉用药乎，亦惟据脉证以答罗君殷殷求治之不遑他计矣。拟大补元煎，高丽参、油归身各一钱，淮山药、杜仲各三钱，去熟地、山茱萸、杷子、炙草，加砂仁八分，独活六分，龙骨、牡蛎、胡桃肉各二钱，燥则加白薇、白芍、白菊花各钱半，五味子五分，黑栀子一钱，不燥则加生箭芪、锁阳各四钱，桑寄生、炒枣仁各三钱，菟丝子、山茱萸、枸杞子、磁石各三钱，炮姜、补骨脂各一钱，内寒则加附子钱半，玉桂心三分，随时酌订，时或加细辛三分以通脑。另取丝瓜下藤连根，煅研细末，鼻烟少少搐之，至一月而浊涕无，晕定思食，惟腰足酸软，精神颓惫，乃取裁于健步虎潜丸，改作汤剂。再月余病已向安，复培养以清水加酒炖羊脑，及无比山药丸，减五味子作一两二钱（上二方俱载《兰台轨范》，徐谓山药丸善能补脑云）。或问于孙公一奎曰：《汪石山医案》说数见此症皆不治，而今人尚有治愈者，何耶？孙公曰：石山高明，岂不识治法，此特为病之大者言耳。《易》云：大哉乾元，万物资始，至哉坤元，万物资生，坤元胃气也。《内经》曰：营者水谷之精气，卫者水谷之悍气，皆藉胃气以为养。人之所以运动升降，不息不死者，赖此营于中，卫于外，而胃气为之枢。经又详言饮食入胃，五味入心，胃气上升，变化气血，以养五脏之神，然后精明，察色听声，辨味剖臭，而九窍有所用，倘肾阴虚而不能纳气归元，火升迫肺，津液不得降下，并于空窍，转浊为涕而为逆流。肝肾愈虚，则有升无降。故又曰：出入废则神机化灭，升降息则气立孤危，宜戒恼怒，远酒色，假之良医，治之于早云。余亦历闻是症虽治，今罗君幸愈，不复发，爰略撮前肾诸说，总见得是症有关于脑也。

鼻渊症

张瑞超，得鼻渊症，就诊于予。神色恍惚，头昏且痛，鼻塞涕臭，服药三剂，臭涕大减，鼻不塞，而头痛亦止。再诊，将原方加减七服而愈。照方加二十倍，熬膏常服，以杜后患，遂竟不复发。张问予神效之理？予应曰：医必当知古方，识其方意，而更能变化之，则必有效。否则不惟不能奏功，甚且激其反动，而益增疾苦。所谓治病在乎得决，而尤贵医有虚机（原文）。鼻渊一症，古方多用辛夷、苍耳等通脑之品，殊不知《内经》有云：胆移热于脑，则涕腥鼻渊，不知病之来路，惟用辛热之药，疏通其脑，脑得辛热之气，则热愈甚而浊涕更多，日久脑虚，则愈昏头痛，不能免矣。此症由脑热而来，脑热由胆热所致，须凉胆，使其无热可移于脑，脑之余热既由浊涕而泄，何患病之不愈哉。方用犀角地黄汤，以羚羊易犀角，清补肝胆，肝胆相为表里，清肝即以泻胆，甲乙皆得其所养，则火不生而热自清，再合温胆汤，重用竹茹，兼清胃以化痰热，药煎已成，入猪胆汁少许，以为引导，此方之所以应效者无所异，知病之源而得其治耳。

（《中医杂志》4 期 李冠仙 仿寓意草）

鼻渊痰核合并病之原因及治法

五首之中央者，土星也。经曰：肺和则鼻知香臭矣。鼻曰肺窍，上应乎天，天气通于肺，夫呼出吸入，排浊生清，通调水道，而司汗腺，与阳明降令，且主一身之气化，及威信为之功用。手太阴肺也，为清虚之府，一物不容，毫毛即病，如庙中之钟，空则鸣，阻塞则哑。然必究内因、外因之别，内因者，脑之寒热，及木火刑金，痰热上升，微生虫等。外因者，不离六淫是也。邪干于表，热者，太阴受之；寒者，太阳受之；凝而不散，聚而不走，会萃于上，成为鼻渊。倘因循失治，或治未合法，酿成慢性肺病发炎也。经以肺热移脑则辛，疗治之法，必以气展邪行，不受其侮。肺得肃清，脑得健运，则鼻利涕除，知觉恢复，否则成茸、成息肉、成脑漏。时流秽涕，腥臭异常，甚则肿大，界址虽在及阴，实由厥阴、阳明，升降失于常度也。至痰核，即瘰疬也。大者为瘰，小者为疬，一大一小者，为子母病。长形为马刀疬，每生于耳下两项者多，单肿不红，经以诸痛疮痒，皆属心火。营气不从，逆于肉里乃生痈肿，气与血阻，血与痰凝，借心火肝阳与胃热，则务瘀凝结，外虽不红，而脉必弦数，倘施温品，则火散诸经，万物见火则克，由阴不内守，水不上承，则火胜水负，虚阳不肯归窟，易于冲侮，侮其所胜也。其治法大旨，宜益水之源，以镇阳光，此系阳毒之症，当宗阳毒处方。且与脑热鼻渊秽涕，甚为合拍者。肝为涕也，肝热则脑即热，火性炎上，热甚则肿，斯合并病之原因也。

外治疗法：用"安脑祛痰圣药"发行所镇江城内杨医室，每天嗅入鼻内三四次，每次黄豆许，既可清脑平肝，又能宣肺利胃，立见臭除涕少。

内治疗法：咸寒平肝，苦寒清胃（能杀菌），佐甘寒养阴，芳香利肺，辛凉消脑等，此治脑热必效方也。倘脑寒者，当以辛温芳香、苦温等，治上焦如羽，贵在空松也。

外治疗法第二方，安母尼亚水每日嗅入鼻内二三次，甚效。

外治疗法第三方"疮疡外敷药"将核涂敷，一日敷二次，外以皮纸罨之，三四时后，恐药干燥，以温和茶潮之。此药调法用青菜汁、白蜜和之，此药发行处：杭州四牌楼，三三医院。

内治疗法第一方　羚羊角片一钱，先煎一支香时　石决明二两　莲子心八分　瓦楞子四钱，先煎　净莲翘二钱　大贝　知母各二钱　元参四钱　大生地四钱　赤白芍各二钱　川丹皮二钱半　川石斛四钱，先煎　枇杷叶去毛，三钱　黑山栀钱半　灯心一分　藕片二两，先煎　如嫌羚羊价昂，即以三甲（见《温病条辨》）各两许　珍珠二分，乳碎，先和服　陈海蜇洗淡，八钱　荸荠三枚，去芽　生甘

草一钱　青果三枚　鸡子白即鸡蛋清，一枚　用开水圆圆先和服，开水约七八十分温度，此等药以代羚羊之用也。

（《如皋医学报5年汇刊》30　杨燧熙）

慢性鼻炎之研究

查古书，及证以经验，慢性鼻炎，有四种之分别。

（1）充血性鼻炎（古名鼻渊脑漏）

原因：本症因肠胃素蕴湿热，上熏鼻腔，偶被烟尘等刺激，遂诱起而充血，发生病变。

病理：因鼻腔黏膜，素被胃肠湿热熏蒸，失其抵抗病毒之力，或因烟尘等刺激，遂致充血，则鼻黏膜肿胀，分泌腺弛缓，而流浓厚浊涕，嗅神经被浊涕壅蔽，故不闻香臭。

症候：前额晕痛，孔道滞塞，嗅神迟钝，涕家浊，鼻臭可厌，声带鼻音。

解剖：其黏膜呈暗红或灰褐，组织增殖肥厚，脉管扩张，如蛇行状。

诊断：据古医言，及经验所得，其涕浓而嗅者属热，为鼻渊。涕清而不臭者属寒，为鼻鼽。再参脉证，自无遁情。

治法：宜清热行瘀，用神愈散加黄芩、石膏。或加味防风汤，如脉滑数，大便坚结，用双解散加辛夷，外用生车前草捣烂塞鼻内，持久有效。或用松花粉嗅之，或丝瓜藤近根下数尺，瓦上焙枯，研末吹之，并冲酒服极效。西方内服沃剥，外撒布沃度仿谟。或以二千倍过锰俺酸水洗涤，有溃疡者以硝酸银腐蚀之。

（2）贫血性鼻炎（古名鼻鼽）

原因：因寒性体质，鼻黏膜贫血，抵抗毒质力不足，逢外界尘埃等之刺激，则化生贫血性鼻炎。

症候：前额部晕痛，孔道滞塞，涕流清澈，无臭秽气，声带鼻音。

病理：鼻黏膜细胞衰弱，不足抵抗病毒，一逢有刺激性物质触入鼻腔，则发生病变，因血液稀薄，故分泌涕液清冷。因鼻腔黏膜未腐败，故无发臭气。

解剖：其黏膜瘦削而菲薄，呈苍白色，涕液结其上。

诊断：脉迟弱，或虚浮，鼻涕清而不臭，或舌质淡红，苔薄而多津，检查鼻黏膜，呈苍白色。

治法：主以辛夷散加减，外用搐鼻法。西医用海碘仿棉纱塞鼻内，日换一次，或以蛋白银1%水涂之，均效。

（3）郁血性鼻炎（古名鼻齆）

原因病理：因鼻部炭气排泄不充分，偶感寒冷，则血管神经被刺激，而血流不畅，炭酸郁蓄，以致诱起病变。

症候：前额部失感晕重，鼻孔滞塞，浓涕结聚，嗅觉消，声含鼻音，或言语嘶嗄。

解剖：鼻腔膜肿胀，而带紫黑，浓涕聚结于其上。

诊断：脉多滞涩郁抑，涕浓而口臭秽，或舌微赤而苔黏腻。

治法：此病系炭酸郁积，宜疏散发汗，宣解郁热，用芎劳散。外用千金搐鼻法，如未见大效，用瓜蒂、藜芦、牙皂，为末，加麝脑少许吹之，去其郁滞自愈。

（4）腐败性鼻炎（古名鼻疳，有梅毒者不在此例）

原因病理：由研究之结果，为一种寄生性疳虫肆害，病时鼻腔内有痒感，组织逐渐腐蚀而崩溃。

症候：初起鼻根部感压重，甚则微痛，鼻孔滞塞，嗅神迟钝，浊涕浓厚，臭恶可厌，声带鼻音，久之鼻梁陷塌，甚则崩坏穿孔（非梅毒性）。

解剖：腔内组织溃烂，浊脓蓄积。

诊断：初起鼻塞不闻香臭，微痒，渐至鼻根部起红紫色，黏膜溃烂，身躯无梅毒证明，即为此病之发现。

治法：内用椿树根、葱头、豆豉、花椒各五钱，米泔水三碗，和醋一杯，煎成入盐少许，服后有恶物泄下即效，外治各方，均经试验有效。若鼻干无涕，有热证状可证，宜犀角、黄芪、木通、杏仁、麦冬、甘草、升麻、葛根、桑皮、石膏、朱砂，甚则加芒硝、大黄。

外治法：曾经试验，治愈五人。

熏法：用洗脸盆，盛清水约深寸余，覆碗于其上，置屋瓦于碗底上，瓦上盛菜子五钱，放木炭火燃之，先用纸黏成长圆筒形，上端接鼻孔，下端罩脸盆，以便烟熏入鼻内。当熏时，病者口含肉汤，约三十分钟久，见水内有微虫为善，间三日再行，三次可痊愈。

掺药法：鹿角一两，白矾一两，俱放在瓦上。隔火煅过，人发五钱，在灯火上烧过存性，上共为末，先用花椒水洗净。掺药末烂处，五六次可愈。如烂不收口，用瓦松烧灰存性，研末掺之，按此杀虫生肌之药，试用有效。

处方

神愈散：治慢性充血性鼻炎

北细辛八分　香白芷二钱　青防风二钱　川羌活一钱　法半夏一钱　当归尾　正川芎各一钱　白桔梗二钱　白茯苓一钱　广陈皮一钱　薄荷叶二钱　生石膏研末八钱　条黄芩一钱　改散为汤煎服。

加味防风汤：治慢性充血性鼻炎。

黄芩—钱五分　防风—钱五分　白及—钱　杭麦冬—钱　生甘草五分　肥知母—钱　杭白芍—钱　生地二钱　黄柏—钱　黄芪—钱　黄连—钱　当归—钱　百合—钱　上煎温服。

双解散：加辛夷，治充血性鼻炎有大热者。

大黄—钱　芒硝—钱　麻黄—钱　防风—钱　荆芥—钱　栀仁—钱　生石膏二钱　黄芩—钱　滑石二钱　川芎—钱　白芍—钱　当归二钱　白术—钱　桔梗—钱　生姜三片　辛夷二钱　共煎水服。

辛夷散加减：治贫血性鼻炎

辛夷仁二钱　细辛八分　北风二钱　黑附二钱　安桂五分　白术二钱　蔓金二钱　煎水服。

搐鼻散：治贫血性鼻炎

花木通　北细辛、生附子各二钱，研末蜜丸，棉包纳鼻内，三日换一次。

芎劳散：治郁血性鼻炎

川芎　槟榔　桂枝　麻黄　防己　木通　细辛　菖蒲　白芷各一两　木香　川椒　甘草各五钱　共研为细末。每服四钱。生姜三片，苏叶一撮，煎水吞末药。

千金搐鼻法

通草　辛夷各钱半　细辛　甘遂　桂枝　川芎　附子各一钱　共研末蜜和丸，消毒纱布包纳鼻内，三日一换，先须用石炭酸水，洗净涕液。

塞鼻法　用生车前草洗净捣烂，塞鼻孔内，务须用石炭酸水，先洗净涕液。

西药方

外用方治臭鼻

266

（1）沃度仿谟　二公分　甘油十公分，和匀纱布浸湿，塞入鼻内。

（2）撒酸　一公分　星养粉　一公分　糠油　一公分　甘油十公分，和匀擦鼻内。

慢性鼻卡他（又名慢性鼻黏膜炎）

（近世内科国药处方集呼吸病篇之一）

病原：本病有因急性鼻卡他频频反复迁延不治而续发者，然仍以自始便作特发的独立性疾患居多。罗串的素因概属先天性，似多少具有遗传关系，尤以臭为然。素秉贫血、腺病质等一定体质之人，以及具有促使鼻腔狭窄之鼻变常者，每致其荣养及呼吸状态之变化，因而易罗本病。他如化学物或理学的慢性刺激而发者，多于烟、酒，石工、炭工、制布业毛、磨工等见之。又急性或慢性传染病，如结核梅毒等，引起鼻黏膜郁血之诸疾患，亦恒为本病素因。若自梅毒来者，属于第三期梅毒，鼻生胶皮肿，久之骨质变坏崩溃，鼻背陷没，形如马鞍，名为鞍鼻。本病又分为二种，一肥厚性鼻炎，二瘦削性鼻炎。

瘦削性鼻炎多肥厚性鼻炎续发而来者，又有因副鼻腔化脓症而发者，其特发者，于素质于遗传于营养不良于先天梅毒等人见之，又屡有一家内多数生者，大都于无意间徐徐发病，亦与某种急性传染病，如麻疹等连续出现者。

病理：慢性肥厚性鼻卡他，鼻腔黏膜常肥厚肿胀，多呈红色或灰药色，鼻下甲之增殖最属频见。其表面或甚平滑，或带突起而复盆子状，嗣后中甲亦行肥厚，似此肥厚之鼻甲，每与鼻中隔密接，其间罅隙有极为狭隘，仅足通过空气者。此种病理的理化，大都不用鼻镜便能一览无余。然欲精密观察，则有赖于后鼻镜之检查。鼻镜后检法：自咽头窥之，则见全鼻甲肿胀红赤，下甲鼻后端作乳嘴状肥肿，其黏膜反作黄白色，或灰白色，致鼻息不能，而由口腔呼吸。

寻常吸入之空气干燥者湿之，寒冷者温之，使入肺不为害，空气中之细菌尘埃，皆勾留于凹凸不平之鼻腔黏膜，使空气清净无毒，入肺而不为祸，此鼻腔之生理作用也。罹患本病则鼻道防御机能废弛，以致喉腔及深部气道易发炎症而生种种副产病。若炎症波及欧氏管，发耳聋重听，副鼻腔化脓者，往往生黏膜鼻茸，向中下鼻甲间之沟膨隆而出。又咽扁桃体等，往往生同样病变。

慢性瘦削性鼻卡他，则鼻黏膜日见瘦削萎缩，进行缓慢，数年之久，乃始完成，其瘦削不仅黏膜，并袭血管腺体遂达骨质，因而鼻腔非常广阔，下甲萎缩细长，甚至作线状隆起。分泌液量少而浓稠，易干燥，结成灰色或绿黄色痂。此分泌物往往蒙微生物之作用，起腐败分解而发极难耐之臭气，谓之臭鼻。顾此细菌究属何种，则尚未审。

症状：慢性肥厚性鼻卡他之症状，主要关于肿胀之程度，轻者仅见分泌之增加及呼吸之障碍。而重者则鼻道之壅塞，患者不得行鼻呼吸而以口代行之，因之呼吸器深部所受之空气难以充分清洁温暖，且不能蒙水蒸气之饱和，以故极易诱发口腔黏膜、咽喉及深部呼吸道之慢性卡他。尤如鼻呼吸之障碍，每足促进结核菌之感受，亦属势所必至。外此嗅觉失其机能，味觉因蒙障碍，声音恒带鼻音，分泌物概呈黏液脓样，其量大都增加，亦间有减少者。其分泌多量之稀薄液者，称为鼻漏。分泌物干燥结痂，较之瘦削性者极为罕见，患者屡诉偏头痛，头痛或眩晕，又有致反射性神经疾患，如支气管喘息、记忆力减弱、精神迟钝等者，本病屡并发耳病，因致重听。或堵塞鼻泪管而起流泪，或续发慢性结膜炎，咽卡他，鼻尖每现潮红，进或延及颊部。

慢性瘦削性鼻卡他之自觉症状大抵不甚着明，嗅神经末端多被破坏。虽发恶臭，患者殊不自觉，只与之接近者难免掩鼻之苦耳，分泌物常与患者以不快感。且不易保持鼻腔清洁，泌液每干燥，结成硬巨痂，妨阻鼻呼吸，有觉头部压感头疼者。又鼻咽腔及咽后壁亦常起变化，致声咳、呕气，屡来重听及嗅觉消失。或吞唉分泌物而发昭著之胃障碍。检查自腔自外窥见便知其特形宽阔，如用鼻镜更明见萎缩状态，自黏膜覆以干痂时见表面性溃疡，上咽黏膜咽后壁每波及而致萎缩，并有痂皮掩蔽，病变进达软腭及咽者，亦时有之。

治法

处方一：辛荑散

辛荑 6.0，藁本 6.0，防风 6.0，白芷 6.0，升麻 6.0，木通 7.0，川芎 6.0，细辛 4.0，生甘草 6.0，

上九味研极细粉过箩去粗渣，每服 8.0，另用细茶叶煎浓汤，乘热冲服，一日三次。

适应症：慢性肥厚性鼻卡他，自黏膜肿胀，鼻孔壅塞，呼吸因而障碍，感觉头疼脑胀，自失嗅觉等。

方解：辛荑为慢性鼻炎之特效药，古称散上焦风热，治鼻塞涕流，头风脑痛，鼻渊鼻息，通九窍，解肌宣肺云云。盖以其有特长于治鼻病故也。

藁本为镇痛药，有杀菌及解毒作用。尝用于头痛脑胀，

及妇人血道（子宫及阴户黏膜炎等）胀满肿痛等。又作疥癣浴汤药，并治痈疽及皮肤疕疥等，则本品之对于慢性鼻黏膜炎症当有效。

防风为解热镇痛药，专用于感冒性头痛，古称升浮阳，搜风宣肺，散头目滞气，经络留湿，主上部见血，为去风胜湿之要药，盖具有解凝散肿消炎之功故也。

白芷为芳香性镇痉镇痛药，有发汗通经、解凝活血作用。与川芎、藁本等同用，专治头部诸病。

升麻为解毒治疮药，有灭菌消炎，镇痛解热作用。专尝用于黏膜诸炎症，如喉症口疮及慢性鼻黏膜炎等症，可称为特效药。

木通为清凉性利尿药，有极大之消炎作用，古来用于诸疮热结，喉痹咽痛，金疮恶疮，齆鼻息肉，女人血闭，月候不调，胎胞不下，及天行时疾、头痛目赤等症，盖以其有消肿毒解血凝之功故也。

川芎为通经药，有清血活血、镇痛镇痉作用，故多用于头部风痛及慢性炎肿诸病。

细辛用作头面风痛及口腔咽喉鼻道之慢性炎症特效药。古称通窍搜风，散寒行水，治咳逆上气，头痛脑动，喉痹死肌，齆鼻不闻香臭。

生甘草为缓和性解毒药，用作缓和药物刺激以调剂之并作矫味之助。

处方二：苍耳散

炒苍耳子8.0，薄荷20.0，辛荑20.0，白芷30.0，葱白3枚，嫩茶叶5.0。

上前四共研极细末，罗过去粗渣。每服8.0，用葱白茶叶煎浓汤冲服，一日三次乘热服。

适应症：慢性肥厚性鼻卡他分泌增加，分泌物或呈水脓样，含腥秽气，称为鼻漏，中医名鼻渊者。

方解：苍耳子为镇痉药，有解毒发汗作用，古称轻清发散，祛风清热。主治风湿周痹，恶肉死肌，顶巅风痛，骨节痛肿云云。盖本品似有活血解凝变质攻毒等功效，对于细菌性或原因不明之慢性炎肿增殖性鼻卡他有良效。

薄荷为清凉解热发汗药，有消炎镇痛作用，气味芳香，有爽神以治头痛之功。

葱白为发汗利尿药，有活血及解毒作用，尝用于湿壅肿，喉痹不通，鼻塞头疼等症。尤其于因感冒而起者更效。

茶叶为爽神经助消化之清脑健胃利尿药，因其内含甲种维他命，有增加眼病之抵抗力，制止眼鼻黏膜之炎症，此外尚有挥发油及单宁酸，故又有收敛之功。

辛荑，白芷，均见前。

处方三：瓜蒂甘遂散

甜瓜蒂16.0，甘遂4.0，枯矾2.0，螺壳灰2.0，草乌灰2.0

上五味共研极细末，每用少许搐鼻中。或用消毒棉花捻如枣核，浸以麻油苏药末塞入鼻孔，任其流水自愈。

适应症：慢性肥厚性鼻炎，鼻黏膜增殖肥大，鼻窍肿塞，呼吸障碍，鼻黏膜色淡白，分泌液反减少，望之如有息肉，俗称鼻痔者。

方解：甜瓜蒂内含一种甜瓜毒素，为极有效之催吐药。本品触及黏膜，有唤起局部分泌渗出作用，以消退慢性炎肿，内服有逐水之功。《别录》云：去鼻中息肉，疗黄疸，均取其搐鼻取涎之功也。

甘遂为逐水药，内服能促进肠分泌以排逐水毒，外用对于黏膜亦有促进分泌消退水肿之功，其作用与甜瓜蒂相似。

枯矾用作收敛药，外用于鼻黏膜肥厚性肿大，今本方取涩逐水之中，以本品之收敛，具见处方之妙。

螺壳灰为一种有机钙，有消炎制泌作用，外用于本方中，与枯矾有协同之功。

草乌灰外用有局部麻醉之功，兼有逐水作用，内服每尝用于头痛、关节痛及诸风瘰疬癌肿等症。

处方四：雪矾散

轻粉8.0，白矾20.0，杏仁12.0

上三味共研极细末，每用少许吹鼻中，或以麻油调涂鼻腔内肥大处。

适应症：肥厚性鼻卡他之因于先天性梅毒，鼻腔肿塞如息肉，分泌黏液浓厚恶臭。头痛，偏头痛，或兼支气管喘息等。

方解：轻粉即甘汞，为有效之驱梅药。本品有杀虫攻毒变质解凝作用，内服能泻下，及扑灭一切寄生虫，外用治皮肤疥癣，酒齄风鼻等。

白矾即明矾，烧去水少者，名枯矾，均有效之收敛。明矾生含哜，治急喉痹，疗鼻血衄鼻。《别录》云：去鼻中息肉。

杏仁肉含扁桃油及青酸，有镇咳祛痰及润燥等作用，外用有润黏膜消炎肿之功。

处方五：丝瓜根散

丝瓜藤根（近根处藤及根）不拘分量，焙焦黄，研极细末，磁瓶密贮，每用少许吸入鼻孔中，吸药前先用百分之五之食盐水洗涤鼻腔，然后吹或吸药，一日三至六次。

适应症：慢性鼻卡他分泌过多，以及瘦削鼻炎、臭鼻，时时流恶臭之分泌液，或副鼻腔炎，上额窦及蝶窦等化脓性炎症均可用。

方解：丝瓜藤为杀菌解毒药，有祛痰及消炎作用，古来专用于脑漏（鼻流臭液）为特效药。又治齿䘌，盖亦黏膜之细菌性炎肿病也。其治臭鼻，当亦灭菌消炎解毒之功也。

食盐水为滋润黏膜及清洁防腐之品，又为止血药、收敛药、灭菌药，用作咽喉及鼻病之漱洗剂，有良效。

处方六：加味葛根汤

葛根 12.0，桂枝 8.0，麻黄 2.0，赤芍 12.0，桔梗 12.0，薏苡仁 16.0，甘草 6.0，生姜 10.0，大枣 4 枚

上九味，作三百西西煎剂，去渣，一日分三次温服。

适应症：慢性鼻卡他，波及鼻副腔，上额窦蓄脓症，鼻腔时流黄色臭脓液，前额部觉胀痛，嗅觉消失，不闻香臭。

方解：葛根为清凉性发汗解热药，有生津止渴及解毒等功用。李时珍谓其散郁火，大明诸家本草谓排脓破血，主头额痛，张仲景专用治项强头痛。《本草求真》谓发痘疹，解酒醒，升散火郁，亦治牙疼口臭。征诸旧说，知本品对于头部化脓性炎性鼻卡他，殊合机宜耳。

桂枝有融和末梢血管之液循环，以救局部所衰弱贫血，与芍药并用，有调和和运之功。

麻黄为发汗利尿药，有镇咳祛痰作用，常用于急慢性支气管炎，及鼻炎头疼等症。

赤芍为极有效之排脓祛痰药，用于本方中治慢性鼻炎、

273

副鼻腔蓄脓症，诚为合于理想的特效药也。

桔梗为极有效之排脓祛痰药，用于本方中治慢性鼻炎，副鼻腔蓄脓症，诚为合于理想的特效药也。

薏苡仁为滋养强壮药，有利尿消肿及祛痰排脓作用。尝用于用肺脓疡、脚气水肿、肺劳咳吐脓血、上气涕唾等症。

生姜与大枣用作调剂及矫味药，且生姜有健胃作用，大枣取其缓和黏滑以调和诸药，处方中用此二味者，能助主药功效之发挥也。

甘草见前。

处方七：松花散

松花一味，不拘多少，每用少许吹入鼻孔，或用消毒棉捻如枣核，麻油浸，再蘸松花粉，塞入鼻腔中，一日换三四次，或以松花粉调入万士林为油膏，药棉涂塞鼻孔中，尤便捷。

适应症：慢性瘦削性鼻炎，分泌脓厚液，干燥结成痂皮，呼吸不利，头额压重，声音变调，而显鼻声等。

方解：松花，一名松黄，即松花蕊粉，为一种色黄而细滑的粉末，为收敛止血药。对于黏膜有黏滑包摄收敛及防腐作用，故用于鼻炎有制止分泌及被覆防腐之功。

麻油所以润燥，调成油膏涂塞，以防分泌物之干燥结痂。

（《中医新生命》27号　叶橘泉）

鼻症

鼻窍应知与肺通，鼻衄血热准头红，鼻疮鼻痔皆因热，热结从教发鼻痈。䶌衄依经从火治，鼻渊浊涕脑流空，鼻中瘜肉能填窍，鼻塞风寒与热攻。

大意

肺之为脏，其位高，其体脆，性恶寒，又畏热。鼻为肺之窍，因心肺上病而不利也。

内因

有寒邪客于皮毛，气不利而壅塞，或热壅清道，气不宣通。按寒邪为病，始为鼻塞，久则为衄，为鼽为渊。热邪为病，则为鼻齄、鼻酸、瘜肉、鼻痛等症，其说在下。

鼻塞有二外因

鼻塞不闻香臭，或遇寒月多塞，或略感风寒便塞者，是肺经素有火邪，火郁甚则喜得热而恶见寒，故遇寒便塞，遇感便发也。一时偶感风寒，而致鼻塞声重者，作风寒治。

鼻塞久成鼽渊

鼻乃清气出入之道，鼻塞久则气壅不转，热郁于脑，清浊混乱，为鼽为渊。鼽者，鼻流清涕微热。渊者，鼻流浊涕热盛。

鼻齄

好饮热酒者，始则伤于肺脏，郁热久，则见于外，而为鼻齄准赤之候，得热愈红。得冷则黑，又有肺风，不能饮而自生者。

鼻酸

有鼻酸疼而壅塞不利者，此由肺气空虚，火邪内攻，有制于肺也。又生瘜肉，则鼻息不利，生痈痔，则鼻窍不通，乃厚味湿热熏蒸肺门所致。

治鼻病大法

大抵鼻为肺之窍，除伤风鼻塞之外，皆由火热所致，俱用清金降火。又《入门》云：凡鼽渊痈痔，久不愈者，非心血亏，则肾水少，养血则血生，而火自降。补肾则水生，而金自清，此又活法也。

脉法

右寸脉浮洪而数，为鼻衄、鼻齄。左寸脉浮缓，为伤风、鼻塞。

治法

主以三黄丸加元参、山栀、连翘、花粉、麦冬、凌霄花等。如渊衄加辛夷、细辛，或薄荷、白芷，鼻齄加生地、当归、红花、川芎煎调五灵末服之，因酒而得者加葛花，不因酒加防风、荆芥，鼻酸加桔梗、桑皮、杏仁，瘜肉加连翘、金银花。外用白矾末、硇砂少许吹于上项，化水而消。痈痔加天门冬、金银花。如鼻塞用九味羌活汤去其标，次用前方加贝母、陈皮等治其本。

治鼻衄神方

用虾蟆草根、胡椒根一茎，椒四粒，捣碎加雄黄少许，丸桐子大，以橘叶去两头，卷塞鼻中。

辛夷散：治肺虚为四气所干，鼻壅滞涕不已，或气息不通，或不闻香臭。

大川芎　北细辛　辛夷　藁本　绿升麻　香白芷　青防风　木通　生甘草

上为末，每三钱，茶汤下。

2. 耳科

耳痛

施右　头痛吞阿司匹林，得汗而愈。忽两耳内胀痛，苦楚难名，继而腹微痛，咳嗽痰黏泛恶，不更衣五日，时觉形寒身热，脉象弦数，舌苔薄腻中黄，前医用清疏法未效。按此少阳之火，郁结不散，阳明之热，留滞不解，挟痰浊而内阻上蒙，为目前之病理。过服汗剂，燥及胆胃，与太阳病之转属少阳阳明相同，为发生之病理，审属大柴胡症，宜大柴胡汤主之。表里双解，其恙自已。

软柴胡八分　生川军三钱　江枳实钱半　元明粉钱半，冲炒薄荷八分　淡子芩钱半　生甘草八分　石决明五钱　杭菊花钱半　炒竹茹钱半

（《中医世界》1930 年 2 卷 9、10 期　秦伯未医案）

耳肿治验

陈姓孩五岁，左耳前后红肿焮疼，其势颇重，夜不能眠，日不安食数日矣。夫耳之前后乃少阳（胆）、阳明（胃）之所司，与肺肝、肾有连带密切之关系。上焦属肺，耳窍属肾，肝胆寄之，非风火不能红肿而疼。今冬失潜阳，至腊月初九方觉寒气二日，结冰不厚，腊月下旬天道寒有三日，立春后雨雪交加，反觉春寒逼人。此病腊初即发，故温多寒少，至夜身热肿痛尤甚。苔白而宣，有朱点，脉象浮，滑数有力。风温引动内热，热甚生风，内风多而外风少，用桑菊饮加夏枯、青黛、硝黄、蒌、贝、芩、栀、赤芍、瓜络、川楝、灯心、荷叶、杞叶、竹叶等先后出入为方。外治治以 2% 伽波匿酸软膏涂搽，一日三次，渐渐红退肿消，痛定后以硼酸软膏涂搽，一日二次，以退内部余肿如斯，内外两治，渐渐风温已散，阴分已和，连得便行酱色浊垢如痰，胃热降则诸经之热皆降也，约未一星期即入佳境矣。

（《三三医报》1924 年 1 卷 22 期）

耳病

肾虚精脱耳应聋，气厥无闻自不同，更有劳袭与虚闭，

风邪入耳不能聪，气风相搏嘈嘈响，热气乘虚耳出脓。风气热虚何以别。浮沉数涩脉中穷。

大意

丹溪云：耳病耳聋皆属于热，少阳厥阴热多。又《绳墨》云：肾气充足则耳聪，肾气虚败则耳聋，肾气不足则耳鸣，肾气结热则耳脓。又《内经》云：精脱者耳不聪，气脱者目不明。

内因

《心法》云：肾通于耳，所主者精，精气和，肾气充，则耳闻而聪。若疲劳过度，精气先虚，于是乎六气得以外入，七情得以内伤，遂致聋聩耳鸣。

风袭外候

丹溪云：耳者，宗脉之所跻，脉虚而风邪乘之，使经气痞而不宣，是谓风聋，必有头痛之症。

劳袭外候

《心法》云：劳役伤于血气，淫耗其精元，瘦悴胃疲，昏昏聩聩，是为劳聋，有能将息得所，则其聋轻。

厥聋外候

盖十二经脉上络于耳，其阴阳诸经，适有交并，则脏气逆而为厥，厥气搏入于耳，是为厥聋，必有眩晕之症。

治耳大法

风为之疏散，热为之清利，虚为之调养，邪气并退，然后通耳，调气安肾之剂主之。

脉法

风则浮而盛，热则洪而实，虚则涩而濡。

治法

主以四物汤加木香、辣桂、木通、石菖蒲等。因于风，加羌活、防风、独活、细辛，因于劳加菟丝、故纸、杜仲、枸杞，因于气加乌药、青皮、陈皮、香附。

耳鸣附

耳鸣是痰火上升，郁于耳中而为鸣，郁甚则壅闭矣，治宜桂香散。大抵因痰火在上，又感恼怒而得，怒则气上，少阳之火，客于耳也。按虚亦耳鸣，必见劳怯劳症。

耳脓附

热气乘虚，随脉入耳，聚热不散，脓汁时出，为之脓耳。治宜蔓荆子，外用石膏、明矾、黄丹、真蚌粉、龙骨、麝香等为末，绵缠竹拭耳。

桂香散：治风虚耳聋。

辣桂二分　川芎五分　当归五分，酒洗　细辛三分　石菖八分　木香三分　木通五分　甘草三分　麻黄三分，去节　南星三分　蒺藜三分，炒　白芷四分　紫苏五分

上到一剂，水二盏加葱煎服。

蔓荆子散

炙草五分　升麻三分　木通三分　赤芍五分　桑白皮五分　生地一钱　麦冬四分，去心　前胡三分　蔓荆七分　赤苓六分　甘菊四分

上到一剂，水二盏，姜三片，枣一枚，煎八分，食后服。

益肾散：治肾虚耳聋。

制磁石一两　巴戟天一两，去心　沉水香一两　石菖蒲一两　大川椒一两

上末之，每二钱用猪肾一枚细切，和以葱白食盐，并药用湿纸裹煨，空心酒下。

清神散：治气壅耳聋。

甘菊花五分　西羌活五分　青防风四分　广木香四分　荆芥穗四分　大川芎四分　炒僵蚕五分，去丝　细木通四分

上为末，每服四钱。

（《中医世界》7卷6期　医药提要）

耳鸣症治验

耳鸣之症，虽无大碍，治之者恒难速效。时发时止，经年累月而不愈者有之，延久失其功用，不能听闻，终身成为废疾者亦有之。敝处有邓某，年近五旬，体质外实内虚，素患耳鸣，后因操劳过度，则耳鸣尤甚。其人最信西医，特往镇江就诊。该西医用白色明亮之药与服（大约是镁磺养），稍停连得大解，其耳鸣顿时而愈，病者见西药灵效甚捷，尤加钦佩。不料五七日，依然两耳复鸣，倍甚于前。又往复诊，仍用原药与服二次，方得大便，而耳鸣亦属随愈，自觉身倦头昏，食不甘味，回家调理，尚未复原。其病又作，较前相隔悬殊，不独两耳闭塞，且满头轰若雷鸣，头皮木木，痛痒不知，上重下轻，有不可支持之状。延予诊治，并询所服西药，若与症相宜，何其变病尤坏。若不相宜，何其服药随愈，其理何在，祈明以告我，以释疑团。予曰：人身之气，因部署而得其名。在下为肾气，在腹为中气，在胸为肺气，在表为营卫之气，人能气足则无病。《内经》云：正气内守，病从何来？君由肾气亏虚，其气能升于中，不能达于上，而上部空虚，以致虚火浊阴，上干清窍，故两耳时鸣，宜用补气升阳之剂服之。将虚火浊阴升散则愈，西医不明病

之原理，反以泻药下之。下后下元尤虚，上部虚火浊阴，随陷于下，耳鸣虽暂愈一时，稍停数日，自应病势复甚于前。予用补中益气，加防风、苏梗，补而升之，恐下元阴气不固，合磁石地黄丸，连服三剂，满头轰鸣已愈。再服三剂，其轰鸣已出耳外，再服三剂，其轰鸣已出耳数丈之远。再服三剂，其轰鸣则远远无闻，而耳鸣愈矣。甫经年余，病不再发。病者曰：今日方知中医治病，其理渊深，非西医用削腿就靴之法，而全一时之效云云。将所用之方，录呈诸社长赐鉴，未敢以己为是，并乞 高明教政是幸。

加味补中益气汤方

生嫩芪五钱 潞党参五钱 生白术三钱 上广皮二钱 升麻二钱 春柴胡二钱 炙甘草钱半 当归身三钱 北防风二钱 老苏梗二钱 炒六曲三钱 引磁石地黄丸四钱 分二次随药服。

（《神州医学学报》3卷3期 任养和）

3. 喉科

咽喉审治法

咽喉之一般病理 咽喉者，咽以啖食，喉以候气也，故咽喉之内，而有两窍，俗名气管，下接于肺，主管之呼吸，肺为华盖，以覆诸脏，司呼吸出入，为人身之管龠也。一曰咽窍，俗名食管，下接于胃，为饮食之路，水谷向下，并归于胃，乃粮运之关津，以司六府之出纳者也。相传咽喉有七十二症之说，其病理亦不外虚实，寒热，风痰，气分，血分而已。

咽喉各病之临床诊断及其疗法大概 凡治喉症，咽喉伤痛有者，饮食难下，痰涎上升，甚至言语謇涩，此危证也。有半边作痛，有两边俱痛，先按其颐下空软处，其内有核者，便是患处。次令病人向亮坐定，开口，用压舌押定舌根，视其喉内，令其呼气一口，病症则显然见矣。如色红肿者，胃火上升也；白肿者，气逆闭郁也；满喉浮白者，气邪壅塞也；紫肿血泡者，积热伤血也；痛如蜂螫、水饮难唉，面无赤肿者，阴虚气燥也。有隆冬受寒，卒然咽痛，颐下无核，喉内不红，此寒郁气分也。有阳春咽干痛甚者，此伏火发焰也。有喉痛气喘，痰声如拽锯者，风痰伤肺也。如喉中肿痛，发头大如桃栗，小如芡实者，将欲溃脓也。有痛处白如烂绵，黄如蜂蜡，或如腐脂者，肌肉腐烂者也。如喉中肿胀，二三日后，忽觉臭气泄出者，其脓已出，病将痊矣。有两边俱肿，锁闭不通，痰声漉漉、鼻流稠涎，命在须臾矣。有脓不泄者，用刀点法；痰多者有探吐法，腐烂者用揩沫法，危急者用针刺手大指内侧少商穴，出紫血，以泄其热。凡喉痛并舌胀肿，概不可平卧，须靠起上身，清心静养。忌酒色恼怒辛辣厚味，又有伤寒咽痛一症，未可概施寒凉药，须于脉证辨之。

咽喉各病之症状原因及疗法处方：

紧喉风　此症由膏粱厚味太过，肺胃积热，复受邪风，风热相搏，上壅咽喉所致。咽喉肿痛，声音难出，汤水不下，痰声似拽锯。初发暴速，急用刺法。痰盛者用探吐法，吹玉匙开关散，内服清咽利膈汤，按法调治。若兼项外绕肿，即名才喉风，男子延至结喉，女子至胸，声响如雷不治。

况吾人身无疾病，虽气候严寒，于加以相当之衣服外，自有抵抗外寒之能力。苟能无犯大寒，则寒邪奚足为人类生理之害。

　　主治方自制

　　清咽利膈汤：连翘、大力子、桔梗、陈皮、射干、花粉为主药。如胃火上升，加川连、山豆根、石膏、玄参；气逆郁滞，加苏子、郁金、黄芩；积热伤血，加茜草、柴胡、黄芩、玄参、赤芍、当归；肾水亏扣，虚火无制，劳瘵三疟，久病咳嗽，失治于初，急患咽痛而无红肿者，加黄柏、知母、元参、生地、麦冬；寒气闭郁者，加麻黄、竹沥汁；脏腑久伏火，火乘春升之气上焰而咽喉痛者，加防风、荆芥、葶苈子、桑皮、南星、瓜蒌霜；有实热积滞，大便不解，火气上攻，加大黄、朴硝、石膏、元参、山豆根。

　　玉匙开关散

　　慢喉风　此症属体虚病实，发缓色淡，肿微咽干。若午前痛者，服补剂。午后作痛作渴，身热足冷者，阴阳两虚也，忌用苦寒之剂。

　　主治方

　　甘露饮　少阴甘桔汤　补中益气汤　锡类散　玉钥匙

　　哑瘴喉风　此症初起，咽喉肿塞，疼痛，汤水难咽，语言不出，牙关紧急，由肺胃蕴热，积久生痰。外复感受风邪，与痰热相抟，涌塞咽膈之上而成。

　　初起服荆防败毒散寒热退，用清咽利膈汤吹玉钥匙。风热喉痹者，因久积热毒，因而感风，风热相搏而成。其肿红而微紫，其形如拳，壮热恶寒，宜清咽利汤。酒毒喉痹者，乃酒毒蒸于心脾两经，热壅咽喉，面赤，目睛上视，宜鼠黏子解毒汤。阴毒喉痹者，阴虚热邪内结，初觉时痒，红丝梗痛，其色淡红，宜甘露饮。伤寒喉痹者，乃伤寒遗毒不散所致，八九日后，喉痹热毒，入于心脾两经，吹玉钥匙。若卒然如哑，吞吐不利，系寒气客于会厌也，宜蜜炙附子片含之，勿唤，始终忌用苦寒之剂。

主治方

鼠黏子解毒汤　荆防败毒散　清咽利膈汤　甘露饮　玉钥匙

六喉疳　此症咽嗌干燥如毛草，当刺喉中，微肿微痛，日久其色紫暗不鲜，破烂，腐衣，叠若虾皮，声音嘶哑，喘急多痰，乃肾液亏耗。相火炎上，消烁肺经也。肿吹玉钥匙，腐吹金不换散，有杨梅结毒于肺胃而发者，在咽喉肺管之上妨碍饮食，种种不见，吹药不到者难治。

主治方

甘露饮　加减八味丸　玉钥匙　金不换散

喉癣　此病咽嗌干燥，初觉时痒，次生苔藓，色暗不红，燥裂疼痛，时吐臭涎，妨碍饮食，此热结于胃，胃火熏肺而成，广笔鼠黏汤主之。务须清火寡欲，戒厚味发物。

锁喉毒　此症喉内两边对生一疮，呼气略开，吸气锁合，唾唤大痛，妨于饮食。内服清咽利膈汤，外吹冰硼散。

主治方

清咽利膈汤　冰硼散

乳蛾　此症由肺胃风热而成，生咽喉之旁，状如蚕蛾，红肿疼痛。双发者轻，单发者重，生于关前者，形色易见，易治。生于关后者，形色不见，难治。内服清咽利膈汤，肿吹冰硼散，脓熟者针之，腐吹金不换散。

主治方

清咽利膈汤　冰硼散　金不换散

喉瘤　名气喉，生于喉旁，或单或双，血丝相裹，如瘤。作痛时重时轻，因怒气伤肝，升而不降，其人必兼太息气冲，服清咽利膈汤，加入对症药。此症不可妄用刀针，外点消瘤碧玉散。

主治方

清咽利膈汤　消瘤碧玉散

喉痈——喉中发肿，赤嫩有头，乃三焦相火上乘所致。初宜点破其头，出血，内服清咽利膈汤，吹玉钥匙。如患四五日不退，必将出脓而安。立斋云，喉痈不出脓，喉风不探痰，不救而死，惜哉。

主治方

清咽利膈汤　玉钥匙

（《幸福报》91、92、95、99 期　许半龙）

咽喉病疗法概论

人类之咽喉，为肺胃之门户，喉在前接气管，咽在后连食道，二者并域而居，咽头炎往往波及喉头，而喉头亦波及咽头，两相比较，要以喉头疾患，关系更重。盖人类之生存，全赖乎空气，俄顷之间，亦不能离，较饮食之物质，尤为重要，三五日断绝饮食，无甚危险，三五分钟断绝空气，即窒息而死，所以喉科诸疾患，非常暴戾，往往迫不及待，非若他种疾患，所能迁延时日也。

我国医籍，汗牛充栋，以喉科言之，亦复不少，惟是古人立论，不明生理之真相，对于病理之研究，多由理想方面以推测之，试以喉科诸书互观合勘，已可概见，往往同一名称，而症候悬殊，同一症候，而名称各别，或云十八症，或云三十六症，或云七十二症，议论纷歧，莫衷一是，实则名目愈多，鉴别愈难，读之如堕五里雾里，关于临症施治，毫无裨益，必须删繁就简，切于实用，则救急之工作，庶可进行无疑。

以新进学理言之，喉蛾即急性扁桃腺炎也，喉痹即慢性扁桃腺炎也，紧喉风即急性喉头加答儿也，慢喉风即慢性喉头加答儿也，缠喉风即急性咽头加答儿也，喉疳即慢性咽头加答儿也，果能酌古准今，印证此例，取长舍短，积极整顿，演成一种有组织有系统之咽喉学科，自不难了如指掌矣。余才学浅陋，有志未逮，谅不乏趋时之英才，谨拭目望之。

兹专就治疗上言之，治疗之法，全在认症真切，用药活泼，始能保全生命，恢复健康，兹为解除患者痛苦起见，谨将研究所得，随机应变之疗法，略叙于后。

一曰发汗：例如感冒风寒，则汗腺闭塞，血液中之老废物不能排出，势必壅于肺，肺受压迫，由其黏膜分泌多量之黏液，上出喉鼻，以逞其代偿机能，于是黏膜炎之疾患，因之而起，治疗之法，宜发汗药，使血液中之不洁物，因汗腺作用，得排泄于体外，不致内壅于肺，上出喉鼻，黏膜炎之疾患，即随之而愈。如半夏散及汤，荆防麻豉汤等。

二曰催吐：例如黏液壅塞，或喉腔狭窄，以及炎肿，或溃疡等，宜用催吐药，以刺激胃黏膜，使之为反动，而呈呕吐现象，其意不在吐出胃内容物，所注重者，咽头，喉头，气管，气管枝内之黏液，义壅塞狭窄之虞，如胆矾、藜芦、青鱼胆、土牛膝等。

三曰攻下：例如咽头，或口盖，及舌上与扁桃腺等肿大，或颌下腺，或颏下腺，以及颈腺等肿大，皆因局部之血管充血，宜服攻下药，以刺激肠黏膜，使蠕动急速，而起下利，用以减轻他部之充血，此因肠自己充血，将他部之血液因诱导而来故也。如生大黄、元明粉、雄黄解毒丸、枳实导滞丸等。

四曰催嚏：凡鼻腔闭塞，或分泌物壅滞，宜吸入催嚏药，以刺激鼻黏膜。气即急剧冲出，是谓喷嚏，鼻腔既通，自无闭塞滞之患。又如喉腔狭窄，呼吸窒息等症，亦惟催嚏药最能救急，因喷嚏窒息等症能使喉腔频频颤动，虽有障碍，不攻自破，较用气管切开术稳妥，抑或牙关紧闭，不能言语，用催嚏药，使口腔之下腭及咬筋屡张屡合，以恢复其运动机能，牙关即随之而松，比器械疗法（即开口器）更妙，如卧龙丹、通关散等。

五曰腐蚀：例如赘瘤、息肉，以及扁桃腺炎，或恶性溃疡初起时，往往喉腔狭窄，妨害呼吸，宜用腐蚀药，涂布之或吹入之，使与局部之蛋白化合，令组织坏死，或取其水分，而使之枯死，以免窒息之险，如备急方、火刺仙方、严氏赤麟散，一味生半夏粉，或硫酸铜，胆矾之浓厚溶液等。

六曰皮肤刺激：例如咽喉肿痛，或咽下困难，或呼吸窒息，宜用刺激药，涂布于结喉（即甲状软骨）之一侧或两侧，使皮肤受轻度之刺激，则近于局部表面之末梢，血管充血异常，因此吸收邻近内部之血液，而内部之毒物，由此均退散，如斑蝥、芫青、芥子泥或外治异功散等。

七曰杀菌：咽喉诸疾患，其原因虽有种种，要以病菌传染者为最险，如喉风、喉蛾、喉痧（西名猩红热）、白喉（西名实扶的里）等是也。盖最初病菌侵入后，仅发局部炎症，继即产生毒素，吸收于血液中，而全身症状即起，治宜杀菌药，以制止其蔓延，凡药物能防物质之腐败发酵，及奏杀灭诸种病菌之效者，统谓之杀菌药，如冰硼散、薄荷油、石炭酸、甘油等。

八曰解热：例如黏膜发炎，潮红，肿胀，灼痛，及体温升腾等，惟解热药为宜，以其能规整体温之中枢神经，减轻体温之放温，并减退组织细胞之酸化机能，使由热而来之各种症候，亦可缓解，又原因于发疹者，可使早透，如麻杏甘石汤，除瘟化毒汤等。

九曰收敛：例如喉腔结核、喉腔新生物之喉软骨膜炎、化脓性扁桃腺炎（俗称烂头乳蛾）等，其炎症以次消退者，宜用收敛药，吹入或涂布之，以刺激皮肤或黏膜，使微血管收缩，能减少分泌，制止化脓，而成制酵防腐之作用，为治疗上最后之方法，亦不可用之太过，使组织溷浊凝固，甚至腐蚀，而反不美，如玉钥匙锡类散、石灰水、明矾水，或硫酸铜之稀薄溶液等。

十曰兴奋：咽喉诸疾患，以消退炎症，为合理疗法。若服寒凉药过多，常刺激神经，使微血管收缩而贫血，其生理上之反应为寒象，宜服兴奋药，以活泼神经，使微血管扩大，血行畅利，其病自愈，此为救药之误，非治病正法，临症者注意，如人参、附子、干姜、肉桂等。

喉病疗法，大致如是，此外有发心脏炎，肾脏炎合并症时，强心药、利尿药又为要剂。关于久病之后，及体质衰弱者，卫生荣养情形，不可或怠，滋补、强壮、健胃等药，亦宜常投。此等活泼疗法，全在临症者通权达变，因时制宜，大凡同一疗法，能用数种药品，同一配伍，能治数种疾患，非笔者所能尽述。

兹再将应用新旧方药，略举一二，以供参考，煎剂从略。

辰子探吐方

制法：以云胆矾三钱，冬月用青鱼胆拌，阴干研极细末，如无青鱼胆制者亦可用。

主治：一切喉肿，乳蛾，吐出顽痰立松。

用量：催吐大人用0.2至0.5，小儿用0.05至0.2，其极量为一次1.0。

纯阳青蛾丹

制法：青鱼胆不拘多少，以生石膏和匀，须干湿得宜，阴干为极细末，每一两加上梅片一钱，共研匀，磁瓶收固。

主治：双单乳蛾，喉腔闭塞，吹入即吐。

雄黄解毒丸

制法：明雄黄二两　川郁金一钱　巴豆仁十四粒，去油　共研细末，醋煮面糊为丸，如绿豆大。

主治：双单乳蛾、喉风、木舌、舌胀，及一切喉痹极危症。

用量：每服五分，唾液咽下，吐出痰涎立效。

注意：本品内服小量，口内灼热，胃部温暖发腹鸣，自三十分至三时发下利，用大量则发剧烈之肠胃炎，与霍乱吐泻症相同。

东垣枳实导滞丸

制法：大黄一两　枳实麸炒　酒黄芩　酒黄连　炒神曲各五钱　土白术　云茯苓各三钱　泽泻二钱　蒸饼为丸。

主治：大便不通。

用量：多寡量服。

卧龙丹

制法：西牛黄　当门子　大梅片各一钱　蟾酥一钱五分　闹羊花　牙皂角各三钱　细辛二钱　灯心灰一两　金箔百张　共研极细末。

主治：咽喉病用以取嚏。

通关散

制法：细辛、牙皂各等分，研极细末即成。

主治：本品无麝香、蟾酥，刺激性弱，不如前方催嚏之妙。

备急方

制法：以纸压取巴豆肉之油作捻子，点灯吹灭，以烟熏鼻中。

主治：用于牙关紧闭，一时口鼻流涎，牙关自开。

火刺仙方

制法：用巴豆油涂纸上，捻作条子，于火上点着，烟起即吹灭，令病人张口，急刺于喉间，俄然吐出紫血，即时气宽能言，并可啖粥饮。

主治：一切喉痹、缠喉，命在顷刻，急须制用，能起死回生。盖咽喉一症，最为危险，顷刻肿闭，水米难下，虽用针刺吹药，恐一时难效，惟此巴豆油火刺，可救危急。

严氏赤麟散

制法：巴豆肉七粒，明矾末一两，用新砂锅炼至矾枯，去巴豆不用，加血竭五钱，硼砂二钱，梅片三分，共研极细末即成。

主治：一切喉痹、缠喉、双单蛾，又恶喉症，吹之立吐痰涎，取效如神，只虚证喉癣咽呛不治。

生半夏粉

制法：生半夏不拘多少，研极细末即成。

主治：喉肿痰塞，有窒息之虞者，吹入即愈。

外治异功散

制法：斑蝥四钱，去翅足糯米炒黄，去米不用，再加血竭、没药、乳香、全蝎、元参各五分。麝香、冰片各三分，共研极细末即成。

主治：用于咽喉肿闭，咽下困难，呼吸窒息，用寻常膏药一张，取此散黄豆大，掺膏药上，贴于甲状软骨之一侧，二三时即起泡，银针挑破即愈。

注意：本品发泡之效力，以斑蝥为主药，其他皆其佐药，而且麝香价昂，非贫民所宜，不若强发泡膏，及弱发泡膏，较为便利。

冰硼散

制法：硼砂、元明粉各五钱，薄荷脑五分，大梅片一钱，共研极细末即成。

主治：用于一切喉症，为吹入料杀菌力甚强，有消肿止痛之效力。

注意：本品之配伍，查阅诸书，各有不同，要以冰硼为主药。一方有山豆根，一方有灯心灰，一方有元明粉，一方有朱砂僵蚕，而冰片一味，各方皆有，此余经验所得，较他方为优。

玉钥匙

制法：明矾、硼砂各五钱，同入铜勺内，如升枯矾状，以松脆为贵，研末置地上出火气，后入僵蚕、冰片各五分，共研极细末即成。

主治：一切咽喉腐烂肿痛，长肉生肌，始终吹之。

注意：查原方系元明粉、硼砂各五钱，用新倾银罐，先硼后硝，层层间炼，然二药混和，一经火炼即溶解为水，不如改用明矾，切于实用。朱砂一味，不过用之为赋形药，无关重要，减去亦可。

锡类散

制法：青黛六分，象牙屑、珍珠各三分，牛黄、人指甲各五厘，壁钱二十个，共研极细末。

主治：咽喉时症，及乳蛾、牙疳、口舌腐烂诸药不效者，吹入患处，频死可活。

强发泡软膏

制法：以羯答利斯（斑蝥）中末40.0，胡麻油90.0混和温浸，于重汤煎上，和黄醋70.0即成。

主治：为诱导药，贴于皮肤，片时则生水泡，银针刺破，揩去毒水。

注意：本品贴于皮肤之广部分，则被吸收，而起中毒，亦有发肾脏炎者。

弱发泡软膏

制法：以羯答利斯中末5.0混和胡麻油70.0温浸二十时，再加黄蜡125.0，加热混和，搅拌而冷之。

主治：为诱导药，贴于皮肤，八时至十二时，则生水泡，银针刺破，揩去毒水。

芥子

制法：芥子压榨成粉，而去脂肪油者，曰芥子末，以微温水和为糜状者，曰芥子泥。

主治：为引赤药，贴于皮肤，徐徐发生芥子油，唤起剧痛炎症，勿于广部为要，用治内部之充血有效。

薄荷脑

制法：以薄荷之枝叶，和水而蒸馏之，收集其液，迨冷则一部结晶，为无色之针形，谓之薄荷脑，其不结晶者，为白色微黄之稀薄液体，谓之薄荷油。

主治：杀菌力颇强，外用能防腐镇痛。

石炭酸甘油

制油：以石炭酸 1.0、甘油 100.0 混合即成。

主治：为涂布料，有防腐消毒杀菌之效。

明矾水

制法：以明矾 1.0，水 100.0，或 200.0，溶解即成。

主治：为收敛药，用于咽头炎，扁桃腺炎等，为含漱料或注入料。

石灰水

制法：以煅制石灰 1.0，混和常水 4.0，而为水化石灰，复注加常水 50.0，而搅拌之，静置沉淀后，去其上层液，再加馏水 50.0 即成，临用时取其上精液可也，此即水酸化钙饱和溶液。

主治：本品能溶解白喉之义膜，又有减少溃疡面之分泌，奏收敛防腐之效，外用于白喉及溃疡，为含漱料。

硫酸铜液

制法：以氧化铜溶于稀硫酸中制之，为深蓝色透明之结晶体，天产者完全之结晶少，多成块状，色浓绿不透明，俗称胆矾。

主治：其浓厚溶液，黏贴于膜，及溃疡面，有腐蚀结痂之作用，故用于恶性溃疡、水癌、赘肉等，为着涂布料，其稀薄液，为收敛药，因本品于分泌物，及蛋白质化合之性甚强，有收缩血管及细胞，减少分泌，消退炎症之效，故用于黏膜为涂布料。

用量：外用腐蚀药，十倍至二十倍之水溶液；取其收敛防腐者，以 0.1 或至 0.2，用于黏膜炎，以 0.5 或 1.0% 之水溶液。

（《现代中医》1 卷 11 期　路登云）

食管痉挛

范太太　喉边若有物，唉不下，咯不出，不痛，此食管痉挛。

小朴_{钱半}　苏梗_{三钱}　生地_{三钱}　炙草_{一钱}　姜夏_{四钱}　当归_{三钱}　紫菀_{六钱}　虻虫_{五枚，去翅足}　云苓_{五钱}　川芎_{钱半}　马兜铃_{三钱}　水蛭_{两头}

此病即《金匮》所谓"妇人咽中如有炙脔，半夏厚朴汤主之"是也，《直指方》谓之梅核气，即西医书神经性食管痉挛。编者。

（《中医新生命》1934—1937 年 1—31 期　陆渊雷医案）

梅核气

肝胆厥阴之气，由胃气上系于喉，状如梅核，拟方治之。

丹皮　海粉　蛤粉　桑叶　苏子霜　苓片　贝母　昆布　青果核　乌扇　半夏　松萝茶叶

操持过度，抑郁伤肝，肝脏厥阴之气，由胃系上升于喉，喉间不利，状如物阻，咯之不出，咽之不下，书云梅核气是也。速当扫尽尘氛，自开怀抱，庶可与药饵并济。

苏杏二陈加蒌皮、贝母、桑叶、丹皮、昆布、射干、绿海粉、橄榄核。

　　肝肺之气不舒，升降之机紊序，上逆于会厌之间，致咽嗌为之不利，状如物阻，咯之不出。书云梅核气是也，拟方善图。

　　海粉　丹皮　桑叶　苏子霜　松萝茶叶　射干　蛤粉　竹茹　青果核　昆布　半夏　粉茯苓　川贝

（《中医杂志》6、7、8期　赵海仙　赵氏医案）

喉痧治验

　　岑四少奶　廿二、四、五一诊。

　　寒热，头疼，咳嗽，肢酸，喉关红肿腐烂，症势颇重，拟先泄解。

　　炒竹茹_{三钱五分}　炒豆豉_{三钱}　粉前胡_{二钱}　炒姜蚕_{三钱}　荆芥穗_{一钱五分}　象贝母_{三钱}　炒枳壳_{三钱五分}　薄荷梗_{一钱五分}　嫩桔梗_{一钱}　苦甘草_{三钱五分}　炒牛蒡_{三钱}　紫马勃_{六分}　生射干_{一钱}

　　岑四少奶　廿二、四、五，夜二诊。张颐卿、徐相任同订。

　　身手红疹已显，发热，有汗，唇焦，口渴，边无苔，中后灰腻，胸闷，不饥，二便不通。温邪湿浊充斥，急宜表里双解。

　　生牛蒡_{三钱}　粉前胡_{二钱}　苦甘草_{三钱五分}　薄荷叶_{一钱五分}　大浙贝_{四钱}　西瓜霜_{一钱}　淡豆豉_{三钱}　生射干_{一钱五分}　紫马勃_{一钱}　藏红花_{一分}　山甲片_{一钱五分}　生姜蚕_{三钱}　青莱菔切片_{三两}　鲜竹茹_{三钱}　鲜竹叶_{一钱五分}　另以鲜竹沥二两，青莱菔汁二两，漱品。

　　岑四少奶　廿二、四、六，三诊，张颐卿、徐相任同订。

面部红疹亦显，鼻上较少，热度已减，胸闷略宽，舌苔前半已退，底略转红，口干，有汗，小溲较多，大便未解，稍觉思纳，脉象弦数有力，宜昨法增损。

牛蒡子三钱　粉前胡二钱　生射干一钱五分　薄荷叶一钱五分　大浙贝四钱　苦甘草一钱五分　淡豆豉三钱　天花粉四钱　生夕利三钱　紫马勃一钱　牡丹皮一钱五分　西瓜霜一钱　生姜蚕三钱　鲜竹茹三钱　鲜竹叶一钱五分　鲜茅根去心，一两　青莱菔切片，三两

岑四少奶　廿二、四、七，四诊，张颐卿、徐相任同订。

红疹已发透，因热痒不能成寐，大便已通，舌苔化净，尖红起刺，口干，能纳，右脉小数，左尺数实，表邪渐解。宜清荣分之热。

鲜芦根一支，留尖去节　鲜茅根去心，二两　冬桑叶三钱　大浙贝四钱　京赤芍一钱五分　薄荷叶一钱五分　天花粉四钱　生射干一钱五分　粉前胡二钱　京玄参二钱　苦甘草一钱五分　紫马勃一钱　牡丹皮一钱五分　生夕利三钱　神犀丹一粒，研细吞　鲜竹茹三钱　鲜竹叶三钱

岑四少奶　廿二、四、八，五诊，徐相任订。

诊回热退，夜寐已安，两手脉数象皆退。舌尖红刺亦淡，饮食下咽亦不觉痛，病情已告一段落，宜清未净之余热。

鲜茅根去心，二两　净银花三钱　连翘壳一钱五分　京玄参二钱　牡丹皮一钱五分　紫马勃一钱　大浙贝四钱　京赤芍一钱五分　生甘草三分　天花粉四钱　冬桑叶一钱五分　生夕利三钱　神犀

丹一粒，研细吞　鲜竹茹三钱　鲜竹叶三钱　鲜芦根一支，留根去节

岑四少奶　廿二、四、九，六诊，徐相任订。

表热退净，疹渐渐回，咽喉完全不痛，红刺退净，口微觉干。月事又来，此乃血分余热，从血分而去，与壮热不退而迫血妄行者，病情不同，脉静胃开，当改甘凉轻清矣。

鲜竹叶一钱五分　川石斛三钱　冬桑叶一钱　京赤芍一钱五分　天花粉三钱　紫马勃一钱　生甘草五分　大浙贝三钱　牡丹皮一钱五分　冬瓜子四钱　鲜芦根一支，留尖去节　鲜茅根去心，一两　鲜竹茹一钱五分

岑四少奶　廿二、四、十，七诊，徐相任订。

便通，纳又加。咳渐止，经未净，舌微红，苔微黄，宜两清气血余热。

净银花三钱　京赤芍一钱五分　鲜竹叶三钱　连翘壳一钱五分　天花粉三钱　鲜竹茹三钱　鲜芦根一钱五分　鲜茅根一两　生谷芽四钱

岑四少奶　廿二、四、十二，八诊。

痧已回齐，便又解过，舌前半红点未净，心嘈不欲多纳，因病中忌口，脉静，宜养胃凉血肃肺。

生金斛二钱　光杏仁三钱　丝瓜络三钱　天花粉三钱　连翘壳一钱五分　生谷芽四钱　大浙贝三钱　冬瓜子四钱　黛灯芯三尺　鲜茅根一两，去心　鲜竹叶三钱

相任按：此亦寻常证候，寻常法耳。然西医则已张皇殊甚，似非大动干戈不可者，得张颐卿君喉科专家主持外治，不佞略知温热作用，主持内服。自始至终，按步就班，层次分明，历历可数。事后录出，亦全无一字装点，以存其真，

愿与世之谈时病者一研究之。

(《神州国医学报》1卷9期)

喉症

喉症一门，忌用刀针，然当呼吸不通，性命危急之时，有竟用刀针而生者，亦有迟疑慎重，畏刀针而遗误者，不可不知也。蠖叟自言幼时，未知医理，有老仆刘玉，体瘦嗜洋烟，偶患喉症，数日水息不通，遣儿归来，咸谓不起。不数日更来服役，询以何方疗治，则云喉闭情急，自持小刀挖破，恶血由唇而出，家人禁之弗及，相顾愕然。而肿痛竟失，早知如此，何必受苦多日，无须医也。叟惊奇心焉志之，告之人，不以信也。又一董姓仆，夏日远行感受暑热，患症同前，与吹散迄无效，自分必死，泣不能声。适有习医者，曹其姓，设肆叟邻，乞为拯治。曹见肿钜，亦危之。强而后许，迟徊审顾，突由颏下一针，脓泻如注，顷刻能言，而肿半消矣。旁观皆咋舌称神，叟暗思此术虽捷，然较之前仆一辙耳，特有敢、不敢之分，固无人与己之别也。不过由项外下针，较之喉内下针，有溃烂之虞者，为便捷聪明耳。至于曹医手法，是有师傅，抑或独逞其奇，则不得而知。然细思此理，项下经络虽多，惟夹喉动脉血管，下通心脏，不可伤破。破则血尽人亡，但能避却经络于空窍软肉处下针，不过一外皮受伤，谅无大害。由此外出，生死关头，一举手间耳，何华医之愚不及此，而独主西医之敏巧绝伦也。吾不禁思亡友贺君而有感也。贺君字春泉，丹徒人，游幕燕赵间，善书能奕，为人司出纳，一介不取，惟性迂谨，常恃不服药为卫生秘诀。然体健胃强，病亦弗侵之，在保定时失馆闲居，匝月未晤，一日夜将半，忽遣纪来索饮喉药，与之亦为意，乃不数日而报殂矣。及赴吊，唔其弟，询之其无他病，惟患喉，方其初起，既不敢服药，及其危笃，复不肯用针，吹药不效，则坐待毙，悲矣哉。非失书生之智，反出厮下也。惟其视生太重，而反戕其生，此其道为医者知之。或故秘其术，而不轻以告人，遂使患此者，群相戒以刀针，虽死而不悟，宁不冤哉。

（《国医杂志》7 期　余鸿孙　养浩庐医谈　诊余集）

喉症

喉症之始，苦寒之剂当慎，喉症在急，刀针不可不用，余同乡某宦使女喉痛，疡医进以苦寒直降，寒热猝止，喉肿秘塞不通，又以土牛膝汁等灌之，更不能入，言不能出，喉中痰鸣已一日夜，是日邀余诊之。细视咽喉四围胀肿，无隙可通，呼吸将绝，与以饮，摇手而已。问其症，点首而已，药不得入，无法可施。余即将喉枪露锋一分半许，利其两旁肿处，十余刺，出其毒血，再用棉条，以筷两只，将棉条头夹住，卷紧筷上，用冷水湿饮，拭去恶血，再将筷连湿棉条卷紧，探其喉作哕，吐出胶痰半碗。再刺再探吐，共刺三十余刀，探吐三次，共呕吐血痰一碗，以凉水漱口涤去血痰，饮以淡盐汤即可下。言语亦可出，肿亦渐消，此乃肿秘痰塞，若不动刀针，探吐血痰，挨延半日，呼吸不通，痰涎涌塞，岂有生理。喉科刀针，日不可缺，专恃汤药，点滴不入无所用耳。

（《国医杂志》7 期　余鸿孙　诊余集）

喉症

喉痹皆因二火攻，风痰壅热在喉咙，因生血泡咽关闭，性命危于旦夕中，砭血搅痰为上策，寒凉直治定收功，咽喉亦有阴经症，误服寒凉立见凶。

大意

一阴一阳结，谓之喉痹。喉痹，大概多是痰热。子和云：一阴者，手少阴君火，心主之脉气也。一阳者，手少阳相火，三焦之脉气也。二脉并络于喉，气热则内结，结甚则肿胀，肿胀甚则痹，痹甚而不通则死矣。《直指》云：心为声音之主，肺为声音之根，风寒暑湿，气血痰热，邪气有干于心肺者，病在上脘，随病解之，邪气散则天籁鸣矣。惟夫肾虚为病，不能纳诸气以归元，故气奔上，咳嗽痰壅，或喘或胀，胸胁百骸，俱为牵制，其嗽愈重，其气愈乏，其声愈干，难以痊复。

内因

其人胸膈素有痰涎，或饮酒过度，或忿怒失常，或房事不节，火动痰上，而为痰热燔灼。壅塞于咽嗌之间，所以内外肿痛，水浆不入。盖饮酒过度，是胃火动也；忿怒失常，是肝火动也；房事不节，是肾火动也。悲哀动中，是肺火动也。

外候

热气上行，故传于喉之两傍，近外肿作，以其形似，是谓乳蛾，一为单，二为双也。其比乳蛾差小者，名喉闭。热结于舌下，复生一小舌子，名曰舌胀。热结于舌中，舌为之肿，名曰木舌胀。热结于咽喉，肿绕于外，且麻且痒，胆而大者，名曰缠喉风。喉闭，暴发暴死者，名走马喉痹。又《绳墨》云：近于上者，谓之乳蛾、飞蛾。近于下者，谓之喉痹、喉闭。近于舌本者，谓之木舌、子舌。近于咽嗌者，谓之喉风、缠喉风。八者之间名虽不同，而病皆出于热所致也。

用药不可寒凉

峻用芩连、栀柏之类而正治之，则上热未除，中寒复生，其毒气乘虚而入腹，渐而至于发喘不休。

治喉病大法

必须大涌其痰，或以铍针刺其肿处。用药者，必须以《内经》从治之法，徐徐频与，此为治之活法也。

脉法

两寸脉浮而溢者，喉痹也。脉微而伏者死。

治法

急救法：凡见喉嗌干痛，喉咙作肿，饮不可咽，食不可吞，水浆难入，入则或从鼻孔出者，先用薄荷、冰片、胆矾、元明粉、硼砂、青黛等研末，吹入喉中，坠痰清火，主以甘桔汤加薄荷、防风、荆芥、黄芩、元参等。如或咳嗽加陈皮、贝母，发渴加花粉，唾、吐血加紫菀，面目肿加茯苓，少气加人参、麦冬，肤痛加黄芪，目赤加黄连、栀子，咽痛加大力、竹茹，胸膈不利加枳壳，不得卧加山栀，酒毒加陈皮、干葛等，呕加生姜、橘皮。

桔梗汤：治热肿喉痹，桔梗汤、济生中用防己、桑皮、贝母、栝蒌子、甘枳、当归、薏杏仁、黄芪、百合、姜煎。此肺痈吐脓，或咽干、便秘，加大黄为使。

桔梗　粉草　连翘　山栀　薄荷　黄芩

上咀，入竹叶水煎服

鳖胆散：番木鳖一两, 去毛剉片　猪胆七个

上将猪胆取汁，浸木鳖，七日取出洗净，用陈壁土炒焦去土为末，加冰片少许入喉间。

如牙关不开，药难入口，即取土牛膝煎浓汁一小盏，从鼻孔灌入药到喉，其痰涎立出，用前药吹喉令吐。

玉钥匙：焰硝—两半　硼砂半两　脑子—匙　僵蚕—钱

上研匀以竹管吹五分许，入喉中或雄黄二钱，名金钥匙。

(《中医世界》7卷6期　医药提要)

喉症治验

喉证大抵皆热，而亦有凉者。愚在籍时，有姻家刘姓童子，年逾十令，咽喉肿疼，心中满闷杜塞，剧时呼吸顿停，两目上翻，身躯后挺。然其所以呼吸停顿者，非因咽喉杜塞，实胸膈杜塞也。诊其脉微而迟，其胸膈当觉发凉，有时其凉上冲，即不能息，而现目翻身挺之象。即脉审证，知系寒痰结胸无疑。其咽喉肿痛者，寒痰充溢于上焦，迫其心肺之阳上浮也，为拟方：生赭石细末一两，干姜、乌附子各三钱，厚朴、陈皮各钱半，煎服一剂，胸次顿觉开也。咽喉肿痛亦愈强半，又服两剂痊愈。

喉证可用补药者甚，然亦间有虚而宜补者。在奉时曾治高等师范学生孙搏九，年二十，贵州人，得喉病，屡经医治，不外《白喉忌表抉微》诸方加减，病日增重，医者诿谓不治。后愚为诊视：其脉细弱而数，黏涎甚多，须臾满口，即得吐出，知系脾胃两虚、肾虚，则气化不摄，阴火上逆，痰水上泛，而脾土虚损，又不能制之（若脾土不虚，不但能制痰水上泛，并能制阴火上逆）。故其咽喉肿痛，黏涎若斯之多也。投以六味地黄汤加于术，又少加苏子，连服十剂痊愈。

附录前哲治喉奇案一则，忆愚少时，出诊邻县庆云，见案头多书籍中，有记事闲书，载有名医某（书与医皆忘其名）外出，偶歇巨第门旁，其门中人出入甚忙，追询之，言其家只有少年公子一人，患喉证奄奄一息，危在目前，急为备其身后事，故忙迫也。医者谓此证我善治，虽至危亦能挽救，可为传达。其人闻言而入，须臾宅主出，肃客入视病人，见其脖颈肿甚剧，闭目昏昏似睡，呼之不应，牙关紧闭，水浆亦不能入。询其家人，知不食将周旬矣，医者遂使其家人急煮稠粥一盆，晾半温，侍其病人愈，服之，又令备细木棍数条，及斧锯之属，其家人皆窃笑以为斯人其疯癫乎。医者略不瞻顾，惟用锯与斧，将木棍截短一端，削作鸭嘴形，且摧将所煮之粥盛来，视凉热可食否，遂自尝之曰犹热，可少待，乃徐用所制鸭嘴之最细薄者，撬病人齿，齿少启，将鸭嘴填入，须臾，又填以略粗略厚之鸭嘴，即将初次所填者抽出，如此填抽至五次，其口可进食矣。而骤以制鸭嘴所锯之木屑投病人喉中，其家人见之大惊，欲加恶声，病人遂大咳连连，须臾吐脓血碗余，遂能言呼饥，进以所备粥，凉热适口，连进数碗，举家欢喜感谢。因问病至如此，先生何以知犹可救？答曰：病者六脉有根而洪紧，洪者为热，紧者为毒，且其脖项肿热，因喉生痈毒，为日已多，又确知其痈已溃脓，然咽喉肿满，药不能入，以针透脓，不知自吐，亦所出有限，不能救眼前之急，故深思而得此法。尝见咳之剧者，能将肺咳破吐血，况喉中已熟之疮疡乎，此所谓医者意也。惟仁人君子始可以学医，为其能费尽苦心以救人也，病家乃大叹服。按此案用法甚奇，又若甚险，若预先言明病家，未必也用，然诊断确实，用之自险而能稳也。

答吴羲民君代李少白君问喉症治法案

按李君之症，系属阴虚喉癣，惟治不得法耳。夫斯症至属缠绵，设迁延日久，亦可致命。不佞对于喉症，并非专科。但曾得一秘（验）方，不敢自秘，敬录于左，尚希裁酌。试用后之效果若何？务祈吴君载本刊示知！

人中白四分，煨　西月石三分，炒　川黄柏一分　京三梅一分
青果核一分，煅存性　漂青黛三厘，先研　元儿茶二分　川水连一分
西瓜霜三分　炉甘石三分，研　薄荷末二厘　西牛黄五厘

上药共研细末，吹喉用，不用时须勿令泄气，分量切勿使动（共重二钱）。

按：此方乃里中先哲，用此治愈，遂相赠于友人之患斯症者，为治愈多人，后家姊患阴虚喉癣，尽剂而愈。故愚之得此，盖由家姊患时里人所赠也（此时里人知之者尚鲜，惟愚已抄结数友，以供临床之试用）。按吹此药时，即不服药，亦可收效。如兼服汤剂，则更佳。

附论——愚向抱学术公开之志愿，决不蹈江湖派之时医藉此以敛金钱，传子不传女之恶习，愚每恨中医之所以日趋衰落，均秘之一字有以致之，故愚改秘方之秘字而曰验方，即此义也。因忆及恽铁樵先生《伤寒讲义》第一册第十页曰："学术乃天下之公器，无所谓秘密。"又曰："中国医学所以如此破碎，皆秘之一字为之厉阶。详秘之来由，仍因于无学。譬如吾有验方数十，持方治病，可以糊口致富，若公开之，则复不能得钱，因所有者，仅仅此方，安得不秘。"

铁樵先生之言，可为守秘者之当头棒喝，愿我医界同仁，幸无河汉斯言。

（《医界春秋》41 期　如皋陶俊时）

白喉

郝姓孩，方五岁，三月间忽觉两关腐白，沿及悬雍，声嘶呛咳，头疼亢热，有汗不解。延余诊视，苔色黄腻兼厚，脉搏以表计之次数近数，断为细菌繁殖，起居失调，温毒蕴袭肺胃，受时令不正之气媒介而成之险重白喉，拟清热解毒，方如下：

薄荷梗一钱　炒丹皮钱八　鲜生地六钱　薄橘红钱八　线重楼三钱六分　苦杏仁二钱四分　净连翘钱八　炒蒌皮钱八　润元参三钱六分　象贝母钱八　人中黄钱半　板蓝根二钱四分　万年青根三钱六分捣汁

外六神丸二十粒开水冲服，珠黄散三分吹之。

次晨未有进退，且觉口渴欲饮，舌苔变为薄黄，温邪已有渐化之象，爰加石膏、银花、蒌根，去薄荷、橘红成方。再次日病大退，惟余邪未清，干嗽频频，清理之方录后。后调理一来复，便臻佳境。

鲜生地五钱，洗拍　炒白芍钱八　净连翘钱八　象贝母钱八苦杏仁二钱四分　大蚤休二钱四分　绿豆衣二钱四分　云茯苓二钱四分　炒蒌皮钱八　焦山栀钱八　天花粉二钱四分　枇杷叶二片，蜜炙

（《现代中医》2 卷 12 期　姚世琛）

白喉病愈自记

余本阴亏肝旺，胃阳不足之体，性嗜纸烟，缘结不解，燥火熏灼肺阴，未免暗耗矣。去秋燥气流行，感染时邪，加以中秋节夜，饮酒过度，吟咏月下，夜半方眠，眠未交睫，适某妇以急病求诊。余仅着单衣而出，诊毕再卧，梦寐中似觉咽痛，旋起吹药，而痛不稍减，翌晨视之，咽右焮红肿痛，头疼寒热，接踵而至。余自拟清解透邪剂，斯夜周身得

畅汗，其痛若失。及至半夜痛又转甚，乃用手电对镜视之，忽起豆大白腐一块，余心生疑畏，乃延甲医某君代诊，兼请注射血清，某君即谓症势重大，非大剂清凉不克扑灭，议用神仙活命汤加减。奈因症势方张，有进无退，翌日口内涎沫上泛，腮外肿势渐大。另延乙医某君诊之，诊毕断谓不系白喉。力阻施打血清，疏方即用荆芥、牛蒡、蝉衣、解表之剂，服后腮外肿势虽减，白腐不见脱落，再诊更以前方进步，乃药过咽间痛如刀割，余因停药不服，自拟加减除瘟化毒汤，连进数帖而愈。不图右间方愈，左侧又复白腐疼痛，再延乙医诊治，仍说不系白喉。然又无以名之，但谓温邪夹湿，外感未尽，定方不离表散，后白腐日渐滋蔓，疼痛殊属难忍。余欲再行注射血清以救眉急，而乙医自诩专科，主观太深，坚执不可，并怒谓若果注射血清，可延他医治之，吾家治喉从未败事。余辗转思维，前次注射，并未有误，此次又何不可。谅渠嫉妒成性，且又学无定识，岂可妄听其言，优容养奸，坐误机宜。况喉内一线之地，生命所寄，万难延缓。乃决意举行，讵意一经注，痛果立减。腐亦随脱，不日竟告痊可。后乙医闻余病愈之速，暗自羞愧不置云。

门人包万程、朱建仁按：尝蒙师训，真正时疫白喉，固以清肺为主，而忌投表散。然确系有表者，亦可酌投轻疏之品，以先解表。方不制时，重者可用神仙活命汤等方。然须审慎，不可大意。其轻者只须一二剂，除瘟化毒汤，亦可奏效。不必借重牛刀，且夫临症之际，须察其素体质如何。体质属寒，虽有火，当固本施治，不可一味寒凉，伤其中阳。如吾师之口内泛溢涎沫，腮外渐觉肿大，乃过凉之故也。其肿甚腐轻者：牛子、赤芍、杏仁、枳壳，宣利诸品在所不忌，万勿专听一家言，专门滋腻，清凉助其壅肿，当博考《白喉条辨》、《喉科家训》、《中国传染病学》等书，临症方有把握，不致为《忌表抉微》偏言所误也。

（《医界春秋》1936 年 114 期）

白喉治验

镇江鲍友芝令婿张衣言君，忽然寒热头疼，纳饮咽痛，色白且红，身有红点，邀熙诊治。苔白脉数，乃烂喉痧也。咽不应白，白者阴虚热炽，夹痰热熏蒸所致，较红肿之喉，重有数倍也。良由风热上受，由口鼻吸入，太阴阳明先病，（肺胃）而与太阳之病，治法有霄壤之分。因风热痰互扰不平，肺胃失于清肃，有碍排泄下降机能，用翘、荷、桑、菊、杏、桔、贝、牛子、赤芍、僵蚕、蝉衣、杷叶等为方，一剂而痧渐透，咽之红白略消，身热较减，苔转黄矣。再剂加银翘、知母、白茅根，诸恙渐平。后加生地、石斛、丹栀、芦根，去杏、桔、牛、荷、蝉、芍、蚕，服数剂，未一星期，即霍然矣。

按斯症之原因有三：天、地、人是也。天之寒温失序，感之即病者，治之稍易，感之不病，深伏于内，屡感屡伏，再感而发。发如雷电，由蕴伏之深也。盖天地间只有六气，气平则为和气，正气不平则有胜复，胜复至极，则为厉气。瘟疫之气，然平则为恩，亢则为害，生杀之机，互相倚伏，"病机十九条"而火居其五，热居其四，可见诸病火热为多。盖风寒湿皆能化火也，按天地万物，皆赖火为生发之本。若无此火，则天地几乎息矣。故火能生人，而亦能杀人也，百物皆然，不仅医理为然也。盖地之燥润失宜，道途中之秽浊气，住室中之不洁空气，微生物之飞扬，霉菌之传播，水料之不良，为致病第二之原因也。盖人事之倥偬，名利之竞争，用煤积习，在成人香烟酒色惯性，此为易患喉症痧麻之第三原因也。世人真阴之内守，在古人之下，而火热居四五之数，在古人之上也。一阴一阳结，谓之喉痹。一阴者，手少阴君火，心之脉也。一阳者手少阳相火，三焦之脉也。二经之脉，并于喉，络于咽，咽喉者，呼吸之门户，纳食之要点，又为声门。喉之于人，盖甚重矣，焉可令其受病哉！痹病之由，起于一遵卫生，致气热则内结，结甚则肿胀，胀甚则痹，痹甚则不通而毙矣。良由气失展化，痰得内居，邪热由上而至中下，逆传于里，阴无涵养之权，阳有升胜之势，此壮火食气，亢则害也。拟留得一分阴气，便有一线生机。经以风淫于内，治以辛凉，佐以苦甘；热淫于内，治以咸寒，佐以苦甘（倘咽痛淡白不红，苔白者反此，当另求他法）。故大要曰：谨守病机，各司其属，有者求之，盛者责之，热者寒之，客者除之，疏其气血，令其调达。俾肺展气行，邪化痰蠲，阴不受劫，麻疹透而咽之白腐即消矣。

（《如皋医学报》1930 年）

论治白喉之心得

夫白喉者，乃阴亏而外感火旺燥热，外邪伤及肺胃而发，其症北方患者居多，因气候干燥故也。江南等处，地气潮润，患者较稀。此症多发于冬春二季，且此有毒菌侵害血液，故传染极速。凡人冬不藏精，真气未病先亏，一交春令，阳气触发，感此燥热，淫邪易致疾病。肺主皮色，外达肌表，发为痧疹，或猩红热（猩红热，亦能传染，惟患此症，先由肺胃感受，转入心肝二经血分，血为淫热，先伤上焰，咽喉色现猩红，皮肤隐隐亦作猩红色，察视胸部尤显，因色如猩红血故名。治法与白喉亦同，惟因淫邪先热，损血分，施治照白喉法，宜多加清血凉血养血等药为要）。喉乃肺系，淫热上焰，即成喉症。热邪不清，转而波及肾阴心营，此喉症中最危险者也，医治宜慎之。白喉之初起症状，先觉肌肤发点，烦躁不宁，两目白睛色红，喉觉干燥，有微痛，有不痛，有先发寒热，有不发寒热者。或先觉畏寒，有形寒身热，舌苔胶腻，饮食无味，病进燥热不清，乃始咽喉及蒂起白点，散如细沙，或多或少，或延长如细丝，多则结成蛛网，然或白块，如米粒大小，其色有白，有微黄，舌苔无液，而多干红，或干黄。苔干者，精液已耗，乃热势正盛。黄者，乃兼有湿浊也。按脉象又多洪紧，凡似此症状，皆为肺液先耗现象，其初起不宜宣表，最宜注重。

患白喉症者，其人必未病，阴气先亏，忽感燥热，淫邪灼伤肺气所致。盖腹寒胃蒸，下焦凝滞，胃气不能所耗，现于咽喉者，乃虚形之明证也。因而治法不可宣表，初起之时，即宜清润为稳妥。若误投宣表剂，愈表则肺阴愈耗。（汗生于津）肺煽更急，气促痰稠上壅，势必酿成音哑鼻塞，液干肺闭，遂致不救。或过用辛热之药，往往现咳血鼻血，亦不可早用涩性酸之品，邪热不能清泄，犹之栽培，遭遇亢旱，视若枯萎将死，倘误扇以风，燥必更烈，惟可置阴处，减其燥热之势，灌之以水，使其润。和养自能转枯萎为滋润，可期抽芽叶绿，其理一也。故见有上述起初症状，说明确是白喉。其始即宜用清润化邪之法，治之可保无变病危险。是以白喉一症，须作内症观，不可以作外科治也。故善治者，先使其大小便通利，可扫去其中宫之毒焰，除去其膀胱之湿热，再以清解之药退其邪热，润燥之药，凉其血液，养阴清肺之品，治万无一失。表散之药，切宜忌之。

写于江苏常熟小河下二十二号仁济国医学社社长室

（《医学杂志》83 期· 赵子琴）

白喉症

曾治王妇，云南昆明人，甲子年正月，患喉症颇危，延余诊视。脉沉细，两寸浮而脉紧，头疼如劈，寒热体痛，舌白滑不渴，喉内肿痛，起白泡而破烂，水浆不下，痰涎涌甚，查前医之方，均以养阴清热治之。且批明系白喉症，拟方不负责任，速送医院为幸等语。此系寒入少阴，夹寒水逼龙火上浮。经云：少阴经络夹咽喉络舌本，阴盛则络脉凝结不通，势必结核堵截咽喉而肿痛，客寒阻塞真阳运行之机，无力上升交于头，致头疼如劈，寒热体痛，未经宣散，复被清凉之品，与客寒混为一家，壅闭营卫不通，咽喉不利，遂成是症。方用：附片一两二，干姜八钱，北辛二钱，麻黄钱半，上桂二钱，生草二钱。一剂病状已退四五，再剂约退七八，三剂霍然。不独此案如此，外用此法治愈者颇多，愿同志者，但遇此项危症，只管放胆治之。百发百中，其功不朽矣。若谓喉症无此法，畏而不用，仍以清凉治之，必殆无救。

［附方解］附子驱里寒，迎阳引龙归舍，得细辛逐寒水以下行，上桂壮君火宣心阳，如离照当空，群阴自退，姜草温中土以制寒水，麻黄开腠理以散表邪，数味化合，俾表里客邪无聚结之地，邪去正安，咽痛霍然，和风一布，万象皆春矣。

（《神州国医学报》2 卷 6—10 期 吴佩衡 吴氏医案）

白喉风

余甥吴渔荃，服务于商务印书馆，曾为北平汉口分馆经理。今岁夏历正月初，患白喉风，初延馆中西医诊视，注射血清无效。已而就诊于喉科朱子云氏，服药多剂，亦无进退，再延馆医诊。咎其服中药耽误时日，谓非尽注射不可，无须内服药剂也，乃注射至旬余，特白块不退，且渐次蔓延，痛楚日增，精神日疲，胃纳亦日见减退，馆医彷徨无策，更延一西会诊，其治法大致相同。迁延多时，而病仍有增无减，医告技穷，不得已，改延擅长喉症之西医李某。悉心诊察，谓恐非真正白喉风，前医诊断，或有舛误，乃用吹药，漱口药，及内服止痛去腐药片。又一星期，而病仍如故，疼痛不纳，神疲肝旺，狼狈万状，夜寐往往痛醒，醒则喉间干燥难忍，以水果濡润之乃安。始幡然变计，改服中药。延余诊，时已二月下旬，盖自起病迄今，屈指将五十日矣。余细视其左喉关前后，腐处极厚，其色莹然，喉腭之间，红晕极大。先以银、翘、元参、粉草、甘中黄、板蓝根等解其毒，服数剂，似稍安，继以大剂西洋参、石膏、川连、大生地、元参、天冬、白芍、银、翘、栀、丹、川贝、竹茹等，出入为方。远师仲景猪肤汤，近宗养阴清肺汤遗意，服五六剂，而白有剥蚀之象，痛势减而寐亦渐增，胃气生动，神情日就安和，喜其药能应手，不宜变更，仍踵前法调治。不浃旬，而白乃退至十之七八，胃旺神健，寐亦安宁，虽余波一时未能尽肃，而调理至一月，已能奔波任事，戚友皆额手相庆，余亦为之快然。窃谓西医尽量注射血清，日复一日，不为不多且久，又历施各种方法，而其效乃如捕风捉影，中药能对症处方，针芥相投，效乃大著。孰谓中医之治白喉，逊于西医乎。余从经验比较中得来，爰缕继述之如上。

去疾按：西药之白喉血清，虽习彼法者极称其效。然按之事实，殊不尽然，余前记瘰疬验方时，曾附论及之。见本报第三卷第九期，可参观。

（《神州国医学报》4卷11期 许松如 诊余脞谈）

猩红热（中名烂喉痧）

病原：本症亦为欧美传来之病，西历一千八百九十七年，发生于上海、烟台等处，长江流域近亦常见盛行。欧美医界用尽科学方法仍未查出何菌，然经多数证明，已认为确有传染性也，其毒多在脱落之表皮，与痰沫之中。此毒抵抗干燥之性最强，如病人用具消毒不清，虽经数月或一年之久，尚能传染他人。余思凡有瘟疫发生时，前必有反常之气候，或应热而反大寒，或应寒而反大热，或水旱刀兵之后秽恶弥漫空间。当是之时，先有数人得病，或致死亡，病灶中气血腐败，化生细菌，细菌越出体外，复染他人，人在气交之中，先受反常气候之刺激，抵抗力弱，复遭细菌传染，于是造成西人研究病原不讲气化，宜乎其不知所以然也。

病灶：本症病毒多由口鼻而入，咽喉一部为其破坏之起点，迨透过黏膜，侵入血管，其孳生工作随血流行，则内而脏腑，外而皮肤，无处不受其害矣。

病状：本症多发于儿童，大人间亦有之，春夏最多，秋冬罕见。病起之初，恶寒壮热，或战栗，或惊厥，头疼呕吐，身现红疹，其疹先在颈胸二部，散布甚速。第二日即能布满周身，其色鲜红，毒重者疹点密布，融合为一，全体呈猩红之色，或发紫斑，或发黄疱，扁桃腺发肿，咽喉赤痛，久则溃烂，口鼻逼人，呼吸气粗，或见鼻衄，小便赤涩，重则带血，脉象洪数，舌色尖边发红，中部有苔，苔中红刺，

312

名杨梅式舌。

病理：壮热，毒素蕴于血中，燃烧亢进故也。

恶寒　末梢神经受累，不能调节体温，空气压于皮肤，故觉恶寒。

战栗　亦神经受毒素刺激，起反动之变化也。

惊厥　毒犯中枢神经，神经起变化也。

头痛　毒入脑部，脑膜将发炎也。

呕吐　毒素入胃，胃肌痉挛故也。

红疹　毒素随血流行，入于毛细血管，达于皮肤，则成红疹。

紫斑　毒血渗透血管，停滞皮下，发生血郁变化，则成紫斑。

黄疱　毒血停滞皮下，蒸炽腐化，血化为脓，则成黄疱。

扁桃腺肿　淋巴腺之功用，与白血球同能吸收病毒，包而灭之。病毒由咽喉侵入，经过扁桃腺，被其奋力吸收，积聚该处，肿胀疼痛，即病毒积聚为患，久聚不散，则化脓溃烂也。

咽喉赤痛　病由口鼻袭入，附着黏膜，黏膜被其侵蚀，则其发炎变化，久则溃烂腐败，臭气逼人。

鼻衄　体温增高，鼻道黏膜发炎，血管破裂，则血从鼻中出也。

小便赤涩　毒素入肾，肾脏发炎也。

小便带血　肾炎剧烈，血管破裂也。

脉象洪数　燃烧过度，体温增高，血液澎涨，则脉洪，心动亢进则脉数。

舌生红刺　舌质发炎，起充血现象也。

治法：本症虽系发源于欧美，因彼西人拘泥物质，未查出何种病菌，故迄无特效药品。我中医先哲，不知细菌为何物，依其充血现象（旧说谓之邪热证状），而用清热解毒之剂，所收效果反觉神速。盖中医药理，系鼓励排泄机能，以祛病毒，故不必检查何菌，只须审察病灶，在表在里，而施汗下之法，任何病菌皆能使其消灭。东哲亦云："中医之所以分表里而汗下之剂者，首视病毒集中之部位与程度，及病者体质之如何，而用适应之方，以彻底驱逐之也。"中法执简驭繁，泛应不穷，较之西法，一病一药，相差远矣。时逸人君所著之《传染病学》对于本症治法，颇为详细，堪称疗治本症之南针。余遇本症，初起病在表者，多用麻杏石甘汤、升麻葛根汤、银翘散等方，刺激汗腺，从毛窍以驱病毒。若显内脏发炎，则用时君所述之方，如凉血解毒汤、陈氏四虎汤，从二便以驱病毒。毒重者，用雄黄解毒丸，收效尤为神速。

调摄：本症初起，务须避风寒，勿食荤腥麻辣之物，即使病愈之后，仍须禁忌数星期为要，新鲜水果可常食之。扁桃腺初肿痛时，可用热水毛巾围颈，咽喉赤痛，可用醋汤或硼砂化水，频频含漱。如已溃烂，则除含漱外，仍须频吹锡类散，内外兼治。

（《医学杂志》74 期　张治河）

喉风症治浅说

（一）说明　喉风一症，初起喉内一边肿大，或两边肿连颈项，喉内疼痛，胀闷如绞，内外皆肿，上有红丝缠绕，此缠喉风也。若在半边者名单缠喉，颈外不肿，内则肿满或破烂者，名烂风喉，皆为险急重证。兹特将其证候治法，述其大要如左。

（二）证候　初期，恶寒发热，或则微寒壮热，头痛口渴，心中烦闷，胸膈闭滞，痰塞气促，咽喉不利，或觉阻塞作痛，而时作呛咳，乃斯症之主征，如是者，不过一二日间，即转入第二期。

二期，咽喉漫肿连项，肿处坚硬热痛，喉内红丝缠紧，势如绞转，且麻且痒，手指甲青，壮热烦躁不安，痰涎涌盛，胸闷气急，数小时或半日后即声如拽锯，神志昏迷，手足厥冷，两颐及项，赤丝缠绕。过十二小时者，难治，过二十四小时以上不治。或有角弓反张，手指蠕动，筋惕肉瞤，此血热冲脑，神经牵引为病，俗名发动内风，喉证发现此候，其病已深，不易疗治。

（三）诊断　喉风病证，以气急、胸闷、呛咳为特征。有上项之现证，在经过中，必有暴发之趋势（如大喘神昏、声如拽锯等是），在未经暴发以前，其势轻而易治。在已经暴发之后，其势重而难治，痰声如拽锯，经过二十四小时以上者不治，因肺部神经麻痹之故耳，其舌苔脉搏查与普通喉症同，兹不赘。

（四）治法　初起恶寒发热，呛咳喉痛，胸闷气息急者，用加味甘桔汤，以发散清热，乏血化痰诸法，如喉内肿痛硬胀，烦躁不安，痰涎涌甚者，宜急下其痰，免至壅塞伤气。雄黄解毒丸、三物白散酌用，或后世探吐法，及猪牙皂角吐痰法亦可，其余善后调整治法，与普通喉证调治同。

（五）处方　喉风加味甘梗汤：丹皮钱半　浙贝三钱　桔梗钱半　黄芩钱半　葱白钱半　防风钱半　生草五分　僵蚕三钱

315

知母钱半　赤苓三钱　射干五钱　薄荷叶钱半　雄黄解毒丸二分

主治：恶寒发热，头痛无汗，周身骨节疼痛，咽喉赤肿而痛，胸闷脘满，大便不畅，小便赤涩，或喉下自觉阻塞，痰涎壅甚，或喉中有麻涨之感觉，如绞扎之现症，时作呛咳，面赤神烦，苔色白腻者轻，灰滑者重，脉象多浮之形似弦紧，按之沉滑者。

加减法：热重而寒轻者，去葱白、防风，加银花、连翘、菊花；痰涎黏腻者，加白芥子、郁金、滑石；寒重者，加生姜一片，去黄芩、知母；小便不利者，加通草，泽泻；脘满，加蒌皮、生山楂、枳壳；咳甚者，加牛蒡子、苦杏仁；颈有红丝缠绕者，加桃仁、红花；大便秘结者，加大黄、芒硝。

方解：葱白、防风、薄荷，祛风发表；丹皮凉血和血；知母、黄芩，清其热结；僵蚕、浙贝，散风化痰；生草、桔梗、射干，清咽喉利膈；雄黄解毒丸化痰通便，又有涌吐之力，痰热内壅，用此可消，故为初起之首剂。

雄黄解毒丸（喉科方）：雄黄一钱　川郁金一钱　巴霜五分　芒硝一钱　僵蚕二钱

各研细末，神曲糊丸如小豆大，每服五丸至七丸，约重三分之谱，身体强健，实痰停滞者，可服至五分，以服一次为限，不可多服。

三物白散方（伤寒论方）：贝母三分　桔梗三分　巴霜一分

共研细末，每服五厘，痰涎涌甚者，每次服至一分或一分五厘，病在上必吐，在下必利。不吐不利，进热开水一杯，自能运动药力，若过利不止者，进微温粥一碗，其利自止。

主治：喉风痰涎涌甚，胸闷气急作，咽喉红肿痛，连及颈项，作麻作胀，急宜用雄黄解毒丸或三物白散方治之，如待至声如拽锯，神志昏糊，牙关紧闭，角弓反张，唇青面黑等症发现，已至最危最急。

方解：咽喉之症，最为险要，痰涎涌甚，气机将受其阻窒，吐其痰，下其积，正所以疏通其气道也。

猪牙皂角吐痰法（验方集要）

法用猪牙皂角三条，去皮弦，研成细末，开水调下三钱，得吐利后，则喉症风痰自化。

编后附言：喉风暴发，势成燎原，即使幸而治愈，已成焦头烂额之客。若在预发之期，治以驱风、清热、解毒、活血、利咽、顺气、化痰、导浊之剂，俾病邪潜消默化，是为上第，痰涎壅遏甚者，宜参用吊痰方，血使之吐出，再佐以清胃导便之剂，邪火外散，喉症自松，至于善后之法，用以导痰、通便、清热、法凉解毒为主，随其兼症而消息之，庶不致误。

（《幸福杂志》1934年　时逸人）

喉蛾

喉蛾又名乳蛾，广东方言谓之蛾，生于咽喉之旁，状如蚕蛾，故名。亦有形枣粟者，红肿疼痛，甚至溃烂，有单有双，单者为重，双者为轻，生于关前者易治，生于关后者难疗。南海黄绍远堂刊布乳蛾验方，并制药赠人，四方受其惠者甚众，此方不论单蛾或双蛾，均验，识者珍之。列其方如下。

人中白　甘草各三分　青黛五分　梅片一分

上药四味，共为细末，吹数次即愈，如生于关内，则吹药后，约五分钟，可用鸡毛（须用滚水洗净沥乾用）探喉使吐，收效尤速。

（《中医新生命》验方丛编十六）

丁师甘仁治喉要方一斑

解肌透痧汤（自订）

专治痧麻初起，恶寒发热，咽喉肿痛，妨于啖饮，遍体酸痛、烦闷泛恶等症（痧麻见咳嗽为轻无咳嗽为重）。

荆芥穗钱半　净蝉衣八分　嫩射干二钱　生甘草五分　粉葛根二钱　熟牛蒡二钱　戏马勃八分　苦桔梗一钱　前胡钱半　连翘壳二钱　炙僵蚕三钱　淡豆豉三钱　鲜竹茹二钱　紫背浮萍三钱。如呕恶甚，舌白腻，加玉枢丹四分冲服。

加减麻杏甘膏汤（自订）

专治痧麻不透，憎寒发热，咽喉肿痛，或内关白腐，或咳嗽气逆之重症。

净麻黄四分　熟石膏四钱　象贝母三钱　鲜竹叶三十张　光杏仁三钱　射干八分　炙僵虫三钱　白萝菔汁一两　生甘草六分　连翘壳二钱　薄荷叶一钱　京元参钱半

加减升麻葛根汤（自订）

专治痧麻，虽布而头面鼻，独无身热，泄泻喉痛不腐之症。

川升麻五分　生甘草五分　连翘壳一钱　炙僵蚕三钱　粉葛根钱半　苦桔梗二钱　金银花三钱　干荷叶一角　薄荷叶八分　京赤芍二钱　净蝉衣八分　陈莱菔三钱

加减黑膏汤（自订）

专治疫邪不达销烁阴液，痧麻布而不透，发热无汗，咽喉肿红，燥痛白腐，口渴烦躁，舌红绛起刺，或舌黑糙无津

318

之重症。

淡豆豉三钱　薄荷叶八分　连翘壳二钱　炙僵蚕三钱　鲜生地四钱　熟石膏四钱　京赤芍二钱　净蝉衣八分　鲜石斛四钱　生甘草六分　象贝母三钱　浮萍草三钱　鲜竹叶三十张　茆芦根各一两

凉营清气汤（自订）

专治痧麻虽布，壮热烦躁，渴欲冷饮，甚则谵语妄言，咽喉肿痛腐烂，脉洪数，舌红绛，或黑糙无津之重症。

犀角尖五分，磨冲　鲜石斛八钱　黑山栀二钱　牡丹皮二钱　鲜生地八钱　薄荷叶八分　川雅连五分　京赤芍二钱　京元参三钱　生石膏八钱　生甘草八分　连翘壳三钱　鲜竹叶三十张　茆芦根各一两　金汁一两，冲服如痰多加竹沥一两冲服，珠黄散每日服二分。

加减滋阴清肺汤（自订）

专治疫喉白喉，内外腐烂身热，苔黄或舌质红绛，不可发表之症。

鲜生地六钱　细木通八分　薄荷叶八分　金银花三钱　京元参三钱　川雅连五分　冬桑叶三十张　连翘壳三钱　鲜石斛四钱　甘中黄八分　大贝母三钱　鲜竹叶三十张　活芦根一两，去节如便闭加生川军三钱。开水泡，绞汁冲服。

（《幸福报》91期　杨志一）

喉痹

浙江内河水警厅陈秋长患喉痹，已数星期，初请西医诊治，无效，嗣请中医诊治，亦无效。适余由坪回杭，及邀余诊视，余纵阅前方，全系清凉解毒。余曰：方亦不错，但喉痹之症须因候而施。若偏于清凉，则毒归心脏，虽解之无可解。若以清血解毒为主，而稍带表散，引蕴毒外行，则立愈。余于喉症，原非专门，然用是法，常应用奏效，此法《寿世保元》言之綦详。因采龚氏之说，内服清血之剂，外研解毒之药，用葱管吹患处，虽少览若痛，然次日即消。

（《中医杂志》10 期　陈无咎　壶隐笔记）

咽肿

郭圣灿年四十，体瘦，素怕燥热，常有胁痛，便溏兼血，平日皆用生甘芍、生地、天麦冬、沙参之类，已皆平矣。二年正月初八日，发出咽门肿痛，小舌尖常肿，咽之上下皆生小小白点，常唾胶涎，日夜计有二杯，偶觉怕寒，夜被多则热汗花，便前溏近结（真阴不足血液衰涸，无以润肠一说。肺受火邪，上源化竭，不能输津液于本腑，故大便坚结），小水短赤，腹内知饥，食则难下，睡觉燥干，常饮汤水多呛，从鼻而出，唯稀饭稍可下，反无呛。脉则形小而弦急（脉形小为阴，少急为火炎）。始拟阴虚火炎，内服生熟地、天麦冬、沙元参、甘桔、慈姑、马勃、枇叶、贝母之类，外治用心悟柳华散、人中白、冰片、硼砂、黄柏、青黛、蒲黄、犀角之类，未见有效。廿三日覆脉六部转见硬些，无前之急，咽痛依然，论阴虚脉之细数，便虑延成喉痖、肺痿，今脉转硬，咽疼，内中见喉紧小之象，其为客热无疑。尚冀清之可愈，其稀粥可下，汤下则呛，其理由火炎于上，吸气与炎火相冲，冲上致呛，稀饭尚有渣滓，不似汤水之无镇坠，故饭可入而水则呛也。厥后皆服神方，咽痛、咽疮渐减，延至二月初十日巳刻，犹吃熟烟数筒，忽然赴召修文，始悟素体无亏，或过服热剂而生咽疮者，发由心炎，可清而愈也。若郭君则平日阴亏，肾水不能涵木，征之素有胁痛可知矣。本症由于水涸火炎而发。书云：心火者，其症暴；相火者，其症缓。是根本受病，故口疮虽愈，而仍暴死。半由神方不能收功保后，且闻其多服礞石等消耗之品所致耳。

（《三三医报》壶山意准）

咽喉

常熟南门，鸿原衣庄查姓女，九岁，素体柔弱，忽起喉风，痰如拽锯，声哑目瞳突出，目眶微陷，幸面色不青，他医治之，已有两日，邀余诊之。余曰：如急喉风，不满二三时，多者一日而已，既有两日虽属危险，不致伤命。因其肺中未曾阻塞，当有呼吸可通，急将开关散吹鼻数次，犹能得嚏二次，喷嚏后，呼吸渐灵，再将白萝卜汁四两，鲜梨四两，鲜荸荠三两，鲜姜一钱，捣汁，竹沥五钱，和入风化硝一钱，频频呷之。用牛蒡、桔梗、甘草、中黄、马勃、翘、栀、元参、芦根、竹沥、川贝等服之。时时用灯芯捎鼻管，使其喷嚏，吹以珠黄中白风化硝等开泄、化痰等药，如此两日，痰声渐平，眼泪渐出，三日微闻其音。后以清宣肺气，养阴滋降三四日痊，此乃喉风之轻者也。

（《三三医报》壶山意准）

马脾风

余在师处，见治一施姓小儿，喉中声如拽锯，音哑涕泪皆无，吾师曰马脾风症也。鼻孔扇动不息，以麻黄、芥子、黑白牵牛、大黄、杏仁、石膏等下之而痊。太平洲藜藿农家之子则可，若吴中柔脆之孩，医虽用，病家必不肯服，即病家肯服，医家亦不肯书也，所以吴中喉症，不治者多，临症最难。若以此法使之，轻病弱体，不堪设想矣。古云：药必中病，一言尽之矣。如百步穿杨，九十九步不及，百零一步太过矣。吾辈治病，若云药能中病，恐天下为医者不敢言也。

（《国医杂志》7期　余鸿孙　诊余集）

咽痛

某宦女，素系寒体，中阳不足，便溏气弱，因染时疫，寒热咽微痛，余进以辛凉微温开解法，觉发热略重，喉胀较甚，即更疡科。进以羚羊、山豆根、金锁匙、芩、栀等，苦寒清热，寒热即止。脉细，红痧隐于皮肤之里，舌腻不渴，神烦昏愦，咽痛极甚。目珠上视，或目珠转旋，手足抽挛，背脊角弓反张，言语不出，已成痉厥之险。邀余诊之，即以至宝丹研细，以化痰开肺之品，命竹沥姜汁调匀灌之，痉止厥平，后以化痰宣肺和解，缓缓治之。七八日，喉中吐脓血而痛缓，始终二十余日未能见寒热，红疹隐隐未得透发，此早服寒药失表之症，后传染数人。余急先开表，辛凉外解，使其得汗，用喉刀刺其胀处出血，恐热遏不透，变厥症也。

（《国医杂志》7期　余鸿孙　诊余集）

咽喉肿痛

余同乡某，假馆广东，至京都朝考，广东岚瘴湿热疫毒重蒸，又乘轮船煤气熏灼，饮食皆需煤火，热郁咽喉肿痛，京中之医，治以玉女煎重剂，一服而平朝考毕，回南咽喉又痛，两旁作肿，余以轻扬解散，普济消毒加减饮之。觉发热较甚，喉痛亦增。病人云：素体阴亏，切不可服发散。因京中服玉女煎一剂而平，若不服石膏等，断不得愈。余一时眩惑，徇病人之情，亦投以玉女煎，去牛膝加甘凉之品，自此寒热止，舌腻痧疹隐隐不出，脉变滞，晨清晡甚，至夜吃语，烦躁不寐，咽喉更痛，双蛾作胀，温邪蒙蔽，有作痉之势。余曰：先误于京医之玉女煎，遏势于里。再误于余之玉女煎，更秘其热，湿邪上泛，病变湿温。一徇病人之情，即遭此危险。治病其权在医，不可徇情，致生疑惑，即进二陈温胆法，加枳朴、藿香，苦温芳香三四剂，亦无大效。再将喉刀刺出毒血，将前方加以苦温化湿，淡以泄热，药内冲生姜汁半酒杯，服后喉痛即止，后服燥湿泄热十余剂而愈。用药一误，挽回如此费力，用药可不慎哉。

（《国医杂志》7 期　余鸿孙　诊余集）

咽喉痹痛

病者：李莫氏，忘其年，住石岗塘尾乡。

原因：虚火上升，发为喉痹。

症候：咽喉痹痛，微见白点，烦劳动怒，痹痛尤甚。

诊断：脉两尺微细，余部细软滑。经曰：少阴之脉循喉咙，络舌本。夫肝为将军之官，内寄相火。今咽喉痹痛，烦劳动怒更甚者，是肾水损亏，不能涵养肝木，木来生火，火气升动，则喉中痹痛。若烦劳动怒，则阳气愈张，而咽痛更甚。脉证合参，是虚火上升之白喉症也。

疗法：夫实则宜泻，虚则宜补，此治病之大法也，故治实火之症，则宜芩连苦寒之品泻之。若治虚火之症，非宗王太仆壮水之主，以制阳光不可。

处方：生龙骨八钱　生牡蛎八钱　小龟板八钱　生赭石六钱，以上四味先煎　仙半夏二钱　白芍药五钱　制牛膝三钱　元参心三钱　腊梅花钱半　干地黄五钱　旧秋石丹五分，和服

再诊：两尺仍带微细，右寸关弦滑，喉痛未蠲，业已日久。雷龙之火，不能下潜，与加味肾气丸作汤，以潜纳雷龙

323

之法。

再方：炮天雄钱半　玉桂心二分，去滓后入　大干地五钱　山萸肉三钱，去核　南丹皮二钱　大淮山五钱　川牡蛎八钱，先下　飞磁石五钱，先下　云苓五钱　泽泻二钱　秋石丹六分，和服

三诊：左关微弦，余部较前略静，喉痹已减，胸微痞结，下寒上热，兼夹毒邪，仍主前法进退而消息之。

三方：炮天雄二钱　玉桂心三分，后入　净萸肉五分，去核　淮山药五分　云茯苓五分　福泽泻二钱　旋覆花二钱　田三七八分　大竹蜂十五只　大干地五钱　粉丹皮二钱　飞磁石六钱，先煎

拟翌日方：玉桂心三钱，后入　石天葵钱半，后入　大干地六钱　竹蜂廿只　白芍药三钱　田三七八分　旋覆花二钱　车前子二钱　飞磁石六钱　川牡蛎八钱，以上二味先煎

效果：服后痊愈。

说明：白喉一症，多由肝肾虚火上熏，故喉间发现白点之色。治法大旨，宜滋肾养肝，潜阳育阴为主，与治少阴温病之法相同。惟白喉则或夹毒邪，宜略佐解毒之品，然解毒亦要轻清。如蝉衣、竹蜂、腊梅花、石天葵之属。忌投苦燥辛散之剂，与喉痧之因热毒，可用寒凉者不同。此案尚属慢性白喉一种，故虽病数月，投剂中肯，亦只三数剂收功。

（《神州国医学报》5 卷 1、3、5、6、8、10 期　陈渔洲　藻潜医案）

喉痹声嘶

董左咳逆上气，喉痹声嘶，六脉浮数，乃火旺销烁肺金之象，治宜苦寒降火，清润化痰。

杏仁　天冬　麦冬　沙参　百合　玄参　牛蒡　蒌皮桑皮　杷叶　百部

（《中医世界》4 卷 21 期　倪翼之录　何恒道堂医案）

喉头格鲁布

陈先生

扁桃腺及其附近淋巴腺肿，喉间有白膜，而验无白喉菌，身无热，殆是喉头格鲁布。舌腻甚，胃有积滞。

蝉蜕一钱　象贝四钱　姜夏二钱　炙僵蚕二钱　丹元参各钱半
枳实二钱　桔梗二钱　甘中黄钱半，包　生内金三钱　陈皮二钱
楂炭三钱

(《中医新生命》1934—1937 年 1—31 期　陆渊雷医案)

喉腔糜烂

涵之北山黄巷村某氏妇，患喉腔糜烂声哑者，八年于兹矣。历经医治，均告无效，嗣后就诊于余。余按金匮狐惑泻心汤法治之，又教以鲜鱼和乌糖捣烂，绢袋装之，纳入口内将近喉腔之处，约半小时之久，方可取出，以诱去其虫，又教于日中以镜映日，张口向之。藉日光杀菌之力，以灭其虫。某妇依教回家实行，经半年余之久，计服泻心汤百余剂，今已喉腔无恙，小声洪亮矣。后邻村亦有一妇，同患是症，由该妇介绍向余求诊，余亦以是法授之，后亦平复。

(《神州国医学报》黄国祥　症治杂记)

锁喉

小儿三朝七日，不饮乳者，谓之锁喉，险候也，苟不善调治，则夭折极易。余次子即死于此，故锁喉之治法，为父母者当备之常识也。东莞郭老寿家藏锁喉秘方，制药赠人，小儿之患锁喉者，存活甚众，余闻而慕之，得友人之助，费九牛二虎之力，探得其方，及收入业话，以飨阅者。

僵蚕炒　瞿麦各一钱　蝎梢浸淡炒　甘草　川乌尖各六分
金头赤足蜈蚣二条，去头足，酒浸炒

325

上药六味，共研极细末，先将少许，吹入鼻内，但得喷嚏，虽极重犹可活，再用薄荷七片煎汤，开药末二分，灌服必愈，此药在广东东莞至南海一带，经验者极多，不效者为例外，此方得自余次子已死之后，有验方而不能待，殆佛门所谓定却欤。

（《中医新生命》十二 13—31 期 孔伯毅）

4. 眼科

填补肝肾

肝为风脏而藏血，肾为水脏而藏精，目虽为肝窍，全赖五脏六腑之精，上输于目为之精，精之精为瞳子，左目瞳神已白，右目瞳神，侧而不正，虽有湿热等症，屏之莫治，急急填补肝肾为务。

巨胜子三钱　马料豆四钱　黑芝麻四钱　五味子七粒　菟丝子三钱　沙苑蒺藜三钱　生地二钱　山萸肉二钱　枸杞子二钱　石斛三钱　红枣三枚

（《上海医报》52 期）

目疾

目为五脏之精华，五轮八廓总虚夸。白睛属肺目纲土，黑水神光肝肾家。赤脉属心须体认，五行生克勿令差。大凡赤肿羞明痛，隐湿难开泪若麻。冒昧本当从火疗，随经用药免咨嗟。昏蒙黑暗迎风泪，内障多生五色花。视远不能兼雀目，滋阴壮水却为佳。时人不究阴阳理，漫把辛香浪点搽。

大意：诸脉者皆属于目，目得血而能视，太过则目壅塞而发痛，不及则目耗竭而失明。

内因：病者，喜怒不节，忧思兼煎，致脏气不平，郁而生涎。或数冒风寒，不避暑湿，或嗜欲不节，饮食无时，生食五辛，热啖炙煿，驰骋田猎，冒涉烟尘，劳动七情，丧明之本。

外候：肝热则多泪，心热则多眵，火盛则多痛，肝虚则多肿，血虚则多疑，气虚则多涩，精竭则眼昏，神竭则眼黑，风胜则眼痒，热胜则眼胀，火胜则眼红，湿胜则眼烂。

五轮：目之五轮，乃五脏六腑之精华，宗脉之所聚，其白属肺金，肉轮属脾土，赤脉属心火，黑水神光属肾水，兼属肝木。张子和曰：目不因火则不痛，如白轮变赤，火乘肺也。肉轮赤肿，火乘脾也。黑水神光被翳，火乘肝与肾也。赤脉贯目，自盛也。

八廓：八廓无位有名，胆之府为天廓，膀胱之府为地廓，命门之府为水廓，小肠之府为火廓，脾胃之府为雷廓，大肠之府为山廓，三焦之府为泽廓。

按五轮八廓，虽为眼目之根本，而又藉血为之包络。

经络各有所属：目之内眦，太阳经之所起。目之锐眦，少阳经也。目之上纲，太阳经也。目之下纲，阳明经也。足厥阴经，连于目系而已。

目疾新久不同：如暴失明昏涩，翳膜眵泪斑入眼，皆风热也，在标也。如昏弱不能视物，内除见黑花，瞳子散大，皆里也。血少神劳，肾虚也。

老人小儿目不同：是故瞳子黑眼法于阴，白眼赤脉法于阳，故阴阳命德，而为精明也。然小儿水在上，火在下，故目明。老人火在上，水不足，故目昏。

不能远视近视：能远视，不能近视者，阳气不足，阴气有余也。能近视，不能远视者，阳气有余，阴气不足也。按火与元气不两立，有余为邪，火旺不足，则元气弱。

药误则损目：点药莫与用冰片，而冰片大辛热，常用点药，遂致积热入目。而昏暗障翳，又妄将冷水冷物冷药挹洗，当致昏瞎者有之。

治眼痛大法：在脏则为里，宜养血安神，在腑则为表，当除风散热，暴发者为表而易治，久病者在里而难愈。王纶曰：在内则汤散用苦寒辛凉之药，以泻其火。在外则点洗用辛热辛凉之药，以散其邪，故内用苦寒，是治其本。若外用寒凉，以阻抑之，则郁火内攻，不得散矣，此活法也。

脉法：左寸脉洪数，心火炎也。关弦而洪，肝火盛也。右寸关俱弦，肝木挟相火之势，而来侮所不胜之金，制己所胜之土也。

治法：主以四物汤加黄连、黄芩、甘菊、防风、荆芥等。大眦赤者为心经实热加胆草、赤芍、白术，小眦赤乃心经虚加茯苓、黄芪、朱砂，赤而不痛乃肝经实热加柴胡、陈皮、白术，赤而昏乃肝虚加苍术、枳实，羞明怕日乃脾之实加密蒙花，视物不见乃脾虚加苍术、细辛，眵多结硬乃肺之实加桑皮、茆根、白术，眵清不结乃肺虚加阿陈皮，迎风出泪者为肾虚加石斛、熟地，白珠鲜红常痛加山栀、乳香、没药，白膜侵睛加木贼、蒺藜、车前、连翘，痒极难当加僵蚕、蝉衣、草乌，风中泪出加旋覆花、草乌，坐起生花加山药、熟地。大抵暴发宜驱风散热，如前主方等。久病宜养血安神，用四物加人参、枸杞、犀角、菟丝，少加羌活、防风。

偷针眼：凡眼内眦头血结成泡，三五日便生浓汁，世呼为偷针。此由热气客于眦间，热抟于精液所成。视其眦上即有细点，红如疮，以针破眼时即瘥，实解太阳经之客热也。

雀目_附：雀目，是肝虚之候也。盖木生于亥，旺于卯，而绝于申，至酉戌之时，木气衰甚，遇亥始生。至于卯之地，木气稍盛，是以晚暗而晓复明也，宜四物等补益其肝肾之不足，否则多变黄胀而死。

倒睫蜷毛：眼生倒睫蜷毛者，两目紧急，皮缩之所致也。《医鉴》云：睑属脾，脾风则蜷毛倒睫。用手板出内睑向外，连以三棱针出血，以左手爪甲迎其针缝，立愈。

蛤粉丸：治雀目日落不见物，因湿痰在胃中者。

蛤粉_{研细}　黄蜡_{等分}

上溶蜡搜粉丸枣大，每用猪肝一片二两许批开，裹药一丸，麻线缠，入罐内水煎，乘热熏目至温，吃肝以愈为度。

拨云退翳丸：治一切内外障膜遮睛昏暗。

瓜蒌根_{酒浸一宿}　江枳壳　粉甘草　蔓荆子_{各五分}　大川芎　木贼草_{酒浸一宿，焙}　密蒙花　西羌活　荆芥穗　地骨皮　白蒺藜　苏薄荷　甘菊花　净蝉衣　宣川连　当归尾　川椒叶

上为末，蜜丸龙眼大，每服一丸。翳者米泔水下。睛暗昏当归汤下，内除木香汤下。日进三服。

洗肝散：治风毒上攻，暴作赤目，肿痛难开，隐涩眵泪。

苏薄荷　当归梢　西羌活　青防风　黑山栀　大川芎　制大黄　粉甘草

上为末，每二钱，温水调服。

羊肝丸：治一切目疾，不问内外翳膜、青盲等症。

白乳羊肝_{一具，以竹刀去膜}　小川连_{一两}　净甘菊　青防风　荆芥穗　西羌活　苏薄荷　大川芎

上为末，将羊肝蒸熟，同药末杵烂为丸，浆水下。

地芝丸：治目不能远视，能近视，或亦妨近视。

干生地四两，焙干　天门冬四两，去心　炒枳壳一两　甘菊花一两

上为末，蜜丸桐子大，每服日百丸，茶汤下。

熟地黄丸：补肾明目，滋阴升阳。

大熟地一两　当归梢五分　地骨皮五分　淡黄芩五分　炒枳壳三钱　鲜生地一两　天门冬八钱，去心　五味子七粒　炙甘草一钱　酒炒黄连六分　拣人参一钱　细柴胡二钱

上为末，蜜丸桐子大，每服百丸，白汤送下。

（《中医世界》7卷6期　医药提要）

伤寒后目疾

凡伤寒愈后，两目昏花不见者，盖因阳气下降，而不能上升故也。禁服寒剂及发散药，宜服补中益气汤，兼服参芪固本丸。（干卿按）伤寒愈后，或有目复火病者，以其清阳之气不升，而余邪上走空窍也。如瘾涩赤胀生翳者，皆以前法治之，如但昏而不见者，用人参补阳汤，加减地黄丸主之。最忌者，苦寒通利之剂。

（《中医杂志》10期）

眼科医案

丙辰年正月十二日

费肇立年五十二岁，九江江北，费家湾人。患双目赤翳不明，眼不见物。请人扶走至敝寓求医，费来诊时不见行路，系其婿扶走而行。

荆芥穗一钱二分　密蒙花一钱二分　炙桑叶一钱五分　净蝉衣去翅足，一钱二分　夜明砂一钱二分　谷精珠二钱　白蒺藜一钱五分　赤芍药三钱　川红花一钱　全当归二钱　大生地二钱　蕤仁去油

八分　水煎服一剂。

此方服下大效，眼赤退加光，一人能见路自行走。

丙辰年正月十三日

二诊方　昨方服下效。眼白珠红，退五分目现光，能见物自可出外行走。

大生地三钱　川芎炭八分　炙桑叶一钱五分　生白芍二钱　当归身三钱　净蝉衣去翅足八分　密蒙花八分　荆芥穗八分　谷精珠一钱五分　白蒺藜一钱二分　赤芍药二钱　川红花六分　炒香附打碎，八分　淮木通一钱　蕤仁去油，四分　白菊花三钱

水煎服一剂。

丙辰年正月十九日

三诊方　昨方服下效。白眼珠红退七分，目痛已愈，眼能见字，并能写字，目渐向愈。

大生地三钱　当归身三钱　甘枸杞一钱六分　杭白菊二钱　川芎炭三分　生白芍二钱　炒香附打碎五分　白蒺藜一钱五分　净蝉衣去翅足，三分　水煎服一剂。

按费肇立后，于正月二十四日渡江求诊，余仍以三诊方加服二剂，间一日服一剂。

丙辰年正月二十八日

五症方　正月二十四日方效。白眼珠红退八分，目渐愈。

北枸杞二钱　黄菊花二钱五分　干生地三钱　当归身三钱　正川芎二钱　杭白芍一钱五分　赤芍药一钱二分　四制香附打，四分　炙桑叶一钱五分　沙苑蒺藜一钱五分　水煎服二剂。

丙辰年二月初六日

六诊方　正月二十八日方效。白眼珠红退九分，尚有

红丝。

干生地三钱　生枣皮二钱　淮山药二钱　粉丹皮一钱二分　建泽泻盐水炒，一钱二分　白茯苓一钱五分　北枸杞二钱　黄菊花二钱五分　沙苑蒺藜二钱　霜桑叶一钱五分　谷精珠八分　水煎服三剂。

按费肇立复于二月十五日渡江。

七诊右目红丝退净，已痊愈，惟左目尚有红丝少光，仍以二月初六诊方续服三剂。

丙辰年二月三十日

痊愈善后方

北枸杞八两，杭白菊六两，共研细末，炼白蜜为丸如桐子大，每日清晨用淡盐汤送下三钱。

（《三三医报》1924 年 1 卷 30 期）

眼科医案

陈右双目赤肿如桃，眵泪腥臭，天庭眉骨，痛若斧椎。外视全失光明，暗中稍见灯影，两脉弦而硬，苔白滑中干，下则淋带，腥秽异常，且寒热时作，有似感冒，此属梅毒传染，热极生风，兹拟苦寒解毒，兼清木重剂，以观其效。

羚羊角　鲜生地　人中黄　山栀　生甘草　龙胆草　生石膏　石决明　知母　淡黄芩　鲜芦根　竹叶

二诊：昨投苦甘寒凉重剂，稍具成效，寒热不作，口渴思饮，苔转微黄，痛则时作时止，仍宗前法，加生锦纹以泻之。

三诊：羚羊白虎，重剂两投。痛止脉平，眵带腥秽亦减。目肿微消，收睫视之，白睛高突，有似鸡冠，黑睛仍陷，瞳神混沌，外视无光，皆由热毒蒸灼所致。仍主解毒泄浊，以清其源，佐以滋润，俾保神光。

鲜钗斛　大白芍　丹皮　玄参　生军　知母　甘草　鲜生地　女贞子　黄芩　决明　山栀　竹叶

四诊：静观症状，愈已过半。二目白睛稍平，瞳神隐现，视物微明，但尚未能分辨菽麦，今以四物五子兼消余毒法。

钗石斛　全当归　菟丝子　女贞实　车前子　肥知母大白芍　干地黄　枸杞子　覆盆子　竹叶　灯心

外治法：初用珠黄清凉散，继用八宝珠黄散。

刘右　夜明见物，返人之常，头眩口渴，脉来细数，苔薄中干，阴虚阳扰之象。以六味佐甘寒之品，使心肾交精华藏焉。

熟地　淮山药　泽泻　大白芍　龟板　密蒙花　山萸肉云苓　粉丹皮　石决明　炙鳖甲

霍幼　双目星翳如豆，遮蔽瞳神，确属胎痘余毒，体格肥硕，别无见症。且生甫三月，克伐非宜，幸母乳尚佳，治疗不难。

鸡肝一具（蒸露饮而点之），母忌辛酸激刺食品。

（《医学杂志》79 期）

答钟天赋君问失明治法之商榷

天赋君代至戚钱涛先生，问双目失明治法，词意既恳切，识见尤高妙。惟鄙意犹以为未尽然，今就愚见所及答之如下，是否有当，还望高明正之。

据述钱君，现年卅九，先患右目失明，继病左目，而少年之时，不禁色戒，加之环境压迫，心火如焚，肝阳屡动，此病之成也。考之《内经》，瞳人属肾，肝脉连目，故内伤之失明，此二经直为大目，而目疾最宜戒绝房室。故病赤目而犯及房室者，其目必盲，此洁试之屡矣。今钱君少年不禁色戒，加之肝火内焚，水亏木旺，宜其失明。此病洁曾诊数人，而收效颇迟，因既属亏损，王道无近功。天赋君所拟还睛丹一法，以附子、台椒、硫黄为主，均温烈之品，恐非此病之宜。然甘寒过甚，亦非良计。天赋君所云眼科专家甘君，以嘱谨守精关，节戒烦恼，诚良医也，宜其有功。然不可因功微而疑之无能，舍之他去，致英雄无用武之地，惜矣。故为钱君计，为钟君告，速宜信此良医，毋失之交臂也。尽心调治，终有重明之一日，况左目为患尚浅乎，切不可疑寒凉之无效，而尝及温烈，则痼疾莫起矣（如确系命火之衰，虚阳上浮，宜温肾者，必足部背部觉冷，舌苔淡白而无华，苟见此种症象，则还睛丹确系良方）。

而洁有一方，钱君如能常服之而不辍（信之坚），亦有重明之望，方如下：

天门冬二两　菟丝子七钱　吉林人参　茯苓各二两　甘菊
山药　枸杞　石斛　杏仁各七钱　草决明八钱　麦冬　熟地
生地各一两　肉苁蓉　青箱子　羚羊角镑　蒺藜　川芎　甘草
炙　黄连　防风　枳壳　乌犀镑，各五钱　牛膝七钱半

上二十四味为细末，炼蜜丸如绿豆大，每服卅五丸，温酒汤下。

附注：如系梅毒为患，最忌温烈，且此方亦宜。

（《医界春秋》陆清洁）

治胃肠夹外邪危病陈苏失明复明合案

杨茂森　年三十四，寓天津松秀里。

杨君，天津太古洋行管仓，庚申秋，痰咳嗳气，渐腿足

334

瘰肿，辛酉初秋，洗澡后更恶风，乍寒乍热如疟。年余，多历中西诸医，深秋危甚，其家托其表弟，亦余姻亲，入京相邀，述上病状，情恳未忍过却也。

余至津，杨君卧床面内，家人转掖向外，一望青黄色黯，谵语神昏壮热，痰涌嗳气。审其唇焦裂，舌底黑，中腻上干黄，脉浮弦有力，询得有微汗，渴饮便秘溺黄。出医方遍视之，余曰：初本不过肺燥胃滞，清消可愈。奈何屡误至此，危难耶。中医之太破散，太苦寒，太补腻，责无旁贷矣，而西药之可议者，如阿斯必林、金鸡纳霜，平常药耳。学西医者，不顾其太散。余族兄又包，余友古辉山，死于是，今又以误杨君，后多用铁精、牛羊肉浓汁补血，亦何非一丘之貉耶。夫饮食入胃，化生气血，《内经》所详言，西说谓饮食入胃，运生心血，而上之脑髓，下之囊精，亦由血所运化，言诚是矣。但化之者胃，行之者脾，统之者心，帅之者气，奈徒拘形质，尚未明其化行统帅之原理何。璧之制物机器焉，缺少煤火蒸汽，徒耗其资财，倾其质料，机器反因之污，何能制物，是能行而后能化，能化而后能补，其理显然。又例如鹿茸，最补精血，余赖以生。先嫂朱氏，族叔世源，何尝不因以死耶。杨君感风，不轻疏以致留邪，补腻迭投，不清消以祛积滞，转寒散补腻，涂负壅留。譬诸沟渠焉，废物堆积，郁伏生热，烟腾于上，霉腐于下。经曰：水流湿，火就燥，今正火上而湿下。经又曰：肾者胃之关也，关门不利，故聚水而从其类也，上下溢于皮肤，故为浮肿，标本兼病，苟不转枢以伸其气化，此外更有何治法耶。方拟软柴胡四钱，知母、大腹皮绒各三钱，苏子、前胡、射干、白前、郁金、竹茹各二钱，法夏、厚朴、范志各钱半，薄荷八分，甘草六分，煎服。此类药用三日，热轻啜粥，点首识人，仍不能坐语，背阳恶光，舌干想饮，前方去软柴胡、范志曲、苏子、薄荷，改苏梗、谷芽、冬瓜仁、银州柴胡，助以羚羊水，清以小白虎，通以紫雪丹，降以调胃承气，八日始有小效。余据舌黑粪黑，实由痰瘀内阻，用礞石滚痰丸四钱，黑白牵牛末各一钱，煎水分次送下，夜半，忽腹痛壮剧，余强语以慰其家人，以脉无大变象也。夜向晨，连下痰瘀盈盘，第九日始能言坐矣。前方去苏、前、郁、射、银、胡，入金钗斛、丝瓜络、鲜杷叶、冬瓜仁、白茅根各三钱，西洋参、皂角仁、威灵仙、大小蓟各钱半，苏竹沥一杯，用此等药，共两星期，诸恙大减，脉象濡大，仍嗳气，胃纳未强，腿足未健，肌肉黄黯，病久则肝脾已虚，宜治其本。余乃留方回京焉，概补脾如参、芪、术、草、山药、云苓，行滞如砂仁、广皮、法夏、豆蔻仁、鸡内金，补肝如杜仲、续断、木瓜、牛膝、鸡血藤、络石藤、桑寄生等类，每药不过一二三钱，别一月，函告痊好矣。叶天士治外感，参以轻疏；徐洄溪治热，取裁于三承气；治痰，取裁于三泻心汤；其知道也夫。又忆前二十年，在广乡居，有妇人负子而哭，余妻遇诸园外树下问之，陈姓业农，夫远出，子四岁，名苏，目疾久，日数十里赴澳门求医，胬肉遮睛，两目无睹，引至家求治。余曰：膜厚失明，余非专科也，奈何？却不获已，脉弦，肌黄而舌赤，善怒嗜土，余曰：此肝脾之积所致也。姑以白蒺藜、木贼、夜明砂、谷芽、鸡内金各二钱，青黛八分，白芍钱半，癞虾蟆干二枚，川白芷钱半，葛根、柴胡各八分上引之，另以蛇蜕皮一两，煮水煎药，别以龙眼树七枚，每日煎水，熏洗兼服，以去膜。十日后，左目有微明，即授以广西茶客传余岳丈吴公绍芝痁积上眼屡验方：草决明八分，鸡内金一钱，白蒺藜六分，珍珠末五厘，共研细末，以不沾水雄鸡肝一具，夹药末蒸食，上药一料，分二次，用约半月，效甚。陈苏服过四十次，左目复明，合记之者，以杨君尊堂，嘱认余为谊亲，数年来候问络绎。陈君至今年逾弱冠，余已北上，岁时必函候起居，信爱如此，悠厚如此，非惟两君感余，余实感两君矣。厚能载福，其愈也，天实为之也，余敢贪天之功，而以为己力耶。

（《医学杂志》68 期）

目生内障

甘肃马姓，寓天津英祖界居安里，有女十一岁，自十六岁秋季，因患眼右目生内障，服药不愈，忧思过度，以致月闭。自腊月服药，直至次年孟秋月底不愈，其兄向为陆军团长，时赋闲家居，喜涉阅医书，见愚新出版五期《衷中参西录》，极为佩服，遂来社问询，求为诊治。其人体质瘦弱，五心烦热，过午两眼色红，灼热益甚，心中满闷，饮食少许，即停滞不下，夜不能寐，脉搏五至，弦细无力，为其饮食停滞，夜不能寐，投以次生通脉汤，加生赭石、熟枣仁各三钱，服至四剂，饮食加多，夜已能寐，灼热稍退。又为加生地黄五钱，丹皮三钱，服药十剂，灼热大减，遂去丹皮、枣仁，将龙眼肉改用八钱，又加怀牛膝五钱，连服十余剂，身体寝壮健，因其月经犹未通下，又加蟅虫五枚，樗鸡十枚，服至五剂，月经已通，然下者不多，遂去蟅虫樗鸡生地黄，加当归五钱，俾服数剂，以善其后。

（《幸福报》1930 年）

夜盲

夜盲，一称雀目（广东方言谓之以鸡盲）。即日中两目如常，至日暮一无所见，如雀目然也。

此方为先君子珍藏验方之四，其治验实例数行，惜被衣鱼啮蚀过半，残缺不复成文，惟方医部分幸尚完整，殆天不欲使此方失传也，及录如下。

夜明砂　壳精草　青黛各一两，飞净

上药三味，共研细末，大人每服二钱，小儿每服一钱，先用猪肝一大片，以手劈开（不宜用铁器）。将药末遍掺肝内，以摊匀为度，再用麻线札好，以米泔水（即洗米之水，宜取第二次者）一大碗，与猪肝放瓦器内（不宜用铜铁器）炖熟，将肚取出。另以碗载肝汤熏眼，分肝及汤为三服，不限时间，以一日食完为度。每次均须煮热，空腹食之，即以原汤送下。病浅者，一日即见效，二日便收功。病深者，忍耐多食数天，无不应验。

（《中医新生命》验方丛编三十）

眼珠见风流泪

眼珠见风流泪之原因、病理、治法、处方并中西应用有效之验方。

眼珠见风流泪之病症，诚有之，并常见之。然其病名，则中西医籍内，却未之见闻也。意者，岂其脓漏性结膜炎欤？盖本症之原因，为淋疾或带下之传染而起，故又名淋病性结膜炎。或曰风眼，其症状约分三期。病理（所谓临床病理学）即概在内：第一期，结膜浸润肥厚，硬固不易反转，乳头发赤肿胀，眼球结膜，潮红浮肿，角膜周围，堤状隆起，分泌黄色液体，怕风羞明，灼热疼痛，觉有异物。第二期，则乳头赘殖，呈天鹅绒状。分泌液更多，脓漏增加，每波及角膜而生溃疡，或穿孔，是以此期须特加注意。迄乎第三期，则潮红肿胀渐消，分泌液物亦减，遂乃变为液性矣。

考眼球泪腺之构造，在乎外眦之上，若唾液腺然，乃复管状腺也，泪液分泌，受泪腺神经、交感神经之支配而主宰之。泣时，欠伸时，情意感动时，俱能增加分泌，普通因受强光（日光电火，或为异物，虫砂尘埃），鼻黏膜刺激，重烟雾入眼亦然。此乃由于三叉神经起反射的兴奋，引及泪腺，促其分泌之工作紧张故。

或者曰，诚若是，则眼珠见风流泪，实一寻常事耳。曰：然也。曰：然则今子胡为将此症拟之于淋病结膜炎耶？曰，是有道焉，诚不可以不辨。夫强光、异物、烟雾、刺激，不过仅一时而已，时过境迁，常态旧复，晏如也。何可与淋带病菌，侵袭盘踞，分泌毒素，蚀损组织比耶！此吾之所以名此病为脓漏性结膜炎之第一最大根据所在点也。是耶？否耶？则非愚之敢知矣。

若论治法，则西医主张对此症务须绝对安静摄生，整理便通，每半时即当以硼酸水洗眼一次，并用升汞严格消毒，且以消毒棉花按覆健眼，俾防传染。至第二期后，则以硝酸银为特效药，处方若用升汞水以洗眼，硝酸银、馏水以点眼，过猛酸钾、馏水以消毒。水银软膏、薏苡膏，以治及强度羞光怕风症等……而国医之治疗方剂更多，兹录其灵效有验之数则于后，以供临证者之参考采用焉。

洗涤蘸抹用：

（一）黄连三分　黄柏一钱　白矾一钱　铜青一钱　以上药用水煎浓，晴天露一夜，蘸抹眼睛极效。（应验良方）

（二）黄连少加明矾，人乳侵蒸，点角。集效方

（三）土砂膏　土砂三分　石膏一分　片脑少许　上为末，新汲水入蜜调敷眼眦头尾及太阳穴。

（四）黄连膏　黄连　片脑　洗净剉碎，炖膏熬溶，再滤净，以少许点眼大眦内。

（五）杏仁龙胆草泡散　龙胆草　当归尾　滑石末　赤芍药　杏仁各一钱，去皮尖

上以白沸汤泡，顿蘸洗冷热任意不拘时候。

（六）风眼下泪，用木耳一两烧存性，木贼一两为末，每服二钱，以清米泔水煎服。（惠济方）

内服用：

（一）玄精石（火煅）、石决明各一两，蕤仁、黄连各二两，羊肝七个，用竹刀切晒为末，粟米饭丸梧桐子大，卧时茶服二十丸。（朱氏集验方）

（二）当归饮子　滑石半两　当归　大黄　柴胡　人参黄芩　甘草　芍药各一两

上剉细，每服二钱至五钱，水一盏，生姜三片同煎七分，去渣温服。

（三）疏风清肝汤　归尾　赤芍　防风　川芎　菊花栀子　薄荷　柴胡　连翘　金银花　生甘草

上用灯心五十寸，水煎，食远服。他若荆防败毒散、如意金黄散、泻肝汤、六味丸。……等成方，皆可选用。

（《医学杂志》84 期　陈伯涛）

目痛

严芝田君云：余向在汇丰时患目痛，终日向暗处坐，见阳则刺不堪，缠绵多日，经中西医诊治均未瘥减。一日偶为行中司爨者所见，伊视余目，谓此症不用点药，开汤剂，但

为汝耳后以细针系红丝线，将现紫色筋处以针穿其筋，以线结之数日，线结同所出血结痂落下，目自愈。如其法治之，逐日而愈。余又闻新昌梁姓友云，十四岁患目羞明刺痛，族中为铃医者，为刺其耳后一针，不转瞬即痛减目可开视，技诚神哉。据铃医云：汝患尚浅，否则须刺脑后处也。其刺处在耳后上半截折纹中，紫色筋缕绽露处。

芝田君又云：余又于目之黑轮近瞳神旁起一点翳障，视物颇觉不便，屡治无效。一日为剃发匠见之，云：吾能以手术为汝除去，于每日清晨用圆端骨针向翳上一触即嘱余闭目片时，如是者五六天翳渐消散。云：夫翳属气分之结，经每晨以骨针碰触结者乃散，亦有至理。二症医不能治而爨夫剃工铃医能之，要亦畸逸者流，所授而鲜闻世医用其术，迨所谓礼失而求诸野者耶。而乡间或砭孩提之痉，或刺肝痛亦时有所闻，间多愈者，安得聚草泽医生于一堂，而研究之也。余于目科为门外汉，或散见于古籍，亦未可知聆其术之神，故志之。

阳虚目疾

太平洲沈姓，以赌博为生，终年彻夜不寐，兼嗜烟色，后眼白泛淡红色，目珠少光，至清晨则如行云雾中。日晡至天明，灯光之中，视物明亮如故，就诊吾师。吾师曰：晨暗夜明，明是阴盛阳衰，虚阳上潜，天地惟火能烛物，水能鉴物，晨暗而夜明，是火不能烛物。清阳之气，不能上升，当服补中益气汤十余剂，后服归脾汤十余剂而愈。《内经》云：五脏六腑之气，上输于目而为之精，精之精为瞳子，何脏虚，宜治何脏，徒退热清热无济也。

（《国医杂志》7 期　余鸿孙　诊余集）

两目暴盲

衢州孔君肖铿，年已六旬，于余为父执，在冬初下杭为次公子完姻，腊月方归。途次两目暴盲，即延眼科治之，以其为肝火也，投寒水石、知柏、桑菊等药，越宿昏沉不知人事。喉有痰声，鼻鼾嗜睡，星夜趱程，迨抵衢，昏睡痰声如故。叶君格章具函急足来樟邀余诊，曾用通关法，连嚏不已，以为有生机矣。进竹沥、姜汁、半夏，灌时咳嗽迭作，而痰声亦渐平，旋时复起，按其脉浮弦而迟，病家云：病者之右手足似有掣痛，时进动弹。余谓肾阳衰乏，寒风入中，痰阻廉泉，神机堵塞，所虑者，正气不支，滋兹昏厥耳。拟方用大剂附子、炙草、麻黄、桂枝、杏仁、半夏、菖蒲、姜汁等味，尽剂仍未得汗。余曰：殆矣。此元阳真气将绝，不能蒸动作汗也，再进一剂。加用别直参、于术以扶正气，果得小汗，而昏睡鼾声如故，且见手撒、遗尿、耳聋等恶险，败象已见。余叹技穷，病家必欲拟方，乃仿地黄饮子意，与余同诊者，有章寿荪君，渠意与余相同，余即回樟，不两日而没。医书言卒中之症，用通关法，有嚏则生，实不可恃，而五绝为不治之症，则信然矣。孔为圣裔，清封博士，生平为人甚精干，于其没也，人多惜之，余无术回生，尤滋愧仄。

（《中医杂志》3—5、10—17 期 王一仁 临症笔记）

症治杂记

余幼见先人治一反瞳之症，取针刺其背后，霎时瞳眼转而向外，遂能见物，揖谢而去。奈彼时余年尚幼，未能记忆，只知针其背后而已，对于背后何处何穴，则茫然无知。及长，又忘请训。前年，仙邑羊坪村一三十余岁男子踵门求治，盖赫然反瞳症也。余始忆及先人曾治此症而效，无如弃养已久，莫起九京，遍检方书针灸等书，亦无所见，惟有敬谢不敏耳。闻此人数年觅医，均无效果。现已赍恨入泉，迄今思之，深咎昔年之忘于究竟，有负此人。海内不乏明哲，其肯举以见告乎，如有之，请于《神州国医学报》披露之，以救此不见天日之同胞，则感同身受矣。上已日后辈黄国祥录呈

去疾按：黄国祥先生不远千里，惠赐此文，朴实说理，殊深钦佩。原文无题目，敬为之名曰：证治杂记。似尚切合，黄君有暇，尚祈常赐佳作也。

（《神州国医学报》黄国祥）

白翳

两目气轮，赤脉绕满，右风轮，白翳一点，恐其蔓延厚大，脉细弦，苔干糙，阴不足，火有余，风湿热上攻清窍也。

鲜首乌四钱，酒洗　石决明一两　白蒺藜三钱　冬桑叶钱半　木贼草三钱　甘菊花钱半　碧玉散三钱　粉丹皮钱半　大连翘钱半　真石蟹五钱　二蚕砂三钱　密蒙花钱半

（《中医世界》1卷5期　常熟杨百城先生）

5. 口腔科

牙龈出脓

沈诵徕先生　牙龈出脓，已就西医治局部，其两肩胛自觉寒，时时眩过欲呕，乃痰饮，慢性胃炎之一种，故脉小软而舌白津润。

带皮赤苓五钱　太子参二钱　桔梗一钱半　福泽泻四钱　陈皮三钱　小朴一钱　茅白术生用，各钱半　姜夏四钱　炙草一钱

二诊：眩晕与恶颇差，然每恼怒则肩背又寒，此肝所致。午后疲，体温稍低，此不可使凉药，凡体肥多痰者多阳虚也。

带皮苓五钱　柴胡二钱　泽泻四钱　蒙桂心末丸吞，五分　茅白术生用，各一钱半　白芍三钱　太子参三钱　炙草一钱　小朴一钱　枳壳二钱　陈皮二钱

二诊丸方：痰饮所发肩背寒与眩运已不复觉，注意时似有自觉证。此则心理使然，惟舌上有腻津，则仍须利湿，脉已平，牙龈出脓血，西医屡治不效，乃疑糖尿或肾病，以我观之皆非也。

犀角一钱半　藁本六钱　当归六钱　带皮苓一两　细辛三钱　防风六钱　川芎三钱　生白术六钱　白芷六钱　升麻五钱　槐花六钱　太子参六钱　地骨皮六钱　柴胡六钱　炙草四钱　泽泻八钱

上十六味，研极细末，水泛丸，如绿豆大，阴干，早晚各服二钱，淡盐汤或白开水送下。每次稍加丸，加至每服三钱为度。

（《中医新生命》1934—1937年1—31期　陆渊雷医案）

拔牙之后舌短口噤

桑君　八月二十四日

拔牙之后，舌短口噤。饮食艰难，脉弦舌腻。此恐是破伤风，有绝大危险。

荆芥穗三钱　蝉蜕一钱　楂炭三钱　升麻八分　炙全蝎钱半　菊花三钱　当归二钱　生草一钱　炙僵蚕三钱　银花三钱　生地五钱

再诊：牙龈稍活落，能咀嚼，迄今不发热，是好象脉弦已去，但迟，舌满薄白，虽无他证，夏日亦当兼强心。

荆芥穗三钱　　生地六钱　　菊花三钱　　黑附块二钱　　炙全蝎二钱　　当归三钱　　升麻八分　　炙僵蚕三钱，丝　　牙皂五分　　生草一钱

（《中医新生命》1934—1937 年 1—31 期　　陆渊雷医案）

齿痛

陆某　风受于卫，卫气不和，故发热，热淫于脑，脑宫不安，故梦遗。胃火有余，肾水不足，火热上冲齿龈，故齿痛口渴，疏风却寒，则营卫有调和之机，壮水清火，则中宫无戕贼之害，录方候正。

金银花三钱　　连翘瓣二钱　　肥知母三钱　　荆芥穗二钱　　苦桔梗二钱　　炒黄柏二钱　　淡竹叶二钱　　萼梅花二钱　　原滑石一两

（《中医世界》3 卷 16、17 期；7 卷 3 期　　临症医案）

齿衄验案

病者：郭某，年二十五岁。石码恒泥社农民。

病名：齿衄

原因：饮酒

症候：脉芤头晕，体微热，齿衄迸流。

经过：喝酒多量，因酒精毒，立时齿衄迸流，历经西医注射，无效。

诊断：中酒精毒。

疗法：清热敛血。

处方：六味地黄，加黄连骨碎补汤。

生地三钱　　茯苓三钱　　淮山三钱　　盐丹皮二钱　　黄连一钱半　　骨碎补二钱半　　泽泻二钱　　萸肉三钱

敷剂：百草霜　　珊瑚　　共研粉敷患处。

效果：一剂立时衄止。

（《医学杂志》60 期）

齿衄

常熟寺前毗陵人，木梳店俞姓，年二十余岁，齿衄如注，血流盈碗，面红目赤，脉来虚浮兼数，重按无力，神静不烦，口不臭秽，言语轻微。余曰：此乃少阴龙火上燔，齿热则龈肉离脱，齿缝血出不止，手足清冷，急用肉桂五分，研末饭丸，先空心服下。食以糜粥，使其压之下焦，再进甘凉咸寒滋降，导龙入海，再将生附子、麝香作饼，贴左足心涌泉穴，一剂血止，两手足转温，脉渐敛，和平如常矣。

（《国医杂志》7 期　余鸿孙　诊余集）

齿衄

操劳过度，肝胃之火上升，齿衄势如涌泉，血色鲜红，脉数不匀，证防汗厥生变，拟玉女煎法以尽人力。

生地　淮牛膝　白茅根　犀角　石斛　地骨皮　粉丹皮荷叶

（《中医杂志》6、7、8 期　赵海仙　赵氏医案）

牙痛

右　齿为骨之余，龈为胃之络，水亏于下，火炎于上，龈络被灼，致成牙痛。日前龈肉痛势已退，肿势未消，哺乳一载，月事未至，脉象小弦，右部虚数，当用壮水以制上炎之火，参以育阴以潜亢腾之阳，务使阳静火熄，则龈肉自可清静，痛肿不致绵延矣。

鲜生地　丹皮　元参　牛膝　炒知母　银花　胡黄连竹心　左牡蛎　白芍　连翘　银柴胡

（《中医杂志》6、7 期　金子久　问松堂医案）

牙齿病的治疗方法

一、牙疳

牙疳，阳明胃经风热之症也。生于牙床，坚肿疼痛，寒热腮颊浮肿，宜加减清胃汤。欲溃脓，加白芷、当归、丹皮、赤芍。溃后去竹叶、石膏、防风、荆芥，加川芎、当归、生地，搽冰硼散。

主治方

（一）加减清胃汤：川连　黄柏　石膏　花粉　山栀　连翘　元参　荆芥　防风　甘草　桔梗　枳壳　竹叶　灯心

（二）冰硼散：月石　元明粉　朱砂　冰片　研极细末

二、牙宣

牙宣一名齿衄，血出鲜红，势如泉涌，口臭不动，胃经实热也，宜加减表胃汤。牙龈腐烂，淡血渗流不已，阳明有余，少阴不足也，宜玉女煎。血点滴而牙微痛，口不臭，而牙动或落者，肾经虚火也，宜六味地黄汤加骨碎补。甚者，加五味子、肉桂，患处搽止血丹。

主治方

（一）玉女煎：生石膏　熟地　麦冬　知母　牛膝

（二）六味地黄汤：熟地　淮山药　萸肉　茯苓　泽泻　丹皮

（三）加减清胃汤见上牙疳

（四）止血丹

蒲黄（煅存性不拘多少）为细末。

三、牙漏

牙漏由火郁肾亏所致，多生于上下门户龈上，初发黄疱，高肿作痛，破流出脓，其口细如针孔，过操劳，或心绪烦扰，或煎炒、烟酒过度，发则肿痛。甚有串至左右齿根，虽不致命，亦颇为累。初起宜清阳散火，久则当用六味地黄汤加元参、石斛。不可妄用苦寒之药，致心胃之火，郁而又郁，反使热毒愈深。亦不可早用敛药，致火毒内伏，腐蚀蔓延，有脱龈落齿之害。食后必须漱洗，免致渣滓嵌入脓窍，而生胀痛，外以金不换敷之。

主治方

（一）六味地黄汤（见上牙宣）

（二）金不换散：人中白　青黛　犀黄　珍珠　元明粉　硼砂　炙僵蚕　朱砂　冰片　西瓜霜　研极细末。

四、牙疔

牙疔生于牙缝之中，牙根之上顶，高突起痛连腮颐，破则流血，由膏粱之毒，蕴于足阳明胃经，内服宜三黄凉膈散，外以蟾酥丸研末敷之。

主治方

（一）三黄凉膈散（见上缠舌喉风）

（二）蟾酥丸：酥片　蝎尾　甲片　蜈蚣　藤黄　雄黄　乳没　川乌　草乌　银朱　麝香　研极细末。

五、走马牙疳

牙疳多因小儿痧痘后，余毒及癖积毒火而成。初则口有臭气，渐至齿热，甚则龈烂热血迸出，血聚成脓。若迁延失治，则齿落朽，气促痰鸣，穿腮破唇而死。盖热邪直壅上焦，其变甚速，故有走马之喻。痧痘余毒所中者，宜服清疳解毒汤。癖积毒火上攻者，芦荟消疳饮。轻者，俱掺中白散。若腐烂渐开，流血齿摇者，掺骏马散。

主治方

（一）清疳解毒汤：人中黄　川黄连　柴胡　知母　连翘　牛蒡子　犀角　黑元参　荆芥　防风　石膏　竹叶　灯心　呕加芦苇根

（二）芦荟消疳饮：芦荟　胡黄连　石膏　羚羊角　栀子　牛蒡子　银柴胡　桔梗　大黄　元参　薄荷　甘草　淡竹叶

（三）中白散

（四）骏马散：金枣丹　雄棘散　中白散　冰硼散　黄连　冰片　上犀黄　研极细末。

六、钻牙疳

钻牙疳小儿多患之，牙根肉内钻出骨尖如刺，疼痛异常，由心胃二经积热而成。起用针刺，搽冰硼散，内服芦荟消疳饮。

主治方

（一）芦荟消疳饮（见上症马牙疳）

（二）冰硼散（见上）

七、七星疳

周岁小儿不出牙者，易患此症。生于上腭潭窝之中，起细黄癌，点点如星，痛甚不乳，以银针细细挑出，但不可重，抹紫芝丹。重者，服犀角解毒汤。

主治方

（一）犀角解毒汤：乌犀角　大生地　防风　川黄连　全当归　荆芥各一两　连翘　赤芍　桔梗　大力子　黄芩各七钱　薄荷叶　甘草各五钱

共研细末，炼蜜为丸。月外至五岁者一丸，灯草煎汤送下。

（二）紫芝丹：朱砂　雄黄　青黛　轻粉　牛黄　珍珠　人中白　丹矾　明矾

为末，同东丹等分炒枯，冰片末和研。

八、马牙疳

马牙疳在上下牙床内，白星如粟芽，痛难开阖，亦用银针挑破浮皮，挤出白物，似粉如虫，揩净，吹紫芝丹。重者服犀角解毒丸。

主治方

（一）犀角解毒丸（见上七星疳）

（二）紫芝丹

九、口癣

口癣多产一牙内，状如黄豆，疼痛不乳，用针挑出黄；抹紫芝丹，服犀角解毒丸。发上三症，治法相同，但七星马牙，毒轻宜挑，不出血。口癣毒重，宜重挑，出血以泄火毒。

主治方

（一）犀角解毒丸（见七星疳）

（二）紫芝丹（见上）

十、牙菌

牙菌生于牙龈，其强黑色，高低如菌，此属火盛血热，而兼气郁所致。宜用手术去之，法以蜘蛛丝搓之，作线套菌根上，其丝自渐收紧，至极痛，须忍耐片时，菌落血出，用止血丹，或百草霜敷之。

主治方

（一）止血丹（见上）

一一、齿䘌

齿䘌齿内生虫，龈肉痛胀，腐烂时出脓血。由胃经瘀热，风火聚凝面上。服清胃汤，加白芷、升麻，点塞牙丸。

主治方

（一）加减清胃汤（见上牙疳）

（二）塞牙丸

一二、齿龋

齿龋由风热客于手足阳明两经所致，初起牙龈宣肿觉痛，遇风痛甚，常作歪口吸气之状。牙龈腐孔，时出臭脓，久则龈齿宣露，服加减清胃汤，冰硼散。

主治方

（一）加减清胃汤（见上牙疳）

（二）冰硼散（见上）

（《家庭医药杂志》2 期33、8　许半龙）

齿落

扬州宣少翁之令媛，齿牙无故脱落，时医不知为何病及其治法，及修函询方于予。予曰：齿为肾之标，肾虚火不归经，反炎乎上，则齿牙脱落，宜服桂附八味丸，但其中肉桂一味须用交趾所产者，以引火归原，则齿脱自不复落，果依此法而痊。

（《国医杂志》7 期　余鸿孙　鹤山书屋临证笔记　诊余集）

齿落重生秘方

齿有乳齿及永齿之分，幼年所生，如八九月而生，八九龄而落者，谓之乳齿，乳齿质成而根不坚刃，不足为强有力之消化机械，故至成年而必物换一次，成年气血已充，故牙齿亦可经久不磨，谓之永久齿，以表示久生成之意也。然童年乳齿初落，而亦间有久延不生者，此新陈代谢之时未熟，或由于血之未充实也，又有因跌仆击扣之故，而亦有损齿折牙者。若齿落已久，不易生发，凡齿不完固者，外则唇凹嘴瘘，内则食物不消，《仁斋直指》曰，养生莫要于口齿，知人之言也。治法以雄鼠一双，去肉取骨（取骨法，先将鼠剥去皮毛，用硇砂擦上，三日内，肉尽取骨候用）。瓦上焙干，另取香附一两，白芷三钱，川芎三钱，桑白皮三钱，地骨皮三钱，蒲公英三钱，墨旱莲三钱，川椒三钱，川槿皮三钱，青盐三钱。共为细末，擦至百日，其牙复生，效如神授。惟俟牙出时，其药末仍须吐出，幸毋啖下，方出《医鉴》。

（《幸福杂志》11、12 期合刊　宋爱人）

虚火牙痛秘方

虚火牙痛者，以齿为骨之精，骨为肾之余，肾气充实，牙齿强固，故童年乳齿，及年老齿枯者，一由于肾气之未充，一由于肾气之衰败也，肾为先天之本，精血津液，皆赖肾气之充实，为之生化不已。盖人身一小天地，上焦之生气，依乎肺之呼吸，心之循环，此犹之雨露风云，法乎天者也；中焦之生气，由于肠胃之分泌清浊，清者升于上，浊者降诸下，此介乎中者也；下焦之生气，则全依乎肝肾，封藏固密，始得生育万物，此法乎地者也。天地交泰而阴阳和平，人亦何独不然。或不善养生者，戕伤其下所封藏固密之精血津液，则阴虚而火旺。夫阴虚火旺之为病，更仆难数，而上循齿络，为牙痛者，亦其一也。其证痛而隐隐绵长，不若实火牙痛之剧。惟牙根摇动，甚则竟浮露于上，而牙龈则少有焮肿者。治法，六味地黄丸最佳（地黄、山药、萸肉、丹皮、泽泻、茯苓，蜜丸，药肆中有合就者）。每日晨起，取淡盐汤嗽口，后即送下该丸一二钱，久之自效，尤宜戒除酒色，为治本之计。按地黄丸，补泻同用，故无泥滞之弊，苟属阴虚之体，虽交夏暑，亦可用之。又按此证，肾阴渐复，则虚自熄，而牙病自愈，故无外治等法，即有亦必有效。

振声按：虚火牙痛，用西洋参亦佳，或煎汤服，或用参含于口中，附着痛牙处亦可，西洋参对于牙痛，其所以能效验者，则有三故焉。（一）牙痛多由火上升，西洋参味苦气寒，功能降火，故治之。（二）牙之痛也，其艰必充血焉，西洋参味厚气薄，补中略带宣通之性，血平则痛自愈。（三）牙之疼，必其神经与空气接触，西洋参能生津液，使牙神经与空气隔离，将无由而疼痛也。

（《幸福杂志》11、12 期合刊　宋爱人）

牙齿类方选

清胃汤：石膏、黄芩、黄连、生地、丹皮、升麻。

《医方集解》所录清胃散，无石膏、黄芩，有当归，是失清胃之本旨，恐系讹误，今从《医宗金鉴》、《外科心法》录出，名曰清胃汤，不名曰散。其药颇合清胃之法，生地、丹皮清阳明血分之火，石膏、芩、连清阳明气分之火。升麻升阳明之清阳，清升热降，则牙痛自止而龈肿自消矣。

玉女煎：生地、麦冬、知母、石膏、牛膝。

按王孟英云，陈修园力辟此方之谬，然用治阴虚胃火炽盛之齿痛，颇有捷效。若治温病气血两燔之症，宜去牛膝，盖即白虎汤加生地之意，未可厚非也。

失笑散：荜茇八分　北细辛一钱　大冰片二分半

共研细末，擦牙痛处，伏于桌边流涎。片时见效，盖牙痛一症多属寒邪包火，搽此辛散之药，则寒邪得解，火郁得伸，故能止其痛也。

一笑丸：川椒七粒，巴豆一粒，去皮共研匀，饭和为丸，绵裹安蛀牙孔内，俯首流涎其痛即止，取其杀虫之效也。

韭子熏法：瓦上煅红，置韭子百粒，清油数滴，待烟起，以漏斗管吸引向虫牙痛处熏之，良久温水漱，吐有小虫出尽为度。

芜荑消疳汤：芜荑、雄黄、大黄、芦荟、川黄连、胡黄连、黄芩。

芦荟消疳饮：芦荟、大黄、胡黄连、石膏、羚羊角、栀子、牛蒡、银柴胡、桔梗、元参、薄荷叶、甘草。

清疳解毒汤：人中黄、川黄连、柴胡、知母、连翘、牛蒡、犀角、元参、荆芥、防风、石膏、淡竹叶。

以上三方俱为治牙疳之良方，然临症施用须分别之：第一方宜于阳明积热盛者，第二方宜于肝胃之火俱盛者，第三方宜于痘疹余毒为患者，细审方中各药，自知分别施用矣。

冰白散：冰片、人中白、枯白矾，各等分。

上研细末，先用韭菜根、松萝茶煎浓汁。乘热以鸡翎蘸洗牙疳腐肉，见津鲜血再敷此药。日敷三次，若烂至咽喉者，以芦筒吹之。

芦荟散：芦荟一钱，黄柏五钱，人言五分，用红枣五枚去核，每枣纳入人言一分，火烧存性。

共研细末，先用米泔水漱口，次用此药敷于患处。

人参茯苓粥：人参一钱，茯苓六钱，共研末，同粳米一茶钟熬成粥，先以盐汤漱口，再食此粥。此为调养脾胃之最好方法，凡病后脾虚及脾虚用攻积药之时，俱宜服此，其功甚大，非特补脾，且能开胃也。

调胃承气汤：见前温病号。

荆防败毒散：见前泻痢号。

蟾酥丸：蟾酥二钱酒化、轻粉、铜绿、枯矾、寒水石、胆矾、乳香、没药、麝香各一钱，朱砂三钱，雄黄二钱，蜗牛二十一个。以上各为细末，称准，先将蜗牛研烂，同蟾酥和研稠黏再入各药末，共捣极匀，和丸如绿豆大，每服三丸，开水送下。覆被取微汗。

双解贵金丸：生大黄、白芷研末，水泛为丸，每服三四钱，五更时用连须葱、大者三根，黄酒一碗煮葱烂，取酒送丸服毕，盖卧出汗，过三二时，大便行一二次立效。

此宣通攻利之剂也，济之以葱酒，力能发汗攻下，故名双解。凡火盛便闭之痈症，皆可用此。

冰硼散：冰片五分，硼砂、元明粉各五钱，朱砂六分，共研极细末搽患处。兼治口疮及咽喉肿痛等症。

（《江苏全省中医联合会月刊》44期　王慎轩）

不能言

表侄季景江温病愈后，顽痰填塞心窍，瘖不能言。用密陀僧一钱研细末，茶清调服，而口即能言。去秋儿子宏焱治舆夫某甲，因观剧庙中小台忽倒，几被压伤，致惊气入心，亦瘖不能言，仍服前方而愈。按密陀僧一物能镇惊祛痰，凡病后痰迷心窍及惊气入心致瘖不能言者，服此无不立效。

（《国医杂志》7期　余鸿孙　诊余集）

牙齿

牙齿由是骨之余，齿发须知肾气虚，龂龂动摇生肿痛，阳明风湿热寒殊。

大意：《明医杂著》云：牙齿虽属肾而生，于牙状属阳明，故虚则露，壅则浮，挟风上攻头目，疳䘌则龋脱。

内因：王纶曰：阳明肠胃，伤于美酒厚味，膏粱甘滑之物，以致湿热上攻，则牙床不清，而为肿为痛，或出血，或生虫，而动摇黑烂脱落。若肾虚作痛，齿必疏，发摇动，其痛必甚。

外候：《绳墨》云：肾虚而牙疼，其齿枯；血虚而牙疼者，其齿痒；火热而牙疼者，其齿燥；虫蚀而牙疼者，其齿黑；风热而牙疼者，其齿肿；湿热而牙疼者，其齿烂；气虚而牙疼者，其齿豁；痰胜而牙疼者，其齿木。

齿病有恶寒恶热不同：《正传》云：足阳明胃之脉，贯络于齿上龈，手阳明大肠之脉，贯络于齿下龈，手阳明恶寒饮而喜热饮，足阳明恶热饮而喜寒饮，故为痛有恶寒、恶热之不同。

治牙病大法：《正传》云：大抵齿龈宣露而动摇者，肾元虚也。治宜滋阴补肾为要，憎寒恶热而口臭哕者，胃气热也。治宜安胃泻火为良。又云：其所谓风邪虫蚀之症。盖因热生风，而风生虫，肠胃之火既平，更加以擦牙诛虫之药，以治其标，无有不安之理，此活法也。

脉法：《医鉴》云：右关脉洪数，或弦而洪，肠胃中有风热，牙痛尺脉洪大而虚者，肾虚。主齿动摇疏发，相火炎上而痛。

治法：主以四物汤去川芎，加黄芩、黄连、连翘、花粉、元参、枳壳等。如胃火盛加石膏，大肠实加大黄，挟痰加贝母，挟风加防风、荆芥，臭秽加山栀，龈痒加白芷，肿胀出血加金银花，因酒加干葛，有虫加槟榔，动摇脱落加枸杞、知母、熟地，宣露加侧柏、牡丹皮。

清胃散：治因服热药使上下牙疼不可忍，引头脑满面发热，大痛喜寒恶热。

生地酒制，三分　粉丹皮三分　归梢三分　川连三分　升麻
一钱

上为末，作一服水煎冷服。

(《中医世界》7卷6期　医药提要)

牙更代而痛

左右下牙更代而痛，取落其牙，连并之牙仍痛，脉细弦
数，肺胃有热，肝肾阴弱，上实下虚，不能即验。

大生地四钱　乌元参三钱　生石膏四钱　粉甘草五分　怀牛
膝钱半　青防风钱半　石决明一两　荆芥头钱半　粉丹皮五分
薄荷头七分　茅芦根各一两

(《中医世界》1卷5期　常熟杨百城先生)

唇病

唇者，亦脾所主，经合于胃，脾胃受邪，则唇为之病。

风胜则唇动，寒胜则唇竭，燥胜则唇干，热胜则唇裂，
气郁则生疮，血少则淡而无色。

唇动则用消风散，唇竭用理中汤，唇干用三黄丸，唇裂
用凉膈散。

(《中医世界》8卷1期　医药提要)

口病

口为脾窍，能知味，臭恶应知热在脾，口舌生疮心壅
热，究其虚实病根除。

大意

中央黄色，入通于脾，开窍于口，藏精于脾，故口之为
病，乃脾病也。

内因

盖味入口，藏于胃，脾乃运化精液，以养五脏，五脏之

气偏胜，诸病生焉。

外候

肝热则口酸，心热则口苦，脾热则口甘，肺热则口辛，肾热则口咸。有口淡者，知胃热也。按：此乃脏气偏胜为病耳。有谋虑不决，肝移热于胆而口苦者。亦有脾胃气弱，木乘土位而口酸者，或膀胱移热于小肠，膈肠不便，上为口糜生溃烂者。按此乃脏气移热为病耳。又有口臭者，乃热气蕴积于胸膈之间。口疮者，脾气凝滞风热而然。

治口病大法

五脏之气，皆统于脾。凡七情六欲五味，皆能致病，治当因病而求之。

《心法》云：口疮服凉药不愈，此中焦气不足，虚火泛上无制，当温补之，此活法也。

脉法

左寸洪数，心热口苦、右寸浮数，肺热口辛、左关弦数而虚，胆虚口苦、洪而实，肝热口酸、右关沉实，脾胃有实热。口甘，兼洪数者口疮。脉虚者，中气不足。

治法

肝热主以小柴胡汤，加胆草、青皮，甚者当归龙荟丸。心热主以黄连泻心汤，或凉膈散。脾热主以三黄丸、平胃散。肺热主以甘桔汤，或泻白散。肾热主以滋肾丸，或滋阴大补丸。或谋虑不决，而口苦为胆虚，用人参、茯神、远志、甘草、胆草、柴胡。胆胃虚而口苦者，用四君子汤加柴胡、胆草。膀胱移热而口疮糜烂者，用柴胡地骨皮汤。口臭用三黄丸加元参、生地、连翘、山栀、当归、芍药、花粉、贝母等。如不愈，当以从治，用理中汤温之，或官桂末掺之。

柴胡地骨皮汤：治膀胱移热于小肠，膈肠不便，上为口糜，生疮溃烂，心胃壅热，水谷不化等症，如便实加大黄、朴硝下之。

细柴胡　地骨皮

上咀水煎。

疟后余邪

疟后余邪，化火内煽于阳明，肺胃蒸为口糜，其间扶气助火，滋腻锢邪等味。投之颇多，迄今连日不服剂，真智者识见。夫疟者状暑也，口糜者即所伏暑暍之变症也。阳明热深且炽，昭然可知也。甘凉清化，至当不易，若舍此而妄求，其犹正墙面而立也，与一笑。

细生地　黑豆衣　银花露　谷壳　地骨皮　草中黄　枇杷叶露

肝经郁热，络脉气阻，季胁右偏掣痛而拒按，嗌干泛苦，舌边疳蚀，脉弦细数。肝热忌辛通，高年忌苦泄，雪羹咸最宜。

海蜇　地栗

茧唇

沙沟乡妇王姓，两唇初起如豆粒，继长若蚕茧，疼痛而坚，食饮难进，寒热口渴，此症由脾胃积热而成，书名茧唇。予先用藿葛达邪法，解其外表，后进清凉甘露饮，外用蟾蜍饼贴之，密陀僧膏盖之，调治旬日而痊。

重舌肿胀出血

病者：岳忠奉化人，务农，二十余岁。

病名：重舌肿胀出血。

原因：嗜酒，心脾胃有积热。

症候：舌紫肿大出血，齿亦出血流涎，身热，外科重用石膏等品，致败胃不食，反加邪热内陷泻血，奄奄一息，幸人事尚清。

诊断：脉象洪实，心脾俱热，迫血循经上冲。外科不知对发药，论经而治，盖舌之心苗，脾胃之脉亦上行于舌。

治法：非大剂凉血败毒不可，用犀角地黄汤加味。

处方：犀角八分　鲜生地四钱　生白芍三钱　丹皮三钱　川连八分　条芩三钱　甘草八分　槐米二钱　荆芥炭一钱

效果：服两剂，即上下血止，热退舌瘪，思食而愈。

（《医学杂志》68 期　张生甫　验案六则）

舌衄

常熟东门老塔前处卢姓太太，是晚至寓就诊，脉来浮数，满口出血盈碗，彼自谓出自齿缝，余灯观之，血凝满口，不能清切，以齿衄治之。投以玉女煎，阳明少阳合治，明日出血更甚。邀余就其家，脉仍浮数，满口血糜模糊，吐血满盆，余令其用凉水漱口，将血拭净，细看其齿龈不胀，并无血出，见其舌上有血衣一层，用箸拨开，舌衄如注，舌上小孔无数，皆如针头。余曰：此乃心脾郁热，迫血妄行，舌衄也。急用蒲黄、槐花炭研末敷之，进犀角地黄汤，加蒲黄炭、中白、青盐，咸寒滋降等品，合四生饮一剂而愈，所以诊病苟不细心，仍作齿衄，治之不效，血出过多难免危险。

常熟冲天庙贡某，先因湿温漫热不寒，脉来滞涩，胸脘痞阻，溲赤作哕，邀余诊之。以温胆汤加入淡渗苦泄之品，不能速效，病家又延某，即病家之至友。病者商于医曰，若能下去宿垢，腹中痞阻可松。某徇病人之请，即于方中加凉膈散数钱，及瓜蒌仁、元明粉等，下之皆稀粪，明日漫热不止，腹中仍痞阻不舒，某因下之不效，代延其师诊之，仍用瓜蒌、芒硝、枳实等，下之不效。后两颔作胀，舌涩，言语不清，停二三日汤饮不能下矣。举家惊惶，其兄某来寓商之于余，再往诊之。已有疡科某诊过，方中有云舌卷囊缩，鞭长不及马腹，不治之症矣。余脱病人袴，视其肾囊纵而不收，并不缩，燃灯细视其舌肿而且厚，虽短不瘪，以指扪之强硬无津，所以饮不能入，语不能出也。或曰肾津告涸，非人参五味能救，或云非生地、阿胶不能滋。余曰此症非津竭也，如津竭舌缩，其舌当瘪，皮皱色紫，颔下不胀，余扪其舌强硬而厚，此乃热陷心脾，重舌、舌疔之类也。《内经》云：重舌刺舌柱，以铍针也。《外科金鉴》曰：重舌等将刺其舌，血色红者生，色黑死，非刺针不可。阿胶、生地、人参、五味，有虚实霄壤之殊。他人皆云，好刺更妙，非君不可。余曰：事急矣。余虽非外科，且从权耳。将针一枚，用竹箸一只劈开，夹在其中，用线札紧，露锋二三分，按舌刺之，共七八处，以纸拭之，血色尚红，后再刺之，见舌上有白泡，以指掠出看之脓也，再尽力按之。脓渐溃出，进清热消肿之方，当夜喉间渐松，渐能进饮，数日渐消，能进稀粥，后手臂、伏兔等处起流痰数块。余曰：即请疡科治之。疡科治月余，皆曰脓尚未成。江阴戚彦卿先生来常熟，荐其诊之。曰脓皆成熟，若不开泄，伤筋烂骨矣。彦卿一一开

361

之，进以补托数月而痊。所以内外兼症，内外科各相推诿，延宕时日，鲜有不误事者也。

古方之奇效

本报三十二号家庭医学常识栏，周永康先生所记之舌肿胀麻木实验方，略云余家使女，于去冬腊月，其舌忽然肿胀，麻木不仁，厚倍常舌，延请内科、外科相继诊治，不见寸效，后以生蒲黄掺敷而愈。圭按：此古方也，出许叔微《本事方》，云有士人妻，舌忽胀满口，不能出声，一老叟教以蒲黄频掺，比时乃愈。又"芝隐方"亦云，宋度宗欲赏花，一夜，忽舌肿满口，蔡御医用蒲黄、干姜末等分，干搽而愈。盖舌为心苗，心火上炎，舌乃肿胀，蒲黄味淡而兼辛甘，功能凉血活血，入心包络血分，清心之火，而散血之郁（舌部血液，因热而郁，故见肿满）。火降血散，舌胀自平，芝隐方更佐干姜者，所以引火外散，从逆并施也（干姜分量，应比蒲黄为少，如左金丸川连六两，吴萸一两之意）。据是以言，古方之效远胜时方，而市医处方必胪列功用类似之药十数品，以壮观瞻，即有奇效单方，亦不肯违俗独用，是诚怪事。爰于医校授课之际，对于上述效方，充分发挥，以冀莘莘学子，他日毕业问世共革此陋俗焉。

舌病之种种疗法

舌胀

由心火妄动血壅所致。舌肿满口，坚强疼痛，宜用引线针扎，头上露锋分许，当舌刺数十刺，令血出，红色者轻，紫色者重。随以温水漱口，搽冰硼散，内服加减黄连泻心汤。

主治方

加减黄连泻心汤：川连　山栀　连翘　桔梗　黄芩　陈皮　甘草　黄柏　石膏　元参　枳壳　瓜蒌霜　芦根

上为主方，如肿胀作痛，将及成脓，加白芷、角刺。内热赤肿加犀角，痰多加贝母，恼怒气逆加青皮、郁金，色白属风加防风、荆芥，大便不通加大黄，小便不利加木通、灯心，阴虚火旺，午后肿面赤，加生地、知母。日轻夜重，泻血分虚热，加当归、白芍、冰硼散。

痰包

生于舌下，结肿如匏，绵软不硬，塞胀舌下，有妨言语，作痛，由痰饮乘火流行凝注而成。宜用利剪当包剪出黄色痰涎，如鸡子清，稠黏难断，拭净，搽冰硼散，服加味二陈汤，忌煎炒、火酒等物。

主治方

加味二陈汤：陈皮　半夏　白茯苓　黄芩　黄连　薄荷甘草

冰硼散

舌血

舌上无故出血不止，有如泉涌，乃心经火邪炽甚，逼血妄行所致。搽必胜散，服加减黄连泻心汤。

主治方

黄连泻心汤：必胜散

重舌

由心脾蕴热，循经上冲，或忧思过度，或酒后当风取凉，风痰相抟而成。舌下血脉起，形如小舌，或连贯而生如莲花之状。疗法处方与紫舌胀同。若兼头痛项强、身发潮热，日久溃烂腐秽者，不可收拾也。

水舌

舌肿大，转掉不仁，言语謇涩，原因及疗治处方，俱同上。

痰核

乃痰气结于舌上，成核作痛硬强者。用线针点破出血，以冰硼散搽之，服加味二陈汤。

主治方

加味二陈汤：冰硼散

重腭

心脾热极，舌上生疮，形如梅子，外无寒热，同时作烦。内服加减黄连泻心汤，外搽紫芝丹，忌刀刺。

主治方

加减黄连泻心汤：紫芝丹

舌疔

心脾炎毒，舌生紫疱，其形如豆，坚硬，寒热，痛心，服加减黄连泻心汤，外用蟾酥丸，含舌下。

主治方

加减黄连泻心汤：蟾酥丸

舌菌

由心脾毒火所致，初如豆，次如菌，头大蒂小，疼痛，红烂无皮，朝轻暮重，急用北庭丹点之。内服加味二陈汤，或用手术去之（参观牙菌）。若失于调治，以致焮肿，突如泛莲，或有状如鸡冠，舌木短缩，不能伸舒，妨碍饮食，言语流臭涎者。

主治方

北庭丹：番硇炒、人中白各五分，瓦上青苔、瓦松、溏鸡矢各一钱。用泥罐二个，将药装在罐内，严封其口，外用盐泥封固，以炭火煅红，待三炷香为度，候冷，开罐将药取出，入麝香、冰片各一分，共研细末。

加味二陈汤，见上痰包。

舌疳

心脾蕴热，舌上生疳。初起宜导赤汤，延腐不已，宜加减黄连泻心汤。外搽柳花散。

主治方

导赤汤：生地　木通　草梢　竹叶

柳花散

（《神州国医学报》1卷12期　许半龙）

舌痛症

吾乡有顾姓太太，年七十一岁，因患舌痛症，初延医生王某，云系心热，迭进导赤散加黄连等药，舌疼如故。次延姜某，云系心胃壅热，随令外搽珠黄散，内服生地、山栀、黄连、黄芩、石膏、丹皮、甘草、元参、麦冬、竹叶数剂无效，反加痛甚。又延钱某调治，钱某云系肝胆蕴热，用泻肝合左金加蒌贝，反行增甚，复用清心莲子饮合左金加味，亦服数剂无效。更延蒋某，亦云心火上炎，用银翘合增液法加味，亦服数剂如故。再延薛某，亦以心火热证治之，复延贡某，均依前医所用之法，亦未获效。病此已延三载有余，未有一效。后适冷由师处返里，乞诊于冷，冷询查前医所用之方，皆系苦寒甘寒之品，复察其病情，系舌边红烂腐痛，连及舌本，语言謇涩，入夜少寐，面时烘热，乃孤阳飞越之象。冷遂用远志肉三钱，西洋参五分，连翘心二钱，酸枣仁（炒）三钱，生甘草三分，淮山药三钱，抱木茯神（青黛染）三钱，鲜石斛一钱五分，生黄芪二钱，大麦冬二钱，川黄柏（盐水炒）一钱五分，肥知母一钱五分，肉桂心三分。渠子见冷用肉桂，即询之曰：家母乃心火热证，当用寒凉之品，何故反用肉桂，岂不暖乎。且以前诸医，虽冬日皆令食水果凉品，尚不能止痛，今反用肉桂热药，岂得效乎。冷曰，肾脉夹舌本而行，今见边红烂腐痛，连及舌本，而况面时烘热，乃火不归元，使水火即归其元，不能潜伏孤阳，以致龙雷之火上升。若非肉桂何能追复其失散之元阳？惟肉桂能引火归元，使水火既归其元，则阴平阳秘，而舌边红烂腐痛何有哉。加之前医皆进寒凉之品，未得一效，则寒凉之品，有何益哉？病者颇然冷说。随服二剂，痛减其半，复方减甘草、山药，加川贝母一钱五分，瓜蒌皮一钱五分，黑山栀一钱五分，又两剂而愈。作膏方以善其后。若一以心火热证，而用寒凉之品，则失之矣。

（《中医杂志》13 期　瞿冷仙　碧荫书屋笔记）

下颏脱落秘方

凡初时下颏脱落，口不能合，以酒饮之，使之大醉（此法大妙，初脱落时，必作大痛，醉则神经麻痹，而痛亦不觉）。睡中吹皂角末，令嚏，则自正。此法出陈无择三因方，亦巧治法也。如年老者，间亦可行此法。惟安正后，常多服肉羹、人乳及牛羊骨髓或大补气血之药，以补养精髓，庶免后患也。

（《幸福杂志》11、12 期合刊　宋爱人）

五、养　生

中医养生术与现代时弊

卢梭尼采者，狂易之夫也，然卢氏既赫然推为近世主义之第一人矣。而尼氏之名之始显，亦不及二十年，而即范围一代之民心，岂不以同心相应，同气相求。所谓近世人者，多数皆患神经病者乎。彼等既唱个人解放，又崇社会组织，憧影于群己共挩之间；既尊灵之自觉，又恣肉之快感，烦闷于灵肉相捽之下；既以人力征服天然，又为天然复仇之铁律所规制，出没哀号于天人交胜之际。由是个人与社会，自然与人文，灵与肉，胥呈不相调和之病态。然则一言以蔽之，近世人者，直宇宙矛盾、人生矛盾而已。其于淡而不厌冲融自得之人生真趣，何曾梦见万一乎。然《内经·四气调神》之论，春则生而勿杀，予而勿夺，赏而勿罚，以使志生。夏则使志无怒，使英华成秀，使气得泄，若所爱在外，以应夏气。秋则收敛神气，使秋气平，无外其志，使肺气清，使志无怒，以缓秋刑。冬则使志若伏若匿，若有私意，若已有得，无泄皮肤，使气亟一夺。盖恬淡虚无，把握阴阳，积精全神，适嗜欲于世俗之间，以自得为功。当今之世，不啻一服清凉散也。彼与我文化殊系之国民，于人生生活手段，虽不无可取，然于人生生活目的，恐致远则泥，未闻君子之大道也，奈之何欲全般西化乎？张南皮中学为体，西学为用之说，今人多讥之。吾则以为体即目的，用即手段，道在是，不可易也。

中医养生理论与近世政治

《内经》之说，有足为近世政治界、生计界之砭针者。《四气调神大论》曰："天气清静光明者也。"注云："清阳之气，净而不杂，天之体也。居上而不亢，下济而光明，天之用也。"按：居上不亢，则地位虽高，财货虽丰，次不愿滥用权力，压迫他人，与夫扶持资本势力，压迫无产者，则人亦何乐而必唱"夺取政权"，而必欲打倒之。下济光明，即积而能散，恩泽及人，人且奉为救世主矣。此"淮南鸿烈"所谓处上而民弗重，居前而众弗害也。惜乎，军阀官僚资本家，竟见不及此，乃三位一体，联合而成帝国主义，可慨也。虽然，有诸中，始形诸外，是集义所生，非义袭可取。其所以能居上不亢，下济光明者，岂可貌学乎。必其"体"能"清静光明"，而后"用"始"离无不照"，此易象离卦之所以中虚者也。故欲人群太和，政治清明，非议东方人"重内轻外"之道不可，是道也，养生之道也，举而措之，则可以促进世界大同。故曰：自天子以至于庶人，壹是皆以修身为本，言不论地位高下，均须重内轻外也。又曰：身修而后家齐国治天下平。言重内轻外之极效，作始甚简，将毕则巨。孙总理所谓精微开展之政治理论，为外国所不及也。然吾国古圣，直以之为治身养生耳。故曰：诚身而已，未闻为国也。

中医养生理论与道德

《四气调神大论》又曰："藏德不止，故不下也。"注云："藏德者，藏其高明，而不自以为高明也。不止者，健运不息也。惟藏而水止，虽下降而实不之下。曷尝损其居上之尊乎。"按：藏德，谓君子盛德若愚也。不止，谓君子法天道，自强不息也。若愚以进德，自强以修业，"既以为人已愈有，既以与人已愈多"。故曰：故不下也，曷尝损其居上之尊乎。前所引"清静光明"之语，是外王之道，此所引"藏德不止"之语，是内圣之道。庄周云：内圣外王之道，暗而不明，郁而不发，悲夫，善哉，其言之也。

（《神州国医学报》素轩医语92，93　邵餐芝）

学术之进化

学术之进化，皆由合而分，盖愈欲求精，非精究不可，遂趋于分途专门，中国之学术，亦不能逃此公例。著者曰"西方之学术，由合而分之，中国之学术，由分而之合。他国学术，皆由合而分，中国学术则由分而合"。著者既无的据，证其所说，且将医学之派别，分为导引、服食、理论三派，复将其分为十三科，此已可见医学一门，早趋由合而分之途，故中国之学术，由分而之合，似难有肯定也。著者继谓历史为循环无端，周而复始，殊不知历史记去事实，而事实之成立，赖时间耳。事实可循环，则老人可变作幼童矣。夫吾人之所谓循环言其事实可两两相比，有相似处，非真能周而复始，一仍不变，故世上无一事，无一物可循环。因其类似，遂误称循环也。

著者曰："……五谷蔬果，皆药也，即其他动物植物，足以供人类之口腹，而生存其性命者，亦莫非药。……五谷蔬果鱼肉荤腥，皆药也。"准此而言，凡保身养命所必需者，皆为药，则人生不离之空气，普照大地之日光，夜以继日之电火，皆药矣。则其意义之广，宇宙间之万物，皆可以药字包。药与食物，古人虽不明辨，而吾人以科学治中医，固不可不分别言之。吾人之需食物，其目的有二：一为营养吾人之身体，补尝其所消耗，一为供吾人之能力，使吾人得所作为。五谷菜蔬，可营养吾人之身体，水气茶酒，能供给吾人之体温，故五谷菜蔬，水气茶酒，皆食物也。至于药则不然，凡物能使病人服而愈者曰药，羚羊、肉桂能治疾病，故药也。药之性质，无非欲使体中器官，返其常度，故多烈而毒，无病而食药，则反病。彼屋隅之灰尘（梁上尘）近阴之私布（裈裆），而视为药品，宜其为人所不取。

著者曰："治中国医学，必须了解阴阳五行、干支生克之意象，方见真面目。……且预料不一般治科学者所默许。"此言也，深得吾心。惟单了解阴阳五行、干支生克之义，仍不能见中国医药之真面目，所得之结果，不过将其阴阳五行之理论，宣告死刑而已。中国医学之可贵者，在于其偶得之经验。譬如蟹柿同食，致泄泻中毒，非因其生克而泄泻，实为某种毒质，遇柿之酸质，起一化学作用而已。吾人见夫危笃之病，受中医一二剂之草头方，竟忽然而愈，非因其病理之精确，实为其药石之对症。所其盖处之方，与病症并不相合，所以能除病者，赖先人偶得之经验耳。此种经验，其理何在？非经科学之方法，难下断语，今日所通行之中国医法，只为中医之皮毛，其所最精之处，如针灸伤科等，最为人所垢病，而不知实为最精。人但知中医内科之精，而不知外科尤精。盖医理愈精，能者愈少，致以讹传讹，失其真意。不观剪发匠之拷背乎，彼能知人身之经络，非具有最浅之解剖学识也。

著者分科学为物质、精神两类，科学之分类，科学家虽不能全同，而以神与物质相对待者，初有张君劢先生之分法

（见科学与人生观），早已为时贤所非议。盖精神离物质，精神已无存在之可能，数块巨钢，合之可剪硬铁，分之则其能力，亦归消灭，故精神而离物质，已不成其为精神。物质而无精神，则物质亦无所可贵，精神与物质，虽非一物，然其互相为用，不能片刻相离，此所以精神能感应物质，物质亦可影响于精神。胃部有病，致吾人劳心之事不克完成，心中忧郁，虽美味佳肴，亦难下咽，此皆足表示精神与物质息息相关，固未可强为分家也。

　　著者又列物质论理学于物理学中，且加长弦，标明其合中国古时医学之刍形者，为物类相感。此种科学，吾不知其为何种科学，谓物质反应，则为化学范围，谓动物相感，则入心理学之境。如谓物质论理与精神论理相对待，则精神论理又为何物？著者复分数学与算学，以前者作物理学之一目，后者入心理学类。殊不知算学为数学之一小部，小学生之习加减乘除及诸等名分，则算学也。待其研究代数、几何，则入数学之部，故数学包含算学，犹哲学之含形而上学。著者在算学之前下，标有干支时日，如谓干支时日，即算命测字所用之仪器，算命而为科学，科学之价值扫地尽矣。著者又有狭义物理学，狭义心理学之区别，其有所名神、魂、志、魄、意，请问神又何在？魂是何物？物理学，包含水学、电学、光学、声学等，如将其一一独立成学，则物理学之本身，已无学之可言，故狭义物理学，亦难成立者也。病理除寒暑燥湿风火之外，岂无他因，吾以刀割人之指，则人皮破血流，甚至发热流脓，岂可谓其不病耶。然亦固非寒、暑、燥、湿、风、火，此种不全之学说，似不宜于今日学术进步世也。著者于人类学下，分形体、病理等科，而非人身之物质，如动植物等，岂无需于形体、病理等科耶？余如重学、力学，本属一种，因绎名之不同，致著者强为分科，声学与音乐之混同，电流与阴阳并称，牛头误作马面，皆非所宜。总之，著者所例之科学分类，残缺不全，谬误百出，减其大著不少之价值，惟其非有关中国医学，故不详细推讨也。

吾之不惜宝贵之光阴，将一己之观察，请就正于著者，非好作无谓之辩论，恶意之批评。盖一人之思想，终不敌多人之精确，或难免有错误脱漏之处，况以主观色彩，立论著说，言辞有时未免简略，致读者误解其意。今特赠一镜于著者，使其自知差误漏洞之所在，得将其大著，差误者正之，脱漏者补之，意未明者，更阐发之。此读者之批评，实助著者学说之完备，镜虽能使著者须发毕现，然镜非著者，不过相似而已，而此相似之中，又不知颠倒几许真理。以医学通论四字，垂直照映于镜中，镜中之四字，虽仍为医学通论，而在左之半字，反作右边，右者反其左，苟非素识，恐难认此字，故读者之评论，亦难免不将著者之真意颠倒。想著者喜毁而惧誉，必不因吾过失之语，有介于怀。况学术之进步，有赖明辩讨论。盖真理愈辩而愈明，中国医药，苟具真理，岂区区考试之取缔，不务实学之洋装博士，所能摧残耶。西洋学术之竞进，亦非一国一人之力，有德人之发明，有法人之阐发，甚至共产之俄国，帝制之日本，皆占其一小位置。老大素著之中国，自命直觉之华人，将学术两字，贱之、鄙之，登一小山，以为升天，观一大江，以为入海。眼光之短小，难免井蛙之诮，且盲从成性之群众，不问是非，不求曲直，徒作情感之冲动，而妄为尊大，排斥异己，则又非学者应有之态度。著者既欲挟中国医学，环行地球，吾将为君前导之先，固不得不将君之学说可疑处，一一加以质问也。

此书之佳处，不过中国医药定义之一章，虽所下定义，尚有错杂，然已足为初学之径。余如"不读三世之书，其医为无用，不达医学之理，其药为可疑。有学问而无经验，则以命试学，有经验而无思想，则以术欺世。徒学不能以自立，徒术不能以自行"，至理名言，行医者宜作为座右铭，惟吾非能诿人者，恕不多论。《医量》一书远胜《中国医学通论》说理之精确者固多，而谬误者亦不少，惟其既非统系叙述，而直冲中国医学之核心，致千言万语，不知从何说起，故特先请讨论古人之著作数种，或《内》、《难》之后，当再问著者请益。

读古人书

读古人书，较今人所著者犹难，因其文简辞略，致义多晦奥，故欲深知著者之境遇，及其时代社会背境，每多误解其真义。况中国之学术书，其理论多筑基于阴阳五行、《易经》玄理之中，既无统系之可循，复乏善本之参考，书籍既日渐散佚，虽间有一二孤本，亦已残缺不全。盖学术之不见重于世，由来已久，处此国学绝亡之秋，吾人既属华人之一，对于己国之学术，不思有以整理发阐，非但负祖先发明学术之苦心，而且亦羞为人类之一份。然欲读古人书，明其意义，正其差误，非深知古今学术之变迁，中西哲理之不同，殊难下一断语。且中国医药书，又多卓绝之理论，精深者可诸观海，波澜汹涌，涯际难觅，浅陋者如瞽者评色，误红为绿，黑白不分，莠苗耘于一田，金铜融于一炉。苟非素识之农夫，经验之工匠，安能分莠与苗、金与铜耶。然吾既非农夫之能辨莠苗，工匠之能分金铜，乌得不将古人之真义，误黑为白，指鹿为马耶。然世之不乏鸿学硕士，埋首研究之大儒，见吾之错，起而指正，则真理愈明。中国医学之前途，或赖此而重振耶。况处此中西通邮之便，学术互争之秋，古人穷一生之力，发现一二真理，今以一年之光阴，已可精通其理。今人之学识，赖古人之遗产，易成暴富。今人之才方，虽未必定胜古人，而今人学术之进步，实非古人所能预料。无线乐音，不顷刻已越重洋，影片传递，十分钟遍传全球，既能与火星之居民互通消息，复可窥月宫之秘藏，测其所有，虽古人重起，亦叹弗及。故古人差误之学说，受时代之限制，亦不必曲为解说，况医以救人，岂可尊古人一二言语，牺牲今人之生命耶。吾之读医书，皆抱怀疑态度，研究探讨，亦只知真理之是求，不解所谓中西古今也。

《医原》一书，为清咸丰淮北孝廉石芾南先生所著，"因病之原，探医之原，并探原中之原。世人涉猎方书，讲求形证，自以为能，是犹寝馈于门户之间，不复知有堂室矣。而或者高语《内》、《难》，虚言脉要，则又如天际之翔，出于丰屋之上，奥窔之间，毕生莫睹，二者虽异，其弊则均。盖人之生也有原，则其所以病，亦有原，明乎其原，而后针石之投，汤液醪醴之设，非臆度而悬揣，而因得收效于一时。不然，毫厘千里之差，生死呼吸之所系，顾可易言乎哉"。则此书之非但欲探医之原，并欲进而论人之原，亦可知矣。故此书于中医学上，固非普通泛论者可比，且并所谓神秘不测之气化，亦有明显之言辞，书凡二十篇，请逐篇讨论。

读《医原》

《医原》第一篇为"人身一小天地论"，人为一小天，其意义有四：一谓人为万物之灵，介于天地之间，上接乎神，下辖万物。二谓人为天地所限制，而天地复为大宇宙所限制，故天为一大天，人为一小天。三谓人一入世，即一息不停，待新者生，老者乃始衰弱，如天地之运行不息，周而复始。四谓人为天地所包含，天地所有变迁，皆能感应于人生，请分别申言之。

古人见天然现象，有时呈异样状态，即起惊吓之念。见火之能杀人，则拜火，见蛇之能死人，即祈蛇，于是宗教之思想起，迷信之基础筑。待后智识渐开，文化日进，自然之现象，百兽之行为，能为人所利用，研究愈深，发明愈多，小秘密继续打破，而大秘密又层出不已。生殖之神秘，病死之后侵伐，觉人之一身，固能统辖万物，而为之长，但终不能逃一病死之劫数。由是乃联想人之上，当有所谓神者主宰一切，而此神秘不可测之天，常有如洪水、地震、电火之类，施行其神威，因此推想天既为一大天，而人虽在上不能左右天之行动，在下则足驾驭百兽，而为万物之长，故有人为一小天，于是人为万物之灵，遂为后人所称道。此宗教家之天，固不足为科学之注脚，即人为万物之灵，物质主义之今日，亦引起疑问焉。盖人之所以可贵者，有言语，有思想，有进化，然嗅觉不及狗，跑步不及马，织物不及蚕之一茧，寿命不及象之一半，故万物有差等之完备，而非有程度之高下。象之所有，非蚕之所有，狗之所需，非马之所欲，万物最灵之人，已有讨论余地，即宗教家之天，亦有否认之可能，然与医学不发生关系。

吾人登一高山，即觉呼吸急促，步履艰难，及至千余尺之高度，觉疲乏欲睡，脉息速，呼吸急，甚至耳如雷鸣，面呈紫色，而致昏厥，盖因空气压力低降，致养气缺乏，不足营养于人身，即乘气球升升，疲乏固可免，亦只能有四千之高度，坐艇行空，至八千尺以上，血管暴裂，亦难生回。采珠者，或工人建筑桥梁隧道者，皆深入海中，至于四十尺之深，在此高大压力之下，有时双耳闭塞，下肢疯瘫，皮肤出血，且上升时，如过五分钟经十尺之速度，致血管破裂。乘潜行艇入海，亦受一定之限制，其余如过冷过热，皆足致人死命，此人为天地所限制者也。就以吾人现在眼见之事物，似为千真万确之现在，而不知事物之触我眼帘，而传之脑神经，其时间已经过五分之一秒，故吾人非俱为天地空间所限制，且又为时间所限制，此吾人之所以只能知今日过去之形状，而不能料明日未来之事实。至于大宇宙之观念，昔日以为无有穷尽，星数不知其数目，空间不知其极处，时间不知其终始，待爱因斯坦相对论学说起，无限之天地，亦受实验之支配，而趋为有限之讨论，归结于球面之学说，故大宇宙非穷广大之空间，亦为体积所限制。人为天地所限制，而天地亦为大宇宙所限制，在天文学上固放一异彩，然与医学尚有接近之机会也。男女配合，精虫入卵子而受孕，人始生矣。人在母腹中，虽不呼吸，而与母血往来，固无片刻之暂停，待至四月后，已跃跃欲动，一离母体，即哭告独立。不得乳则哭，不得食则哭，无一时，无一刻，莫非欲维持其活动之小生命。不幸外感寒邪，内伤胃肠，致累成惊风，或出天痘，或因跌伤，彼固未尝欲脱离其亲爱之父母，而超于矿物之境界。惟其父母不知所养护，医生误用其药剂，外受病菌之侵入，内伤生命之要素，不得不复返于静路，岂见童之愿哉，尽势力所不得不已也。待其年长，入学校，习职业，不过欲糊其口，谋其生，盖亦不愿赴死路而休息，固为义务未尽，尚未有后人替其职守，而亦为一己不愿复返矿界，与草木为伍，即子孙满堂，后辈得力，虽病老相连，然仍不欲即入无机世界。盖一返涅槃，不知何年何日，再来世上扮剧中之一角。不幸身正壮年，事业不就，穷途落魄，而致自尽，或与霉菌相争，不能争存，致不克完其义务，保其生命。遂返原路，亦势所不得不然也。由此可知人之生也，无一非为欲争活动而来，即胜也，人之死也，无一非因停止活动而去，即败也，有入世之胜，然有出世之败，在此胜胜败败之中，无一物非活动。此犹地球之旋转，有日而后有夜，有夜而后始有日，有夏季之暖热，而后有冬日之寒冷，有冬日之寒冷，始能有夏季之暖热，天地运动之间，皆与人之活动，息息相通。宇宙有一息之停，则不成为天地，人有一息之停，则人亦不成其为人。此年之春季，非去年之春季，父母之活动，非子女之活动，不过相似而已，非循环无始终也。故天地为一大行动，人为一小行动，然此说仍未能与吾人之疾病有密切关系也。

人生天地之中，上顶者天，下达者地，霪雨连绵，人觉闷郁，一旦天色放晴，则人亦神气清爽，故著者有"人禀阴阳五行之气，以生于天地间，无处不与天地合，人之有病犹天地阴阳之不得其宜"。然天何以有风雨雷电，天文家已与吾人满意之答复，今吾人之所欲讨论者，人与天地合在何处？上述三说，既不与医学发生直接关系，则惟有此天地有所变动，人无不与医学发生直接关系，则惟有此天地有所变动，人无不随之而有感应之一说，"以人言之，膈膜以上，肺与心、与心包络象天，膈膜以下，肝胆、脾胃、小肠大肠、肾三焦、膀胱象地。……余以膈膜上下分天地者，以气之轻清者为天，气之重浊者为地言之也。匪直此也，凡皮肤、肌肉、经络、筋骨、脏腑之有形质而凝静者皆象地，皆属阴，而皮肤、肌肉、经络、筋骨、脏腑之有空窍以运行者，皆象天，皆属阳。精、津、涕、唾、气、血液，犹天地之有月与水也，阳气犹天地之有日与火也。故曰：人身一小天"。著者以肺与心及心包络象天，岂因肺为呼吸之官，吐纳空气，心虽为发血之官，然受肺血，故象天耶，若然，则气为空气也明矣。然何以又有气之轻清者为天，气之重浊者为地，岂天为空气轻清者成之，地为空气重浊者为之耶。或古人所谓气者，乃轻清上腾之气，如水沸而水汽升，其重浊下降，乃渣质也，非气也。要之，古人之对于气字，无确定之解说，惟科学既为相对确实之学问，而医学又为科学之一，则所用之名词，殊不可一无限制，混能言之。吾人之所谓"气"者，乃流质之一种，能膨能缩，有压力，有重量，故有密度之可测，轻重之可言。空气气也，轻气、养气亦气也，盖皆有形迹之可寻，所谓形而下物质者是也。至于冷热乃感觉之一种，非气也。电为相吸相拒之现象，亦非气也。普通称冷气、热气、电气，皆蹈古人混称之病。著者之所以以人身与天地相比者，亦不过因人不得空气，则不得生，犹天地之无空气，则不成今日之世界。换言之，空气者乃天地之要素，人身之至宝，故有脏腑经络，及内外空窍之能通气者，皆莫非天下之说，观此可知肺之所以象天，因其吸入养气，排泄炭气，与空气相通，而地球又为空气所包含，地球既为大宇宙之一大天地，称人身为一小天地亦宜矣。

（《三三医书》朱勉仙　二卷）

体质之研究

夫教育儿童，须理材而施，古有柔克刚克之法，今之谈教育者，亦分多血、胆液、神经、黏液等质。各遂其性利而导之，昧于斯者，恒鲜收其良效也。余为医者勘病，亦当分体质秉性而施。《内经通天篇》亦分五等，有太阴、少阴、太阳、少阳、阴阳平和之称，后又有藜藿膏粱之别，王潜齐谓量体裁衣，旨哉言乎。姑列四质于下，以供研究。

（一）多血质。其人禀体多癯瘦，眉目清朗，秉性爽豁通脱，善悟善辩，气旺血热，阳常有余而阴不足，情窦早开，病多阴亏，肝木偏旺，少有寒湿，用药多宜轻清。虽有寒湿证象，而化燥热最速。情性好躁，无禁忌，医者必用好言劝慰，不然旦夕更医，难收成效，肺痨病为此等人居多。

（二）胆液质。其人禀体多魁峨，气概轩昂，秉性豪迈，刚愎自负，气血俱旺，阴阳充实，病多有余，复多隐伤，用药多宜疏利。情性躁急，不知畏忌，医者若以缓剂治之，必失其信仰，恐败其垂马之功，可量其胜任，进以毒药，收其速功，此质多卒病暴死。

（三）神经质。其人禀体羸瘦，眉头多感感，目光少流利，身或多伛偻。秉性诚朴，多忠信，好思善郁。寡言多疑，气结而血少，阴常有余而阳常不足，病多痰湿，胸痹脘痛，用药多宜刚燥，虽有热象，而不可过事清柔。情性多迂缓，多疑忌，医者须以恳切言辞，动其听闻，要其信心，易于收效。此质多蛊膈病，妇女之属神经质者最多。

（四）黏液质。其人体质多丰腴，神色昏昧，秉性愚

379

钝，情志恬淡，是非不了于心。故西人呼之为冷性，少七情之内伤，多六淫之外邪，奢于自奉，不知利他，故亦多肥甘病，用药亦少宜柔，情性多暴戾，复气懦志卑，医者可夸以大言，固其信仰。此质人恒多寿。

易曰：神而明之，存乎其人。为言易理之变化不测，悟于心而不能输诸口，至病机之变化，亦何让于易哉。聊聊数语，不得胶柱而鼓，不过言其大概，以作临证之一助耳。

（《中医杂志》10、12、13、15 期　祝天一）

医之十戒

一、中西诋谤　守方隅之见者，不能驰域外之观，即以医论，何独不然。夫医者，活人之术也。治疗容或有异，而其用心则一也。中医不无所长，西医岂无所短，要在各取其长，而弃其短，融会贯通，使医学进趋于尽善尽美之地位，则医界幸甚，人类幸甚，胡为乎笔锋战争，互相诋谤也耶！

二、同道嫉忌　谚云"同行是冤家"，此盖谓凡业务相同者，难免有利益之冲突，而致生嫉忌，引以为冤家也。试观世之为医者，亦何尝无此观念，如同一地方，有医生数人，试分别而就教之，则辄闻甲云乙庸医也，某某经其治疗而病重，某某服其药方而命亡，而乙则或云丙之医术如何粗野，行为如何卑鄙……诸如此类之口吻，均为同道嫉忌之表现，此种恶习实为医界之大症，愿同道都化除之。

三、守秘不传　医囊无底，良方有限，吾人既不能学过岐黄，遍拯同胞之疾苦，惟有广传良方，庶几稍尽利济之心。每见世医，偶得秘方，深自隐匿，甚至藉以图利挟索重资，堪鄙恶。且此种良方，日久年深，多至失传，我国医学之所以开倒车，此亦为其主要原因。

380

　　四、无学问世　近世医生，学术深邃，经验宏富者，固不乏人，而不究医理，强作解人，或偶涉猎几味药品，或看过几句汤头，藉行医以为衣食之计者，亦属夥甚。他若村妇药婆、挽驼执铃之辈，则更无足齿矣，如此而有不用刀而杀人者几希，愿此辈大医生，从速放下屠刀，或可立地成佛。

　　五、好利重财　晚近医术，固营业之一也，收费取资，亦属医者应享之利权。故一时之名医，每标其诊费曰，门诊若干，出诊若干，此为普通之诊例，尚任病家之延请与否也。其有居心贪谲，往往乘人之急，索以重资，且或以贫拒之者，则深背医者之意义矣。

　　六、夸功避过　世之医者，偶然治愈一病，则昂首戴面，而有自许之貌，于是交游推奖，大事吹嘘，目空一切，自以为天下无双，倘治坏一症，则不曰他医之错误，即曰病者之失戒，强词掩饰，以避其过失罪恶，此诚医人之膏肓也。

　　七、好奇炫人　近时所称名医，恒用新奇僻药，立奇异怪方，以炫其博而惑众，药价之昂不计也，方效之无不计也，揣其用心，不过欲骇愚人之耳目，以要虚誉，而藉以为行道之捷径耳。其有为药肆所饵，凡于诊治富贵人之疾病时，每加珍贵之药品，俾药肆得获厚利，此又可鄙之尤者也。

　　八、妄为著述　为医固难，而著述医学尤难，为庸医害小，妄为著述医学害大，盖庸俗之医，则不能愈人疾病，甚或误投药饵，害人性命，然其被害者，犹属一时少数之人，至于创造高谈怪论，著述假经妄说，以惊世盗名，瞒人骇俗，其害则遍及遐迩，流于后世，较诸庸医之害人，岂不更甚百倍也耶？

九、造伪欺世　庸俗伪造病名，掺卖假药，其心诚险。如明知此病易晓，伪云彼病以示奇，或明知母此病易治，伪说病重而难医，甚或假托仙佛之方，以欺愚鲁之辈，藉以获利，此皆医者欺人之术也。再以药言之，珍贵难得之药，其伪者勿论矣，即寻常品味，亦往往以他物掺溷，以致用之无益，反受其害，此不特为病者之蟊贼，亦医者之劲敌也。

十、失道勿治　道者，医与病者间所存之道德观念也，失其道，则宁勿治之，切不可强治。故昔扁鹊述六不治之病曰：骄恣不顺理者，一不治也，轻身重财者，二不治也，衣食不能适者，三不治也，阴阳并脏气不定者，四不治也，形体羸而不能服药者，五不治也，信巫不信医者，六不治也。昔贤尚存是戒，况值此生存竞争愈剧之时，病家对于医生，亦往往存狡猾之见，失慎之医生，鲜有不被欺弄或自取失败者，此医者不可不引以为行道之戒也。

（《现代中医》2卷4期　宋紫波）

静坐法

曩接宁波慈北裘沛然先生来函询及静坐法，以洁早岁病失眠证；得一禅大师之指示，行静坐法，遂占勿药，固知静坐法能镇定心神，使无旁念，功效卓著，有非药石所可及者。夫静坐在未坐者以为甚属玄妙，实则此法至平易，至无奇，更无奥妙，吾人固随时随地可静坐。其坐有盘膝如老僧入定者，有作平常坐势者均可，惟须闭目养神，注视丹田，呼吸出入，一任平时，不可稍加强制。余初坐时，每晚燃香一支，香尽则卧，初犹烦躁多虑，一月后渐觉其效。后方坐即颓然入睡，一觉醒来，凉风习习，头脑清静，其乐有非笔墨所可形容者。吾人身体发肤，皆得之于母，惟脑筋则得之于父，大脑主思想，小脑主记忆，而脊髓别为一系。静坐之法，所谓通关者，即通脊骨之节合脑筋脊髓为一，则人之聪明如虑自当十倍于今日。而如胃之消化，心肺之通气换血，诸神经之作用，皆可由我指挥，即疾病之来，亦无难克伐，此即地行仙矣。又人之气聚于丹田，而散行四肢，欲念一动，则气促其血，血聚其热而精成矣，虽欲不泄，其为害与泄等。而人之元气乃漓，所谓志壹则动气也。然人之体魄有盛衰，有强弱，当其强盛之际，血气所涨，不能自持，溢而为精，遂及于乱，所谓气壹则动志也。修养之术，当使精还为气，气还为神，以上归于脑，无使横溢。人脑筋之念虑一动，心辄发一血以应之，念虑愈烦，发血愈速，而心遂怔忡不已，其明效也。端坐跏趺，使脑筋脊髓成一直线，万念不动，丹田之气自缘尾闾通脊髓而上，而达于脑，而后散于四肢。但中间有一念，则气随之以逸，而修养为无效矣。盖心血激发过亟，致动脑经，脑筋念虑过多，亦易引动心血。凡动则生热，人之念，即热所生也。若一念不动，则心脑俱静，而鼻息愈轻，其所呼吸者，得清虚之气，而人之神气自与俱灵，知觉自在，如鉴影形，而不留形，如月在水，而不堕水，此中消息，久乃自知。去念之术，曰不随不忍，四字尽之矣。一念之起，有起必有灭时，但当其灭时，必引起他念，则念终不可遏。欲强遏之，则是忍之而已，忍亦一念也。凡念之来，视为外魔，不由我起，则固无庸忍也，听其生灭，我但不动，则不随也，以此行之，得百余日，便可不妄动矣。故静坐之法，无他奥妙，惟忽谙念。曾见高僧与得道之士，常面壁而坐，终年不卧，而精神充沛，容光焕发。

故一榻横陈，人人以为乐者，在得道之士目之，此为多事。故吾人不必以不眠为虑，而以不能坐为虑，则不患虑之不息，不患眠之不安矣。

读书法

读医书　读经书，须得其法，法为何，心平气和而已。心平气和者，无成见，无意气，书中如有疑难，旁征博考，以求是否真实。故同一书，同一条文，善读书者，往往抉发真义，人读其释，无非之者，非某人之文章，无可非议，实心地光明，思想透彻，每一句，俱有来历，每一释，俱得圣人真义耳。读书有二戒，一武断，二臆测，武断则私心自用，臆测则任性妄行。所得结果，终无使人满意处。故某氏以仲景即张羡，病正武断，某氏以仲景必为长沙太守，病在臆测，以张羡即为仲景，长沙太守即为仲景，史书无考而仲圣原书《伤寒论》亦无考者，以无可查考之文，硬装笋头，不智甚矣。

（《国医导报》3 卷 1、2、3、6 期　陆清洁　爱洁庐主人医话）

年寿长短

挚友黄君劳逸为余言："尝见某书载，人身细胞之代谢，一生有一定之次数，劳心或劳力太过，及常为疾病缠绕之人，细胞之死亡甚易，即代谢之次数加速，而生命乃不永矣。"试观头脑简单，劳力不甚之人，往往年登古稀，精力不衰。若埋首试验室之科学家，或每日工作十时以上劳工，辄因身心衰惫，不永其年。庄子曰："毋劳汝形，毋摇汝精，乃可长生。"斯真养生圭臬，亦与现代科学原理相契合也。余闻黄君言，恍悟吾早老之由来，并预知"吾年之不永"。盖余以多病之身，复日事读书著述不已，全身细胞，受双斧之伐，宜乎死亡之易（指细胞）代谢之速矣。

（《医药卫生月刊》1933 年　沈仲圭）

营卫气血

在清一代医界中名人倍出，而最膺盛名者，厥为叶氏香岩、章虚谷、王孟英、吴鞠通辈为之大捧其场，竭力鼓吹，尊为后世崛起之圣，与轩岐、仲景并列，斯言也，得毋亡乎。夫叶氏精华之所萃，温热论，其杰出者，详论营卫气血，为治温之准绳，发明《伤寒论》中治温部分所未尽言之意，不可谓非仲景之功臣，然与张凤逵之暑、喻嘉言之燥，齐驱并列可也，等而上之，与金元四子各有发明一得之义，相形见较庶无愧焉。盖营卫气血，为人生之机枢，为《内经》之主宰，为《伤寒论》之本原，世有研究全体生理学者，能舍营卫气血，而他求之乎。考证病理证治学者，能离营卫气血而别有说明乎。《内经》发其端，《伤寒》演其绪，汗牛充栋之医籍，无往而非，营卫气血之滥觞，世有疑吾言乎，请加详细考证，而后方能见信于古人也。独惜历代名流，未列精确之论调，徒存门户之见，争辩不休，所谓习焉而不察者著矣，终身由之而不知其道者众也，良可慨夫。注伤寒者类多死于句下，以风则伤卫，寒则伤营，为麻桂二方之铁板注脚，盈庭聚讼，争辩不休。唐容川力反其说，以风能伤营，而寒能伤卫，自谓已得真理，而五十步笑百步，有识者当评其无分高下也。昧却营卫气血之真理，执五行而论《内经》，此黄元御之妄诞，而五行无生存地步矣。抛弃营卫气血之机枢，执六经而究伤寒，此历来注伤寒家之妄作，而六经永为世人之魔障矣。昧者纠缠六气，以解六经，且增入标本中，见司天在泉，诸气化一，并拉杂于伤寒之中，此伤寒所以不能见知于世也。伪言乱道于此，见之叶氏天资颖悟远过前人，知治温病者，宜注重营卫气血，何不知六经有伤寒之现症，独非为营卫气血之病耶，即一切外感内伤之为病，其能脱离营卫气血者其谁耶。余为医学前途惜，犹为叶氏惜焉。

水火交永不老，此虽修道之言，其实水火即心神，吾人心神无有不交，否则百病丛生，不其殆乎。若道之言水火交，乃水火真冇静中参玄，道德经所谓道之为物，惟恍惟惚兮。恍其中有象恍兮，惚其中有物窈冥，其中有精，其精甚真，此水火之真精从恍惚窈冥中自相交合，一如天之于穆不已，实为法天之学而无一毫私意，杂于其间，即仙家所谓纯阳之气，一如太素之流行，非后天之凡神凡精。久学静坐自有所觉，故平人能得其数分功夫，已有真实受用。若过于执着便是下乘。静坐时以自然之度态，顾谍道窍，复能守此恍惚窈冥之妙旨，自有所得。予非有道者，知吾医界中行此者定不乏人，因近年闻见所及，稍有所悟，录之以供卫生者之一览焉。

身体之强弱由于先天之厚薄，先天足更得后天之培养，体愈健适。所谓肺痨病者病本难治，曾闻各国医界有关研究特会悉心研考。察此症发生多在成童之后，三十以内，患者十难救一。盖此等体质三阴素亏，或诵读强记，或筹算劳心，夜少眠卧，营阴暗耗，虚阳上亢，凌克肺阴，病株日长生白，老人所谓骨小肉脆，本非松柏之姿，即此等体质也。故虚体肺痨无研究之地步，若外感致此，治得其法固可十全。内因之肺痨能于病者营业上、心理上，使其改良，或能稍缓其病苦，若色欲过度，致成此症，若不绝欲，斯为自作孽已。

绩学庐随笔（养生部分）

喻嘉言老人谓富贵之体纳谷多，即所出少，窃谓大肠气液均足，自然变化速而糟粕少。若素体肝阳阴亏，或五六日，甚至七八日始一更衣，又为酿病之机。此等体质肺胃一变，外感最易缠绵。故通卷伤热论积实导滞汤下按语云：凡治温病热证往往急于清火，而忽于里滞，不知胃主肌肉，胃不宣化，肌肉无自而松，即极力凉解，反成冰伏，云确有其理。

种种杂症由于大解坚涩者颇多，或肝热不得下泄，郁于胃疼成游溢于筋络，或蕴渍于血脉。自临症经验间，有感症数月不能行动，肠胃热滞，四肢疲困，奄奄一息，似早不保暮，或为淋浊，为胃呆，为热久不退，清补两难，审慎用一丸剂，大解通后顿见起色。近时燕补清导丸仿单之说，确与叶老六腑以通为补之说相符，而亦惟阴亏脏热之体颇有殊功。

曾见清道人所书长沙朱昌琳字雨田，清内阁学士墓志铭云，朱翁生有异禀，生平服大黄过万余两云。又云：尝得危疾，夜起服水，水苦色赤，有异香饮而立愈。平素研精医学，设医院惠济医药。予阅其全志，知其人巨富，且贵秉赋特异，宜夫洄溪老人以承气汤、莱菔子治某富翁为灵秘丹药也。

《皇极经世》云：神者，人之主，将寐在脾，熟寐在肾，将寤在肝，正寤在心。张氏注云：将寐在脾犹时之秋，熟寐在肾犹时之冬，将寤在肝犹时之春，正寤在心犹时之夏。

人身有守经之血，逐生之血。逐生之血由后天饮食之变化，人生日食三餐变化为血，日积月累，不且血液膨胀无容蓄之地步，要之神主血，血主心，凡动作云，无不劳其心营而血即渐变消耗。若曲运神思消耗更速，故人生六小时后不进饮食，心力均现疲乏。中年之后阴气已衰其半，汪石山谓阴虚者营中之阴虚，非肾虚也。高年守经之血少，故每于丁夜不安卧。诚以每日饮食所化之血至丁夜已耗去其半，而守经之血更少。是不睡不全，由于心肾之不交，亦非由于胃之不和，实胃气之空虚耳。老年劳心卧迟，必须食易消化之汤点，或以鸡子一枚打稠以开水冲和如乳状饮之，安神益胃两宜。或者预备茶食，凡丁夜卧不安时，起坐食少许，食后宜略坐片时，待食质输入胃脘后再睡，或并备淡开水饮少许，使食质易于和，第此皆接济胃阴，补助化血之法。王孟英饮食谱有丁夜饮酒引睡法。阴虚体易扰肝阴而不能稍饮者，亦殊未便也。

数理精蕴引《皇极经世》云：天之阳在南，而阴在北；地之阴在南，而阳在北；人之阳在上，而阴在下；既交则阳在下而阴在上。云云窃谓阳下阴上，此中确具至理。

又云：天有四时，地有四方，人有四肢，是以指节观天，掌文可以察地，天地之理具乎指掌矣，可不贵之哉。注谓人有五指，巨指属土，二节四指十二节象四时十二月，食指似春，中指似夏，无名指似秋，小指似冬。故中指长，小指短，冬夏日长短似之。春秋时食指、无名指似之。窃谓此说虽不可拘而人类之手，其利用均超夫各动物，其象四时也亦宜。

"黄帝本行记"载皇人与帝谈道，兹节录其言，曰：盖上天之气归于一身，一身分明了可长存耳。夫人有生之最灵者也，不能自守其身而却众恶。若知之者不求佑于天，止于其身足矣。且一身犹一国也，胸腹之位犹宫室也；四肢之列，犹郊境也；骨节之分犹百官也；神犹君也，血犹臣也，气犹民也，故知理身则知理国，爱其民所以安其国，吝其气所以全其身，民散则国亡，气竟则身死者不可存，死者不可生，所以至人消未起之患，理未病之疾，坚守之于无事之时，不追之于既逝之后。民难养而易散，气虽养而易失，审威德所以固其理，割嗜欲所以成其真，然后真一存焉，三一守焉。泥丸绛宫丹田三一之宅也。子勤守之万毒不伤。按此文以国喻身，以气喻民，实为治国保身之至言，故爱而录之。

抱朴子佚文有云，龟蛇潜蛰则食气，夏恣口而甚瘦，冬穴蛰而大肥。《物理论》云：谷气胜元气，其人肥而不寿，元气胜谷气，其人瘦而寿，养性之术常使谷气少则病不生矣。观此知饮食须节，夫人既不能谷，半饱亦难，惟不宜过饱伤脾，亦卫生之一端也。

世间各物之名称觉有至理寓焉，即如食物中点心茶食二者是也。夫长日如年，心力均劳，稍饥则胃中饥火上升，故稍食之以养阴。点心者使火下降，且不多食之意。面饼饵之类味多甘甜，必佐以茶饮以和之，可免甘味损齿与伤肾之意，且亦宜稍稍点心，毋恣食以劳脾运也。

禹恶旨酒，《内经》有以酒为浆之讥。予见世之嗜酒，晚年不节，往往患偏枯，患中风，若此外种种以酒酿病甚多。崧有何，君年近知命，平素嗜饮尚不沉湎，近年忽得头眩症，每凝神筹思，即头眩不堪，平素脉沉静，忽右部弦大搏实，幸左部弦而尚和，知根本未拨。予进清养静镇之药，症稍宽，家境丰裕，营业外出遇名医，必请诊治，进滋阴潜阳，总未除根，复向予商治。脉之坚强如昔，视其舌质并不红绛，自云卧中口燥，时或咽燥干咳数声，胃纳如恒，思此症必由肝火内郁，上触肺经，仍以清镇加羚羊角，进剂颇效。咽燥干咳大减，而药辍症复，仍未愈合。后伊自思，此症或由于酒为害，乃力自戒饮。数月之后所患如失，可知此症全由酒热伤肝烁肺，幸其体气强，纳谷旺，更能自知戒酒，否则医者不察，其病本患者自复疏忽，此症宁有愈期。

医之察症曰：寒热虚实，而脏腑亦有寒热虚实之异，而一人之脏腑亦各有寒热虚实之异。姑予所闻之确凿者言之，有金君黼章者，其妹适杭城叶氏，清时某所约三月间患感，年约三十许，其起寒热既而神昏痉瘲，迭请名手治疗，为清解、为开窍，至宝、清心等丹丸备尝之矣。病将匝月均鲜效果，后延王姓医来，遽用煨草果数钱加以桂枝、干姜，分颇重，立方后嘱曰：进药后俟子夜病者必大躁不堪，至辰分尚有小烦躁，此皆病气外运，不必惊惶，病家此时亦计穷无策，姑遵服其方，当持方向胡庆余配药，其店伙见方摇头吐舌，谓此方大翻前案与前所服等药迥殊。迨煎服后，病者之现状均一一如其言，继以清养益胃，用参以收全功。金君为予详述，此症谓药内尚有如蚌壳者，想是决明、牡蛎之类，金君所注意者在数味热药，余故遗忘。悬揣其症必系肝阳旺，胃阴亏，脾有伏寒。王医之方必有复味，惟此几味辛热均用数钱，故共讶其奇，惜未亲见其症，可知审症之难。

梁章钜《退庵随笔》云：有病不治，常得中医，此古谚也。见《汉书·文艺志》。今人言不服药为中医，即本此。谢梅庄济世曰：医良则相，则庸匠不窥二经之奥旨，合四家之异，同彻五运六气之理，审七表八里九道之形，参苓毒于硝磺，刀圭利于斧钺。是故学医者须秉上智，患病者宁得中医。

医书夥矣，二经《伤寒论》固所必读，如凌氏《医学薪传》所载诸藉均当博稽而清之。王孟英考博群书纵横，诸子才大识精所著医学丛书，以三代家学汇成一籍，思精笔达不落偏倚。虽其医案多清凉，少温补，而其医案初编第一案以女佩姜治阳气虚脱，用意深哉。且时诋景岳，而亦时用景岳法可知。治病先在识症，采取方药妙用在心，取长弃短不怀私见，读其书可医拘泥古书执一家言之弊。若清唐容川以翰苑之才退而著《中西汇通医书五种》，其中辩论中西理明辞显，为偏尚西医学者，先下一针砭，预知有今日中西医之一番竞争者识见远大，今时欲辨别中西学者，要以此书为先导之巨擘，学者读二经书家等书后，必须备此两书揣摩之，自然前不泥古，今不偏西，再泛览新旧各家，自能抉择。言知所弃取不致淆惑，可以完全应世矣。

烂茅遮屋竹为床，口诵诗文鬓已苍，妻病无钱供药物，自寻野草试单方。此宋诗家戴石屏先生访友人即事诗也，读之想见病贫之堪怜。又退庵书笔中有感参贵，诗云：中人十家产，不满一杯味。又云：乃因价不贬，翻若天势利，但须活富人，贫者莫可冀。真属可叹。现在参固价巨，而各药亦均昂贵，贫病苦之，若代以贱价别物，难中病机颇费筹思。予近年阅墙医校讲义样本，谓外感方中川贝均可以象贝代之，其说甚长，后以保产无忧散成方，其中川贝代以象贝亦功效卓著。自此贫病者均代以象贝，或炒用，虚者或减用，均无流弊，即与富者开方亦多用此味竟成习惯。又新绛为茜草、红花所染成，市价弊处高者每钱约三角左右，若真新绛已无。梦见近邻邑余姚等处有以红花拌丝吐头代之者，愚意以茜根拌丝吐头，或亦可用丝吐头系缫丝时检出之，乱丝头近处药肆亦有备者，丛药者以丝吐头染以茜根、红花，待用似更觉妥善病者，亦得廉价，惟药肆尚形式，恐难遵行。羚羊角数十年前售价只八分，近则需每钱六元，贫病无力购服。近闻苏地有贝子代之者，惟贝子近处医界鲜用，未知果可代否也。金石斛需养胃阴，每钱价亦许角，数贫苦家予尝以连皮雅梨半只，或一只代之。王孟英食谱称梨谓天生甘露饮，邪热清液涸用之颇宜。党参价值已如昔年之东参，黄墙亦称其补而不滞，予以湿热证末路时用之，劳动界元虚感胃用以扶正达邪，殊有效果。往年遇一燥症，热退之后口燥无津不堪其苦，见前所进之方一派生津滋液，诊其脉觉软弱，知其气虚，爰滋养药中加本潞参数钱，服后津渐生而愈。可知津藉气生，药不中病，病必不退，虽极珍贵，亦属无济。且予于十余年中未用东参，吾国有此良品正不必需求于远域也。又生晒冬、白术亦堪滋肺胃脾之阴，然此味以沸水冲汁服纯是甜味，若多煎即兼有苦燥之气，予曾经试服知之。阴虚服此，俟别药煎就白术一味，即经乘沸之药汁冲入，俟汁出服之更妥，为嘘气生津之品。《续名医类案》喘症门吴孚先治李成槐之室喘症，由肝肾亏损，子午不交，元海无根，方用参地归甘治愈案。下有注家云：予遇此等证，重投熟地，无力者不能备参，以枣红、枸子各一两代之，亦应如桴鼓云，可知为贫病省钱，古之人有行之者。

语云：百病都好治，心病最难医。又昔贤云：心病还须心药医，夫心药果何物哉？近来购得无锡丁福保先生所编辑《少年进德录》，乃汇集古今之嘉言懿行，分二十七章，其中一言一语俱载明何人何书之来历，搜罗之宏，考据之精，实费苦心。置诸案头频翻阅，如得明师益友，真为医心病之妙剂。予聆丁君名久，初亦谓犹是人耳。近知其著述，儒医释等书均有关世道人心，且清修梵行，深入佛海，信医界中之杰出者。《少年进德录》二十七章，目次分为总论、幼学、孝友，修身立志，慎独改过，刻励慎言，勤俭戒杀，宽和救济，读书惩忿，窒欲知足，治家治事，交际处世，志节理财，闲适卫生，贻谋达医，心之药大备矣。夫经史子集均是治心之书。此书荟聚名言至理，简而要，可治身，可教子，敢介绍焉。

绍兴钟厚堂观察，以出身营伍，战绩升擢，闻其临阵时为流弹秘伤，脑浆外出，急裂旗裹护，从此眼观各物，大逾数十倍，医治罔效，后有医者使其多购服海中大鱼之脑，竟能痊愈，是殆以脑补脑之效也。

予见俗于冬令喜服膏滋药而阴足阳秘，脾胃旺健者，参芪地竹之品，力足以运行，服之尚觉无害。若阴虚体质温升之味，即足以动肝阳而耗肾阴，予故每以集灵膏与薛氏之滋阴养液膏类为之增减，立方惟是麦地之品，总嫌滞湿，或有伏邪，反为此等药滋长助虐，酿成隐患，卫生适以戕生，故每婉导以勿服。为是故平时摄养之品颇鲜佳者，惟海宁陈子庄《庸间斋笔记》载有服术之说，庶几补后天而无碍先天，兹录其言曰：康斋弟壬申冬遇绍城俞实山老医云，顷有天台老友相访，年已一百十七岁，渠之所以得此大寿者，久服白术之功耳。叩其服法：以鲜白术四十斤切片，冰糖四斤入瓦罐内煮干晒之，久蒸久晒，约得八斤，日嚼数片，以供一年之需。此人已服至六十余年，其子八十余岁亦服之甚健云云。窃谓人生酒色财气均足，丧生徒持药饵，亦属何济？彼老人得享奇龄，或别有摄生之法，惟此方固亦有益者。

"男不离山药，女不离香附。"古贤言之矣。近时张锡纯先生更发明山药种种之效用，老友连吟香专治女科，为予言，女人癥块以四制乌附丸频频久服，能除之。惟乌药与香附须四制，至少服偶服亦属无效。

予自读《冷庐医话》载暑风神昏谵妄之说，每于此症殊多审慎，复见《医门棒喝》邪闭胞络血脉云云，知病因多端，治法不一。从此由心神而推之肺魄、脾意、肝魂、肾志，五脏无不有昏谵之症，故前略有臆说，惟学浅语焉不详为歉。夫暑风、风温同一手太阴证，肺主魄，风暑扰之，治节不伸，清肃不行，自临症以来，每风作劳之辈一经外邪发热，易有谵语。况暑风风温均是阳邪，肺阴受烁，肺魄奚安。肺主气，为橐钥，又为喉间语言出纳之关键。气虚则出纳失职，故有无病之人卧中喃喃自主，往往作于劳瘁之时者。夫小劳伤脾肺，加以热邪乘之，魄不安舍，或则心力均劳，营阴素虚，心阳外游，亦必然之势。若执定传手不传足之说，印定后人眼目，固属语病。今忆《王孟英医案续编》治沈裕昆室案语，而节其言曰：昔人于温症仅言逆传，不言顺传，后世遂执其说，不知经络贯穿，岂容界限？喻氏谓伤寒亦传手经，但经先受之耳。吾谓温热亦传足经，但手经先受之耳。一隅三反，既有其逆，岂无其顺。盖自肺至心胞，病机渐进而内陷，故曰：逆自肺之胃腑，病机欲出而下行。故曰：顺之邪虽顺传，欲出未能，所谓胃病，则九窍不和，与逆传神昏之犀角地黄症大相径庭云云。读其书足知心细善悟。今复见张氏之大声疾呼，使叶老百余年之语病可完全解决矣。夫暑风、风温同一阳邪，虽暑风化热易于风温，而同一手太阴证而治法亦可由此达彼，而轻清宣化，大都藏神，魂静而魄动，肺经谵语多离奇变幻。犹思廿余年前治一邻人子，年十余龄，身热经旬，频频谵妄，或云虎狼，或云涉历之事，予经清解之品如薄荷、荆芥，仅用数分余，惟栀皮、翘、银、黄、芩之类，一剂进，后汗出津津，竟热退谵除。自亦莫知其妙，后偶语与老医。据云：此风邪伤肺，肺魄不宁，轻解而即效者，肺位最高，固无需夫重药也。语多怪妄者，由魄之不安也，颇佩服其言。

欧风东渐，讲形色之卫生，赓唱迭和，颇为详备。而戒早婚一端，参以古者，男子三十而娶，女子二十而嫁之说，确有当然之理，要之读书于句下，未曾详审之也。夫王政之行不但仰事俯蓄，使天下之穷民皆有所赖，而婚姻亦虑其失时。经言：谓男子三十必已当有室，女子二十必已当有夫。医经：言人年四十阳气已半，腠理始疏，荣华颓落，发颇斑白。昔韩文公云：年未四十视茫茫，发苍苍，齿牙动摇。医经又云：男子二八肾气盛，天癸至，精气溢，阴阳和，故能有子。考之孔圣，十九岁而生伯鲤。惟圣人自言少之时血气未定，戒之在色。薛生白注医经云：寡欲而得之男女贵而寿，多欲而得之男女浊而夭。总之人之赋秉万有不齐，衰旺之迟早不同，劳逸之境遇亦异，若必限以三十、二十之资格，无论人寿几何，蹉跎岁月而标梅愆期，桑朴之风尚有已耶？亦惟为人父母者视子女体质之强弱而定婚配之期，至保身节欲无论年之大小，均当遵行之也。

福州梁章钜《退庵随笔》云，纵欲戕生，古今同慨，盖禀气之厚薄，命数之延促，造物主之，虽父子不能相假也。而疢疾之或长或消，体气之或荣或衰，则存乎其人，譬之树艺卤莽灭裂，与辛苦灌溉者，各自食其报耳，于造物何与焉云云。观其言人亦惟摄生节欲，以尽人事为必要者。

又云：养生自以绝欲为第一义，然少壮之年诚难言之，且不求嗣续，即讲闭房，不可为训。吾儒平实之方在节欲而已。昔董子言治身者以积精为宝，身以心为本，精积于其本，则血气相承，受而形体无所苦，故君子甚爱精而谨游于房。新壮者十日而一游于房，中年者倍新壮，始衰者倍中年，中衰者倍始衰，大衰者之月当新壮之日，而上与天地同节矣（按男子七日而精始复，壮年者七日，中年十四日始复，始衰者当三七日始复，而阴虚禀薄者即在壮年，未必七日始复，而卫生者自当知七日精始复之理。兼前董子之法量己身之体气而遵行之，否则乐极生悲）。

天地二气生长万有，西人谓天主创造一切，动植各物为机制、为手工不得而知，此明明庄周寓言。西人崇拜天主，于孝不甚重。予见王一之游美观察，谈西有子为资本，家父在劳动界自食其力，各不相顾。又云：有母老而依其女者，彼妪遇中国侨民谈及吾华父子之感情，闻之尝泪下，足知吾华之孝冶天下差强人意矣。夫盈天地万物一情而已，天地以阴阳二气氤蕴而生，万物情也，人为物之至灵至情，人当壮年，夫妇之爱情切而有天伦之乐，至有子即爱其子亦情也。子赖亲之抚育，爱其亲亦情也。亲情其子曰爱，子情爱其亲曰孝，此名目之异，吾国之孝于生前则养，于死后则祭。夫人非圣贤，不祭则秋霜白露，谁思及亲，故祭者为亲死尽思之纪念，或谓但知有独一无二之上帝，祭则阙如，更何言孝？不知西之崇天主谓天主造人是敬天主，为直接者，吾华谓人虽自天始生，无父母抚育无以成立，是父母者代天主以育人，是中之孝亲即敬天主，孝实间接敬天主者。天地人为三才，宇宙若非父母之生育，无亿兆人民主持期间，天地且不成为天地，更有何人去敬天主？此父母之功直与天地同，故孔子《孝经》一卷包括无遗。孝亲必以保身始，故养身莫善于寡欲。又曰：父母惟其疾之忧。又曰：戒之在色，夫丧身之事不止欲色一端，惟于卫生中易忽，兼略辨废孝之非，以畅欲言。

意林拟金人铭作口铭，曰：神以感通，心由口宣，福生有兆，祸来有端，情莫多妄，口莫多言，蚁孔溃河，淄川倾山，病从口入，患自口出，存亡之机，开辟之术，口与心谋，安危之源，枢机之发，荣辱随焉。孙渊如官京师时，尝被车压折胫骨，为一金姓医治，好后右足尚较短左足寸数，服雄黄兑烧酒，四十九日足发赤斑而愈。金云：骨原可接，凡人自胎生之骨，如花木之枝，随处可接。惟在脾胃好，多进饮食，能生新血，以益气耳。若后生之骨，如齿牙、膝盖、脑骨数处，则断不能接。所以用雄黄烧酒者，雄黄能去瘀血，烧酒无损脾胃，瘀血不尽，虽治好遇阴雨必变。今孙已逾十年，行履适然，惟其医治之精耳。尝嘱终身忌食荸荠，此故未晰俟考（上录清代名人轶事）。按古钱可合接骨药，想金医教孙饮雄黄酒外，或尚另有药物，系古铜钱制入者。荸荠能毁铜，故嘱终身忌食耳。雄黄，本草谓能化血为水，血虚者非宜，医亦鲜用。予曾见邻邑余姚医僧谷和尚治妇人积瘀腹痛，用雄黄至三钱，惟忘其煎服与吞服。又

《本草从新》雄黄注中，引《夷坚志》雄黄和蒸饼为丸，治感暑疟痢，必有效果在焉。

又其说睡云：午睡之药倍于黄昏，三时皆所不宜，而独宜长夏，长夏之一日可抵残冬之二日，长夏之一夜不敌残冬半夜使。止息于夜而不息于昼是一分之逸敌四分之劳，精力几何其堪？此午餐之后略逾寸晷，俟所食既消而后徜徉近榻，又勿有心觅睡，觅睡得睡其为睡也，不睡必因处于有事，事未毕而忽倦睡，乡之民自来招我，桃源天台诸妙境原非有意造之，皆莫知其然而然者。予最爱古诗中"手倦抛书午梦长"一句，手书而眠，意不在睡，抛书而寝，又意不在书，所谓莫知其然而然也。睡中三昧惟此得，此论睡之时也。余中年不喜午睡，近则年渐长，精力渐衰，每觉之长日困人，倦卧数刻颇益身心，惟自叹医事杂事碌碌，鲜间未得于夏中多享午睡滋味耳。

其止身外不测之忧曰：不测之忧其未发也，必有先兆现乎。蓍龟动乎，四体者犹未必果验，其必验之兆不在凶信之频来，而反在吉祥之事之太过，乐极生悲，否伏于泰，此一定不易之数。命薄之人，有奇福必有奇祸，即厚德载福之人吉祥之内亦必酿出小灾。盖天道好还，不敢尽私其人，微示公道于一线耳。达人处此，思患预防，谓此非善境，乃造化必忌之数，而鬼神必妒之。秋也萧墙之变，其在是乎。止忧之法有五：一曰谦以省过，二曰勤以砺身，三曰俭以储费，四曰恕以息争，五曰宽以弥谤。率此以行则忧之大者可小，小者可无，非循环之数可以窃逃而幸免也。只因造物予夺之权，不肯为人所测识，料其如此反未必如此，亦造物者颠倒英雄之惯技耳。此李笠翁处世之通论，爱而录之亦一医心之药石言也。

　　李笠翁一家言书中有节色欲说数则，亦通言也。闻邻邑恂君有色门棒喝之作，未知其有否采入其言？予笠翁之书始于近日，假自友人，拟欲将其说录存之，然腕病不能多作字，又以俗务忽忽不能尽录，今姑录其目，使见此者，使知节色欲之大要，知古之哲人谨慎于此也。其目曰：节快乐过情之欲，节忧患伤情之欲，节饥饱方殷之欲，节劳苦初停之欲，节新婚乍御之欲，节隆冬盛暑之欲。按此六者固为凶欲之最要，当再加一说曰，节劳心初停之欲，更为重要也。

　　又引许胤宗言曰：昔胤宗谓人曰：十之上医，病与脉值，惟用一物以攻之，今人不谙脉理，以情度病，多其药物以幸有功。譬之猎人不知兔之所在，广络原野以冀其获，术亦疏矣。此言多药无功而未及其害，以予论之，药味多用不能愈疾，而反能害之。如一方十药治风者，有之治，食者有之治劳，伤虚损者亦有之，此合则彼离，彼顺则此离合者，顺者即便相投，而离者逆者又复于中为祟矣。利害相攻，利卒不能害，况其多离少合，有逆无顺者哉。按笠翁之言是矣。窃谓虚实者病之体也，风、寒、暑、湿者邪之原也，为卫、为气、为营、为血，病所居之处也。知其虚实，知其病原，知其在卫在气，在营在血，酌药以攻之，药多可也，药少可也。然观古名医之案，用药多者少见，吾人用药能多无杂，以相离相逆，少亦能中病机，庶亦可矣。观笠翁之言，予有所勉焉，若夫不关紧要而价又贵之品，减用数味为贫病节钱，亦一方便法也。

　　积虚成痨，男子与妇人皆有之，男子患此，无识之翁姑多有怨媳妇之诲淫者。其实女子之性情娴静者多，有先世、有先天薄弱之女不耐久战，往往房后有数日胃气衰馁者，故男子虚损之萌可以异房节欲，而女子虚损之萌为丈夫者绝不加意焉，是女子虚损必无已时也。其有肝胃暗疝等症，未始不由房劳勉强之酬应来，如果爱之欲其生，为丈夫者皆应节之，而为医者亦当知而密喻其夫，莫以予言为奇谈也。

寸口三部，经名气口，完全血管也。夫血心主之，心生之。心房之所以主血主生，皆赖胃中食入之原料来。而胃釜之所以能腐熟水谷者，全由肾阳之蒸腾来。是肾阳者犹机器之原动力，肺吸天阳入肾，又如机器之引擎乎（按：引擎究未知机中何物，而肺之吸引天阳固最彰著者）。血虽一物，而成此血之各气，已含于血管中。故《五脏别论》曰：脏腑之气味，皆出于胃，变见于气口，是即徒以气口一管，已可随脏腑之高卑浅深而测识其病体，况又有太阴经气之并入于此乎。《内经·五脏别论》曰：气口亦太阴也。宁本注云：气口在手鱼际之后，同身寸之一寸，气口之所候脉动者，是手太阴肺气所行。故言气口亦太阴也。玩原文之亦字，观注中之语气，明明鱼际后之气口，为肌体名辞，经气行于此部，非指有形之血管也。非然者，但曰气口太阴也可矣。读书当于善疑，敢质之高明焉。且寸口之所以诊脉者，因可由此测其胃气耳。故岐伯曰：五脏皆禀气于胃，胃者五脏之本也。藏气者不能自致于手太阴，必因于胃气乃至于手太阴也。故五脏各以其时，自为而至于手太阴也云云。《内经》于气口之脉，实指血管经气并行此，故更有研究之价值。经之说脉，均简而要，约而明，后世愈说愈繁，固有阐而益明者，亦有阐而反晦者。在明眼者，自抉择之也。吾于经脉非血管不惮烦言。古人云，人生一世，留得几行笔墨，被人指摘，便是大福人。况医经言简旨深，耐人探索，安得不再四加之意乎。

予尝言徒知脉象之浮表沉里，察舌色之红淡黄白，不且举世皆为名医哉（见本报六期）。斯言也，人必讥予为妄，近见《温热逢源》中，有曰：温病之脉，前人谓右脉反大于左，此指邪热之达于肺胃者言也。尝有伏温，初发其邪，热或于少阴，或连及厥阴，而弦数之脉，遂见于左手关尺两部者甚多，更有邪机深伏，郁湮不达，病象颇深，而脉象转见细弱不鼓之象。逮托邪外出化热，脉始渐见浮硬，此由肾气先亏，不能鼓邪外达，故脉如此，其证必非轻浅云。又曰：伏温无一定之脉，至舌苔之色，必邪在胃中蒸郁其浊气，乃上熏而生苔。若邪伏阴经，不涉胃府，则虽热邪已剧，仍不见有舌苔也。又曰：邪深伏下焦，而舌底不见紫绛者，间亦有之。又曰：必细察见证，再合之脉色，乃有把握。若徒执脉象苔色，而求病之寒热浅深，则误者多矣。又引周禹载之言曰：夫温热病之脉，多在肌肉之分而不甚浮，且右手反盛于左，诚由怫郁在内故也。其左手盛或浮者，必有重感风寒，否则非温病热病，自是非时暴寒耳。予观柳氏《温热逢源》下卷，其论脉、察症、议方，发明伏邪治法，颇见精详，爰酌录其数语，以明审证之不易。夫少阴伏邪症中之一耳，进而求之各病中，脉舌之变幻，亦不一而足，医真非易为也。

人心惟危，道心惟微，惟精惟一，允执厥中。此十六字心传也。六经是其注脚，廿四史诸子百家皆十六字之演义也。而《内经》一书，为历古相传残缺不完之生理学，自古名医，迄今各有发明，而其精蕴犹未尽也。然至理名言，在于著籍者，正复不少，初学医时，随口读去，不知何语为优？何语为拙？及至书用时方渐渐觉有味，至有时用其言而不效，不知者，以为古书无用，其知者，恨不十年读书矣。然学人读书如饮河，各随其量而受之。若善学者，必如取扬子江心之水，以蒙山顶上茶，煮而饮之，方快我肺腑。此读书者，必当取其精华也。然非愤悱之极，亦如入璚林玉树之中，不见可宝也。此可为知其中甘苦者道之欤。

园圃之菜，方其盛长时间，可以壅肥，初植时浇灌须薄，及其长足，若更培以肥，反至萎黄，谓人体亦然。世有喜服十补、全鹿等丸，往往每服五六钱，每冬令服斤余，至次年亦无流弊，在服此等温补药者，方自谓受此补品，足证予体之虚寒，不知者又复信之，要知彼之所以能受此温补之品者，以其体之阴分尚足，堪以胜任阳分药也，否则未有不变生他病者。夫补者须合其人之体质，为寒为热，所谓竹破竹补，木破木补，细揣其体之为阳虚，为阴虚，为某脏某腑虚而用药。且补者亦在以药物扶助其正气之流行，而服量之多少，可每日进若干，又须量体而行，非在贪多蛮吃也。予阅平津馆丛书所载《素女方》，约云此即王焘取入《外台秘要》十七卷中，出《古今录验》，真古方也。予阅其服此等补丸分量无多，如春三月之更生圆，又名茯苓丸，丸如桐子大，先食服三圆，日三服，不知渐增，亦可为散，饮方寸匕。又夏三月之补肾茯苓丸，如梧子大，先食七丸，日二服。又秋三月补肾茯苓丸、冬三月之垂命茯苓丸，均如梧桐子大，先食五丸，又四时通服之茯苓散，亦以酒服方寸匕，日再，是为最重之量。奈何今人识见不如古人，若胡庆余全鹿丸引单载曰：每服五六钱。而在修园老人更薄视全鹿丸，谓每饥时，可代点心，服可盈掬，不其甚欤。

顾姓妇人在予处诊治时，偶谈及云，予前有咳病，曾向赖松岚先生处诊治，嘱余用甜杏仁研粉，和冰糖透蒸，置枕畔，每于五鼓卧，醒时取一羹匙食之，再卧，如法治之而愈（按：此系润肺法，如叶、薛、缪诸案已有用之者，足征此法可信也）。古贤谓卧中食物归入于肺，气虚多湿之体，卧时不宜食腻滞茶食，往往腻隔酿痰，或与阴火相抟，甚至魂梦不安，故卫生家有"夜饭少吃口，活到九十九"之谚。然在高年胃气空虚，卧不安寐，又难执一，不得不藉易消化之食物，稍食之以接济其胃阴。然在临卧食必渐停数刻始卧，如卧中食必亦起坐数刻再卧，方鲜流弊。若服药物欲其恋肺，正利用其睡中服之也。故黄墙医校讲义，白前条下，引止嗽散方，谓其皆须每晚临卧服，立方极有意义。又云此中至理，习医者能体验深思而得之，方可许其共谈此道也。

崧厦俞赞臣翁，清仕云南刺史，云地多丛山深岭，产生奇药，有绿水肉桂，煎之汁绿，白水肉桂，汁白如乳，伊曾得有白水桂两片，香同肉桂，且云此物非易得，后转赠别人，惜未留用也。近年已古稀，有痰咳症，天冷即作，至春暖渐愈，生平性畏服药，且病不甚剧，故抱不药之旨。又云前知余姚友人，冬时痰咳，冒风更剧，幸家灶丰裕，伊自思一法，交冬令，即闭户不出。所居之室饰以玻璃窗，外置盆花，每日更换，隔窗玩赏，至三月方外出，如是数年，竟夙恙痊愈，且不畏风寒矣。其人当时年约五十余，若予则年已老病非易除，亦惟慎衣服，避风寒，以自卫而已。予聆其说，知避风密居之功效如此。前有崧厦郭姓子，年五十许时，患痰喘甚剧，特赴申江西医诊治，嘱其露卧，适与密处相反，而病卒不起。可知阳气虚体，慎毋效早晨吸新鲜空气，以戕生也。

二十余年前业师徐荻泉先生，知予究心于医，因谓余曰，木通有不苦者乎。予往年足肿，正欲赴乡试，道经越中，就某医诊方，中用木通数钱，及至杭向胡庆余堂配药，煎服时方畏此味之苦，至入口绝无苦味，而足肿亦瘳，至今思之，尚怀疑也。予当时莫知其理，后阅书知真寒证食姜不辣，寒霍乱阴邪中三阴，以生姜置脐上关元等处，以艾炷灸之，以温通其气血，此盖真阳为寒邪抑遏，或吐利阳虚，灸处亦自不热。数壮之后，方觉灸处之热，其大如豆。再灸之觉热处大如钱，直灸至热处渐大，至通腹和畅，可回春矣。若灸时病人觉热痛难耐者，切勿用灸，宜遵王孟英热霍乱治法也。又俗于五月五日，或三伏日，以大蒜捣如泥，和以麝香敷于脊骨上，谓可去病。然此法惟寒湿郁伏，藉此以温通祛病，亦有效验。若阴亏气虚血弱，病必加剧，未可尝试。且此等敷法，须三枝香之久，其大蒜之辣，麝香之散，刺激于肌肉，流窜于络脉，往往忍耐以为之，甚至伤阴失血。有余处求治者，自云敷时背脊辣痛难堪。若寒湿重者，敷之竟绝不觉痛。前友人朱百川君，患三阴疟年余未痊，爰用此法敷治，敷两次不觉痛痒，第三次以醋捣大蒜敷，始知脊间酸痒而疟亦以愈。后悟朱君之症，即周澂之所云寒湿袭于督脉，暑湿伏于阳明之三阴大疟也。盖此等治法，当以痛与不痛以消息症情。若一概施治，断乎不可。至吾业师本阴虚体，平时两足觉热，常以赤足为快。其患足肿，乃湿热壅于阳明，木通之味，对症适体，宜乎其不苦矣。古贤谓药之气味对症者，至口即觉悦服，信夫良药苦口利于病。若谓良药味不苦者，此由所比喻之言也。

离崧厦镇三里许，有双枫庙焉。内奉神有朱小二相公者，云为朱丹溪先生，素著灵异，每年秋前神必出迎，旌旗仪仗，鼓乐喧天，其时游观者云集。演戏供奉者十余处，为崧处第一迎神赛会，庙中香火不绝。有连杏材者体秉阴虚，其时秋间患感，至冬时病已早愈，而大解不通，始亦不经意，竟至屡药无功，症已月余。其夫人不得已乞佑于神，每日往庙祝焉。至旬余连方午倦寐于床，忽梦绣衣童持一金色灿然鸦嘴锄入，向其肛门啄击之，连忽惊醒曰：余其得更衣矣。遂如厕下坚粪如巨拳，血筋围裹，病乃愈。夫病不在气即在血，此症由感后肠中血热未清，与宿烘相抟，愈结愈坚，早用凉血活血以通之，必无斯苦。至积之既久，又不知用攻血通便之药，又无外治之手术，惟有恹恹待毙，而居恒以此，乃神之灵爽若斯，真匪夷所思矣。此理已廿余年，前余往伊家治病，滋常谈及此事。

清张文端公英《聪训斋语录》云：父母之爱子，第一望其康宁，第二冀其成名，其三愿其保家。语曰：父母惟其疾之忧，夫子以此答武伯之问孝。至哉斯言，安其身以安父母之心，孝莫大焉。养身之道，一在谨嗜欲，一在慎饮食，一在慎忿怒，一在慎寒暑，一在慎思索，一在慎烦劳。有一于此，足以致病，以贻父母忧，安得不时时谨遵也。

又云：我愿汝曹将平昔已读之书，视之若拱壁。一月之内，必加温习，得尺则尺，得寸则寸（窃谓吾人业医关系綦深，亦宜时时温阅，以免遗忘）。

又云：读书人独宿是第一义。试自己省察馆中独宿时，漏下二鼓，灭烛就枕。待日出早起，梦境清明，神酣气畅，以之读书，则有益。

又云：古人以眠、食二者为养生之要务。脏腑肠胃常令宽舒有余地，则真气得以流行，而疾病少。吾乡吴友季善医，每赤日寒风行长安道上不倦。人问之曰：予从不饱食，病安得入，此食忌过饱之明征也。燔炙熬煎香甘肥腻之物，最悦口，而不宜于肠胃，彼肥腻易于黏滞，积久则腹痛气塞，寒暑偶侵，则疾作矣。按：腻滞之不节固易致疾，若鸡羊鱼腥等物，均含有毒质，往往隐伏于肠胃血液之中，待时令发泄，如霉暑之时始外达，或为疮疡，或助时邪，而并发亦同。伏气病之缓缓而出，脏气弱而运化不力，每患之，所谓病从口入也。卫生者，须量腹积所受可矣。又云：安寝乃人生最乐。古人有言，不觅仙方觅睡方，冬夜以二鼓为度，暑月以一更为度，每笑人长夜酣饮不休，谓之消夜，夫人终日劳劳，夜则宴息，是极有味。何以消遣为冬夏皆当，以日出而起，于夏尤宜。天地清旭之气，最为爽神，失之可惜。予山居颇闲，暑日曰出则起，收水草清香之味，莲方敛而未开，竹含露而犹滴，可谓至快。日长漏水，不妨午睡数刻，焚香垂幕，净展桃笙，睡足而起，神清气爽，真不啻天际真人。

更生圆、补肾茯苓圆、茯苓散，即《素女方》也。类皆温热，惟茯苓散较和平。《平津馆丛书》云其方载《隋书经籍志》，故谓真古方也。《平津馆丛书》中所收入《千金宝要》，有云日月蚀时，忌食饮，腹中生蟊虫，及房室生子不具足，必患月蚀疮。月蚀不得与小儿乳，日月生后乃不忌，否则令人口臭，齿断宣露，常有血出，舌上生疮。斯言也，世人阅之，鲜不谓其迷信。以予推之，或确有其理。方书载有月蚀丸，云能治噎膈甚验。其制法：凡逢日月蚀时，以苏梗煎汁，用以调干面粉，使干湿得宜，可为丸。以露天设香案，对月制面粉为丸。至次日丸干时，每粒皆空心。更云：凡噎膈症之属阴寒者，宜于日蚀时置丸，属于火者，宜于月蚀时置丸。予于二十余年前，适于秋时夜间逢月蚀，同友人如法制之，果皆粒粒空心，惟当时无须此药者，效否未曾试也。足知天与物气相感通之理，诸君请自试制之，方知予言之非妄。而《千金宝要》所载，日月蚀时诸禁忌，亦不得谓无因也。

人之食物，有缓急之不同，过速则类于饕餮，至频频咀嚼，而缓不咽下，二者于相理上研究之，皆未得食物形式之正。夫肉类以原汁煮之，则易糜，闻西理以取人之胃液，试拌和于饭食之中，质能糜化，可知饮食全由胃釜津液之变化，不在齿踞多咀嚼。惟坚韧之物，不易消磨。稍多咀嚼以助之。然此等物在卫生者，固当不食。若物物必多加咀嚼，吾知中外无此食相。近时讲卫生者，谓食物必须细嚼，合之于胃汁化物之理，已属不附。试于中外伟人之食物时，一留间之，可知人于食物之迟速度态，于各人在天然之习惯，无所勉强作为于其间。至于勤浴，冷水洗擦，合之于西之食物于牛肉、乳类为君，以吾国之谷食为君，蔬菜豕肉为辅者，大相迳庭。饮食地气各有不同，弱体效之，未有不生变端者，慎毋过信之也。

芝兰之室，鲍鱼之肆，居之久，且不知其香臭，诚者其言。凡外洋输入之布疋各物，初闻之多有一种特别之气味，是知吾国之人与物类，一经外人闻之，亦必有一种特别之气味。若东瀛之物类，似微有一般生南瓜气，可知此种气味，关于殊方之地气，于五行颇可研究，留心细辨，必有其理。

蝌蚪为蛙之幼虫，其生出时数千成群，游于水中，俗名田鸡苗。而于小河渠中，亲见蝌蚪之子，其为物也若长绳，长不知数十丈，盘延在水中，粗如指，软如鼻涕，明类白玻璃，惟白而较暗，中结有黑子，小于椒目，其所结之子，左右参差，颇若整，其形大都如玻璃管中嵌黑点也，予曾取而细视。据农人云，方为蝌蚪之子，至春和始生出，可知造化之奇。乃黄帝医经有虾蟆图，言月始生二日，虾蟆始生，人亦不可针其处，究未知其所以然。

陈氏妇年约三十许，温热病已渐愈，忽于寅卯时，呓语大作，聆之皆阴间地狱事。次日早邀予诊，至则病人卧不能起，正赖人饲以糜粥，病者卧而咽之。俟其食毕，询其食粥，亦云知味。及诊其脉，右部大而一息不知其十余至。左亦如之，脉较右部为沉敛有神。舌中微有白苔，其时神思已清，予细揣是症，为症久元亏，肝胃阴分虚，夹以平素之听闻，变为幻梦。气分大虚，肺脏不能收摄，似梦非梦中之形形色色，不觉出之于口。拟用别直（参）数钱，独味煎服，果中病机。夫气如囊钥，血如波澜。故人呼吸之气，与心脏搏动之气，以西说证之谓肺脏一分钟，平人约十八回呼吸，心脏一分钟，约七十二次脉搏。呼吸与脉搏，约一与四之比较，此确合于气如囊钥，血如波澜之说。人身之肺，又全身之气之囊钥也。此妇脉数，一呼几六七至，一呼息十余至，较之平常之数脉，迥乎不同。且热已退去，足知肺气之虚，与元海无根。及张寿甫老人之云大气下陷，又复不同。端由肺气是不摄，即有他恙夹之，亦于治本为急。如左部脉波亦然，必无生理矣。而此脉又为阴虚不能涵气使然。作医以来，鲜见此等数脉，故志之。

教人以善为之忠，非专指君主国体之对君而然，孩提之童无不知爱其亲也，是孝之为义，即爱之别名辞。故吾国以孝、悌、忠、信、礼、义、廉、耻为八德，为国本国粹。若医亦全由于五行之原理，以为病之原素，想古人之于五行，必亦经千百年之体会，方觉征于人身，有实在相通之理。吾人遵古人之遗言，亦必须于五行上再四体认一番，知五行为形迹之母，全体脏腑皆秉五行之气化，然后再专力于形迹，以三因四诊穷究治疗，诊治时谈理立案，绝不带五行字样。如木气乘土，直谓之肝气戕脾，肺阴肾阴，均易为肺津肾液，阴阳一字，亦除去之，使病家观听，亦易领会，以是而废除五行，仍不抛荒国粹。夫五行者，脱去之，则国学无初步地，黏著之，确亦为一重障碍。诚以极力附会五行，不以治疗广稽方法，求高深反致蹈空，多致实实虚虚之弊。是犹平时满口八德，按之实际，言行竟不相顾。是吾医于五行，当在于不脱不黏之中，然后可与言医学矣。

新学家发明脏腑之功用，谓肾可排泄血液内非气质之污秽，肺专司吸入养气，放出炭养三，以排泄血中之炭养，增血中之养气（原文）。又如胃、小肠、大肠、胆汁、甜肉汁、三焦、膀胱，皆为消化食物洗涤污秽，此等讲解，颇觉新颖详细。要之脏腑之功用，又在连带关系。此脏为主，别脏为辅，脏气为体，腑气为用，皆理所必然者。而脏腑之功用，举凡全体之皮毛肌肉，皆为辅助脏腑之运行，此《内经》肺合大肠、脾之合肉、肺之合皮等言，真确切不磨者也。余自二十余岁患痎疟，致缠绵而为劳疟，病魔三载，从此体气薄弱，卫阳之式微已甚，平时于卧中腹部稍为凉侵，或日间天时骤凉，足部稍为凉侵，即觉腹中鸣响，水谷不运，欲作泄泻。更忆前于四月间，天气转寒，其夜所覆之被较薄，懒于更换，殆卧后约两小时许，睡梦中觉泛逆欲呕，乃即起坐，竟而狂吐倾囊而出。吐已腹无痛苦，身无寒热，方知天时骤寒，寒侵卫处。乃易厚被，安卧至次日亦不发生别恙。盖脾为胃行其津液者也，脾胃主肌肉，肺合皮毛，皮毛肌肉卫阳不密，寒气袭之，脾胃之消化力失其自然，致食汁渐化而下趋，反逆而上行。此时腹部毫无痛苦，由一则邪以吐而散，且邪亦未深入于脏腑也。而肌肉与脏腑之气互相辅助之理，可恍然大悟。余自久病后，不但于饥饱劳动绝难勉强，凡喜怒骂恐之感触，其藏气之静镇力，均非强壮时之比。如怒之关肝，恐之关肾，惊之关胆，觉脏部确有异常跳动，种种不安之状，证以《内经》之言，毫无疑义。是皆由体气之虚，始能知之。新学界曰《内经》为荒唐，苟其七年之病，加以种种之证认，吾知彼且于轩岐之言，俯首至地矣。

夏之四五月，秋之七八月，或日热而夜凉，或骤热而倏凉。人当夜卧，盖覆不慎，始卧觉热，继而凉气袭之。皮毛肌肉为凉气所抑遏，即不能辅助脏腑之作用。于是输运于皮毛，涵濡于肌肉之液体，亦为停滞。其在壮健者，至次日动作汗出，气即流通，亦不致病。其或气体稍弱，起居安闲，逐日酿积，加以厚味水果之适口，势必荣卫之运行羁迟，脏腑之消行怠慢，发生一种肢体酸倦、洒寒郁热，胃气呆钝，所谓湿热证之一也。

更有长日如年，无所事业，或饮酒而微醺，或饭后疲倦，即躺身于醉翁椅上美人榻间，要知人身动时，阳卫于

410

外，卧而心静，阳反于里，一经熟睡，凉气袭入于表，运行于肌肉间，水谷之精液，亦为之停滞。故卧醒时，每于肌肤筋络间，发现不自如之状况，待卫气渐返于外，正气得伸，始觉舒适。吾人卫生，于此等起居，端须谨小慎微。若不加体察，与夜卧受凉者同一酿湿之端。近时讲通空气，且卧不设帐，见予之说，必然嗤之以鼻。然予中国人，惟知中国之卫生而已。

修养之道，以黄帝为鼻祖，老氏得其真传，周之长桑君知其道，以授之扁鹊，饮以上池之水，见垣一方人，三十日知物。夫上池之水，惟修道者得饮之，较静坐时上升口津为奇，据闻色白如乳，味甘如醴，所谓华池咽玉液，非至道之士，不易得也。其曰视见垣一方人者，盖垣喻蔽也，谓后天之私意也。吾人物欲撞扰心肾之真气，已相间隔垣一方人，比肾中之真神婴儿也。道者无思无虑，去私欲之垣蔽，然后心中之真神姹女，与肾中之真气相会，是心肾之真神真气交。而婴儿得见，所谓见垣一方之人，其实无所谓人与见也。长桑君知扁鹊之为非常人，故三十日而知物，言见效之速耳。人能以道是修，有增智慧却疾病之益。古之医者，道与术并授。上池之水，见垣一方人，皆隐语也。若真谓能见垣一方人，乃荒诞不经矣。

《内经》谓道生玄，玄生智，智生神。扁鹊之能洞见五脏症结，亦其得道之真神智独全也。中下之质，揣摩有素，虽未经见脏腑之实迹，觉脏腑气血运用之理，可测而知之。况古人精神才力迥异寻常，道术并受，得望色诊脉禁方之秘。其洞见脏腑之症结，有必然者。

徐灵胎先生劝孝歌中有曰：老年人的情性，倒像了个婴年。余窃谓老年人之病苦，亦皆像婴年也。其中风像婴年之急惊也，其风痱像婴年之慢惊也。其脾弱不易消磨，一如婴年之易积食也。其元虚之在任风寒，亦与婴年同也。或原虚而时发热，宛如婴之多变蒸也。其步履不能强健，亦如婴年之赖扶持也。而时欲得鲜新滋味，发助其胃气，一如婴年之喜食果子茶食也。至其易健忘，难思索，直如婴年不知不识之天矣。呜呼，老年人之苦况，一至于斯，奈之何世有肥儿丸，而无养老膏哉。

老年人之脉数与幼年同，病情亦颇与幼年同。老年之症，实可与幼科相对参。惟幼年之病，易虚易实，老年之病易虚难实耳。故世之真精于幼科者，必兼精于治大人之各症也。

佛书谓人有二苦：一者身病，谓人身假借四大合而为身。四大者何：地、水、风、火也。人身之骨肉，与土石相同，即是地大，身中暖气火大。津血是水大，周身之气是风大。四大调和，则身安逸。四大不调，从病交攻。地大不调，则举身沉重，水大不调，则举身胖肿，风大不调，则举身倔强，麻木不仁，火大不调，则举身蒸热，此身病苦也。二者心病，谓事情不顺，心怀苦恼，忧切悲哀云。

人在气中不见气，此古语也。天食人以五气，肺以吸之，是气为人生原动力，而肺之吸气实为原动力之第一机关。而西之说肺，谓肺叶中满布纤细之脉络，有如树枝，以为呼吸之作用。而西之言血管，为人生中自大血管以至小血管，亦如树枝之四散，其血管之达于皮部者，为最纤细之血管，所结织之处，若以形迹言之，肺部纤细之脉管，与皮毛处纤细之脉管，两不相关，各自为用。奈何皮毛一经邪袭，而气或逆，声或哑，或咳嗽频生，或呼吸不顺，肺脏竟失其功用，此时之肺，吾知窥之必有特别之现状。彼且于形迹上生出一种理想，发为一种诊断，必谓肺失呼吸之机能，要之肺不任其咎。经曰：皮毛者肺之合也，故肺主皮毛，去其皮毛之壅滞，肺且恢复原状矣。大哉圣言，诚不可思议之见解。然碍肺部呼吸之症，不下数十种，此其一而已。

人身有大小细微之血管以流通血，更有大小细之微脂膜以流通气，血自心房流于管中，气自肾分达于膜中，而肺为气之外橐钥。丹田为气之内橐钥。脏腑非悬空所生，其所以联缀之者，脂膜是也。气通于膜，膜达于腑，而脏腑之气，可由膜而达于肌肉皮毛。于是大小之脂膜，与微细之脂膜，其气无不贯注。故皮有病，而肺之呼吸即不能自如。盖肺管之吸气，全赖肺叶中细微脉络之翕张。其所以能翕张者，以连缀于肺之脂膜，于肌皮之膜相通，而同力合作也。表病及本，即此之谓。然经谓皮毛肺之合，而不曰肉为肺之合，别有其故，此吾国医理，似粗而实详细非常也。

一枝破笔，几卷残书，指头三个，药物数行，吾医形色上简单，可谓极矣。以视彼之器械数千种，如小巫之于大巫，能无慊然。而吾医积习相沿，岐黄之说，至今犹存在，如粟菽之不可去者，足知《内经》一书，与神农之言，含有至理，其中见仁见智，医者工拙不同也。然华佗之后，剖割无传，医之手术，本无完全之可言，吾人苟能采其外治种种之手术，更不妨兼用其器测之法，以详审病原，仍以固有之学理以断病，固有之药物以治病，庶为培木长源之法也乎。

《庸闲斋笔记》，有载其祖陈文勤公，年少登科，在官垂六十年，历掌文衡，门生故吏遍天下，相清高宗十七年，福寿近世罕比。平生崇节俭，讲理学，每数奏及民间水旱疾苦，必反覆具陈，或继以泣，上辄霁颜听之。然秉赋甚薄，每日饭不过一瓯，或啜莲实少许，即可度一日，而年跻大耋，信寿算不存在饮食之多寡也。都中尝有一瞽者，善揣骨相，公与溧阳史文靖相国，屏车骑往访之，瞽者揣史文靖未半，即跪而呼曰中堂。泊揣文勤公，则曰此乞丐也。文靖呵之曰，此陈中堂也，瞽者揣之良久，又抱其身摇之，愕曰：真乞丐也，乌得欺我。公笑曰：大约以我无食禄之故耶。

《庸闲斋笔记》曰：衿淹雅者喜旁搜博览，而于目前所读之书，每多忽略，如袁简斋太史所记，与诸翰林孟子有韵之文。自师行粮食，至饮食若流，以下皆不能记忆，或且杜撰二语以足之，致成笑柄。窃谓《刺禁论》曰：肝生于左，肺藏于右，心部于表，肾治于里，玩其语气，明指肝肺心肾之作用，彼未知吾文义，遂起疑窦。吾国人亦随声附和，是为读书无眼，较杜撰孟文何异也。

人有恒言，五脏六腑，而心包络实居其一。《辞源》载有心囊，近心之脂膜为包络，故亦有心胞络之经，合之为六脏。然考之经文，其有十六腑。《五脏别论》曰：脑、髓、骨、脉、胆、女子胞，名曰奇恒之腑。《脉要精微论》曰：头者精明之府，背者胸中之府，腰者肾之府，膝者筋之府，骨者髓之府，于是府之名十有六，若净府为膀胱之别名，加以毛空为玄府，府之名且十有七矣。夫不知医者，可以五脏六腑约言之。若为医入手之初，必当备详十六府，何以故耶？《五脏别论》曰：胃大小肠，三焦膀胱，名曰传化之府，与脑、髓、骨、脉、胆、女子胞，名曰奇恒之府，常相提并论。可知府各有名目之分，即各有关键之重，经文为奇人、畸人口口相传，大都至周秦方笔之于书，观其语气，或为答之体，或为专详一症，或为特举其要，有处详言之，有处约言之，且随其发言之大旨，产为篇目。有此篇之义，见于别篇者，以至东爪西鳞，使后之阅者不得纲领，势必如王安石讥春秋为断烂朝报，故张介宾直有《类经》之纂矣。然窃谓张之《类经》尚未详细，阅者犹未能洞悉其统系，犹可再分再晰。丁此西方卢扁，人身之图，绘之最清。《内经》之解释，多有出世有才力者，再编成一详明之《内经》，使五脏之生理，明若观火，保国粹保种族，振医学胥在此一举。

夫人身有形之血，自当另立一府。经言脑、髓、骨、脉、胆、女子胞曰奇恒之府，其中所云脉者，即血之府也。若十二经与奇经，为天然脏腑之气自相出入之路线，为气血之统系。此疆彼界，绝不容紊，而自不紊，为吾国独有之学说，为古圣独具之学理。细察经言，再核之于治疗，其药之对经，如鼓之与桴，无不相应。若谓笼统之血管，则药之与经，必无成效之可言，不劳后人攻击，吾人亦早自推翻。奈彼对于太阳一经，无直上之管，带脉一经，无环围之管，遂以十二经为空中楼阁，岂曰理想，直是呓言。余虽有百其舌，亦难与辩。彼且掩耳不欲闻，然吾欲直穷古人之原理，且愿作唐氏之应声虫，敢详告诸吾同仁，如以余言为非是，试以用药治病之时，留神细察，为血管为经气，自当明了矣。

咸丰甲寅，先大夫七十二岁，患疟甚剧，诸医束手，苏州马雨峰大守传一方，用燕窝三钱，冰糖三钱，先一日炖透，至次日疟作之前一个时辰，加生姜三片滚三次，将姜取用服之。倘胃不能纳，即但啜其汤亦可。一剂不愈，则再至三剂，无不愈矣。此方云得之萧山县校官王君，年八十病疟，服此而痊，其后试人屡验云。余因遵方进之先大夫，一服即愈。二十年来，以之传人，奏效甚众，尤宜老人及久疟不痊者。其方平淡，应验若是，可谓奇矣。（上录陈子庄太守《庸闲斋笔记》）

　　燕窝之物颇有殊功，更闻一男子患手足震动，以频食燕窝愈。惟近时有人造伪货，必须择真者。治疟之药，固必须早一时服之，清理疏宣之剂均然。然不妨早两时更妥，因疟有时逐发转早，先数时服，药方得益。

　　人生以三阳经分全身之界限，太阳为后之界限。阳明为前之界限，少阳为身侧之界限，所谓三阳经也，经不能离皮肉之细胞而独立，如太阳之经气根于内肾，无病时之经气，由皮肉之里而游行于表，寒邪由皮肉细胞而深入于经，经气伤，皮肉与之俱伤，盖经所独也，皮肉所同也。寒伤太阳之经，凡附属于太阳经之皮肉，皆为邪所蹂躏，邪自皮毛而袭于经，仍须由皮毛而出，其出也正与邪敌，药以助之，正以拒之。皮毛肌肉，如在其战线之内，故均受其影响，贼退地靖，始相安无事。然或邪在太阳，药则入阳明，此诛罚无故，为害犹浅。而邪因药引，无病之处，势且致病。药虽草木之微，关系甚钜，正不可如兵之轻弄。故善治病者，当注意病所独在之处，是为达病之目的。

　　太阳为寒水之经，不易化热，寒一日不化，则经气一日不畅。若阳明为多血之经，始则几几而寒，继且蒸蒸而热，其热也，肌肉炙手。若少阳之寒热往来者，以少阳为由内达外之枢机，卫气由少阳经邪阻于此，卫气出难自如，进退维谷，故有此寒热往来之现状。口苦者，胆气郁而上逆也。耳聋者，经气为邪所阻也。肝之膈上下皆连胸胁，故胸闷兼胁痛也。

足三阳皆府阳之经也，在经之表邪不治势必传之于里，其所以传之理，在《内经》已早示之矣。经云：肾合膀胱，膀胱之经为太阳，腑名膀胱，脏为肾，三者同气连枝，故在阳经不治，其热邪即可注入膀胱，即成血积膀胱之症。经又曰：脾合胃，阳明经、胃腑、脾脏，三者本属一家，故阳明经之热邪，可乘于胃中，成胃腑之症。经曰：肝合胆，少阳经与胆腑，肝脏亦是一气，故少阳经之邪，即可入胆。由是以思，胃之邪热，可入脾，膀胱之邪，可累及于肾，胆之邪，可连及于肝，于是遂成热深厥深。一身生阳之气，元阴之质，为邪热所扰，供其消耗，元阳元阴之气，不相顺接，七尺血肉之躯，安有生存之希望耶。

先天后天之说有二：一为天地之先天，一为人体之先天、后天。天地之先天，太极是也。天地、日月、星辰、五行、八卦，已为先天中之后天。盖太极者为静极而动，以无形生有形。两仪四象八卦五行，已为先天中后天矣。若人身之先天，由于父精母血分强弱。即先天分强弱，若后天脾胃是也。人赖饮食以生活，脾胃消化食物以养成血肉之躯，最为重要，故比之为后天。然先后天之外，尚有一性天，惟人所独有，亦惟人所独全，即孟子所谓恻隐之心，恭敬之心，是非之心，辞让之心，羞恶之心是也。凡禽兽之类亦有爱情，其求牡之时，发乎情之不得已，随时随地，均可交尾，是羞恶之心无也。又如二犬同豢一处，素相亲爱，至偶见一食物，遂互相争夺，若不识者，此辞让之心无也。夫恻隐、羞恶、辞让、是非，为仁义礼智之发现于外者也，即所谓性天。于血肉之心之中，别有真宰。所谓天命之性，天壤自有人即具有此性，圣贤能保守而率循之，庸凡每易为私欲蔽，故当刻意操修。天人之界，人物之分，皆由于此。世有以人为猿类所进化，实为妄谈。上古衣冠未备，形虽类兽，而仁义礼智信之五德，已与有生而俱来，至动物如马之能忠，犬之能义，虽有一种灵气，终难得其全。此人所以为万物之灵，与天地并立为三才者也。圣人之言道，即是言性，即是言仁义礼智，所谓日用寻常，在迩在近之事，非高远难名。医籍中常载有先天、后天、性天之说实，与医道无所关切，要不可不知其名义。若不明辨而牵扯其说，则支离不通矣，故略述及之。

德国生理学者之言曰：人之脑中细胞，常新陈代谢，一日换五百万个，一句钟换二十万个，一分钟换三千五百个，大都人刻刻用脑，即刻刻换脑云云（说载曹氏所著《医药新智囊》）。是可证修养家还精补脑之说矣。盖人生精与髓实同一本源，积之自然上升而为髓，其所以下泄而为精者，以肝火动故也。经以厥阴之脉络阴器，自胞宫、睾丸等处，皆为厥阴之气化所敷布。人惟心君为色欲所动，而肝火亦动，肝火动而阴茎举，阴茎举而睾丸之精生，斯时内肾之真精，遂下泄而并于有形之精，所谓乙癸同源，名精曰天癸，其中妙理非形迹上可测其功用，亦非笔墨所可详述也。故人能保有形之精，而内肾生阳之气充足，自然脑气强健。西说知脑之更换，理颇确切。而其来源由于作强之官，古圣早已知之，诚哉还精补脑之言也。

（《三三医报》1 卷 4、5、7、9、10、13、31、33 期；
2 卷 11、12、13、21、22、30 期　绩学庐随笔）

医林碎金录（古书警句）

扁鹊有言，疾在腠理，熨焫之所及，疾在血脉，针石之所及，其在肠胃，酒醪之所及，针、灸、药三者得兼，而后可言医。（古今医统）

按：针灸见效神速，足补汤药所不及，吾国针药并重，由来已久，后世医家所当效法者也。

凡为医者，须通古今，粗守仁义，绝弃骛利名之心，专博施救援之志，如此则心识自明，神物来相，又何戚戚沽名龊龊求利也。（医说）

按：病情万变，非悉心体察，难免偾事，清明持躬，随机应变，固为医者应有事也。

用药之忌，在乎欲速，欲速则寒热温凉，行散补泻，未免过当，功未获奏，害已随之。（珍珠囊指掌）

古之时庸医杀人，今之时庸医不杀人，亦不活人，使其人在不死不活之间，其病日深，而卒至于死。（日知录）

按：前条之弊，在于欲速不达，后条之弊，在于养痈贻患。观乎此，可知医家用药，操切从事，固足以召祸，而避重就轻，又岂利济之道哉。

药贵合宜，法当应变。泥其常者，人参反以杀人；通其变者，乌头可以活命。（医说）

按：人参杀人无怨，大黄活人无功，世人以耳为目，毋怪其然，而医家复迎合之，亦难辞其咎也。

行欲圆而智欲方，心欲小而胆欲大。（孙思邈）

按：此十四字，金针玉律，医家所当深知也。

方书之设，本以借可治之疾，使无至于伤人而已，扁鹊亦自言，越人非能生死人也，彼当生者，越人能起之耳。（玉涧杂书）

按：人体有自然疗病机能，药物其帮助耳。苟机能完全消失，病必难愈。时贤顾氏惕生云，有必死之病，诚哉斯言。

不治已病治未病

圣人不治已病治未病，不治已乱治未乱，夫病已成而后药之，乱已成而后治之。譬犹渴而穿井，斗而铸兵，不亦晚乎。（素问）

按：上工治未病，不独治病然，治国亦然。治疗之道，有逐机与持重之二端，逐机者，随病机而更方药，持重者，视病不变而泰然照方主治之。（栗园医训）

细辨病情病机，勿令坐失。病情指病之寒热虚实，病机指病之进退消长，势之缓急剧易。（栗园医训）

按：此二条皆阅历有得之言，临症自有把握。

病有新受宿患之别，治宜先新病而后痼疾。

按：病有标本之分，标者当前之急证也，本者本源之病也，急则治其标，缓则治其本。

（《医界春秋》114、115 期　杨志一）

阳气者精则养神柔则养筋论

天地阖辟，曰阴与阳，人生之要，唯气与血。医家以血气分阴阳，又曰营卫，卫行于外，营守于中。然血气所以能行其营卫之用者，厥唯生生不息之阳气。此不息之阳气，以命门为之本，赖少阳以宣发其功。经言阳气者，精则养神，柔则养筋，三复此言，未尝不叹其言之佳妙。而按之病理，实有确不可易者。少阴病，脉沉细，但欲寐，不几乎真阳将没，而神无所养乎。病久正虚之人，血气耗损，神乏力疲，未秋冷而怯衣单，实由阳气就衰，无以化生精微，充达悉里，不特神无所倚，而摸壁扶墙，筋骨亦无所养矣。其曰精、曰柔者，更有不可思议之妙谛。精者精华，神之所生，良由肾气之上腾，心阳之下济，心肾交合，阴阳调剂，光华外显，此即两精相搏谓之神也。柔者有质之谓，气以煦之，血以濡之，筋得血而能养，然无阳气以温通，则遇寒而拘挛，得热而弛张，则筋失其用。经言阳气，即少火之谓。若气有余便是火，必至心神不安，烦躁焦虑，而筋骨偾张，痿弛不用，安在其能养也。

（《中医杂志》7 期　王一仁）

诊余读书记

地气上为云，天气下为雨，循环之理然也。是以饮入于胃，游溢精气，开发于上，所谓云矣。经言上焦如雾，又言精化为气者是也。通调水道，下输膀胱，所谓雨矣。经言下焦如渎，又言浊阴出下窍者是也。固知三焦官能，所以有上、中、下之异也。

营卫之道，纳谷为实，第水谷滋荣，其道有别也。经言谷始入于胃，其精微者，先出于胃之两焦，别出两行营卫之道，盖水受中焦热蒸，开发于上，所谓气矣。熏肤充身泽毛，所谓卫矣。经言卫为水谷之悍气是也。谷由中焦取汁，变化而赤，所谓血矣。流脉淖筋泽骨，所谓营矣。经言营为水谷之精气是也。卫行脉外，故经言清阳发腠理，营行脉中，故经言浊阴走五脏。然则胃中精微之输出者，气则由上焦开发而为卫，血则由中焦循脉而为营，固知中焦之官能，在蒸水化气消谷化血，而其道别出两行也。

经言酒者热谷之液也，其气悍以清，故后谷而入，先谷而液出焉。夫酒之与谷，其出也先，其行也疾，全在气悍质清四字。然则水之与谷，其出也，亦当先于谷矣，特不若酒之迅速耳。酒性纯阳，较水尤悍，善饮酒者，漩溺必多，气化之厉，讵非阳悍之所激乎。固知水谷并居胃中，其精微之输出者，异道异进，卫为悍气而疾出，营为精气而缓出也。

脉有经络，经在内，络在外，气有营卫，营在内，卫在外。饮酒者，其气自内达外，似宜先经而后络，先营而后卫，乃经言饮酒者必随卫气，先行皮肤，先充经脉，而后营气乃满，经脉大盛，固知酒性剽悍滑疾，不必由营达卫自经而络也。然则水谷精微之输出，其随营随卫，固必别出两行，而先圣以桂枝汤治风伤卫，麻黄汤治寒伤营，辨证论治，丝毫不紊。盖于药行之道，窥之深测之切矣。

气化于水，血化于谷，卫在脉外，营在脉中，言其始生之别也，气血交贯，营卫和谐，外洩为汗，内渗为溺，言其生会之妙也。是以经言血之与气，异名同类焉。

地食人以五味，故五味入口，藏于胃，化其精微，滋养形骸。经言味归形，又言形食味者是也。不及则饥，太过则饱，过犹不及，饥饱皆极伤形，故经又言味伤形也。形伤则气亦所不免，所以又有气伤于味之说，故摄生者，当以节饮食为第一要义。

经言五味入胃，各归所喜，苦先入心，辛先入肺，甘先入脾，酸先入肝，咸先入肾。然多食苦则皮槁而毛拨，多食辛则筋急而爪枯，多食甘则骨痛而发落，多食酸则肉胝胀而唇揭，多食咸则脉凝泣而色变。大抵脏有偏胜，气必偏绝，所谓久而增气，物化之长，气增而久，夭之由也，是以戒厚味尤为摄生之要则。

　　形不足者，温之以气，精不足者，补之以味，资生之理然也。是以鼻通天，天食人以五气，气入则皮肤充，腠理肥，而形得温矣。然气敛则化为精，经言气归精又言气生形者是也。口通地，地食人以五味，味入则津液滋，营卫流，而精得补矣。然精生则化为气，经言形归气，又言精化气者是也。精气互生，形精互资，故摄生者，当知节欲养精，寡言养气也。

　　《列子汤问篇》，南国之人，祝发而裸，北国之人，鞨巾而裘，气候不同，喜好亦异。所谓喜好者，济之养之之谓也。冬裘就暖，以济阴寒，夏葛求凉，以济阳热，济之即所以养之，故以言春夏养阳，秋冬养阴。若就暖太过，则阴失潜藏，求凉太过，则阳反抑伏。故经又言毋伤岁气，毋伐天和，善养身者，宜切佩之。

　　经言彼春之暖，为夏之暑，彼秋之忿，为冬之怒。夫暖为暑之渐，暑为暖之极，于秋日忿，于冬日怒，亦渐极之义耳。春为次热，故经言暖，秋为次寒，故经言清。是忿怒者，清寒之互文也。故亦可读曰彼秋之清，为冬之寒，又寒性凛冽，故称忿怒，热性弛张，可云喜笑，是喜笑者，亦暖暑之互文也，故亦可读曰彼春之喜，为夏之笑。

　　经言节之交，三百六十五会，所言节者，神气之所游行出入也，非皮肉筋骨也。昔人每以络脉渗灌为注，恐非经义。按经言头者精明之府，盖头发之微，莫不布及，所谓三百六十五会，为神气游行出入，且明言非皮肉筋骨，其殆指神经节交为言欤。经言脉者，血之府也，又言脉者，心之合也，营周不休，贯注不息，举凡身中血脉之连行，心实为其中枢，故经又言心主身之血脉也。乃经更以起于心中，出心系，下膈，络小肠，复上肺，出腋下，至肘，抵掌中，入小指之内。其支者上夹咽，一道特名为手少阴心脉者，区段之所属也。其谷入于胃，传肺经之中府，以上云门，而行手太阴肺经，逆行于手阳明大肠经，足阳明胃经，足太阴脾经，手少阴心经，手太阳小肠经，足太阳膀胱经，足少阴肾经，手厥阴心包络经，手少阳三焦经，足少阳胆经，足厥阴肝经，流溢于脏腑之中，布散于肌肉之外。则此循环贯注者，在属于某脏，即名某经之脉，是为区段，实则脉脉相通，而为统系。主持统系的连行者，惟心为其中枢，故经称心为六脏六腑之君主也。

经言手之六阳，从手至头，手之六阴，从手至胸中，足之六阳，从足上至顶，足之六阴，从足至胸中，此"脉度篇"文，与"根结篇"之说同。盖以四肢为根，头胸为结耳，曰六阴六阳者，以左右合言之也。《铜人图》只绘一面，学者每易忽之。盖两手经渠，俱名寸口，结喉两旁，俱名人迎，此其显然者，其他诸穴，莫不若是耳。

经言人一呼脉再动，一吸脉亦再动，呼吸定息，脉五动，闰以太息，命曰平人。平人者不病也，所谓五动者，是因太息之故，设定息时而无太息，则脉自四动耳，平人每分钟计十八息，合七十二动，多则为数，少则为迟。初学难以息凭者，不妨用钟表计之，无少异也。

每分钟计十八息，则每一小时，当得一千零八十息，一日一夜，计二十四小时，当得二万五千九百二十息，此平人之定数也。经言人一日一夜，凡一万三千五百息，或传写致误，不然，差数太远，从何算起耶。若依呼吸定息，脉行六寸，人身二十八脉，长一十六丈二尺，一日一夜五十营计算，则老幼肥瘦，脉度当有短长矣，苟拘乎此，诚执死法以量活人也。

（《医界春秋》18、25 期　刘叔民）

伤酒伤色，伤力伤食

学医先知死活性命要害之所在。伤酒伤色，伤力伤食，皆有可治之法，初惟伤药最难调治，为其胃阳消削，饮食不为肌肤，故治之难以见功。

伤酒，肠胃湿热，筋骨腐热，而肾水失清静精洁之本性，壅于三焦，久则为害甚烈。立即戒酒和胃，清热除湿醒脾为上。

伤色，精液枯竭，虚阳上冒，真阴渐涸，水少炎多，金受火烁，肺叶先焦，内热骨蒸，痰嗽咯血，非培补后天，纳食转运，不能生精，养血培补中气，渐可向愈。勿遽断色，恐欲火转炽，以节为度。徐灰其念，服药尤忌太过，伤胃脾泄不救矣。

伤力甚则脱气脱血，两害最凶。近则积死血于六腑，久则发热于内，诸证蜂起。脱气补气，必兼和血，脱血补气，必兼养血。死血积于中，先和后化，而下死血，必用桂、附、人参、熟地以补之。养气莫若气育，补血莫若进食。内消易，外长难，内长难，外消易。和其中，顺其时，则万物生长，收藏各得其正。而无违失之时，故致中和，天地位，万物育，人亦效法之而无差。

熟读《素问》、《灵枢》、《难经》、《甲乙》等书，则知医理之精微。细心玩索前人议论方药、医案等语，则法多而熟，治疗精通，用药灵活。如是而生，如是而死，了然于胸中，施治有效。

　　实处是死，虚处是生，所以活则动，生则化。在在皆虚中有实，实中有虚。医道至此，知人性命矣。

　　有一病，自有一方，用之灵与不灵，在乎其人。所以古方新病，难以执方施治，必待医者心灵活法以用之，则无不灵也。

　　本质厚，则作事强，精神足，则作事细，用心灵活，则应物切当，存心正道，则无往不利矣。而医道近之。十二经络，五脏六腑，奇经八脉，肌肉皮毛，骨节六俞，九窍毛孔，四肢百骸，气血精液，周身内外，知觉运动，灵魂归纳，出入呼吸，生身立命，全在天气地味，保养元神。元气元精，和则无病，违则有疾。保养一道，全要静存和顺，无违天时，有洽人事，斯为得道。易曰：乾道变化，各正性命，保合太和，乃利贞。首出庶物，万国咸宁，此之谓也。

　　脉之动，本天地先天混一贞元之气而来，故人之死生，系乎脉之动息，以参造化权舆，阴阳消息。

　　春夏秋冬，以应生长收藏，随四时之造化以生五行，顺天地之升降以运六气，人生于中，效法无违，则知天命知人。偶有违和，则生疾病。

　　男女交媾成形，未备百骸为胚，已具全体为胎。男胚四十日成胎，胎成约七月余有二十日，合四十日之胚，约有九月余而足。女胚八十日成胎，胎成约有六月十余日，合八十日之胚，约有九月余而足。人身未赋灵魂，为胚已结灵魂为胎，及产为婴儿。

补畏急投而骤壅，伐畏亟夺而峻利，用之不当，戕贼其性命。夫攻热弗度，热未去而寒复作，寒热各据于其所，而温凉并禁，良医莫措矣。

阴虚则能受，阳实则能施，阳主入，阴主纳，金木水火如之，男妇亦同。故阳不实不能施，阴不虚不能受。坎化坤则阳虚，离化乾则阴实，阳虚则寒起，阴实则热作，阴阳不和，寒热互作矣。

神动则真精易泄，名暗耗。心属火，动则气随火散，则气耗焉，故心动神疲。诸病总由内外二因、七情六欲所致。能恬淡自适，勿药有喜，不治而病渐愈矣。五行颠倒，阴阳互参，死中求活，活中求死，人自不知耳。参透此理，则医道易如反掌。

善死者不愿生，善生者不愿死，不知死生善焉不善，愿与不愿，混沌朦胧之中，过其一生，待死而已矣。

最可伤者，愚顽乡农，每遭疾病，轻生莫辨，任庸医调治。寒热虚实，错误莫救，视人命为草菅，能无天殃哉。风为百病长，此四时不正之气也。若和风岂有致病之理。经曰：虚邪贼风，避之有时。

寒热温凉，四时运化，六气传递，生长收藏，发育万物之道也。天生地承，人参两大以应周天之运度，稍有不纯，则生疾病。人处于两间，能不察识其时哉。若春不温，则夏不热，生长失职；夏不热，则秋不凉；冬不寒，则收藏失职；四时违令，六气错施，至而不至，皆其候也。二十四气，七十二候，司天在泉，上下分令，五运周流，各值年分，人亦应之。总在大气之中，六合之内，稍有不和，则人身亦随之而不和，岂可不自儆哉。水不升，为病者，调肾之阳，阳气足，水气随之而升。火不降为病者，滋心之阴，阴气足，火气随之而降。则知水本阳，火本阴，坎中阳能升，离中阴能降故也。

火性本燥烈发扬，而肾中相火偏职闭藏。水性本柔弱闭藏，而心精三合独主清利。则知性以位变水火，本无二气，坎离之情，于此可见。灯因膏而不灭。水因火而不冰。水火相须，亦可知情性矣。

水虚则有焦燥之疾，水盛则有寒溺之忧，火中必须水镇；火盛则有龙雷之患，火虚则有寒泄之殃，水中必须火敛。一镇一敛，则无偏胜之虞，则此可知水火之盛虚矣。

补心气，益心精，而不见效者，则知命门火衰，肾水不足。补益心之精气自无功耳，当求之命门与肾，何也？命门之火，心火之根；肾精之水，心精之源，此先天也。心无水，孤火上逆；肾无火，寒水下凝。水弱火骄，肺金受侮受克。浊阳光焰，飞扬上焦，则生喘嗽咯血等证。上盛则下虚，火弱水强，肝木失生失养，浊阴凝结，沉溺下焦，则生癃闭壅肿精寒之病。上虚则下实。水火两平，则阴阳无偏胜，乃为得法。

人醒时，内阴外阳，其象离。睡时，内阳外阴，其象坎。离光于外，坎光于内，坎离交，则水火既济。坎离不交，则水火未济。水中之金，畏火不入水乡，则不寐而常寤。心肾不交，亦寤而不寐，阳不入于阴，亦寤而不寐，神虚心气不足，亦不寐。中寒则内外纯阴而为坤，神失所接亦不寐。盖魂属阳，藏于肝胆，出离则寤，入坎则寐。震为出入之门户，魄属阴，藏于脾肺，尝静而不动，寐寤如一。亦有因表里皆亢，阳为患，魂浮不敛，则不寐。大凡动静不失其常，水火升降，神魂安适，魄亦随之。寤寐如昼夜阴阳升降，则无偏胜失常之患矣。

脾之权在肾，胃之权在心，后天以接先天也。一阳居二阴之下，为造化根。脾土属阴，生于相火，运行不息。胃土属阳，受气于太阳，容受无穷。自下而上，水滋土，自上而下，火生土也。总在肾主纳，补火以生土。肠实胃虚，胃实肠虚，脾虚则实而不食，脾实则虚而能食，总在肺主出，调养脾胃，先当和肝气，交心肾，斯为治要。

心为君主，如日华溥照，运行不息，无定名，无专力。阳健之德，转运生生之机，助升降之令，造化之权大焉。灵活圆通，动静感应。先后天，皆心为之主焉。

心动则五脏皆动，意到何脏，则何脏发用。必取决于胆，而用乃行。心有定，意无定，故心为主，意为用。

心舍藏神，神全则气足，气足则血充而精足，弱者旺，强者盛，饮食倍，作事力，斯真强健。

金性本阴，煅炼则刚，内藏阳火。水性本阴，寒凉则坚，内藏一阳。故曰金水性阴，实其气则旺，虚其气则弱。木之性本阳，滋养则荣，内藏初阳。火之性本阳，燥助则烈，内藏虚阳。木火之性，实亦旺，虚亦旺。阳虚火旺，虚骄之气，阴虚火旺，虚烁之气，不可不知也。

心正则意诚，理明则识真。一病到手，直看到底，勿疑虑，勿他歧，勿恐惧，勿惊惶。人亡我闲，人乱我定，细心察认病情，必从望、闻、问、切四者而得其要。我既得于心，用药施治，自能应手。否则，又何足言医哉。

心粗气浮，贪鄙夸之人，固不可学医，而多疑多虑，庸愚浅陋陈腐执拗之人，更不可以学医。

治病认不真切，胸中不能了了，则静坐思之。总于望、闻、问、切四者中搜求病源，必有得心之处。心中明白，用药方灵。若终于疑惑，而勉强投方，窃恐误人性命也。

医者存心公正，则天必佑之以福，若轻贫贱，重富贵，媚轩冕，凌乡愚，图利夸能，乘危索诈，种种恶习，痛加改除，斯为太医。

本草先注明气质厚薄，性味轻重，有兼味兼气，先入何经部分，兼入何经部分，所犯何经部分，兼犯何经部分，专治何病，兼治何病，配合治病，法制治病，逆治顺治，正治反治，隔治互治，有治一病之善，必有一犯之恶，其性猛恶，和平缓急，多寡轻重之别，好处不好，不好中有好，病重药轻，病轻药重，一味单枪直入治之，兼味并力治之，补泻同法。

肝热，独清肝火，肝热自退。若兼肾水不足，则愈清愈热，何也？肝凉则少阳火衰，生气被遏，龙雷上升，心气失养，脾土必虚，肺金受克，气愈虚阴寒日盛，危候日增，病渐无救矣。

芩连知柏之祸，古人辨之详矣。但实证生于虚人，最为难治。扶虚则助热，泻火则丧元，温凉并用，则温不温，凉不凉，互扯温凉，混合一处，反伤中气。脾胃渐伤，肌肉消瘦，终非其治。两歧之害，往往有之。

古人治法，或先治其重，后治其轻；或先治其本，后治其末；或先治其表，后治其里；或先治其上，后治其下；或先治其气，后治其血；或先治其血，后治其气。从表从本，不从表本，不待言矣。治之次序无失，用药的当为上治。否则终非其治，岂得为医者哉。

伤气分，勿再动血。伤血分，勿再动气，伤形勿泻气，伤志勿补血，伤脾补肝助克，补水助滋，补肺阴则伤脾阳，补肺阳则胃阳同益，补肾阴则助湿，肾阳正能纳食消食，肾为胃之关也。独不知胃恶湿，有伤其阳，脾过燥则成焦土，不干不湿松动起发，转运资生之道也。辰戊丑未四土，金木水火各藏于土，故为土库。有火金则燥，有水木则湿，木生金则空，木克土则衰，火生土则旺，土克水则实。太空则生气少，太实则生气壅，太衰则生气绝，太旺则生气遏。惟中和则生化资长，发育万物，建立中和为上也。

治血病，分寒热内伤外感，胃与脘上中二焦，怒与郁气逆血冲，火分君相，病人虚实，食与不食，酒与色治之则无误。

治火不分荣卫者，火伤血最速，故救阴为要，阴者精与血也。

治虚火必分三焦，归门为要，救肺最急。治实火必分脏腑，清胃为急。纳肾以泻肝，万物伤脾，救肺为正。

辛香必燥窜而散气，通则经络，血少者忌用辛热，必温补，兼能经络，火燥者忌用。

温热大热，补元阳而温和经隧，上热火体难投。

独大寒极冷之药，多服久服，转化大热，一时难释。非热药寒服，仍入热药于内，以解假热真寒不能也。

胃火有湿热积热，寒久化热，食停痰裹作热，死血蓄久发热，常服热药，蕴热。善酒善哜，伤胃发热，宜分别治之。苟而一误，反助病邪为热。

胃热，宜节饮食，清虚净养，和悦不劳，调理中气，健运脾气。用寒远寒，用热远热，正治胃火之妙用也。

米之资养人者，和淡甘香，气味得宜，润而不燥，温而不热，柔中有刚，色白补气，味滋补血，故为资生活命之宝也。五果五牲五蔬以助气味，补助合宜，饮食有节，方为善养者矣。

药补不如食补，斯言最善。若吃饮食，虽病无妨，吃不得，无病亦危，能食而服药，反伤胃气，病未必痊，而饮食渐减。奈何宁弗药以食补最为允当，病有宜忌者亦不可不知。恐惧儆戒于心，时时保养，则不致卤莽，肆无忌惮。遇六淫七情，知预防远害，圣贤所慎者疾也。

五行之性，相生相克，颠倒互用，逆顺错纵，有性无体，有体无性，实中有虚，虚中有实，性情偏胜，体制刚柔，惟和平中正，则五行之道得矣。

周身血脉神气，无不贯通，内外一理，故用针通其外，以和血气，用药通其里，以和气血，此治病之大纲也。

五行之体，土为主，非土，四者皆不立。五行之性，水为主，非水四者皆不生，两间之用惟此二者为本，故体用最大。

五行之质，惟火必附于物而现体，惟火有性，无质，所以最猛而易衰。风与火，同气相合，故易曰家人，风乘木气则生火而通明，水土相抟则变化火而不通明。运化五行，非火不能传递变化，火有助阴扶阳之功，有灭性消形之害。然无太阳，则昼不明，无太阴，则夜不明，阴泛之阳光伏火也。鼻入天气，口食地味，饮食入口，咀嚼咽下，至喉，从喉至脘，入胃，新陈浑合，新存于胃，陈入小肠，水食浑存，食重归后至大肠，水轻归前至膀胱，而前后出。

鼻入天气，呼吸至重楼，亦分清浊，浊重清轻，重压食令糟粕下行，轻入肺分布四脏。脾升清华精液于肺，肺藉天气，分布脏腑百骸，浊阴为血，清阳为精，从阴阳二气变化，成生长收藏之功，学者知之。

人身之否泰，与易理相同，地天则泰，天地则否耳。两窍目，两窍鼻，两窍成坤象，鼻之下人之中也。口一窍，前阴一窍，后阴一窍，成乾象，头至唇不动，地道也。口至足皆动天道也。头之上天，足之下地，接人身而上下合天地，故能中立。逆之则泰，顺之则否，理所当然，人自不察耳。人若中气虚，则实而不能交通传递变化，中气实则虚。自然活动健运，升清降浊，交通传递变化，得以资生。故补中、理中、温中、和中之法皆交通转运饮食。若窒塞凝滞，补泻失常，治非其治矣。伤于情志，和肝气，开心窍，醒脾气，解郁为主，然必缓治，用轻药，渐可向愈。重药反伤胃阳，元气不复，血气耗散矣。

疑病最难治，古人方法，治之皆不灵。必要就其病情，变化新法，心思灵妙，从《素问》治法，方能应手。

滑则生，涩则死，虚则生，实则死，病解脉滑，气血流通，病将解矣，故曰生。涩与实，病正固结，不能解也，故曰死。

医案，《韩氏医通》一时不可行得，《赤水元珠》医案亦妙。

扁鹊经最少，小儿必要之书也。

仲景《伤寒全书》，原文旧版者极少，蓝印本最妙。

《灵》、《素》宋本最妙，古人注解极少，名人看本亦难得。

《圣济总录》全卷印本极少，抄本错误极多，学医必读《灵》、《素》为主，参看古今方法议论为要。然必临证以知病情，按时以明气候，量人体制、老少男女、强弱之不同，察病深浅、新久、表里之有异。医者务从医书方法以明理而致治，然必以望、闻、问、切四者以识其病情，确实得当而获效。若恃古今，医书方法，不以天时人事，望、闻、问、切，则不能察识病情真伪、虚实、表里、阴阳，何从而知的确，焉得不误？学者知之。

（《三三医报》4 卷 6、8 期　孙从添　石芝医话）

摄生四要

致寿之道有四：曰慈、曰俭、曰和、曰静。人能慈心于物，不为一切害人之事，即一言有损于人，亦不轻发。推之戒杀生以惜物命，慎剪伐以养天和。无论冥报不爽，即胸中一段慈祥恺悌之气，自然灾沴不干，而可以长龄矣。人生享福，皆有分数，惜福之人，福尝有余；暴殄之人，易至罄竭。故老氏以俭为宝，不止财用当俭而已，一切事常思节啬之义，方有余地。俭于饮食，可以养脾胃；俭于嗜欲，可以聚精神；俭于言语，可以养气息非；俭于交游，可以择友寡过；俭于酬酢，可以养身息劳。俭于夜坐，可以安神舒体；俭于饮酒，可以清心养德；俭于思虑，可以蠲烦去忧。凡事省得一分，即受一分之益。大约天下事万不得已者，不过十之一二。初见以为不可已，细算之亦非万不可已。如此逐渐省去，但日见事之少。《白香山诗》云：我有一言君记取，世间自取苦人多。今试问劳扰烦苦之人，此事尽可已，果属万不可已者乎，当必恍然自失矣。人常和悦，则心气冲而五脏安。昔人所谓养欢喜神，真定梁公每语人，日间办理公事，每晚家居，必寻可喜笑之事，与客纵谈，掀髯大笑，以发舒一日劳顿郁结之气，此真得养生要诀。何文端时，会有乡人过百岁，公叩其术。答曰：予乡村人无所知，但一生只是喜欢，从不知忧恼，噫，此岂名利中人所能哉。传曰：仁者静。又曰：知者动。每见气躁之人，举动轻佻，多不得寿。古人谓砚以世计，墨以时计，笔以日计，动静之分也。静之义有二：一则身不过劳，一则心不轻动。凡遇一切劳顿忧惶，喜乐恐惧之事，外则顺以应之，此心凝然不动如澄潭、如古井。则志一动气，外间之纷忧皆退听矣。此四者于养生之理，极为切实，较之服药引导，奚啻万倍哉。服药则物性易偏，或多燥滞，引导吐纳则易至作辍，必以四者为根本，不可舍本而务末也。《道德经》五千言，其要旨不外于此，铭之座右，时时体察，有裨益耳。

（《卫生报》1928 年）

养生之道

《原体集》曰：人之所以生者，唯精、气、神，谓之三宝。人能寡欲以养精，寡思以养神，寡言以养气，再能去暴怒以养性，节饮食以和脾胃，避风寒以防感冒，常劳动以坚筋骨，即可延年矣。

（《幸福报》1929 年）

华佗养生术

人体欲得动摇，但不当使极耳，如动摇则谷气易消，血脉流通，病不得生，譬如户枢不蠹，流水不腐，以其常动故也。又曰：食物有三化，一火化，煮烂也；一口化，细嚼也；一腹化，入胃自化也。

（《幸福报》1929 年）

最简易之健康长寿法

好生恶死，人之恒情，昔祖龙命徐福求药，汉武遣少君访仙，无非欲求长生耳。然人生宇宙间，外有六淫之侵，内有七情之扰，加以世界日趋文明，戕伐人身之具亦日夥，烟酒色欲无论矣，即煤气之弥漫，饮食之精美，现今饮食，多系煎炒炙煿，销烁津液，为害非浅。起居之乖常，赌博之耗神，亦在足以杀人于不觉。是以年未周甲，已呈颓唐之态，欲求耄耋高龄，几如凤毛麟角，稀世难观，其然乎，岂其然乎。

法国琶傅氏谓人生天年，为身体成长期之六倍或七倍，人类至十四岁长足，故寿可至九十或百岁。列子有百岁大齐之语，庄子有上寿百岁之说，据此则知人生本有百岁之天年，其有早老早死者，实自戕之也，故欲祈健康长寿，只须去其短促人寿之种种乖常之习惯而已，岂有他法哉。

英国医士威霸氏，为一健康长寿者，其平日实行之方法，至为简单，爰为译之如下，愿世遵而行之，以期长生不老也。（1）饮食适宜，力避饱餐。（2）禁烟酒及刺激性食物。（3）居室多开窗户，室外多植树。（4）早起早寝，以七小时为度。（5）晨起以毛巾摩擦身体。（6）每日沐浴。（7）每日为适宜于自己的运动。（8）精神常保持安静。

（《广济医刊》1926 年）

书养生三要后

本书系京口袁君纂述。三要者：即卫生精义、病家须知、医师箴言三类也。每类萃集胥历代贤哲精义，初不拘于医药一家，名言谠论，可法可传，读斯编者，深思之余，继以力行，却病延年，可操左券。即不克切实奉行，而为二竖所缠，亦可知病时之调摄，汤丸之煮服法，以勷医药之力，而收驱疾之效。至于箴言一类，尤为警策，婆心苦口，显然可见。际兹医风不振，允称暮鼓晨钟，愿世之慈善家，与其流便单方，疗病于已发，莫如梓行此书，治疾于本然。矧单方之效于南者，恒不能效于北，验于甲者，辄不能验于乙。倘叙症不明，方药误投，为祸尤烈，是书所言，皆属金玉。明窗净几，展卷细读，圭知必有惕于疾病之痛苦，明于精气之宝贵，而豁然悔悟，翻然易辙者矣。然则袁公著述之功，讵可没哉。圭尝阅西土卫生学，书中大意，无非空气宜新鲜也，身体宜清洁也，饮食宜滋养也，居室宜通风也。凡此种种，固属要着，然更有重于是者，厥惟心灵之卫生。盖躯壳之疾，轻而易愈，心灵之病重而难疗，微特此也。心灵之力，恒能左右乎形体，杯弓蛇影，非确证乎。斯编所辑，不失偏颇，而"治心"、"除妄"、"慈俭和静"四字可以延年，尤为心病良药。独惜世人，蔽于无明，日以酒色戕其形，忧思嗔恚结其心，初时不觉，积久成病，洎夫诸恚蜂乘，急求医药，已属无及，况非神木所克疗乎。

（《卫生报》1928 年）

养病刍言

余主持碚院院务两年，昼夜辛劳，体日瘦削，偶出作客，勾留旬余，则肌肉渐趋丰盈。自甲申冬交卸后，如释重负，顿觉闲适，眠酣食增，未及两月，揽镜自照，已非如畴昔之瘦骨岣嵝矣。由此体验，可知慢性衰弱各症，从事静养，益以药饵食物之疗补，收效颇巨，而操劳过度，实为伤生之渐。惟在疗养期内，必须摒除世事，平心静气，乃第一要着，否则，形安而心纷扰，有何益乎？爰就经验所及，拟定"养病刍言"八期，并附先贤养生精语，以资印证。又附名方，以为食补之功。

次多量少，饮食注重营养。

早眠早起，生活须有规律。

栽花种竹，身体应使小劳。

对症投药，良方未可偏废。

择南向屋，阳光无虑不足。

开四壁窗，空气自然流通。

清心寡欲，以强肾气。

毋躁毋怒，以平肝气。

上列八条，为日常摄生要则，惟吾国先贤著述对于精神之休养，颇多精义，爰择录十端，略附管见，用资参征。

"生死论"云：天下之物，莫重于性命，天下之事，莫大于生死。人莫不好生，而不好长生之道，人莫不恶死，而不恶取死之事，此吾人所大惑不解者也。倘能将种种尘缘，一齐放下，则延年却病，并非虚语，但恐尘缘缠绕，解脱不开耳。语云："举世尽从忙里老，谁人肯向死前休"，痛哉言乎！

范文正集尺牍年谱中有云：千古圣贤，不能免死，不能管后事，一身从无中来，却归无中去，谁是亲疏？谁能主宰？既无奈何，即放心逍遥，任委往来，如此断了，既心气渐顺，五脏亦和，药方有效，食方有味也。只如安乐人忽有忧事，便吃食不下，何况久病更忧生死，更忧生后，乃在大怖中饮食，安可得下？请宽心将息！

主按：牵挂世事，养生大忌。因尘缘放不下，则心纷扰，心纷扰，安得谓之静养乎？

上两则所云，如半夜钟声，醒人沉睡，读之犹不憬悟者，直天下之愚人矣！李庄简诗云：我有出世法，亦如不死方，御寒须布帛，欲饱资稻粱，床头酒一壶，膝上琴一张，兴来或挥手，客至亦举筯，涤砚临清池，抄书傍明窗，日用但如斯，便觉日月长，参苓性和平，扶衰固难忘，恃药恣声色，如人蓄豺狼。此理甚明白，吾言岂荒唐，书为座右铭，聊以砭世盲。

圭按：弹琴挥毫，最堪怡情养性，对证投方，疾苦自必日减，如是安心静虑，一意调养，病有不愈者，吾不信也。惟酒之刺激性甚大，以不饮为宜。

白香山云：病有十可却：静坐观空，觉四大原从假合，一也；烦恼现前，以死譬之，二也；常将不如我者，巧自宽解，三也；造物劳我以生，遇病稍闲，反生庆幸，四也；宿业现逢，不可逃避，欢喜领受，五也；家室和睦，无交诟之言，六也；众生各有业根，常自观察克治，七也；风寒谨防，嗜欲淡薄，八也；饮食当节毋多，起居务安适，毋勉强，九也；与高明亲友，讲谈开怀出世之事，十也。

圭按：白氏却病十法，其中一五七三条，义本内典，世人未必邃信，姑置勿论，其余各款，皆养生圭臬，遵之病可速愈，违之病或增重，不可不慎也。

格言云：忿如火，不遏则燎原，欲如水，不遏则滔天。病者亦然，往往未病不防，小病不医，至大病临头，令医者不可收拾。

圭按：忿怒则神经受刺激过度，人可立时昏厥，纵欲则精液渐致枯绝，人将不永于寿，故微忿窒欲，为养生要诀，病人尤宜遵守。

439

彭雪琴云：欲除烦恼须无我，历尽艰难好作人。

主按：世人固执我见，于事于物，不离我执，于是偶有一事，不到于我，或某物求之不得，则烦恼与痛苦，将由此丛生矣，苟能破除我见，则烦恼痛苦，无处依附，自得清闲之乐。

俞樾云：宜以和婉为宗，欢娱为主，方是福慧双修人语也。

主按：和婉为躁急之反面，欢娱为忧虑之反面，二者为养肝气妙法，易言之，即神经系之摄生要则也。

曾国藩云：体强者如富人因戒奢而益富，体弱者如贫人因节啬而自全。

主按：自知体弱，处处注重养生，不敢丝毫放纵，岂特自全而已，却病延年，可操左券，古语云"长病大仙"，亦此意也。

苏东坡云：余生平于寝寐时，自得三昧。初睡时，于床上安置四体，无一不稳，有一未稳，须再安排令稳，既稳，或有些小倦痛处，略按摩讫，便暝目听息，既匀，直宜严正其天君，四肢虽复苛痒，亦不可稍有蠕动，务在定心胜之，如此食顷，则四肢百骸，无不和能，睡思所至，虽寐不昏。

主按：睡眠为精神肉体之总休息，其在生理上之重要，不亚于饮食。故长期失眠，可使神经衰弱，而神经衰弱者，亦恒告失眠，二者盖互为因果也，苏氏睡诀，在使身心宁静，意志集中，诚有催眠之效。

曾国藩云：夜洗澡，近制一大盆，盛水极多，洗澡后，至为畅适，东坡诗所谓"淤槽漆斛江河倾，本来无垢洗更轻"，颇得领略一二。

圭按：温水浴有调畅血行、促进新陈代谢之功用，每夜入浴，浴罢登床，不惟能体舒适，且引头部血液散于肌表，入睡颇易。

病中应如何静养，读吾文至此，已得其概要，今选古来食补名方七则于后，藉为病人增加营养，恢复健康，亦即内经"虚则补之"之义也。

（一）服大豆法　延年秘录长肌肉，益颜色，填骨髓，加气力，补虚能食。

大豆五升，如作酱法，取黄捣末，以猪脂炼膏和丸，梧子大，每服五十丸，或百丸，温水下，肥人忌服。

圭按：此方消瘦者宜服。

（二）坎离丸　"日用新本草"治男妇虚损。

黑豆炒研，红枣煮熟去皮核，共捣为泥，丸如梧子大，每服三钱。

（三）六神粥　治精血不足，神气虚弱，益脾健胃。

芡实三斤；米仁、粟米、糯米俱炒，各三斤；莲肉去皮心炒；山药炒，各一斤；茯苓四两；共磨为粉，每日煮粥服之。

圭按：煮粥之物甚多，如火腿、瘦肉、猪腰、山药、赤豆、绿豆等，俱无不可。吾乡有藕粥，秋日售于市，即以糯米注藕孔中，复和糯米红糖煮成也。

（四）白雪糕　扶元气，健脾胃，进饮食，润肌肤，生精脉，补虚赢，内伤虚劳泄泻者，宜当饮食用之。

大米、糯米各一斤，山药、炒莲肉去心、芡实各四两，白砂糖一斤半，共为粉末，搅合匀，入笼蒸熟，任意食之。

（五）返本丸《乾坤生意》补诸虚百损。

黄犍牛肉，去筋膜，切片，河水洗数遍，仍浸一夜，次日再洗三遍，水清为度，用无灰好酒，同入坛内，重泥封固，桑柴文武火煮一昼夜，取出，如黄砂为佳，焦黑无用，为末，另用山药，盐炒莲肉去心，盐炒白茯苓，小茴香，各四两共为末，每牛肉半斤，入药末一斤，以红枣蒸熟去皮和捣，丸如梧子大，每空心酒下五十丸，日三服。

（六）日用仙酥丹　邓松坡补百损，除百病，返本还童，卓有奇效。

莲肉、柏子仁各半斤为末，杏仁六两，捣胡桃四两去皮，捣枣肉半斤煮去皮，捣砂仁末二两，酥油半斤，白蜜半斤，先用文火炼蜜，次入酥油，搅匀，数沸，入莲柏末，又数沸，入桃、杏、枣泥，慢熬半炷香，入砂仁末，搅匀，用磁罐置冷水中一日，每服三匙，空心卧时，温酒一二盅送之。

圭按："金川琐"记载，酥油系取牛乳积盆盎中，渐满，取皮囊盛之，两人对立，挪转之，令匀化，真静处，俟凝定，即可用之。

（七）理脾糕　治脾弱水泻。

百合、莲肉、山药、米仁、芡实、白蒺藜扣末一升，粳米粉一斗二升，糯米粉三斗，用砂糖一斤，调匀蒸糕，火烘干，常食。

（《医学导报》1945 年）

八十六岁翁之卫生法

湖北广济县龙坪镇（在九江上游六十里）有老友刘济川君，现年八十六岁，系前清增贡生。中年弃儒业医，近因年迈，命其长子继医业。刘君生平研究卫生，极有心得。迄虽年登耄耋，而精神康强，闻刘君今年已辟谷食，以谷食多土质，使人易老，兹将其饮食法录于下：一清早起食豆浆豆皮一碗（作早点），食后即出外，至树林青草间，运动呼吸法，一小时归家。二已时食汤煮溏心鸡蛋三枚，作早饭。三午时盘膝静坐一小时。四申时进莲子羹一大碗，作午饭，酉时或吟诗，或弹琴，或阅书，随意为之。五戌时进白滚水冲熟藕粉一碗，六亥时用热水洗足后即睡。

以上六条，系刘济川君日常饮食，及其运动卫生法。又刘君不饮茶，日常以白菊花泡白开水作饮料。其人喜吟诗，一生快乐，有时或游附近山水，桓数日始归。理堂景仰刘君，兹录其卫生法，登诸三三医报云。

（《三三医报》2卷2期　王理堂）

百岁翁之卫生法

南通州，石港市，有陆翁兆华者，年登百岁。于甲子年二月二十日，作百岁寿诞，南通张季直先生，为翁称祝。陆翁精神矍铄，却杖强饭，并能徒步行一二里。余以翁年及期颐，必非偶然，因叩翁家属，问翁平生起居调护，或有回异寻常者乎，据其所答如下。

（一）起居有定时。翁方昏即息，黎明即起，寝兴动作，皆有定程。

（二）平生无怒容。翁性沉默，虽遇不如意事，未尝勃然动色，久与之居者，亦不见其有怒容也。

（三）饮食有节制。翁自奉甚薄，粗粝能甘，而甚有节制，虽亲友饷以佳肴，未尝敢过饱。

（四）胸中无城府。翁性敦厚，不工心计，与人无怨无争，其天性然也。

（五）日必出外游行。翁以农业，日常游行陇亩间，虽至笃老，犹不乐闷坐室中。

443

（六）不喜饮茶。茶含制革盐，妨害消化，多饮之，实与卫生不宜，翁独不甚饮茶，或亦养生之一道乎。

如上所述，翁之长寿，虽不必尽由于此，而其致寿之原因与此殆亦不无关系也。翁有一女，年已八十二，有二子，一年七十四，一年七十二，皆健存。孙曾济济，并有玄孙，虽其得天独厚，禀赋异人，然其摄生之道，于生理家言，岂无相合者乎。爰撮要而记之，以为求长寿者参考焉。

按叩之高年者，其卫生多与翁之各条同。

（《三三医报》2 卷 4 期　九江王理堂）

治病必求其本

镇江道尊魏公案　老公祖六脉和缓，顺时安吉之象也。但两尺与右关缓而无力，肾阳之衰，脾胃之弱知已久矣。经曰：阳气者，若天与日，所以流行三焦，健行不息者也。开关早，则阳早衰不固。思虑多，则气内伤而不运。浊阴内滞，肝气易乘，相因之理也。喜正当强富之时，易以培补。老氏有云：至道之用，啬啬思虑，省怒劳，固精气，则本立而无内伤矣。守立斋东垣之法，脾肾双调，温养命门，以益其火，健培坤元，固其中气，守之恒，持之力。药戒寒凝之品，食慎难化之物，俾气不伤而阳扰，功斯见矣，所贵乘时留意也。

安藩李公病议　窃尝读大易而知业必立其诚。读《内经》而知治病必求其本，读深师知学医必知大易。每为之三叹曰：士生斯世，善吾身，摄吾身，盖若斯之难也。嗟嗟今之人，其医学之无本，皆由易学之不明耳。医与易道无二致，要皆以阴阳五行之理贯之也。故吾师大圣人也，慎之于医犹惕之于易，而吾侪能不兢兢乎。今以求本之道言之，人

444

生先天之本在肾，后天之本在脾。脾也者，上法天以行天气之清明，下法地以行地气之重浊，中法人以藏万物之变化。坤作成物，至重也。肾也者，象太极而生两仪，体阴阳而备水火，乾始如天，至大也，毋易言也。故曰二本，万化之父母，生成之终始，五脏六腑之根本也，本之为义大矣哉。本在吾身之中，象法天地，变通四时，至绩也。其何道之求，何本之先，而后不紊耶。闻之先君子曰：经详之矣。病有标本，治有先后，病有微甚，治有缓急，病有新久，治有逆从，不可偏也。拟之而后言，议之而后动，拟议以成其变化，毋容执也，慎斯道也，可以求本矣。虽然毋易言求也，持之以慎心，处之以虚受，求易之大义，庶哉几哉。知微知彰，知柔知刚，知来知往，知阴知阳，知存知亡，知变知常，乃可以治候王。是道也，夫岂知哉，求其本而知之也。毋易言也，况乎地气有南北之殊，风会有古今之变，居处有劳逸之分，秉性有偏全之别。至变也，不求其本失之泛，不知其本失之偏，偏与泛均之勿取。毋易言求本也，古之君子，观象于坎，知肾中有水火也。察肾之亏，由火之衰，益火之源，以消阴翳。脱阳已盛，而复热之。失之亢，亢龙有悔，刚不可久，何可长也。察肾之亏，由水之衰，壮水之主，以制阳光，宜也。阳有余而阴不养，热安能制。不恒其德，或承之羞，能无三思乎。俯察乎地，而知脾胃中阴阳也。审气之弱，由脾土之亏，急培坤土，以滋化源，宜也。补之骤而过乎刚，失之燥，夕惕朝乾，易何慎也。察血之亏，由胃之燥，急生胃汁，以恬以养，理也。徒健脾而燥焉，失之过。雨以润之，水以滋之，刚柔相济，易何详也。是岂非知柔知刚，知变知常之大体乎，如之何勿思也。夫偏阴偏阳，五脏不养，潦土旱土，五谷不长，自古慨之，与时偕行，顺时而动，刚也雨露之，柔也曰烜之。无偏无执，本乃固而病乃祛，徒热徒温，圣人所惧，况于先生大人之前，而敢漫言哉。彼夫十剂七方，燥湿补泻，各以其时，亲上亲下，各以其体。若镜之照物，物来毕照。水之流行，通达无滞。夫然后气乃和而水火济，初何庸执滞耶。求脾肾之孰虚而先之，求水火之孰亏而责之，毋伤吾脾，毋烈吾火，知进知退，以秘以藏，非求本之大要乎。本之既求，须详治法，固非执臆见而恃私心也，则有色脉证在。

隽按：考一部大易，不外伤阳二字，医学亦然。此篇将求本之道，精心结撰，力透纸背，非胸罗万卷书者不辨。

（《中医杂志》8、9 期　杨隽夫　青浦何自宗先生医案）

书生和食后

人为生而食，非为食而生。此古人警戒过食之词。庄君本生理、学理，说明生和食之关系，并摄生方法，洞中肯綮。殊世人应具之常识，惟中段指摘中医之谬，未免言过其实。盖中土非明胃肠司消化，而以所得之养料，齐诸全身，以供消耗，特措词简练耳。故谓中土之生理学说，不及西人之详备则可，斥中土之生理学说，尽属谬妄，则不可。爰就管窥，与庄君商榷之。

《难经》曰：胃之上口，名曰贲门，胃之下口，即小肠之上口，名曰幽门（此言解剖）。《灵枢·五癃津液别篇》曰：水谷入于胃，输于肠胃。《素问·灵兰秘典论》曰：胃者，仓廪之官，五味出焉。小肠者，受盛之官，化物出焉。大肠者，传道之官，变化出焉。又"五脏别论"曰：水谷入口，则胃实而肠虚，食下，则肠实而胃虚。《灵枢·营卫生会篇》曰：水谷者，常并居于胃中，成糟粕而俱下于大肠（以上言生理）。综观各节，语语扼要，胃肠之司消化不已昭然若揭乎。且食物至大肠，所含养料，已为胃壁之血管，肠壁之乳糜管，吸收殆尽，仅余糟粕。故《素》文叙其作用曰变化，曰传道，言化糟粕为粪便，传至肛门而排出也。其造句之妙，尤觉辨析毫芒。《灵枢·营气篇》曰：管（血也）气之道，纳谷为定，谷入于胃，乃传于肺，流溢于中，布散于外，常营（疑为行字之误）无已，终而复始。此言身为饮食所化，化成之后，吸入血管，运至大静脉而入肺，复由肺注心，散于全体，循环不息。又"营卫生会篇"曰，中焦亦并胃中，此所受气（气者血气也）者，泌糟粕，蒸津液，化其精微，上注于肺脉，乃化而为血，以奉生身。此条较前尤详，其曰上注肺脉，乃化为血者，以养料输入静脉，静脉之血，含有老废物与炭养气，必经肺脏之呼吸作用，成为鲜血，方克弥组织之缺乏。古人如此叙述，盖有深意存焉。惟胆汁胰液，皆入十二指肠协助消化，此殊继素未乃，无可讳也。

至摄生法，尤中西印证。《劝戒全书》曰：吃食须细嚼缓咽，以津液送之。然后精微散于脾，华色充好。粗快，止令糟粕填肠胃耳，此与勿利查士之细嚼主义相同也。孙思邈曰：食毕当漱口数过，令人齿固，此与近世之齿牙清洁法相若也。《内经》曰：饮食自倍，肠胃乃伤。苏子瞻曰：已饥方食，未饱先止。散步逍遥，务令腹空，此与干那路少食可长寿，寿长得多食之说相契也。孙思邈曰：人之当食，须去烦恼，此与莎士比亚饭时吵闹，胃口必倒二语相符也。王充曰：欲得长年，肠中常清，欲得不死，肠中无滓，此与粪便滞大肠，发生毒质，吸入血液，致成自毒之新说相类也。总之中西医理颇多相同之点，不独消化一事为然。融会贯通，取长弃短，以蕲医学之进步，斯可矣。

（《广济医刊》1927 年）

书论补后（为饵补品者进一解）

本报二十九期，载祝劭先生论补一文，用笔清显，持论精凿。庸流读之，当可了然于补之宜忌，而不至滥用，造福病家，岂浅鲜哉。惟圭以为施用补剂，尤应顾及脾胃。盖胃为水谷之海，脾为生化之源，五脏六腑，实利赖之。故脾胃强者，身体未有不强；身体弱者，脾胃未有不弱，二者互为因果也。倘脾胃健全，消化迅速，则五谷化生之精微，皆为百骸无上之补品。不然，脾衰胃弱，纳减运迟，投以膏丸，害且立见。盖元气不胜药力，徒滞积为患耳。善夫，裴兆期先生之言曰："补虚之最初切要者在扶胃气，胃气强则饮食进，饮食进则血气生，补何如之。所谓'得谷者生，失谷者死'，理甚易明耳。今之不善补虚者概用当归、地黄、人参、白术、甘草、黄芪者等类，以为补虚之法莫此若矣。不思此等品类，虽能补虚，要皆腻滞壅膈之性，胃之强者则幸矣，胃之弱者其克当乎，不胀则泻，不泻则呕吐而不能食矣。有谓病不转加于此，谁其信之。"此中西医哲学所以重视脾胃而有专书行世也。常见市井之医，惑于五行之说，对于肾虚诸症，不敢补脾建中，谓土强则水被克而肾益虚矣。抑知精液为血液所化，血液为水谷所成，设使脾胃敦厚，多纳能消，则饮食所化之精华，胥属造血酿精之原料，初无需于异类之草木。昧者不察，泥于滋阴降火之论，惟以地冬、知柏之类，戕其中州，驯致胃呆脾惫，呕吐下利，化源且

绝，犹曰精损难复，阴腻恣投，何其聩聩哉。但欲期脾胃之
健全，亦非药物所能为功，必须遵守胃肠（西化论消化，
胃肠并重，盖大小肠亦可消化与吸收也。《素问》曰："大
肠者传道之官，变化出焉；小肠者受盛之官，化物出焉。"
曰变化，曰物化，是明言肠之功用，与西说若符节。后人不
察经旨，妄以消化之权，专属诸脾，背谬甚矣）之摄生，
方有效果之可言。爰将方法撮要列下，以备览焉。

（一）食必以时。

（二）食勿过饱。

（三）食时勿忧思，宜谈笑。

（四）食物宜细嚼缓咽。

（五）食后宜休息，并按摩胃部。

（六）选食己所欢喜之物（己所喜食之物，即为身体缺
乏之成分，故食之甚有益也）。

（七）禁食过冷、过热之饮食。

（八）行适宜之运动。

（九）练习深呼吸。

（十）常沐浴。

世有以体虚为虑乎，请按吾言而力行之，未有不健饭加
餐，转弱为强也。体既强矣，疾病自不能侵，又安用苦口之
药石为哉。

（《三三医报》1924 年）

节欲集说

节欲致寿

伊川先生谓张绎曰：吾受气甚薄，三十而浸盛，四十、
五十而后完，今生七十二年矣，较其筋骨，与盛年无异，皆

平日寡欲有以致之也。绎曰：先生岂以受气之薄，而后保生耶。伊川曰：吾以忘生徇欲为弥耻。

节欲多子

"畜德录"曰：世人无不急于生子，亦知生子之道，真精交媾，气清精浓，溶液成胎，故少欲之人恒多子，且易育，气固而情凝也。多欲之人恒少子，且易夭，气泄而精薄也。譬之酿酒然，斗米下斗水，则酒浓，且耐久，其质全也，斗米倍下水则淡，三倍四倍则酒非酒，水非水矣，其真元少也。今人遍御妾婢，精气妄泄，邪火上升，邪火愈炽，真阴欲枯，安能成胎。

断欲十益

莲蕊居士曰：断欲有十种利益，反是有十害：（一）身心清净，可免其祸。（二）正念凛然，异诸禽兽。（三）气足精满，寒暑不侵。（四）面目光华，举足轻便。（五）福神对圣，无惭愧色。（六）岁省药饵，所费之资，可以周济贫乏。（七）屏绝女子小人，事无牵恋。（八）读书作事，具有精采。（九）脾胃强健，能消饮食。（十）本地风光，自有真乐。

节欲方法

（一）王大契问莲池大师，弟子自看师戒杀人，遂持长斋，惟是色心炽盛，不能灭除，乞师方便教诲，使观欲药，一如杀生之惨。答曰：杀是苦事，故言惨易，欲是乐事，故言惨难。今为一喻，明明安毒药于恶食中，是杀之惨也。暗暗安毒药于美食中，是欲之惨也，知者思之。

（二）月乾初撰曰：古有贤者，当淫念勃发时，以手置火，不堪痛处，淫念遂息，如不息，则澄心冥坐，视身如死，又神往故人之墓，自思曰：此人在世如我，我来日在墓如彼，淫药何如哉。

（三）王石隐曰：淫字，篆书云，近而相狎之意，使狂童淫女，一处南海，一处北海，岂能成淫，惟其密迩，故成淫也，旨哉言乎（即老子不见可欲使心不究之意）。

（《三三医报》3 卷 7 期　1925 年）

拯瘝轩医学会谈社问答琐记（养生养性）

问曰：《内经》云，女子二七，男子二八，而天癸至，女子七七，男子七八，而天癸竭，夫天癸一物，历代注家，其说不一，近时有指男子之精虫，女子之卵珠，为天癸。此说，果当乎。

答曰：天癸者，男女肾中一点氤氲之炁（炁音气，义同，盖指先天之气，多用炁字，以区别之）也。今就字义解之，癸水也。在天为气，气化为水，今在天之癸水，未经气化，则为氤氲之炁，故曰天癸，古人以字命名之义，盖有深意存焉。当其男女媾精时，全仗天癸之原动力，男炁注入，女炁承接，二炁交合，感而成胎。西人以精虫与卵珠混合即成胎，盖只考二性之形质，而不知二性中含有天癸之真炁存焉。岐黄圣人，洞观内景，故知此炁之妙用，又恐后人不明其真象，无可形容表示，惟借天癸二字以代表之。秦汉而下，医家皆从医理上推敲，未从医道上体悟，是以数千百年，未能确定为何物。虽近贤高思潜君著中国胎生学中，略为道及，惜未发挥其原理。今子下问，予当藉此发挥其实象。当男女青年时，精之来也，强而速，天癸盛也。迨中年则精来稍缓，天癸弱也。至老年则精疲力惫，天癸竭也。人当欲火发生时，天癸呈反庭作用，阳气勃然而发，当此阳气发生时，自觉心中微动，下贯脐中，冲动腰间，觉有微微热气，贯入丹田，阳气勃然兴起，此即君火引动命火，而相火亦随之而下注，道家所谓三昧真火者，即此意也。此火平时各有分司，若被后天情欲牵动时，三火协炽，冲动天癸，鼓荡阴精，遂生出欲海中无穷现象，惟至人能返此逆行，采炼成丹，三环九转，毕超圣域，所谓淫根即佛性，即此之谓也。若指天癸为精虫，尝亲取七旬老叟之精液，视诸显微镜下，仍有无数精虫在，但不甚活动耳，此足征天癸非精虫之铁证也。天癸非精虫既明，天癸非卵珠亦明矣。此理非丹道家莫能悟彻，予又著有"天癸末义"一篇，载在《山西医学杂志》中，可参观。

问曰：予姊年近五旬，素健康，今初八月初八，夜半陡发寒热，次晨更发干橘，二便清调，昏不知人。延他医认为，太阳直传少阴，用羌活、防风、白芷、川芎、苍术、枳壳、法夏、橘皮、细辛、生姜、竹茹等药，服后声音不能发言，证象如前更甚，手足发厥。至十一日予闻耗往视，脉沉细欲绝，手足逆冷，额上微有冷汗，舌苔白滑，溺色淡红，拟用通脉四逆汤，附片用至六钱，服后手足微湿，声音略响，尽剂仍无起色，舌苔转为淡黄，至十二日午后而逝，此病究属何经，是否误药，请示详说。（湖南常德适园医隐张右长君来函质问）

答曰：此证初起，当属厥阴寒邪伤营，阴阳之气，不相顺接也。用当归四逆加吴萸生姜汤，一二剂可愈。庸医不识，妄用羌、防、芎、芷、苍、枳、橘、半等，重耗营阴，损其真气，无怪乎厥之深，而音之哑也。当此之时，急用白通加猪胆汁、人尿汤大剂（方中用生附子一大枚方奏捷效），方能挽回一线未绝之真阳，而救其已绝之真阴。奈足下只从阳面着想，不从阴阳两处设法，虽属对证，非错之通脉四逆，无如附片力薄，岂能回将绝之孤阳？又未用胆汁、人尿以救阴，兼济姜附之燥，是以舌苔变黄，此壮火食气之现象，一误再误，不死奚待，鄙见如是，未审高见何如，布鼓雷门，诸希教正。

问曰：太阳为人身之大表，主最外一层，其位极高，手太阳小肠，足太阳膀胱，其位最低，太阳病头痛项强，发热恶寒，为身以上以外之病，似与小肠膀胱无涉，桂麻等汤，亦为治身以上以外之药，与小肠膀胱，似属风马牛不相及，予试述其理，以释此疑。

答曰：太阳者，经也，天也，小肠膀胱者，腑也，地也，地天合而为泰。风寒侵入人体，犹地气升而为云，阴霾之气，迷漫太空，则为天地否矣。用桂麻等汤，犹天气降而为雨，天气一降，大地皆春，且桂枝降心阳，如日照当空，阴霾自散，仍转否而化泰矣。此乃最浅近之譬喻，《伤寒论》再按原文朗诵数周，读一遍自有一遍之领会也。

问曰：桂枝为营分药，而桂枝汤何以又治风伤卫，麻黄为卫分药，而麻黄汤何以又治寒伤营，错综主治如是，其理安在？

答曰：试就目前常见之事实而证，营如军队之营盘，卫如营门外所设之营兵，风寒如寇贼，桂枝汤如营本部之官兵，只守本部，麻黄汤如各连之悍卒，虽驻外防，风伤卫者，如营部居后方无事，卫兵每多疏懈，以至宵小匪徒，暗中窥伺，欲乘间侵劫，扰乱治安，以逞贼智。若军风严肃，断难使匪徒微幸，都因内外疏怠，致匪徒乘隙抢夺。当此之时，只须号令严明，稽查内外（即用桂枝汤以和营卫法法），紧护粮台（如桂枝啜粥法），虽匪徒凶伤兵卫，贼胆终虚，见粮台有护，稽缉森严，不敢逗留，潜而敛迹，此桂枝汤啜粥覆取微汗而解之法，以营分药解卫分病之功用也。寒伤营者，如大股贼寇，斩关夺锁，骤然如获至宝，潮而至，卫兵焉能阻当？贼寇直入营中，如入无人之境，当此之时，宜迅调各连悍兵（即麻黄汤），趁贼寇盘据未久，四面进攻（即麻黄无气无味无经不到）。仗全军锐气，一战而且群寇受首，贼既剿除，尤须安抚（指甘草和中）。俾仍相安如旧，此麻黄汤卫分药治营分病之功用也。推之仲圣三百九十七法，无一法不是御敌阵图，一百一十三方，无一方而非破贼利器。故医掌生杀之权，稍有不慎，生死攸关。齐战疾为孔子三慎，洵为圣人之见也。

（《三三医报》3 卷 13 期　周禹锡　拯瘦轩医学会谈社问答琐记）

夏日卫生谈

夏季暑气逼人，热度较高于平时，偶不介意，易致疾病，故夏日医室门庭如市，颇有应接不暇之慨。盖社会不慎卫生之所致耳，卫生之道无他，慎重饮食，留意寒暖，特别清洁而已。爰将经验所得，条列于后，俾人之所遵循焉。

慎重饮食　油腻如肉类，易致腹泻。甜食必起痧症，瓜果、冰淇淋、荷兰水等，易致腹泻、腹痛及痢疾，均宜戒食。

留意寒暖　夏日寒暖，早晚不一，夜间不一，夜间尤异，早晚夜间，不宜露体，不宜迎风而卧，尤不宜睡于露天及天井中。

特别清洁　夏季暑气逼人，一遇秽气，最易致疾，故必须勤扫屋内，遇有垃圾，随时倾于室外桶中，秽水亦不可乱倾，宜倾于专器中，随时倾于荒僻无人之处。器具衣服，宜日日洗涤，并宜勤于沐浴抹身。

以上三端，轻而易行，苟社会群皆仿行，必能却疾于无形，又何有疾疫之发生哉？读者幸勿河汉斯言耳。

（《三三医报》2卷4期　任伯和）

夏秋卫生谈

饮水：最宜洁净，水缸中宜常放大块降香，大块雄黄，多打生矾末（勿用贯众，水易秽臭）。井中每年五月入整雄黄，整生矾各斤许，近街市之井水，尤须预汲，储于水缸中。（饮茶）老枇杷叶去毛（稻柴廿根，线扎剪齐，揩毛易净），炒香同银花，鲜青蒿，泡水饮。寒体或炒香蚕豆皮，大麦芽等（热极饮冷成肺病）。前清光绪间，周某游慧山，步行受热，渴甚，乃就道旁饮蔗浆，游毕归而渐咳，渐加咯血，里热盗汗甚。乃就其岳某名医于沪上，诊不效，往角里陈御医诊，亦不治，竟死。盖热极肺体张大，骤饮冷果汁，能遏伏热邪在肺，而成肺病也。（慎食）热天宜素食，如干菜、莱菔、冬瓜、丝瓜、豇豆、海蜇、绿豆、黄豆制物。或偶食荤，则台鲞、鲫鱼、火腿等，勿嗜肥，勿饮酒，瓜果不可与油腻同食，须食后二小时，略食水果。忌饮冰，恐遏伏热邪，伤脾坏肠。饮食酒筵油腻，不宜杂食水果，中虚败阳，易起泻利。某甲于夏令盛宴时，杂食水果，殿之以冰淇淋，骤患霍乱不治。（慎浴）混堂闷热，体弱则过汗非宜，肥人更恐引动中风，故宜自备长盆，浴后吹风成病。（灭蚊倾积水）积水为生蚊之原，见即倒弃。痰盂水宜日换，阴沟须洒臭药水。（简便除蝇）面盆注满水，以大碗反合水内，用水淹没。赤糖烧酒调，满置碗底，放蝇集处，蝇食醉堕水内，顷刻数十。（戒游荡）夜戏勿看，赌钱勿赌，妓门勿入，勿远游，宜节劳（粤友刘小云，甲子夏，拟自西贡回国往沪，并游南京明陵雨花台，及西湖之六桥三竺，长游万数千里，仆驰书诫之）。勿冲风，勿冒雨，勿烈日奔足，防日射中暑。（卧室宜透风）窗槅略开，勿露卧星下，不可眠电气扇下，勿居阴湿重寒之屋。夏不登楼，自四月至八月，宜移床楼下，防受暑也。卧起勿骤迎风，陆孩早起捉蟋蟀，其母不之禁，秋病伏暑。（护脐腹）无论大小，卧前均用肚兜，肥人更用膏药团，同丝棉放脐内掩之。（节欲勿懈）夏月伏阴在内，汗多阳易泄，夏令尤宜葆精，肥人更戒游房伤精而更伤阳。（家庭防患）老人有腹泻等类，宜加减参苓白术散。夏初预治小孩平日可食八珍糕等，宜顾脾胃消化，食勿过饱，食后宜诫即眠，至少必距离二小时。大便宜通，如停积滞，易感疟痢。家有孕妇，宜居凉爽处，将产房中贮水一大桶，收吸暑气，产后勿饮酒及温燥剂。（疗病须知）病者不可隐瞒自病，存一试医之心。亦勿自诩知医，朝暮数医，杂药乱投。向西之室，不宜。更忌居楼，床前宜暂放井水一桶，速行打点移居清凉处。（宜备要药）急症撮药不及，宜预贮要药。黄昏夜深，既可应急，亦可方便。地土高燥，人烟稠密，宜备防疫宝丹（衷中参西录）。如重山叠翠，水乡泽国，兼寒兼湿，宜备三合济生丸（见《三三医报》，癸亥十二月三日，杂纂二页）。无锡西门外天和堂备。（鉴别寒热）凡霍乱用药，勿徇众人意见，张施痧药，李赠药水，当知痧药多冰麝，药水则樟水与酒，病家杂投，防大汗亡阳，故宜镇静侦探。生黄豆细嚼不腥者痧也，神清而嚼姜不辣者真寒证也。热痧则宜痧药，冷痧则宜药水，热痧则宜刮宜针，冷痧则宜熨宜灸。若寒甚逼阳多汗，速宜四逆回阳。忌熨灸。（虚体慎药）平日便燥畏热，脉数搏实者，防热化，宜顾胃津。忌温燥伤阴之过剂。平日易腹泻，有遗精，脉细不起，防寒化，宜顾脾肾，忌过表清凉攻下，防其脱竭，平日宜备参术为要。

刻送此纸单张送人，较施送方药，秋节禳醮为胜，实贴省察，并为不识字者讲解，功德无量。

（《三三医报》2卷4期　周小农）

冬日之卫生

独宿，《内经》曰："冬三月，此为闭藏，水冰地坼，无扰乎阳。"盖言冬日宜绝欲，不可行房事，以扰动肾阳也。又曰："冬不藏精，春必病温。"若不知摄生，精液频泄，则寒邪乘虚而入伏于少阴，至翌年而温作矣。日本古谚曰：春三夏六秋一冬孤，垂训昭昭，亦以绝欲为旨。可见学分中外，理无二致。但玉体横陈，肉薄相接，虽功深涵养，当之亦靡，况常人乎。老子曰：不见可欲使心不乱，是故不欲断欲则已，欲绝性交，舍独宿外无他法也。

禁食辛辣　辛辣诸物助火兴阳，食之既久气火偏胜，恒发为咽痛齿疼等病，若葱、蒜、胡椒催淫尤烈，一旦入口，自制綦难。

勿设火炉　室中装置火炉其害有三：（一）使室中空气燥烈，妨碍血液。（二）室内、室外温度悬殊，掀帏直出，感冒堪虞。（三）窗户严扃，空气溷混，吸之有害，矧夫冬寒夏燠人身本有调节机能，初无需于山林避暑、围炉取暖也，倘此调节机能不练习而增进之，惟夏扇冬炉，日事娇养，势必微寒微热亦不能受，精神肉体渐见羸弱，岂卫生之道哉。

　　勤运动　上条言冬日取暖能使调节机能衰减，大非健康长寿之道。欲增进其机能，俾人自然不畏寒暑，其法若何，曰运动耳。运动之种类不胜枚举，择适于自己之体力者，定时操练可也。然最简单易行者，莫如徒手体操，不论室内户外，风雨晦明，胥可量力施行，功效所及，体为之壮，神为之振，固不仅却寒已也。

　　多沐浴　沐浴之益甚大，稍具常识者类能言之。惟温浴行于冬日，尤使肉体温暖精神畅旺。所异吾国人士昧于卫生，浴室之设立甚鲜，若所谓女浴室者，更并其名而不知。无已而思其次，惟有部分浴与日光浴耳。部分浴者，以温水洗涤身体之一部分，如沐足、沐手、沐前阴等。日光浴者，择风日晴和之天，觅阳光满照之所，减少衣裳曝于日中之谓也。前法可得局部之清洁，后法藉日光之温煦助人身之体温（日光能杀菌，吾人日为日光浴一次，传染诸病自消灭无形矣）。较诸人工之火炉，不啻霄壤之判也。

　　勿服补药　世人一交冬令，卫生之法忽焉不讲。惟争就医生拟补方，向医肆制膏滋而已。其财才稍逊者则购现成之补丸，意谓冬令服些补品，来年体必健康，讵知其所得之结果适与初愿相远乎。盖虚弱者欲使之强壮，必须讲卫生，勤运动，而佐以药物方克奏效，岂煎食几味草木遂有回天之功者！若膏滋之腻滞徒见其妨害消化耳。俞氏鉴泉曰："予见俗于冬令喜服膏滋药，而阴足阳秘脾胃旺健者，参芪地竹之品力足以运行，服之尚觉无害，若阴虚体质温升之味，即足以动肝阳而耗肾阴。予故每以集灵膏与薛氏之滋阴养液膏类，为之增减立方。惟是麦地之品，总嫌滞湿或有伏邪，反为此等药滋长助虐，酿成隐患，卫生适以戕身，故每婉导以勿服为是。"陆氏定圃曰："世俗喜服热补药，如桂、附、鹿胶等，老人尤甚，以其能壮阳也。不知高年大半阴亏，服之必液耗水竭，反促寿命，余见因此致害者多矣。"一论阴药之弊，一论阳药之害，足见服食补药有弊无利也。至于补丸，尤为不妥，缘服补丸之人，仅凭耳食未加考核，实实虚虚滋隐患耳。

（《三三医报》1923 年）

遗精病人之食单

血气方刚之青年，处于繁华之都会，耳目之感觉，身体之接触，再有行动性欲，诱起绮梦之可能，故遗精病之发生，往往十中七八，几成为普遍之性病。根本治疗，厥惟遏止邪念，高尚志向，为正本清源之计。药物治疗，如臭化钾、臭化钠、露密拿尔之平脑是也。理学治疗，如冷水灌注阴部，摩擦脊柱，或于早晨为五分钟之冷水浴是也。病中摄养，则谨守个人卫生，并注意被褥勿过温暖，晚餐毋令太饱，清洁龟头之脂质，厉行适当之运动是也。今本《素问》"精不足者，补之以味"之旨，择滋养各品，列成食单，俾遗久体虚，须行营养疗法之患者，得有依据云。

早食

银耳：先置冷水中，涨大其体积，然后和冰糖煮食。

圭按：据胡泽君之报告，谓银耳中所含之胶质，类似亚拉伯枝胶，有补血、强身、健脑、开胃、润肠之效，盖为一种易于消化之滋养品也。

459

中食

清炖甲鱼：可加火腿同煮。

圭按：鳖肉富于脂肪，营养之价甚高，故小泉荣次郎云，"富滋养，病后身神疲劳者最宜"。

山药烧肉：生山药，鲜猪肉，切块，照普通红烧肉法煮烂。

圭按：猪肉含脂肪颇富，为亚于牛肉之贵重肉类，本草称其性凉，功专滋阴救液，山药含多量之淀粉，及淀粉消化素，有强壮身体，扶助消化之作用。

菠薐豆腐：以菠薐，豆腐为原料，烹成美味之蔬肴。

圭按：豆腐为植物性蛋白质之代表，营养价之高，他种植物，罕与颉颃，故德培济博士尝告其友曰："汝至亚东后，可一试亚东之食物，如君胃肠常患不健，则尤以食中国之豆腐为佳。"菠薐含有机性铁质，及 A、B、C、E 四种维他命，具补血强身之功。

红烧萝卜：萝卜切块，以普通烹调术烧之。

圭按：萝卜内含淀粉消化素，能消化一切淀粉食物，实为有益无损之天然消化剂，惟淀粉消化素，专含于本品之液汁中及外皮中，料理时勿将皮弃去为要。

下午四时茶点

薏苡茶：薏苡仁适量，置于热水壶中，注以沸水，二三小时后，即可饮用。

圭按：薏苡仁为最富滋养、最易消化之壳类，蛋白质含量之丰，他壳罕能匹敌，脂肪亦富，并有利尿健胃之效。

桃枣圆：红枣肉三份，胡桃仁二份，先将胡桃捣烂，入枣再杵，为圆，仍如胡桃大。

圭按：桃枣二物，皆强壮药，有滋养之效，而大枣更治贫血、萎黄等证。

晚食

莲肉鸡头粥：莲子，芡实和粳米煮成稠粥，盐甜任便。

圭按：以上二物，功能滋养，性则固涩，自昔医人用以固精治遗。

（《医药卫生月刊》1933 年　沈仲圭）

遗精三方

肾亏久遗，玉关不固者，服玉锁丹（五倍子一斤，白茯苓四两，龙骨二两，为末水丸，梧子大，每服七十丸）。以固脱泄，聚精丸（线鱼膘胶一斤，潼蒺藜半斤，用马乳浸蒸一炷香，蜜丸，每服四钱）。以填精髓，确有伟效。所惜鱼膘、龙骨、五倍子，凝滞酸涩，不利于胃，如非健饭加餐之病人，殊有利彼碍彼之嫌。若欲兼筹并顾，惟有和山药、麦芽、鸡金、首乌、玉竹、杞子、茯神、远志、莲须、金樱等品，则滋阴固精，运脾安神，面面皆到矣。近为友人拟一治胃痉挛（胃痉挛中医名胃脘痛，俗名肝气痛），用蒲公英三钱，九香虫钱半，煅瓦楞二钱，炙刺猬皮三钱，煎服，或研粉黄酒送服二钱，日三次。按此方有理气健胃、制酸止痛之功用，用于胃痛发作时，必有效。惟欲刈除病根，非另服柔肝健胃之方及使心情愉快不为功。

胃病指南序

同砚王慈航居士，因多年胃痉挛病，服某种草药，永断病根，特请徐观涛先生编述《胃病指南》一卷，拟付梓人，分送同病，余钦其志，曾遵嘱为制叙文一篇，今闻此书因故不刊，殊觉可惜，爰录拙序于后。

古人云："脾为后天之母。"脾者，消化饮食吸收精微之机关也。夫人诸口，化于胃，吸于肠之食物精微乃弥补细胞之消亡与发生人体之活力者。盖人之一言一语，一举手，一投足，皆足使细胞衰老以死也。试观脾健胃强之人，无不面色红润，身心活泼，有欣欣向荣之概。若胃病脾弱，虽早进参燕，夕啖珍馐，徒增中焦之疲劳，讵有裨于衰老之细胞耶。是以胃病可为百病之源，而从口腹之欲，实为胃病之厉阶。余早岁不谨饮食，尝患消化不良，乃废止早食，与胃以充分休息，细嚼缓咽，使胃肠不至过劳，并注意空气之流通，饭后之安睡，遂得渐复常态。慈航此书，虽为胃痉挛说法，但三、四、五、六四章，对于胃肠摄生，反复陈述，不厌求详，是诚一般胃病之调养南针也。

民二十四年八月朔泉唐沈仲圭叙于非非室

（以上四篇《医药卫生月刊》1933 年　沈仲圭）

少食多顿

东坡"养生颂"云"已饥方食，未饱先止，散步逍遥，务令腹空"，此即近世所谓"多顿少食"，为胃病、肺病及虚弱衰老、产妇，病后之食养法也。将一日之食料分数回与之，食后或徐步，或假寐，或按摩胃肌，使胃肠负担之工作，既不繁重，复以物理方法助其消化，则胃机能虽柔弱无力，亦无虑食物之停滞矣。余昔览废止朝食论，毅然实行"二食主义"者，垂十余载，殊无若何效果。近年来且胃纳减少，体重减轻，寝成胃扩张之病。盖实行二食者，其中餐之食量，必视往昔增加，即坐失于饥伤于饱之弊，且劳乏之胃，每餐必饱，停留于中，未能速化，久而久之，胃囊扩大，失其紧缩之力，于是顽固不易治之胃扩张成矣。余以自身之体验，深知营坐业者，胃机能衰弱者，宜守东坡之训，如二食主义之易陷于多食者，务须审慎行之。

（《中医新生命》1936、1937 年　沈仲圭）

催眠术与医学

今世有所谓催眠术者，美其名曰精神学，进而求之，则名灵子。灵魂诸学，以向壁虚造之谈，作影响骗人之事。施术者，等于鬼蛊之含沙；受术者，真同麻醉之中毒。一度之后，两败俱伤，心力交困。仆之论调，乃有得于实地之试验者，及今思之，犹为胆寒不已。编书者已自知所说不能正式成立也，乃将古今中外之科学哲学一并拉入，以自炫其奇，藉以欺人耳目。三教圣人乃亦为其所利用，岂不冤哉。殊不知真理自在人心，孰是孰非难逃公论也。世有治催眠术者，其亦知所误乎。然虽善无征，不足以塞文过饰非之口，试详论之。《道德经》曰：圣人之治，虚其心实其腹，夫虚其心者即明善，复初率性之谓道；实其腹者有诸己之谓信，充实之谓美，充实而有光辉之谓大，乃格物之真理。催眠术家窃圣人之言，行欺人之技，以虚其心为死坐之不二法门，实其腹则强纳呼吸之气，堕落于少腹之下，似此无知妄作，自误误人，而奉其教者，徒促其寿命，于医学无丝毫之关系，余敢断言。盖道以恬愉为务，以自得为功，催眠术不足以卫道，而适以败道，不足以养道，而适以叛道。欧洲地土薄弱，稍有蕴藏转眼即发泄殆尽。昙花一现，枯败随之，无识者眩其新奇，抑亦愚矣，永无圣人之出产是其明证。盖因其锐志，逐物私欲弥空，著名大哲学家，且不识天命为何物，更有何催眠术之足云。

温补成消

常熟南门大街衣店，有某成衣，因暑湿疟愈后，经王简修专于温补，服鹿角、巴戟、参术、附桂之类数十剂，又将前方加参、芪、杞子、杜仲等大剂膏滋药一料，胃气甚强，一日啖饭十八九中碗，约米二三升，身体丰肥，面色黯黯，大便燥结，小便黄赤，临卧食饭三四碗，至明晨又饥，已有一年，就诊于余。问其病由，因述始末，为啖饭太多，欲胃纳减少耳。余曰：此乃胃热杀谷，痰火盘踞其中，当以大剂甘凉，清肺胃，豁痰热，此症为缓症，当以缓剂治之。温补聚热而成消，故消而不渴也，不须服药。每日服梨汁、蔗浆三中碗，大约以一斤半为度，服三四日，腹即作泻，泻出红水甚多，且热甚，连服连泻，十余日，胃纳少减，再减梨浆、蔗汁一碗，又服十余日，连泻十余日，啖饭只有十余碗矣。余曰：以每日三餐，约一餐三碗可止服，至月余，所啖每日不过八九碗矣。所以甘凉缓治之法，虽轻而不伤胃气，此等处不可不知。余亦从费伯雄先生食参目盲案中悟出耳。

食参目盲

国家无事，不可论兵，人身无病，不可论药。一载动兵，十载不平。一日服药，十日不复。治国保身，俱一贯也。余幼在孟河见有服参误事者，今志之，以昭后戒。有一广东郑姓，在申营业，将上好人参二两，用老鸭一只，洗净，以人参二两纳鸭腹中，煮而食之。五日后，觉目光模糊，十日后，即两目青盲，不能视物，就诊费伯雄先生。述其缘因，曰：五脏六腑之精，上输于目，因食参太多，气机遏塞，清气不能上蒸，精气不能上注，故盲也。《内经》云：益者损之。时正在仲秋，孟城青皮梨甚多。伯庸先生曰：不须服药。每日服梨汁一碗，使大便每日利二三次，服十余日，两目见物。至一月，两目复元，能察秋毫矣。治法虽极平淡，非伯庸先生做不到。余后治常熟北乡某，年约十六七，体本丰盈，父母恐其读书辛苦，兑人参两余，服后，其童忽变痴状，所读之书，俱不能记忆。余诊之，脉弦实而滑，问其言，但微笑而已，面白体丰，不知何病。其父细述服参情由。余曰：能容各物者，其气必虚。其体丰实，再充而益之，气有余即是火，煎熬津液为痰，清窍充塞不灵，即用化痰清热之品，以损其气，而其补自消。进以羚羊、川贝、竹黄、竹沥、胆星、山栀、菖蒲、远志、连翘、白金丸之类，再饮以蔗浆、梨汁等，服数十剂，神气日清，读书亦能记忆，然神情应对，总不若未服参前之玲珑也。爱之适以害之，为父母者不亦难哉。又顾吉卿子，自小在军门长乐处，亦多服补药，至十六七岁，知识尚未大开，亦多服补剂之害也。又一人久疟，脾虚足肿服高丽参一两，当夜即毙，此脾弱不胜补也。又一女子发疟，口渴索饮，适有桂元参汤，即取半碗与饮，明日即毙。此皆补药之害也。故药能中病，大黄为圣剂；药不中病，人参亦鸩毒，服药者可不慎乎。

药积

孟河有一人，面黄，腹膨胀足肿，喜服药，每日服药一剂，方能安寐，无论寒热攻补之剂，服之皆宜。后孟河贾先生诊之，用茯苓八两，桂枝一两，煎汤十余碗。令其欲饮则饮，欲溲则溲，必一夜服尽。溲出如屋漏水，色兼红紫，而腹膨足肿俱消，再服异功散等健脾之剂，而病霍然。诸医不解，问之。贾先生曰：此药积也。问用苓桂何意？贾先生曰，病积在腑，药为无形之积，当洗其肠胃，涤而去之，并非奇法也，此事费兰泉师亲目见之，故嘱余志之。

（以上四篇为《国医杂志》7 期　余诊集　余鸿孙）

人参杀人之证明

忆二阅月前，本埠各日报载朱某服参致死新闻一则。数日后，李君克蕙，在新闻报新园林，发表《人参杀人的证明》一文，其言曰："人参含有'巴那规伦'，其性质能兴起机能之衰惫，增加血压，调节脉搏，急性虚脱病人，服之有著效，如血压过高，神经兴奋之人，多量久服，则起积极作用，呈头痛头晕重等脑充血现象，甚至溢血成猝中风症。"培元按此非空言，乃事实也。葛可久《十药神书》中之独参汤，急救虚脱者也。亦即所以兴起机能之衰惫者也，凡药皆具有特性，取其特性，以补偏而救弊，是谓治疗。病之与药，犹饥之与食，不饥而食则病，不病而药亦病。故药对病，大黄亦补。药不对病，人参亦毒。无如今之人，十九自信其体虚，无不酷嗜人参，妇女尤甚。此种错误观念，中之甚深，为祸甚酷。纠正之责，是在医者。故补记事实一则，以为之证明，使人有所警惕焉。

上海面粉交易所副理事徐君文彬，年六十左右，平昔刚毅果断，有作有为，精神旺盛，血脉充盈，身躯肥胖，声音洪亮，惟秉性躁急，易于动怒。无论为公为私，遇有争执，则暴跳如雷，面红耳赤，一望可知为神经兴奋之体格。火浮于上，不得下行，血压亢进，上实下虚，此种有余之体，宜泻不宜补，彰彰明甚。无如成功之人，谄谀者众，亲戚故旧，异口同声，劝进补进，补剂以人参为最妙。于是大进人参，初进时，觉精神更旺，食量更增，大喜，益进不已。久而久之，双目渐觉模糊，余思《诊余集》中，有食参盲目一案，情形与此正同，诊其脉搏，坚硬鼓指，骇甚，亟嘱其速进大黄，以下其浮热，减低血压，或请西医抽血，不如此，非但目盲，且有生命之险。不料众口一辞，以为两目模糊，不为大病，安有年事已高，而服大黄者乎，更安有服大黄而使前功尽弃者乎。治病不知膏粱、藜藿之攸分，何其卤莽也。谁其信之，呜呼，众口铄金，置喙无地，命运使然，徒呼负负，不满月余而徐君双目尽盲，尤服参不已，不期年而徐君果以中风闻矣。临终前三小时，又来下问及元，元非仙人，安能挽此劫运。可敬可爱之徐君，从此一别千古，而一般热衷之人，依然鼓其如簧之舌，劝人吃参，始终不悟，可不惧哉。

（《国医杂志》10 期　俞培元　诊余随笔）

病菌奇谈

中医论病，有外感六淫、内伤七情及传染遗传等种种病因，西医于伤寒天行感冒及疟痢诸症，则一归于病原菌，此中西学说绝大歧异之处，是非有定，断难强合。一般无识之中医，乃云先医谓湿热能生虫，故西医之所谓菌学，即中医之所谓六淫也。据西医观察，一部分之细菌，与吾人亦有益，即先医风能胜湿，寒可去热之理，盖中医之论病言其本，西医之论病得其标云云。据此等牵就附会之谈，欲藉以息西医之喙，引起中医研究科学之意味，而不知此等言论，支离殊甚。愚意以为诚欲沟通乎中西，要在以中之长证西之短，取西之长补中之缺，非但取绝反对不同之学说，硬行牵合，即可达沟通中西之目的也。西历一千六百七十五年，荷兰医始用放大镜察见烂植物内有微生物，而不明其作用，且以为属微虫类，厥后德医乃明其为植物类。一千八百八十七年，法哲士怕司徒氏，与德医阁氏，详细研究，乃定为医学家之基础。谓菌之所在，无论尘土空气，或水，或冰，衣服食物，及人与兽之皮内口内，几无处无之。据此则西医发明细菌之关于医学，为时尚未百年，而中医发明六淫之为病因，当在三四千年之前，即仲景一部《伤寒》，亦已二千余年矣。如以细菌学说为是，直据之以推倒数千年之旧说可耳，强为附会，固大不必也。且菌之为物，中国数千年前，早已见及，其字归草部而从囷，亦早已知为圆体伞盖状之植物矣，固不似彼以放大镜窥察而犹误为虫类也。近今西医学家，犹混称菌虫，若无分别，岂以原始动物与原始植物无甚差别，不妨笼统言之乎。今据吾人目力所可见之菌类，如蘑姑香蕈，列为食品，其他如造豆酱之发酵菌，能令食物变味之霉菌，虽混在空气中，要未见为人害，其为麦类害之麦角菌，及寄生东树皮外之钱状菌，但为害于植物而不为人害，其生于湿地者，种类虽多，只大别为有毒无毒两种，如此种种目力可见之菌，曾未见其足以病，而目力不及见之菌，反有多数具可畏怖之毒质，足以死人，此在西医，自可用此学说，独树一帜。至于中医因其说而研究其实状考察其真相，未为不可。若以一部细菌学，竟抵一部《伤寒论》，此何可也。顾君义之夫人，旅京有年，京师暑月，禁食西瓜，谓其中含有多量之毒菌，只以饮汽水为尚。年来患右膝湿肿，京西医施治久而益重，不能步履，夏季由海道南旋，便入沪上医院。西医察其现因，谓肿处满贮细菌，非锯截其足胫不能有效，此可谓中国数千年未有之新奇病原，亦创见希闻之特殊疗法也。幸病者未犯刀锯之刑，免刖足之祸，竟以其不负责任而止。西药之用鱼肝油，盖为至重要之补品，其味腥恶，忤胃特甚，在信而服之者，固以为吉林之参，不之过也。

(《国医杂志》10 期　鲍东藩　世美堂笔记)

青浦何自宗先生医案

藩台李公病案　古圣殷殷垂训，无非为一线之真元，于日用饮食之间，咸寓却病延年之道，原不徒恃草木无情之品也。脱禁戒之，难守起居之失慎，寒凉日进，真火日消，将先后天之根本奚赖，于古人治病求本之大旨悖矣。至此而日进补汤，恐鲜克有济，非苍生之所仰赖于宪公者也。万祈珍摄是爱，勿求一时之快。致贻日后之扰。毋焦怒，毋饮寒，守之恒，持之力，脾肾双调，功效自获，岂徒杖履之安，定有宜男之庆，荷蒙宠爱，斗胆直陈。

(《中医杂志》8、9 期　杨隽夫　青浦何自宗先生医案)

青浦何自宗先生医案

藩宪令郎世兄病案　令郎世兄病经四载，内热甚而喘嗽加，脾土衰而泄泻至，肝肾两亏，脾肺两败，劳损日成，何以善后，是非尽治之不善，乃药之不得其力也。无他，治本之法，但知脾胃主肌肉，培土之道，不知燥润之各别故也。盖物物一太极，脏脏有阴阳，岂坤土一家，独燥为宜耶。如独燥为宜，将久旱不雨，物何以生，理可推矣。经不云乎，知微知彰，知柔知刚，乃可以理阴阳，殆从未知之耳。夫病久则正气日亏，法当温补。内有热焉，徒补无功。因热而清，气既衰矣，徒清必害。正所谓寒之而火不入，热之而燥烦日生者矣。处艰难之际，古人必思善全之法，慎心以图，曲折以治，即病者有执见，断断勿可循，即旁人有偏识，必明以开导，惟有平调气血，和顺阴阳，随寒暑温凉之时，而用甘苦酸咸之剂，察阴阳之变，因旱潦之宜，补土也；仍有益于水，壮水也；原有裨于脾，此其中有道也。今之人勿讲也，只知刚燥为是，无怪乎虚损一症，愈者寥寥，是谁之过欤。籍曰：古人治病，必以胃药收功，此三尺孙童，皆知之矣。至于土有旱潦之宜，刚柔之别，燥湿之分，人尽昧也。书云：七八日之间旱，雨集则苗勃然以兴，岂未之前闻耶。何以但知燥其脾，而不知生脾阴，养胃汁，致壮火食气，而咳嗽日增。火燥万物，而脾土不化，良可概矣。今渐入膏肓，欲商治法必以脾土为先，而培脾土，尤以禁刚燥，戒壅滞为要，务慎以图之，恒以守之。润而不潦，补而不凝，益天真之气，使水大乎调，培坤土之原，使刚柔咸济，必思大体，勿乐小成，务杜后忧，勿求速效。毋专恃草根树皮以图功，当思血肉谷食以当药，即饮食日用之间，在在有却病延年之道，庶克有济。古人所谓同类易为功，非众难为力是也。不然，虽日进补汤，恐非万全之策。今一一陈明录方于后，以佐药力之不逮云。

隽按：案语得治虚要旨，惜方已失。

（《中医杂志》8、9期　杨隽夫　青浦何自宗先生医案）

饮食之卫生

饮食为养命之根源，亦为疾病之媒介。是则卫生之道，不可不讲也，爰录丁仲祜食物卫生八条于左，以便世人之效法焉。

（一）朝起时晚睡时毋食食饵。（朝起时胃中宜略饥，晚睡时胃神经宜使休息，以防恶梦萦扰）。

（二）食时毋屡饮汤水（多饮汤水，胃汁稀薄，难以消化）。

（三）食前后毋入浴，及过用脑力，与夫剧烈运动（恐血液无暇消化食物）。

（四）食物宜细嚼之，毋使坚硬之物纳于胃肠。

（五）膳事毕，宜刷齿牙，毋使食物留滞其间，发为恶臭，卒至齿骨腐烂。

（六）饮料宜煮沸，毋令杂质及微生物混入血液，为疾病媒介。

（七）糖果饼饵，列于市肆，内含毒质，与市脯同。

（八）盐、糖与酒、香料之属，烹调精美之物，宜撙节适度，味神经贪而不舍，胃肠积滞，年令之修短系焉。

（《三三医报》1925 年）

饮食丛谈

清梁章《钜浪迹丛谈》引汪鱼洋之说，谓"蔚州魏敏果公象枢初无子，或教以每日空心服莲子数十粒，遂生子。李总宪奉倩有子十一人，云亦服此方有验"。按子亦名藕实，为干果上品，其营养成分，为蛋白质 16.26，脂肪 1.97，碳水化物六 1.87，钙 0.089，磷 0.285，铁 0.0064，其每公分所发生热量为 340。其功用安神补气，镇逆止呕，固下焦，厚肠胃，治崩带遗精，二便不禁。魏李二氏服之生子者，殆补肾固精之力。此物杂米煮粥饭，或和米磨粉作糕饼，可增进营养效率。本草芡实之功用，与莲子相近，但营养价值则芡弗如莲，故脾虚腹泻食少，肾虚遗精带浊，用芡不如用莲也。

人仅知鸡鱼卵之滋养，不知蔬果中亦有营养率甚高者，如青苋菜、菠菜、荠菜、卷心菜、小白菜、牛皮菜、豌豆苗、胡萝卜、蕃茄、黄豆芽，皆含维生素甚富。栗子、莲子、梧桐子、胡桃、桂元、红枣、小花生、甜杏仁、葡萄，不但为滋养食物，且为药用食物，如栗之利腰脾，莲之厚脾胃，桐子清润治火嗽，胡桃温润已劳喘，桂元、红枣之补血，葡萄之滋液，花生可代肝油，为劳瘵所宜，杏仁可点豆腐，为素馔所珍，核其功用，不能尽述也。

《浪迹丛谈》云：吾乡每过端午节，家家必饮雄黄酒，近始知其非也。《一班录》云：雄黄能解蛇虺诸毒，而其性最烈，用以愈疾，多外治。若内服，只可分厘之少，更不可冲烧酒饮之。有表亲钱某，于端午大饮雄黄酒，少时腹痛，如服砒信，家众误为痧，百计治之。有知者云，雄黄性烈，得烧酒而愈烈，饮又太多，是以为患也。急觅解法，可知钱某当时之病状，一如砒中毒也。

王孟英云：酒性皆热，而烧酒更烈，韧如羊肠，润如猪脂，并能消化，故不但耗谷麦，亦最损人。然治病养老之功，亦不可没。虚寒衰老之人寒宵长夜，苦难酣眠达晓，宜制小铁瓶略如鼻烟壶式，日用旋盖，以暖酒灌入，佩于里衣兜肚之间，酒可彻夜不凉，半夜醒时，饮而再睡，不烦人力，恬适自如。

圭按：此法用治老人气血不足，或中年劳心过度，以致神经衰弱睡眠障碍者，确甚佳妙。若以补血安神之品，浸成药酒，如法饮之，尤为补益。酒之作用，不过兴奋麻醉，实无营养，而嗜之者往往沉溺其中，莫能自拔。或纵酒肇祸，或酿病丧生，故佛家列于五戒，勿许沾唇，良有以也。

《随息居饮食谱》甘薯条云："甘温，煮食补脾胃。益气力，御风寒，益颜色。凡渡海注船者，食少许即安，切而蒸晒，久藏不坏。"当此非常时期，斗米百金之日，用此代粮，虽可救饥，惜其所含养分，不但不如米麦，且不及玉蜀黍（淀粉类食物之营养价值，须视其热量之多寡以为定，米饭每百公分发生之热量为一七六，面包二七五，鲜玉蜀一八九，甘薯三七，故甘薯之养分，逊于米麦苞谷多矣）。以之代粮，只可与米麦杂粮参合用之。若用以为主食，则营养不良之病，接踵而至矣。甘薯食法甚多，如去皮切片，饭上蒸熟，捣如泥，加打松鸡卵及白糖黄酒少许，入油锅煎之，为美味点心。又照制藕粉法制成粉，或冲食，或和大麦粉烙油饼，制包饺或和糯米粉制蛋糕，做汤元，俱无不可也。

吾人理想之膳食：为西式中制，计四盆：第一盆为汤，荤素咸宜，佐以面包二片或馒头二枚；第二盆为菜：肉、鱼、蛋、蔬皆可；第三盆为饭，烩饭、炒饭、白饭，听便；如用白饭，宜将第二盆之菜，与第三盆之饭，同时并上；第四盆为甜点心，面粉制、米粉制、糯米粉制，及以山药、甘薯制成者，俱无不可。全膳包含之原料，为米、麦、肉类，或肝、肾、肠、血，或蛋类，或黄豆制品、绿叶菜、块根类等。务使每人每日所进之食物除大量淀粉，兼有适量之蛋白质、脂肪，及各种维生素、磷、钙、铁等，方合生理之需要，兹举菜单二则如下：

菜单一：萝卜羊肉汤外加馒头两个，炒雪笋火腿蛋炒饭、高丽草果。

菜单二：菠菜豆腐汤外加馒头两个，红烧肉、白饭、甘薯泥。

（《医学导报》1945 年）

饮食丛谈

余前作食物疗法一篇，由中国医药文化服务社附刊于猩红热之研究，日来因研究营养问题，所得食物疗法数则，不忍抛弃，爰录于次。

肠红：白木耳水煮淡食，日食一钱。张寿山医师云，白木耳之功用有四：（一）慢性白浊。（二）肠内燥湿，消化不良。（三）女子月经病，较金印草，宁坤水之功效为优。（四）脑病性食滞。又云：其食法，每日用七八分，先用淡水冷化，剔去菌带，然后以淡水十六两，文火煮四五小时，加冰糖一撮，再煮十余分钟，分二次食。

火丹：百合研细末，白糖共捣烂，敷之即痊。

圭按：火丹乃丹毒之一种。

肝胃气痛：玫瑰花，龙眼肉二味熬膏，每日沸水冲一匙，久服自愈。

泄泻少食：糯米一升，水浸一宿，沥干燥，慢火炒令极熟，磨细，罗过如飞面，将怀庆山药一两，碾末，入米粉内，每日清晨用半盏，再入砂糖一茶匙，胡椒末少许，将极滚汤调食，其味极佳，大有滋补。

圭按：以自制真藕粉，先用水调匀，继加入松鸡卵一枚，以沸水冲之，须随冲随搅，加白糖食，亦味美而益人。

《浪迹丛谈》云："核桃补下焦之火，亦能扶中焦之脾，但服之各有其法。旧闻曾宾谷先生每晨起必啖核胡一枚，配以高粱烧酒一小杯，酒须分作百口呷尽，核胡亦须分作百口嚼尽，盖取细咀缓嚼，以渐收滋润之功，然性急之人，往往不能耐此，余在广西，有人教以服核桃法，自冬至日起，每夜嚼核桃一枚，数至第七日止。又于次夜如前嚼，亦至第七夜止。如是周流，直至立春日止，余服此已五阅年，颇能益气健脾，有同余服此者，其效正同。闻此方初传自西域，今中土亦渐多试服者，不甚费钱，又不甚费力，是可取也。"

圭按：核桃之功用有二，为敛肺定喘，一为固肾涩精。其营养成分，为蛋白质 15.78，脂肪 66.85，碳水化物 10.81，钙 0.119，磷 0.362，铁 0.00035，并含有甲乙两种维生素，不失为滋养强壮之干果。至梁氏所述渐增之服法，无非因核桃含油质甚多，顿服大量，消化吸收均感困难，惟逐渐加增，则胃肠无扞隔之弊，此法《本草纲目》亦载，但与之大同小异耳。

吾人所啖之食物，有供给身体燃料之用者，如脂肪、淀粉、糖类是也。有供给建造之用者，如蛋白质、各种矿物盐类是也。有供给保护之用者，如维生素、矿物是也。以上各种食素，皆含蓄于各种动植物中，吾人必须明了每种食物之营养成分，而妥为配合，方获营养之益，兹将含维生素最多之食物，分列于后，倘能随时选食，自无缺乏之虑矣（吾人之食品内，若缺乏某种维生素至三四个月之久，可致人于死亡，故维生素对于人身，极关重要，未可忽视也）。

含甲种维生素最多之食物：菠菜　胡萝卜　番茄　玉米　全小麦　大豆　广柑　苹果　香蕉　牛乳　奶油　山羊奶油　鸡蛋　牛肝　鸡肝　鸭肝　鸡油

含乙种维生素最多之食物：干豌豆　干扁豆　干蚕豆　花生　全麦粉　糙米　酵母　蛋白　鱼卵　肝及内部脏器

含丙种维生素最多之食物：生黄芽菜　生水芹菜　生菠菜　胡萝卜　马铃薯　番茄　芫荽　红辣椒　椿芽　卷叶菜　扁豆　发芽种子　黑葡萄　橘柑　柠檬

含丁种维生素最多之食物：鱼肝油　牛脂　奶油　蛋黄

含戊种维生素最多之食物：麦胚油　棉子油

徐蔚南云，面包之"包"，乃法语之译音，"面"字乃解释此物系以面粉制成，又因法国所制面包，为欧洲诸国之冠，故不译英语之白莱特，而独法语之包也（见三十四年六月中央日报副刊）。

圭按：面包一物，相当于吾国北方之馒头而松软过之，胃力欠强者，以之代饭，弥佳。

梁章钜云："余抚粤西时，桂林守兴静山体气极壮实，而手不举杯，自言二十许时，因纵酒得病几殆，有人教以每日空心淡吸海参两条而愈，已三十余年戒酒矣。或有效之者，以淡食难于下咽，稍加盐，便不甚效。有一幕客，年八十余，为余言海参之功，不可思议，自述家本贫贱，无力购买海参，惟遇亲友招食，有海参必吸之净尽，每节他品以抵之，已四五十年不改此度，亲友知其如是，每招食，亦必设海参，且有频频馈送者，以此至老不服他药，亦不生他病云。"（浪迹丛谈）

圭按：海参生海湾中及外海礁岩间，属棘皮动物海参类有足类海参科，功能补肾益精，消痰涎，摄小便，壮阳道，杀疮虫，降火滋阴，通肠润燥，除劳怯诸症，又有补血之功。赵学敏引盛天然云："海参能生百脉之血，若失血过多，必须以此补之，其生血之功，捷于归也。"陆以湉云："海参淡食，最益人，常有食之终身而康强登上寿者。"观此，可知海参乃一滋阴补肾之良品，性本和平，久服弥佳，梁氏之记载，得陆氏之印证，愈足坚服食者之信念矣。

陆以湉云："谷不熟为饥，腹不实为饥，饥之甚为饿，'饑、飢'古异义，后人通用，误也。"考《康熙字典》食部饥字云："按《说文》'飢'、'饑'二字，饥训饿，居夷切，饞训谷不熟，居衣切。"又同部饿字云："按韩子饰邪篇，家有常业，虽飢不饞，淮南子说山训，宁一月飢，毋一旬饞，以此推之，饿甚于饥也。"

圭按：今人以饥为饞字之简笔字，实误。又饥饿为身体缺乏营养之自然感觉，故体强脾健之人，未至食时，腹已先饥。若晨起舌苔垢腻，大便秘结者，其胃肠之失调，亦可知矣。苏子瞻云："已饥方食，未饱先止，此二语，愿世人深印脑海，奉为胃脏卫生之科律焉。"旧抄手册，载甜点心三种，录如下。

"香蕉布丁"　干面包屑两杯，香蕉一杯半，葡萄干三两，用瓷盘一只，以厚纸为栏，中铺面包屑，上加葡萄干一层，香蕉一层，再加面包屑盖面，调鸡蛋牛乳浇上，蒸半点钟即成。

"脂油糕"　用纯糯米粉拌脂下及冰糖屑，放盘中，蒸熟，切开食，味极丰美。

"雪花酥"　《中馈录》云，酥油入锅，化开滤过，随手下炒面，搅匀，使不稀不稠，缀离火，用白糖末下在面内拌匀，和成一处，上案捏开，切同眼镜块烤之，酥而且白，味尤美（酥：奶油也）。

昔人对于食物之评价以色香味俱全者为上品，今据科学言之，则所谓滋养食物者，须具备"滋补"、"消化吸收良好"、"美可口"之三条件，上述三种，庶夫近之。

（《医学导报》1945 年）

卫生食谱

人参果

功用：健脾润肺，滋阴清火，先天不足者服之，有转弱为强之效。并治阴虚火炎，咳血遗精，骨蒸潮热，腰酸神疲，四肢萎软等症。

制法：红莲子四两（不去心皮），梨二枚（取大而味甘者，去心皮切片），红枣八两，（蒸熟，去皮），入锅铺平，以炼白蜜化水淹之，盖好，煮半炷香，翻面，再煮半炷香，置瓷缸。每日随意温热食之。冬日可多制，夏须逐日制小料也。

注意：咳嗽多痰者，以枇杷叶五十片（鲜者尤佳）熬汁，代白蜜淹果，将起锅时，加真川贝末一两，滚一二沸即收。吐血者，以藕节捣汁，同白蜜淹果。

补肾膏

功用：大补腰肾，填精益气，和五脏，利关节，生津止渴，养血明目。

制法：黑桑葚、黑大豆等，文火熬成稀膏，每晨空腹，开水冲服一匙。

桑葚、黑豆皆能利便，故兼治水肿、脾虚，大便溏泄者忌之。

二合粉

功用：补脾肺，固肠胃，脾虚泄泻，饮食少进，服之大佳（此方大有滋补之力，久服之，精寒不能成孕者亦孕）。

制法：糯米一升，水浸一宿，沥干，慢火炒，令极热磨细过罗，将怀庆山药一两碾末，入米粉内，每日清晨，用增盏，再入砂糖一茶匙，胡椒末少许，滚汤调食。

注意：糯性黏滞，老人小儿及病后脾虚，均宜忌之，又忌与面食同吃。

玉液酒

功用：温润补肺，泽肌肤，美须发，老年久嗽，服之极效。

制法：生猪油半斤，生白蜜六两，烧酒十斤，浸半月，第晚随量余之。

羊髓膏

功用：补肾阴，泽皮毛，灭瘢痕，腰痛由于肾亏者，服之立效。

制法：羊脊骨一具，捶碎，慢火熬成浓汁，置瓷器中，每日早晚取一块入炒米粉中，稍加白糖（或盐），开水调服。

姜枣饼

功用：养血脉，泽肌肤，健脾胃，止泄泻。凡饮食鲜少，膳后辄觉饱胀者，常服此饼，令人强壮。

制法：黑枣六斤，生姜一斤（切片），同在饭甑蒸熟，置臼内，捣如泥，加炒熟面粉半斤，捏成小饼，炉上烘干，随意当点心食之。

注意：黑枣性甜腻，湿体不宜。

绿豆百合汤

功用：补肺清热，解渴利溲，夏令代茶，至为佳妙。

制法：绿豆半升，百合三枚，加水煮化，稍加糖食。

注意：胃寒者忌服。

玫瑰膏

功用：舒肝解郁，醒脾活血，主治月经不调，肝胃气痛。

制法：玫瑰花蕊一百朵（取初开，去蒂心）、新汲水，炒铫内煎取浓汁，滤去渣，再煎入。白冰糖六两（如专调经宜用红糖）收膏，瓷瓶密藏，不可泄气，每日早晚冲服一茶匙（无病之人，以豆乳冲服，能补脾开胃，宽中润便）。

注意：辛香之物，最易耗气，气虚者不宜。

冬瓜汤

功用：养胃生津，清暑除烦，为夏日佳肴。并能利二便，消水肿，孕妇常食，有泽胎之功，化毒之效。

制法：取挂棚冬瓜，色青多毛者一枚，去皮切块，煮熟食之，治水肿。宜淡食，平人可加火腿同煮。

注意：不宜冷食，易致滑肠。

按：王渔洋《香祖笔记》，谓冬瓜汤可治淋浊。一人患淋，百药罔效，嗣得一方，用冬瓜淡煮，尽量饮之，数次遂愈，此亦清热化毒之功也。

柿饼粥

功用：健脾补胃，润肺涩汤，脾虚便泻有功，热痢血淋堪医。

制法：柿饼细切，同粳米煮粥食。

注意：柿与蟹同食，令人腹痛作泻。盖柿本寒性，蟹性亦寒，寒性太过之故。

炸藕圆

功用：养心生血，开胃舒脾，阴虚肝旺，内热血少者，食之最宜。

制法：购肥白之藕一枝，取中段，涤净，置淘箩边，磨成粗末，稍加藕粉为圆，投油锅中煎之，清芳可口，素肴佳品。

神仙粥

功用：开腠理，逐风寒，患感冒者啜之，功胜医药百倍。

制法：糯米五合，河水二碗，生姜五片，于砂锅内煮一二沸，入带须葱头五，煮至米熟，再加米醋小半杯，入内和匀，乘热呷粥，或但饮汤，即于无风处睡，以出汗为度。

注意：辛温散气，外无邪忌之。

羊糕

功用：补气滋营，生肌健力，体羸蓐劳，食之大佳。

制法：购肥嫩羊肉一斤，加胡桃二枚（羊肉与胡桃同煮则不腥），慢火煨至糜烂，稍加盐料及洋菜再煮，候冷结成冻块，切片佐馔，味至鲜美。

注意：羊肉发疾，疮疡疟痢，并不宜多食，多食动气。

功用：养肺阴，滋胃液，止虚嗽，已劳痢，病后食之，大有益血之功，惟力薄性缓，必须久任斯优。

制法：水中浸透，镊去毛，炭火煮化，加砂糖食。

注意：燕窝无边无毛，或色如银丝者，皆属鹰鼎。

莲心肚

功用：补胃充饥，涩精厚肠，治脾虚久泻，肾虚泄精。以尔佐膳，功胜药石。

制法：猪肚一枚，治净，内装已去心衣之莲子，缓火煨烂，稍加盐料。

注意：外感未除，腹胀便秘者，皆忌。

按：猪肚莲子二物煮糜，捣和为丸，如桐子大，名玉芝丸。大补中土，久令服人肥健。

花生酱

功用：润肺，开胃，健脾，为素肴之佳品，体弱肌瘦者，可常制佐膳。

制法：落花生炒熟，捣如泥。

注意：俗谓落花生多食生痰致咳，此讹言也。痰由脾弱而生，咳缘肺燥而起，花生有强脾润燥之功，不但不致生痰，且能杜绝咳嗽也。

清凉剂

功用：清暑利湿，除烦解渴，夏日清凉饮料，无佳于此。较诸冰淇淋、汽水之寒凉伤胃，阻遏阳气者，不啻霄壤之判也。

制法：向药肆购六一散五钱，以洁净纱布包扎置茶壶中，开水冲服。

注意：此剂不仅消暑除烦，即夏日受暑呕吐泄泻，亦有治愈之功。

藕糕

功用：清肝生血，开胃补心，为产后、衰老、虚痨之妙品。

制法：将真藕粉，调以清水，如稀糊状，加白糖、桂花，入锅煮沸，随沸随搅。俟渐厚，倾入磁盆内，盆外浸以冷水，数小时，遂结为固体。

注意：藕粉须自制，赡诸市肆，恐掺他粉。

（《广济医刊》1928 年）

卫生食谱

昔随园作食单，只载烹调之方法，而功用未及。梦隐撰《饮食谱》，详言食品之性质，而制法缺如，二者均非完书。仲圭不敏，拟选富于滋养之食物，分功用、制法、注意三项，以备卫生家之借镜也。

海参

功用：补肾阴，壮阳。凡产后、病后，衰老尪孱服之咸宜。

制法：先将海参浸透，剖开洗净，入水煮糜，稍加冰糖，每晨量食一二只。

注意：惟此物消化甚难，不宜多食。

甲鱼

功用：此物含铁质、脂肪甚富，贫血诸病服之，功在铁剂之上。盖一为有机体铁质，一为无机体铁质，功效自不侔耳。

制法：将甲鱼剖洗洁净，或蒸或煮（均加火腿），用以佐膳，味殊鲜美。

注意：三足者，赤色者，独目者，头足不缩者、腹有王字者、腹有蛇文者，在山上者（旱鳖）皆有毒，不可食，亦不宜多食，多食滞脾。不宜久食，久食令人患发背，又忌与苋菜同食。

牛肉汁

功用：牛肉之成分为水、蛋白、脂肪、筋纤维等。就中水与蛋白含量尤丰，故滋养之力，罕与比伦。食之能强壮胃肠，并治妇人消渴，制汁易于消化。

制法：先将牛肉一磅，切成小块，置于闷气小瓦锅中，用纸封固，酒酱等可不用，然后再置于大瓦锅中，隔汤煮之，下放炭团七八个，上冒以布巾，使火气不散，如是约经三时，牛肉又变成汁矣。

羊肉粥

功用：壮阳滋阴，开胃健脾，生肌强力，治虚劳骨蒸，疗寒疝久泻。

制法：羊肉四两，切小块，山药末一合，粳米三合，同煮为粥，加盐少许，冬令常食，有转弱为强之效。

注意：疮家疟疾，食羊肉有复发之虞，痼疾亦忌，又不可用铜器煮。

鸡饭

功用：补虚益胃，润肺止嗽，产后虚羸及患肺痨者，食之最能滋补。

制法：黄雌鸡一只，去毛及肠肚，生百合择肥白者一个，洗净，白粳米饭一盏，将粳米饭、百合入鸡腹内，以线缝定，用五味汁煮鸡令熟，开肚取百合、粳米饭与鸡汁煮鸡令熟，开肚取百合、粳米饭，与鸡汁调和食之，食鸡肉亦妙。

兰熏粥

功用：补脾开胃，滋肾生津，益气血，充精髓，病后调理，允称佳品。

制法：米一碗，火腿一块，切如骰子大，煮之为粥，略加盐食。

龙胞凤胎

功用：益气补胃，活血调经，强筋骨，充肌肉。凡产虚久泻、遗精诸症，食之良佳。

制法：肥大雌鸡一只，斩之成块，再将猪肚一个用水洗，置鸡于中，外加好酱油、黄酒及火腿者、香蕈、青笋等物，置瓦釜中，以文火煮之，历数小时而后取食，其味异常鲜美。

注意：鸡肉多食生热动气，风痘疹后，疮疡后，疟、痢、痔、疸、肝气、目疾、喉症、脚气皆忌之。

海参肉

功用：猪肉富于水分脂肪，为亚于牛肉之佳肴，与海参同煮，有补肺止咳之效。

制法：先将海参浸透剖洗，乃购壮嫩花猪肉一斤，涤净，切方块，同海参武火煮至极烂，以秋油蘸食。

注意：凡霍乱、痧气、黄疸、疔痈、喉痹、脚气、胀满诸病，并忌猪肉。

蒸肉

功用：补肾液充胃汁，润肌肤，起尪羸。

制法：整块猪肉洗净，当涂糖屑，干蒸极烂，以秋油（酱油之佳者）蘸食。

注意：见前。

［乙］植物

枣粥

功用：滋脾健胃，固肠止泻，养血脉，泽肌肤，瘦弱者服之能健。

制法：先将黑枣蒸透，去皮核，粥将成时调入，大约每粥一碗，可和枣十枚。

注意：忌与葱鱼同食。南枣、蜜枣，皆无补性，且甜腻损齿，红枣功用相同，惟略逊耳。

豆乳

功用：本品含蛋白独多，含水炭素及脂肪次之，滋补之力，不亚牛乳，性能润肠，有便闭之恒习者，饮之尤宜。

制法：取黄豆五六十粒（此系一人之量，和水可得豆乳一碗），先一日以清水浸之，翌晨取出，去皮以盆杵捶烂，和以开水，用纱布滤之，入锅煮沸（一透为限，二透即成豆腐），略加糖饮，服时以清晨及临卧为宜，如将鸡卵打松，以此冲食，尤为补益。

杏酪汤

功用：滋肝肾，充血液，长精神，健步履，并治瘰疬、水肿、便秘等病。

制法：巴豆、杏仁四五十粒，开水泡透，去皮尖，取酪法与前同。

桑椹膏

功用：滋肝肾，充血液，长精神，健步履，并治瘰疬、水肿、便秘等病。

制法：采黑熟桑椹，微研，以布滤汁，瓷器熬成稀膏，酌加白蜜，熬稠，贮瓷器中，每用一羹匙，开水冲服。

栗粥

功用：补肾气，健腰脚，开胃活血，高年最宜。

制法：米三合，栗十枚，同煮为粥。一法先将栗蒸熟，捣成粉，俟粥将成时调入。

注意：生食难消，熟食滞气，不可多用。

七宝粉

功用：健脾利湿，固本培元，四时常服，胜似其他补品，胃弱体瘦者尤宜。

制法：山药、莲子各四两，白茯苓、米仁、芡实各二两，糯米、粳米各一升，均炒黄，磨为粉，食时稍加白糖，开水调服，味颇甘芳可口。

莲芡粥

功用：补健脾，涩精气，厚肠胃。腹泻遗精，服之甚验。

制法：米一碗，莲子（去皮心）、芡实共半碗，同煮为粥，食时和以糖及百弗圣，盖此二物消化甚缓耳。

珠玉二宝粥

功用：此粥补脾阴，润肺燥。凡胃纳不旺，虚热劳嗽及一切阴虚之证，当点心食之，功效甚捷。因山药与米仁合用则补阴而不失腻滞，利湿而不致伤阴，可以久服而无流弊。

制法：生山药二两，生米仁二两，柿霜饼八钱，米仁捣为粗末，煮至烂熟，再将柿霜饼切碎，调入融化，随意。

桃枣圆

功用：补脾胃，滋肝肾，治虚喘溲数，腰痛久泻，诸糕老人、小儿用代点心，亦觉佳妙。

制法：黑枣、胡桃等分，先将黑枣蒸极透，去皮核，乃置胡桃于擂钵中，擂碎入枣同捶烂为丸，仍如胡桃大。

注意：助火生痰，非虚寒者勿多食。

（《幸福报》1930 年）

十种最优秀之冬令补品

吾国人有冬令服补药之习惯，参燕鹿茸，杂糅并进，富庶之家，比比皆然。其实补为疗法之一种，所以弥补身体之不足也。如身心果属衰弱，进补无论乎冬夏；苟体力充实，毋庸补益，滥服反生流弊。是以"冬令服补药"之说，在学理上，殊无存在之价值。无如此风相沿已久，革除非易，苦口婆心之忠言，每不见信于群众，无已，惟有择市间通行之成药与药用食物，述其功效，详其宜忌，以为喜饵补品者，作一忠实介绍，惟匆匆走笔，舛误必多，读者谅之。

（甲）滋补之成药

1. 鱼肝油

鱼肝油除富含脂肪外，尚有 A、D 二种维他命，能治肺病，及预防肺病。盖维他命 A 能增加肺之免疫性也。他如小儿发育不良，大人病后瘦弱，眼中干燥，亦有服用之必要。市售鱼肝油，约分清、乳白、麦精三种。三种之中，以麦精鱼肝油为最适宜于胃部，惟滋养之力，不如清鱼肝油强大耳。果类中之长生果，亦富于脂肪及维他命 A，有时可作鱼肝油之代用品。

2. 自来血

自来血为铁剂之一种，其功效亦与其他铁剂相仿，大抵铁剂之功用，为增加赤血球与红血素，并使体内养化作用旺盛。凡神经衰弱、血薄面黄、心力虚弱、血虚经秘等症，皆可用之。惟服后宜忌食富于单宁酸之物，如藕、柿、茶叶之类。又铁质有收敛作用，服者每致便秘，最好同时多啖水果、蔬菜以调剂之。

3. 弥太通

本品含四种主要成分：即维他命 B、磷、钙、士的年是也，为神经衰弱者之良药。盖神经衰弱之病状，虽甚繁多，但一般治法，不外滋养、镇静二途，此药以维他命 B 与磷滋养神经，即以钙镇静神经，复佐以兴奋消化腺之士的年。俾胃力强盛，多进滋养食品，以补血强脑，则号称不易根治之神经衰弱症，自有恢复健康之望。

4. 银耳

银耳产四川，其治疗作用，因含类似亚拉伯树胶，补血之力甚大。如（一）肺病咳血。　（二）胃弱消化迟缓。（三）女子慢性白带。（四）男子遗精，皆有奇效。

5. 阿胶

阿胶亦名驴皮胶，盖取驴皮以阿井水煎成正方形之硬块也。今江浙药肆，改用杭州之西湖水与无锡之惠泉水，其纯洁不亚于阿井。阿胶之主要成分，为动物性胶质，主要功用为止血，滋补之力极微，本草云其养阴，实不确也。

（乙）滋补之食品

1. 牛乳

凡动物性食物，虽富蛋白质及脂肪，但多缺乏含水炭素；植物性食物，则多含水炭素，而缺少脂肪及蛋白质，故于一种食物中，兼含此蛋白质、脂肪、含水炭素三种营养素，而又适量不过参差者，遍察动植物界，舍牛乳外，实不多见。又维他命为吾人生活之要素，苟有不足，疾病随之而起，但含五种维他命于一物者，厥为牛乳，其他食物，或有或无，即有亦不过一种或数种耳，故牛乳实为宝贵之食品。有力之家，可长饮之。其有不能饮牛乳之特异质者，可和于茶、咖啡、可可中呷之，或以之烹园蔬，或以之制糕饼，均无不可。惟牛乳以新鲜为贵，榨取后历时稍久，即易孳生细菌，而起腐败，盖牛乳对于细菌之发育，最为适宜故耳。又乳牛大抵患结核病，其乳中难保无结核菌存在，此种牛乳，苟给儿童饮之，每有传染肠结核之可能，故牛乳如不煮沸，颇觉危险。

2. 牛肉汁

牛肉为兽肉之王，蛋白质占百分之二十以上，并含有A、B、D、F四种维他命，磷、钾、钠、钙、铁诸无机盐，吾国本草称其"安中补脾，益气止渴"。盖动物性食品中之滋养上品也。惟消化稍难，乃其美中不足。若与其他肉类混合制成肉汁，则于病后、产后、老人、虚人之气血衰弱，当进补剂者，以此血肉有情，徐徐调养，诚极适应之食饵疗法也。

3．桂圆膏

桂圆一名龙眼，以其形正圆，恍若神龙之双目也。此物养心补血，益脾长智，盖有益于神经衰弱之佳良食品。惟大便溏薄者忌之。阴虚火旺者，制膏时加入十分之二三之西洋参，尤妥。

4．羊肉粥

本草云："羊肉补虚劳，益气血。"李东垣曰："人参补气，羊肉补形。"张仲景治蓐劳有当归羊肉汤，用羊肉、当归为主，益以补气之参、芪，健胃之生姜，而收止汗除热之全功（蓐劳之症状，为产后发热，自汗体痛）。可见羊肉一物，在汉代已目为妇科要药矣。予往岁作客沪江，见市廛小食肆中，有羊肉粥出售，偶食之，价廉而味美。因叹曰，此平民冬日之食补品也，体弱之人，日进一瓯，不稍间断，开胃健力，得益非浅。

5．胡桃

胡桃俗名核桃，其功用有四：（一）治白喉。（二）治遗精。（三）疗虚喘。（四）杀绦虫。目下世风不古，人欲横流，加之海上繁华，甲于全国，操守不坚之青年，往往为肉欲所诱，酿成遗精脑弱、腰脚酸软、头晕便秘等证，则当此世人认为进补最宜之冬令，莫如服唐郑相国方为佳。其方用破故纸十两，酒浸蒸为末，胡桃肉廿两，不去皮，研烂，蜜调如饴，每日沸水冲服一匙，久久不辍，自见奇功。惟当注意者，此方乃治遗精延久，症属虚寒，初起梦遗，盖不可用。

（《神州国医学报》1934 年）

卫生饮料

火伞张空，炎威逼户，动作汗流浃背，运思头昏脑胀，当斯季节，除有产有闲阶级避暑高山外，殆金有"夏日可畏"之感也。然人之所以畏夏日者，燠热耳。苟有遮蔽阳光之凉篷，推动空气之电扇，复益以清凉之饮料，安闲之心情，虽当大暑，亦可减却几许热闷，此"人定胜天"之说也。

清凉饮料之种类亦夥多矣，若冰、若汽水、若冰淇淋，嗜之者尤众。然此等冷食，大都不利胃肠，且易遭河鱼之疾，兹特精选卫生饮料若干种，并为分配时间如左。

"上午十时"　祁门红茶一杯，注以鲜牛乳三分之一，加糖少许饮之。

"下午三时"　绿豆百合汤一杯，配以烤面包一二片，或牛奶、饼干若干。

"睡前一时"　饮麦乳精一杯，或鲜牛乳一杯。

除规定时间外，苟口渴思饮，则下列各物，皆可随意选取。

a 米仁 b 六一散 c 橘子汁 d 葡萄汁 e 银花露 f 西瓜 g 水蜜桃 h 桑牙茶 I 菊花茶 j 杏酪 k 麦蒂茶。苟欲食冰，可仿"北平油炸冰"法制之：取鲜洁冰块，拌以白糖，外包面粉，下猪油锅中，猛火煎黄，此时作馅之冰已化糖水，香脆清松，隽永异常。

（《神州国医学报》1935 年）

致肥之道

陈俊编《健康之路》第八章"你要做胖子吗"？略谓致肥之道，非由闲逸愉快，乃因情绪上之骚扰，促成一种内在之推动力，使人过量贪食，以人受振济时，常会亦胖为证。夫以精神上之烦扰，为肥胖之原因，适与吾国古训"心广体胖"之义，背道而驰。余自民国十九年以来，体重渐减，民国二十一年后，消瘦益甚。揽镜见容，观耸辅削；静夜抚身，髀骨高突，自思消瘦之来，殆由胃病乎？余每日所进食物，多寡靡定，若将所进食品，衡量其热量，恐不满二千卡，故规定食单，选配多种滋养易于消化之品，多餐少食，安闲静养，则转瘦弱为强壮，亦非难事。当此国难时期，百物飞涨，为一般公务员经济力量所许可之滋养品，约有糙米、雀麦、黄豆制品、有色蔬菜、胡萝卜、洋芋、番茄、猪肝、猪血、鸡蛋、豆浆、落花生、红枣等十数种而已。酒能使人肥胖，睡前饮少量之淡酒，既可宁睡，亦以强身。凡物皆有利弊，要在善用之耳。《本草纲目》引刘松石"保寿堂方"，用白色苦参三两，白术五两，牡蛎粉四两，为末，雄猪肚一具，洗净，砂罐煮烂，和药，干则入汁，丸小黄豆，每服四十丸，米汤下，日三服，久服自肥，按猪肚补赢助气（苏恭），苦参平胃气，令人嗜食。

弘景：此方致肥之道，盖得力于苦参之开胃进食也。又《纲目·果部·胡桃条》云："补气养血，食之令人肥健。"此因胡桃多油，补充吾人脂肪之效也。古方有胡桃酒、胡桃粥，用胡桃、杜仲、小茴三味浸酒，是名胡桃酒，治虚损腰疼。胡桃和米煮粥，是名胡桃粥，治阳虚腰痛，及石淋五痔。别有服胡桃法，初服一颗，每五日加一颗，至二十颗止，周而复始，常服令人能食，骨肉细腻光润，须发黑泽，血脉通润，养一切老痔。按胡桃淡食，味殊一美，若以盐炒糖煎，则松脆可口，惟所含维生素，未免为高热破坏矣。

三十二，七，六，记于北碚中医院

（《广东医药旬刊》1943 年）

谦斋膏方近案

吴先生　《内经》曰：肾者主蛰，封藏之本，精之处也。心与之交，则成上下既济，肝赖之养，斯为水木相涵。滑精经久，无梦易泄，肾阴大亏，精关失固，不交于上，则神无所主。怔忡失眠，不涵其木，则阳浮不敛，头晕眼花，不能化髓而充脑，则记忆衰弱。不能内充而作强，则阳事痿柔，失守者摄纳无权，则泄意频数，阴虚者相火暗动，则脉细不静。枝节之症虽繁，根本之因惟一，是宜大补先天，以滋精血。兼调各脏，而养形神。

提西潞　甘杞肉　锁阳片　甜杏仁　生熟地各　熟女贞　金樱子　龙骨　山萸肉　北五味　炒川仲　巨胜子　淮山药　潼沙苑　稆豆衣　粉丹皮　制黄精　青龙齿　炙黄芪　桑螵蛸炙　煅牡蛎　白归身　大芡实　核桃肉　炒白芍　炒黄柏　龟鹿二仙胶　线鱼胶　冰糖

张君　脾主运消，性恶寒湿，肝司疏泄，气喜畅舒，感寒啖冷，则中宫失乾健之能，而成卑监。怫情逆意，则少阳入郁结之境，而变委和，此中宫痞痛之主因。木郁达之，土郁夺之，故嗳噫矢气，即能平复。诸风掉眩，皆属于肝，诸病固泄，皆属于下。此则并有头晕便难之余波也。脉象沉弦，舌苔薄腻，为拟疏肝舒气，平胃和中，略参补益，济其亏乏。

潞党参　沉香屑收入膏　玄胡索　淡苁蓉　炒白术　炒枳壳　川楝子　炒当归　制香附　大麻仁　炒白芍　黄郁金　柏子仁　制首乌　云茯苓　彩芸曲　白蒺藜　香橼炭　炙鸡金　软柴胡　佛手柑　黑料豆　橘叶白各　砂蔻仁各　白残花　阿胶　霞天胶　冰糖

黄君　脑为髓海，主于肾，肾者水火之脏，其络上于咽，肝赖之养，脾赖之温，而膀胱与之表里，肾阴内亏，不能化髓而填脑，则思虑头晕，不能化液而上承，则睡后咽干。肝失其滋，则魂不安而夜梦纷纭，脾失其机助，则阳不布而四肢清冷，膀胱失其约束，则水泉不藏而小溲频数，衰弱之症虽繁，俱由先天一气所生也。际兹冬令，正少阴闭蛰之时，厥宜峻补根本，以助春生夏长之机，膏以代煎，即候明正。

太子参　黑料豆　湖丹皮　清炙芪　青龙齿　炒川仲生熟地各　京玄参　川断肉　制首乌　炒丹皮　合桃肉　山萸肉　金石斛　大红枣　炒归身　天生术　龙眼肉　炒白芍炒怀药　辰连翘　潼沙苑　抱茯神　煅石决　阿胶　鳖甲胶冰糖

膏方

吴太太　膏方，一月十五日。

鹿胎一具　云神五两　首乌四两　水蛭十头　归身四两　绵仲三两　苡仁六两　黑附块二两　川芎两半　生芪五两　桔梗二两炙草一两　白芍二两　怀膝二两　枳实三两　川断二两　生地半斤䗪虫三十枚，去翅足

冬令服药膏，为国人习惯，录其一首，以见膏方配制之法度。编者。

补白，未病预防，勿使发生，既病速治，止其扩充。

之盦语药

龟龄集

近贤田桐，于所著"中华民族医药存废论"中道及多

年不愈之淋症，服龟龄集一两而愈。又谓其母氏患头晕，龟龄集亦能治之。兹有友人详其药品及配合，特公之于世。

益寿延年返老还童其功神效

鹿茸—两五钱　枸杞—两　母丁香八钱　淫羊藿六钱　苁蓉—两　旱莲草五钱　巨胜子八钱　石燕四对　生地—两二钱　地骨皮八钱　熟地—两二钱　茯苓—两二钱　鱼线胶—两　车前子六两　天冬—两　淮牛膝—两　麻雀脑五十个　倭硫磺—钱二分　甘菊六钱　锁阳八钱　蒺藜—两　大川附—个　槐角八钱　远志—两　青盐—两　甘草三钱　厚杜仲八钱　莲肉—两　北细辛六钱　川斛六钱　紫霄花八钱　炙山甲八钱　菟丝饼—两　急性子八钱　故纸—两二钱　辰砂五钱　归身—两二钱　砂仁—两

上药用陈醋拌透，贮入净坛内，煨时入陈酒，勿令药干，七昼夜取出晒干研末，每服三四分，温酒送下。

（《中医新生命》27号　章次公）

卫生之道

曩时习医，见世医处方，每用大枣，不过三枚，心窃非之。以为枣乃吾人常食之干果，一啖十余，习以为恒，区区三枚，乌能已疾。今考《伤寒论》用大枣之方，凡三十九，内十二枚者二十九方。《金匮》用大枣之方，凡三十五，内十二枚者二十方，乃知大枣之用量，以十二枚为准则。而余昔日之怀疑，非无价值矣。

《潜斋简效方》："精滑善遗，牵转白牛法最妙。其法不拘布帛，做一小兜，将外肾兜起，拴在腰后裤带之上，此病自免。"按此与"侧睡屈膝"同意而尤妥。盖屈膝之姿势，睡至中夜，难保无变易也。

人类于摄氏四十度以上，其先天的所有之劳动力，即行减少，至四十五度以上，则殆全无思动之意，故吾人一至炎夏，辄觉身心倦怠，不思作事，学校暑假之规定，官厅半日之办公，盖深合卫生之道也。

人为万物之灵，动物供其饮啖，躯策，玩弄，然细核人类之寿命，反不如动物之悠久。兹就所知，略志如下。

象 90 岁　鸟 100 岁　金鹫 114 岁　鹦鹉 100 岁　鹰 118 岁　□鱼 267 岁　鹑 104 岁　鲮鱼 150 岁　鹅鸟 80 岁　龟 200 岁（最高）　鹄 70 岁

芡实生于水泽，形类鸡头，外被青刺，剖之内有斑驳软肉，累累如珠玑，去壳则洁白若鱼目。其功用（一）益肾固精。（二）补中开胃。古今医士，治疗遗精，每多用之。如水陆二仙丹、金锁固精丸方中皆有芡实。惟本品之治遗精，宜于久病体虚。若有梦遗，则以丹溪大补阴丸之清相火，滋肾阴者为安。友人罗君告余，曩时肄业高中，得梦遗疾，少则七日一次，多则三日一次，嗣服大补阴丸，八阅月而痊愈。遵生八宝芡实粥方：用芡实去壳三合，新者研膏，陈者磨粉，和粳米三合煮粥。云食之益精强智，聪耳明目，余谓以芡实、莲实各一合半，罗加粳米、糯米各一合半，煮成稠粥，不但益人，治久遗、久泻均佳。

(《医药卫生月刊》1933 年　沈仲圭)

食疗

日者老友时先生逸人来书，促余履行撰述员之义务，时投医稿。余因年来神经衰弱，思想铅钝，自安疏懒，久荒笔墨，读时先生书，不禁奋然兴起，蓄意续著医药鳞爪，按期披露，冀成卷帙。惟不才如余，加以信手拈来，不知能负老友之厚望否。

龙眼

《随息居饮食谱》载："玉灵膏，一名代参膏，自剥好龙眼肉，盛竹筒式瓷碗内，每肉一两，入白洋糖一钱，素体多火者，再入西洋参片如糖数，碗口幂以丝绵一层，日日于饭锅上蒸之，蒸至百次。凡衰羸老弱，别无痰火便滑之病者，每以开水冲服一匙，大补气血，力胜参芪，产妇临盆，服之尤妙。"

圭按：龙眼，本草著其功用，为定志安神，养心补血，列其主治为思虑伤心脾，译以西说，此物实为大脑之滋养药。对于神经衰弱、少寐善忘等症，照上述蒸之法，长服无间，确有殊效。惟王氏赞之"大补气血，力胜参芪"未免言实两歧矣。

藕节

方书治吐血痰血，多用藕节，而鲜有用藕者，余初以为新鲜之藕，其疗效必胜于干燥之节。凡用藕节之方，允宜代以鲜藕取汁，方为合理。今乃知古人用藕节以止血，亦含有科学原理，未可一笔抹杀，遽斥其非，缘藕之所以能治血症者，恃其所含多量单宁酸有愈合创面血管之效耳。藕中所含固富，但其节几全为单宁而乏淀粉，收效自然更大也。

（《医药卫生月刊》1933 年　沈仲圭）

黄雌鸡饭

元代邹铉所著《寿亲养老新书》，中有黄雌鸡饭，治产后虚羸，补益，用黄雌鸡一只，去毛及肠肚，生百合一颗，洗净，粳米饭一盏，将粳米饭百合入鸡腹内，以线缝定。用五味汁煮鸡令熟，开肚取百合，米饭和鸡汁调和食之，食鸡肉亦妙。

圭按：肥鸡含水分 70.60，蛋白质 18.490，脂肪 9.34，非淡素物 1.200，灰分 0.91。中西医家皆认为最富滋养分之鸡肉，治产后虚赢、年老体衰之食补品。百合含蛋白质 3.30，脂肪 0.11，淀粉 24.15，木质 1.24，灰分 1.55，水分 69.63。功能补虚赢，益衰老，本草称"百合新者可蒸可煮，和肉更佳"。此方以鸡肉配百合，益以补脾清肺之粳米，不但鲜美可口，抑且相得益彰，对于气血衰少之产妇，诚为事简功宏之补剂。其用黄雌鸡亦有深意，盖哺乳动物及鸟类之营养价值，牝肉恒胜于牡肉也。

（《医药卫生月刊》1933 年　沈仲圭）

合理的民间单方

　　绪言：世界医药学术的肇端，莫不由于人类偶然发现之单方，经无数先民之沿用，屡试而屡效，然后始著为药学。但初仅知某药有效于某症，而不知其所以然之理。例如印度古时有一穷人，罹疟患，露宿于树下，热甚口渴，偶饮某池水，其患骤愈，同时同样患者饮此水而均愈。嗣经发现池旁有金鸡纳树浸水中，始知该树之皮实能治疟，民间沿用至百余年后（一五三〇年），由厄瓜多尔人康尼什尔 Canizdres 将金鸡纳树皮粉，送秘鲁总督金康伯爵夫人，服以治疟甚效，夫人带此粉至西班牙，于是名闻全欧，称之谓伯爵夫人粉。至一六八二年，有耶教会教士，带此粉至中国北京，医治康熙疟疾，当时称耶教曾粉。直至一八二〇年，始由欧洲化学家提出一种有效成分为"奎宁"者，能灭疟原虫及健胃退热，至此则功用始明，学理大白。又如我国当时有病吐血者，偶食鲜藕而其患骤愈。又有一庖丁削藕，藕皮偶坠血盂内，而血遂不能凝固，因此方知藕有止血化瘀之功效。始相传为单方之应用，但初不知其富含单宁酸而有止血之效，遂妄言性凉而下降，据此可知经验有效之单方，颇有研究价值，而温凉升降之药性，实为药学之魔障。魔障不除，则药物作用之真面目，终不能见，即施之治疗，亦永无进步之可言。试观西药，由生药而制为原料，由原料而再化分化合，制出日新月异之新药，我则除汉唐以前药书，只载纯粹经验之治效外，而唐宋以后，医家则竞以五行生克论病理，以五味形色测药效，论药之书则满纸升降浮沉寒热温凉色青入肝色白入肺……等玄说。玄说盛，医药身份，以跻上高深神奇之一境，于是迷离惝恍，迄于今日。虽有汗牛充栋之医药载籍，而皆盘旋于迷阵中，以至形成世界落伍之医学。惟东倭汉医东洞丹波氏等，迷萝先觉，素主古方经验效药之考征，因此彼邦于维新后，一般药学家之化学研究，汉药者目所凭籍，故大有发明之著述，彼之得占世界医药第二位置者，良非偶然也。今日我国医药科学化之声浪，嚣然尘上，乃半由东洋之研究汉药者。归咎之，呜呼可哀，而中央国医馆对于医药说之整理，主破坏，主保守者，尚争讼纷纷也。实验与玄说，将两利而具存之乎，无是理也，既无是理却与其用形色气味，五行生克之医药，似治病毋宁取稽古相傅之验方效药，考求其所以然之理，但《验方新编》、《单方大全》等书，收载虽多，惜皆精粗不分，良瘢杂列，若得一一科学之整理，则岂知淘沙得金，直可云礼失求野。盖自昔良方每多沉入乡村野老及铃串俗竖之手，彼等虽小不知医学，知揣合其单方之病状，一而给药，然往往取效如响，此可证我所谓旧说虽荒谬，而旧药仍能疗病也。窃以谓欲求中国医之发皇，首宜注意民间之效药，求其功效准确，而合于学理者表

499

彰而出之，再进而求化学家提炼之精制之，于是人类自然本能，所发现之民间药，一转移间，而成为世界医林之特效药矣。余因于诊务之暇，留心探访，数载于兹，凡所见所闻，或得之乡老之口授，或访自铃医之秘传，选其效力确著，而符合近世医药学理者，笔于纸以贻海上医药出版社，陆续刊布于报章杂志以求于海内诸同志，谬蒙阅者见许，纷纷函促印行单行本，乃不辞浅陋，汇录会印，惟急就之作，谬误不免。还希读者诸君之纠正，则不仅著者个人受益也。

（一）本编搜辑之单方以功效最准确，药物最普通而且合于科学学理者为依归。（一）本编所收单方共百则，都以单味药物为主治，以符合单方的命名，一以便民间的采用，一以明药理的功效。（一）自昔方书，未尝论药，即间有论之者，亦无非以色味五行分属脏腑，如色白入肺，色赤入心，色青入肝……等，殊不知药物入胃有色变为无色，有味变为无味，断无因色味之不同，而分入脏腑之理，宜其为近世学者所诟病。本编根据近世学理详论各药之形态成分及药理之作用，使数千百年来谬误之论，一变而为科学实验之学说，此编者之本意也。（一）是编收载之方药不但供民间之采用，且可作新医药家研究中药之参考。因新医尚无特效药之疾病，中药治之屡获奇效，及西药已有特效之数种疾病，以中药治之，反比用其特效药速愈，此可知中药有胜过西药之处。如妊娠呕吐之药用半夏，疟疾之用常山，寄生虫之用使君子、石榴根皮等，学者苟能尽力研究，前途尚有惊人之发明，当未可限量耳。（一）本编之分量及用法，悉属著者所实验，其形态性状药效成分，实验方法等系根据日本药物学书及近世新医药名著征考而来，完全依据科学立说，力辟穿凿虚妄之旧习。（一）中药之夥甲于全球，效方之富不可胜计，其确有医治实效而未抉其奥者在在多是，本编仅选集百则作提要钩玄之辑，他日有暇当再为续编。

阿胶内服止大量流血，如吐血、鼻衄及妇女经漏、血崩（子宫出血）、血友病（容易流血者）等，民间均知用阿胶（驴皮胶）、炖烊内服三四钱或六七钱可止。考人体血液中含有一种胶质，使之流动于体内，如遇创伤或其他原因而出血时，易于凝固，不致尽任放流，此造化生人生理上自然之妙用也。倘其人因某种关系而血中缺乏胶质时，容易引起流血（血友病），或受其他原因而大量流血时，合理的疗法须增加血中胶质，使易凝固不致脱血，新医治法有注射白阿胶止血针，而在乡僻之中不及医治时，炖服阿胶亦颇合理。然不但阿胶，其他如鱼胶、鹿角胶、龟板胶、白及等均可应用。惟须取其清洁纯净者，方不致有碍消化之弊。

焦神曲之止泻，腹部着寒或食物不化而惹起腹痛泄泻，民间颇有自知用焦神曲，研细化服有效。

考神曲之制法，系助消化之药数种磨粉，加入曲糊，压成饼，如罨曲法酵酸之，炒成焦炭神曲。盖神曲内有酵母菌，系有益人体之一种无毒菌芽，炭末内服则能蜜覆肠内黏膜，制止小肠分泌，又能吸收毒素，故其止泻消食颇有合于学理。

鸡肫衣（又名鸡内金）消食。民众知之者颇多，往往自用本品医食积有效。新药中有"陪泼辛"者，系从牛或豚之胃黏膜制出之酸酵素，作消化剂应用于胃液，缺少消化不良症颇效，每服只须半瓦（一分三厘），盖其提取纯粹要素也。鸡肫皮即鸡之胃黏膜也，考生物学定例，弱于齿则强于胃，牛马齿弱而鸡鸭无齿，其胃尤强，消食之功效更著。

若得提取其要素，确定其用量，亦一国产新药也。

霍香之调整胃肠。人们的胃和大小肠，在生理上担负最重大的使命，每天的食物消化，必须经过胃囊，由胃液营运消化工作，然后慢慢移入于小肠，由小肠壁之绒毛吸收其滋养成分，然后再将其渣滓运入大肠，由大肠之蠕动而推送排泄消化残余之粪便。凡人们的吃饭拉屎，都是胃和肠所负荷的工作，故胃肠调整，则饭才吃得下，屎才拉得出，反转来说，如果饭吃不进，或屎拉不出，那时胃或肠必定有毛病了，况且人体的脏器组织消化系统，上自食道管，下至肛门，中间充满腹腔，悉属胃肠范围之所在，其面积之广泛，为其他脏器所不及，故不论内伤外感诸病，其病变之部分，消化器胃肠，必首当其冲。

试观人们一受了感冒，或感染了任何病患，胃部先马上受其影响，食欲骤然减退，消化因而停顿，如果不知利害，勉强进食，那轻病就成重病，易治变为难治了。凡流行性感冒，或食物不节，过醉过饱，或冷热不均，惹起消化道病症，而呈胸闷泛呕，头疼发热口渴，甚或呕吐下痢腹痛等。胃肠性疾病，尤其在夏令，此种消化器病患，此间苏地人俗称"吞痧"，用霍香一两，浓煎乘热服，有卓效。

按霍香系唇形科，排草香属，产于原野之多年生草本，茎方，高三四尺，叶作心脏形，对生，其香气甚强烈，入药系用其茎叶，为芳香化浊健胃整肠经，古人经验，谓为醒脾和胃，辟恶止呕，及心腹病，霍乱吐逆等之要药。因其含有一种芳香性挥发油，能兴奋神经，促进亢奋，调整胃肠，振复消化，制止吐利，具有绝大之作用，所以风行欧美，曾受德国人强烈之欢迎，彼邦人士以本品为时髦之药物，人各一包，旅行必备，不拘感冒、停滞、受寒、受暑、伤酒、伤食，悉以本品作泡浸剂而服，效既宏而价又廉，吾人其何乐而不提倡采用之耶。

赤小豆治脚气

脚气的症候，种类繁多，有干性脚气、湿性脚气、麻痹型脚气、冲心型脚气、乳儿脚气……它的症状，则有只觉两足麻木痿软，举步无力者，有两足浮肿，自踵至膝，甚则肿及少腹而觉钝麻者，亦有不仅足膝麻木，而心悸气促，剧烈呕吐，甚至意识昏迷，有顷刻丧生之危险者。至于乳儿脚气，最难明了，因其初只呈营养障碍，体重减少，继发吐乳，下青色便，呼吸频数。心搏亢盛，旋即成冲心状，成麻痹型，往往因病孩父母之粗心，医者之忽略，而丧失其小性命者。盖本病若诊断无误，而早期治疗，则取效甚易，且不费药资，只须令服赤小豆煮汤，确有意想不到之效力。考赤小豆，系蝴蝶花科，缠绕植物赤豆所结之果实，色紫赤而形状紧小者，俗称野赤豆，入药以颗粒愈紧小愈佳，本品为有效之利尿解毒药，其皮含有甚丰富之维乙素（乙种维他命）恰为脚气病最合理想之特效药。盖脚气病原因，为维乙素（乙种维他命）缺乏之营养不良病，已为世界各国所公认，固无待赘言。但此仅只其原因之一，殊不知于维乙素缺乏之后，即起一种自身中毒症，而发生脚气，所以脚气往往有冲心及麻痹等中毒症状，用赤小豆不拘多少，煮汤任饮有卓效，若再加红枣一二十枚，带衣花生肉三四十枚更佳。乳儿脚气患者，可令乳母大量饮之，能令乳汁改良，亦有著效。此诚惠而不费之极好的民间之单方也，读者万勿以平易而忽之。

编者按：如能用酵母制剂"食母生"调治肠胃病，乙种维他命结晶"维他新"治疗脚气，有相得益彰之妙。

（《国医导报》1卷2、3期 叶橘泉）

燕窝

燕窝系金丝燕所营之巢，以备产卵哺雏之用也。以其营巢之材料，纯由黏稠如阿拉伯树胶之唾液而成，故久浸水中，则膨大而柔软。此物入药，年代未远。方忆著其功用，谓能养胃液，滋肺津，止虚嗽虚痢，理膈上热痰，时医治虚损劳瘵，咳吐红痰，每以此物加入药剂，或劝病家煮食，惟据西医言，燕窝治病之功效，实微乎其微，不能与其高昂之代价相称。余意本品既系燕之唾液造成，似有裨于胃脏之消化。又以是项唾液，浓厚如胶，或可减少支气管之分泌而为滋养化痰药，促进血液之凝固而为止血药。惟功效既弱，自非长食不可矣。是物本草虽有载及，但记述简略。近人曹炳章等，皆有详细之论文，发表于早年医刊，论之甚详。

小儿病之几种鲜果疗法

偶阅崇善报一一六期，有小儿病之几种鲜果疗法一文。兹撮述大旨于下，亦家庭间之药笼也。

橘　促胃液和汗液之分泌，制胆汁之排泄，治感冒、黄疸、消化不良。

圭按：中医向以橘皮为开胃药，发表药，盖皮与肉之功效，相仿佛也。

苹果　含铁质，性收敛，能制腐，治贫血，营养不良，食滞，下痢。

圭按：水果皆含果酸，助消化。惟苹果尤擅胜场，并堪消除食滞之炎症，他如神经衰弱、赤痢，用之亦良。

梨　含葡萄糖，为水果中之补品。

圭按：中医向用作祛痰药，相传可治肺治萎。

葡萄　含铁质、葡萄糖、甲乙二种维他命，治贫血、淋巴腺结核。

圭按：以葡萄制成之酒，曰葡萄酒，有红白两种。尝谓诸酒皆害，惟此有益，盖其酒中所含之醇，只百分之七八耳。

香蕉　富淀粉，含□液汁，治常习性便秘。

圭按：蕉根捣汁冷饮，治疗毒。

西瓜　含磷质颇多，治神经衰弱，又糖尿病亦可食。

圭按：中医向用以治热性病之高热汗出，美其名曰"天生白虎汤。"

桑椹　含酸质及细胞膜质，治由便闭而起之身热头痛，以其有清血和泻下之力也。

圭按：余尝谓桑椹治便秘之虚证，桃花瓣（研末，每服五分，调粥中服）。治便秘之实证，堪称简效单方。

验方选存

《鲍氏验方新编》颇多妙方，兹摘录一二如下。

代参膏　此膏大补气血，可代参用。嫩黄芪 壮嫩而高样者切片用　白归身 截去头尾，酒洗净泥，各五钱　肥玉竹 一两　化州橘红 三钱，如无真者用新会陈皮去净白亦可　共入砂锅内，用天泉水熬成膏，每早滚水调服。

圭按：此方妙在橘红健运脾胃，使滋补之品无滞腻之弊。当归补血汤仅用归芪二味者尤为妥善，惟功在补血。方名代参，未免夸张失实。

法制陈皮　善能消痰顺气，止渴生津。陈皮 一斤，清水泡七日，去净白　台党　甘草各六两　同煮一日，去参草，留陈皮，加川贝母两半，研细，青盐三两，拌匀，再用慢火煮一日夜，以干为度。

主按：此方性质纯和，制为成药，胜于骥制半夏多多矣。研末密藏，可以致远。

保精汤　遗久则玉关不闭，精尽而亡。世人往往用涩精之药，所以不救。倘于未曾太甚之时大用补精补气，何至于此。芡实、真山药各一两，莲子五钱，茯神一钱（炒），枣仁三钱，台党一钱，水煎服。先将药汤饮之，后加白糖五钱，拌匀连渣同服，每日如此，不须十日，即止梦不遗矣。

主按：此方安神固精，而稍兼滋补，久遗体虚，长饵此方，确极佳妙。

盗汗　莲子　真浙江黑枣各七个　浮小麦　马料豆各一合　水煎服。数次痊愈，其效如神。

神仙鸭　治劳伤虚弱，无病食之，亦能健脾益精，功效甚大。

乌嘴鸭一只去净毛，破开去肠杂，不可用水，或用白毛鸭亦可　南枣四十九枚，去核　白果四十九枚，去壳　建莲四十九粒，去心　人参一钱　陈甜酒三杯　好酱油二杯　各放鸭肚内，不放水，瓦钵装好封紧，蒸烂为丸。陈酒送服。

主按：此方健脾固精，滋阴清热。肺痨、遗精，皆颇相宜。以上五方，为余览《鲍氏验方新编》时所抄存。（一）为补血剂。（二）为化痰剂。（三）为固精剂。（四）为敛汗剂。（五）为滋补剂。药既平正无疵，方之应用亦广，故为转载于此，淘家庭间之药笼也。

（《中医新生命》1936、1937年　沈仲圭）

美国医之卫生法

（一）勿食过量之物。（二）勿饮过量之酒，烈酒尤宜慎节。（三）操作有度，勿过劳，亦勿过逸。（四）勿耽于安逸，与其懒坐，毋宁作无用之事。（五）作事择公众有益者为之，余皆浮费精神。（六）睡眠，以经验上所觉适宜者为度。（七）公余游息，不仅期其息养，宜以增进生活力为主。（八）平居勿疾遽，宜从容而宽闲。（九）衣服以舒适为先，时式次之。（十）忧虑足以柔弱心身，宜有以排除之。（十一）凡有碍生理者，慎勿为之。（十二）于今后之精神，与生命上，树立最适宜之基础。

按美国名医，福斯德氏，行医芝加哥埠五十余年，为医界泰斗。曾于十年前，自定长生要道十二则，谓奉行不懈，至少可活九十岁。其后卒如所言，去春行年九十，无疾而终，享美国稀有之高年。今观要道十二则，皆不出乎日常起居，饮食之有节，无他奇妙之处。如有或荒职业，或事峻补，一有不慎，反足戕生，究不若慎食等欲，善保天和之有益而无弊也。

（《三三医报》2 卷 4 期　王理堂）

日常卫生法十则

天明即起，步行旷野树林间，行深呼吸法十分钟，并作八段锦（商务印书馆有书出售）。运动十五分钟，活动血脉。

归食鸡蛋或牛乳，以作早餐，其油腻之点心，及难消化之食物，不食为佳。

不食杂物，既节金钱，复使胃中易消化，而有规定，甚合卫生之法也。

饭不过饱，食后散步一小时，以助消化。

口渴，饮清洁之沸水，不用茶叶。

每日大便一次。

每日宜有五里以上之行走，不特活动血脉，且能增长足力。

每日沐浴一次，久成习惯，虽严寒亦不可废止，健康身体，莫过于此。

按：严寒不宜沐浴，恐感受风寒致疾，惟夏秋二季沐浴，有益身体。

每日大笑数次。

临睡洗足，可免失眠，脚气病等症。

眠时，以手掌摩足心，则足力强健，至老不衰。

睡前，盘膝闭目，静坐一小时，可以却病延年。

（《三三医报》2卷4期　九江王理堂）

卫生比较记

某校教员，家小康，有登徒之癖，迷虞美人之乡。然而卫生家也饮食有度，动定有时，衣服居处，皆调摄有方。人有斯须不合于卫生者，辄颦蹙曰，是乌乎可。恒诩诩然自矜为卫生家也，人亦以是称之，然而其骨如柴，其面色如菜。

某农人块然一老鳏，以窭故，佣于人，而日虑无佣之者，其饮食则生冷甜黏固不问，而精粗多寡，亦听之也。其动定则日夜操作，烈日寒风，无少避也。其衣服则夏犊鼻而冬败絮也，其居处则斗大茅庐，不露天日也，诘之以卫生则茫然不知也，然而其肌丰，其面色有光。蜕如不解卫生者也，故草此篇。不能有所议论，惟据实记之而已，是为记。

（《三三医报》2卷4期　泰州刘蜕如）

卫生总要

卫生之法，如执玉捧盈，以保其身。临深履薄，以养其气。凡酒不过量，肉不胜食，脍不厌精，食不厌细。淡滋味，均饥饱，此节食以卫生也。

春莫衣单，夏莫衣汗，秋冬渐添，热勿骤脱，此慎衣服以卫生也。

寝不尸，居不容，行欲缓，步欲敛，此行住坐卧以卫生也。

喜怒哀乐，归于中和，贪嗔痴妄，必须看破。更要时时宽心，知足随缘，诸事参透，不忧不怒，嘻嘻哈哈，欣笑自如，此调性情以卫生也。

寡色欲，少言语，哀丧坟墓，不可率临，惊风骇浪，须当早避。不大醉，不大饱，起居动静，俱要怡然。以上数端，人人可行，真延年之秘诀，却病之良方，易而不难，只要人肯信从，留心保养，则寿命延长，准定无移矣。

先治心病

孽由人作，病由心生，佛氏所谓一切惟心造，凡事皆然也。大凡思虑伤心，忧郁伤肺，忿怒伤肝，饥饱伤脾，淫欲伤肾，此五脏之害，皆由心主。要知病赖药愈甚难，要在于心药治之。昔郭伯康遇神人授卫生偈曰：自身有病自心知，身病还将心药医，心境静时身亦静，心生还是病生时。郭用其言，病去而强壮百岁，此即心药也。以心医治七情内起之病，效应如神。昔老人曰：凡欲身之无病，必先正其心，心不妄求，心不妄念，不贪嗜欲，不着迷惑，则心先无病矣。心无病，则五脏六腑皆安。即或有外感之病，不难医治。独此心一动，诸患悉招，虽有华佗、扁鹊在旁，亦难下手矣。

长寿谱

心思部

心为君主，秉一身百骸之令。人欲长寿者，须从此调养，诚木根水源为第一。

天本好生，当行放生，人欲长生，须戒杀生，此四语，定出佛口。圣人云：仁者寿，要知人与物，皆当一体爱惜。盖仁慈恻隐，乃万善之本，爱惜微命，必护寿之基也，好生即是卫生。

（《三三医报》2卷4期　江都虞哲夫）

局部卫生谈

昨阅《三三医报》，有征求卫生的启事，我虽是个浅学的人，也要求略谈几句卫生话头来应应征。可笑的紧——因为文言难得不囫囵，国语透彻一些，所以就全用国语。

这几年来，我们中国讲究卫生的声浪，算是风起云涌，沸翻盈天的了，那热度几乎达到极点的处在呢。说起卫生，无论那农工商学军政，皆是一样注重的。至于医药家，那更注意得了不得。何以呢？因为人不讲究卫生，就会害起病来，而医生替人治病，总是要告诉卫生道理的，有这个原因，人更加倍注意了。

卫生有消极的、积极的两种，那消极的卫生，大概是现在的人都懂些的，无用我饶舌了。那积极的卫生，拿我的眼光观察，那精神修炼的一派，我也置之不说了，倒是局部的卫生，是人忽略不讲的，我却来略谈几句，供大家研究研究。

眼睛的卫生　眼睛要在光线上注意的，傍晚的辰光，和灯暗不明的时间，都不可以看书写字，那很明亮直射的电光，和日光线下，也是不能看极小的文字，和那五颜杂色的景物。何以呢？因为极暗极明的两种光线，于眼的视线，总是不利的啊。若在飞沙走尘的里头，不消说，是尤其要回避的了——有的人喜欢拿眼镜来抵挡风沙，我以为若无什么远视近视的癖病，切不可把戴眼镜作为装饰品，假如成了习惯，便离它不得，那么就不知不觉的，损了眼光视线。至于害眼病人的手巾，以及用的东西，都绝对的不能和他合用，且那公共场中所绞的热手巾，也是不能用的，因为这些东西，含有许多菌毒，是直接传染的媒介啊。

鼻孔的卫生　鼻孔里面受不洁净的东西，和卫生大有密切的关系。所以鼻窍里面，要一时一刻地用布浸着净水，绞擦得干干净净才好。因为鼻孔是一时刻与空气尘埃接洽的，而那尘埃里面，确含有许多微生物原菌，所以连鼻毫也是不能无故拔掉，以及用刀剪去的。因为毫毛确能做鼻的抵抗物，好好保护着，外界的灰尘微物，才不能容易进里啊——这虽是直接鼻子的卫生，实是间接家的卫生，何以呢？鼻窍是与肺气一路通同的，那肺儿又是极娇极嫩，禁不得一点儿污秽的东西。倘不讲究鼻子的卫生，也会害起肺痨病来。我所说的擦拭鼻孔，保健毫毛，岂不和卫生大有密切的关系吗。

牙齿的卫生　牙齿人人总晓得在大清早的辰光，漱口刷牙齿，以为就是牙齿的卫生了。哪晓得还要在每天三餐吃完后，刷洗三回才好呢。因为一顿一顿地咀嚼，那牙齿总黏着食垢，这食垢是最易病牙的，能不随时刷净了吗？但是刷洗的当儿，不可着力振动它，至于那极坚固的食品，是不能任意咀嚼，还有极热极冷的东西，也和牙齿不利，这都要留心的——更进一层说，大凡小便放尿时，要将满嘴牙齿渐渐地咬紧，等到放尿之后，再渐渐将牙齿松开，照这样做去，终身就没有牙齿的害了。——还有一层，每逢牙齿疼痛的时候，须要分别原因医治，切不可胡乱取掉，不然，这个大害，就终身受之不尽了。

耳窍的卫生 耳是当然洁净的，最好在洗脸的辰光，用手巾浸着水，把两耳洗涤干净，不但听事灵敏，且能浸润鼓膜，那里面的耳垢，也要时时除掉，但不可用坚硬的东西来强取，不然，那就伤害鼓膜了。那耳毛呢，也不可用刀绞去，因为这东西是有抵抗灰尘能力的——耳原是听官，那大的声音，却不能骤然听得，须要谨谨慎慎地防着，才不致震动耳鼓，那重听的痼疾，也就可免了哪。

（《三三医报》2卷4期 杨孚灵）

一千年前中国卫生家言

维祺闲居无事，翻书度日，偶检出《太平御览》七百二十引后魏高湛养生论，所引晋王叔和说，而于却病延年之术，详哉言之，且与今世卫生大家所谓"百病从口入"，清洁习惯等说相吻合。然晋之稽叔夜养生论，载于昭明文选，夫人而知，惟高湛《养生论》，世多不晓，至其措辞亦与稽作无异，用特录出，足资借鉴。湛之论曰。

王叔和，高平人也。博好经方，洞好经方，洞识摄生之道。尝谓人曰：食不欲杂，杂则或有所犯，当时或无灾患，积久为人作疾，寻常饮食，每令得所，多养令人彭亨短气，或致暴疾。夏至秋分，少食肥腻饼臛之属，此物与酒食瓜果相妨，当时不必即病，入秋节变，阳消阴长，寒气总至，多至暴卒，良由涉夏取冷太过，饮食不节故也。而不达者，皆以病至之日，便谓是受病之始，而不知其所由来者渐矣，岂不惑哉。

　　观此，殆即经曰"圣人不治已病治未病"之意也（《内经·四气调神大论》）。且夫吾人作业，全在健康。故谚云："健康是人身第一快乐。"然吾人欲身体健康，必须注意卫生。今观高湛之论，谓"而不达者，皆以病至之日，便谓是受病之始，而不知其所由来者渐矣"。此言极为沉痛，诚针砭世人不少也。虽即以斠之现代卫生大家，其论摄生标准，亦曷能外达。猗欤休哉，余故特表而出之。

（《三三医报》2 卷 27 期　高维祺）

养生琐言

　　（一）体弱人每事当知所节，节欲、节劳、节饮食，此其大要。（王履素）

　　（二）痢症忌鸭，喉症忌蟹。（徐友丞）

　　（三）人若窥卫生之宫墙，务先戒绝烟、酒、色三字。（丁仲祜）

　　（四）劳力者恒享太平，逸惰者常多疾疢。（鲁敬姜）

　　（五）行作鸥王步，语作含钟声，眠作狮子卧。（右胁向下也）

　　（六）美食须熟嚼，生食不粗吞。

　　（七）睡不厌踧，觉不厌舒。

　　（八）人之当食，须去烦恼。

　　（九）忍尿不便，膝或冷痹，忍大便不出，或气痔。

　　（十）莫强食，莫强酒，莫强举重，莫忧思，莫大怒，莫悲愁，莫大惧，莫跳踉，莫多言，莫大笑，勿汲汲于所欲，勿悁悁怀忿恨，皆损寿命。若能不犯者，则得长生也。

（以上俱《千金方》）

养生琐言

仆先天不足时，婴疴疾，因流览医籍致意卫生之学，偶有会心，仿先哲格言式笔之于书，以自警勉，久之页渐伙，疾亦良已，兹甄数则，聊供一得，祈有道正之。

世间惟奇弱多病之人，乃得享健康长寿之福。若体质强壮者，恒不能尽其天年。

手淫之害甚于淫欲，私娼之毒烈于公娼。

伉俪爱情能注重精神，则性欲自然衰减。

夫妇分眠不但夏季应守，即冬日亦不可忽，又冬夏结婚于身体有莫大之危害。

饮食宜淡，五辛应节。

衣宜稍薄，裳应略厚。

未病宜预防，已病莫讳疾。

临睡濯足乃失眠之灵剂，起饮水（沸水之冷水者）实便秘之良方。

养生者冬不极热，夏不穷凉。

身欲常动，心欲常静。

上所录者虽属老生常谈，果能遵行勿替，获益匪浅，鲜幸勿以平淡而忽之。

养生琐言（十则）

（一）视息眠食，养生四诀，息必归海，视必垂帘，食必淡节，眠必虚恬。归海，谓呼吸深长，下入气海也。垂帘，谓半视不全开，不苦用也。虚谓心虚而无营，腹虚而不滞也。

（二）人之所以生者，惟精气神，谓之内三宝。人能寡欲以保精，少言以养气，静坐以宁神，虽屏医药，亦可

514

长生。

（三）古谚曰"早食要早，中食要饱，夜食要少"。早则距午膳之时永，消化已尽，少因离夜卧之时促，恐妨积滞。所谓饱者，适可而止，使脾气胜于谷气也。

（四）口中言少，心头事少，肚里食少，有此三少，神仙可到。酒宜节饮，忿宜速惩，欲宜力制。依此三宜，疾病自稀。

（五）人之戕丧，非止色欲，即如耳听、目视、劳神、费力、忧愁、忿怒、思虑、言语过度，皆为戕丧之端，皆宜有节。

（六）唐柳公，度年八十九，有强力，人问其术，曰："吾平生未尝以脾胃熟生物暖冷物，以元气佐喜怒。"

（七）静坐有四语要诀曰：但凝空心，不凝住心，但灭动心，不灭照心。

（八）发宜常沐，齿宜常叩，耳宜常弹，"弹者闭耳弹脑也"。皮肤宜常干沐浴。

（九）齿不勤刷，易生细菌，吞咽入腹，贻害全身。

（十）爱惜精神不极视，此是养目妙法。

上录十则，或采先哲名言，或贡千虑一得，要以简单易行，裨益身心八字为旨。近世物质文明，一日千里，但伤生之事，亦日益伙。苟有人焉，熟玩而力行之，健康长寿之福易如拾矣。

（以上三篇《三三医报》1923、1924、1925 年）

养生琐言一束

天地不可一日无和气，人心不可一日无喜神。

毋以忘心戕真心，勿以客气伤元气。

慎风寒，节饮食，是从吾身上却病法。寡嗜欲，戒烦恼，是从吾心上却病法。食服常温，四体皆春，心气常顺，百病自遁。（以上具见格言联璧）

欢笑为人之长寿品，道德乃人之固本汤。

寡思虑以养神，寡思欲以养精，寡言语以养气。（老子语）

无可奈何，只须安命，怨叹躁急，又增一病。

两足不嫌过暖，袜裤具宜从厚。

炙煿煎炒，病家最忌，助火铄阴，损人不浅，肿毒牙疼，半因于是，不食冷物，不食硬物，不食生物，有此三不，脾胃自强。《千金方》睡诀曰：半醉酒，独自宿，软盖头，暖盖足，能息心，自瞑目。吕叔简曰：以寡欲为四物，以食淡为二陈，以清心省事为四君子，无价之药，不明之医，取诸身而已。

养寿之道，只清净明了四字，内觉身心空，外觉万物空，破诸妄想，一无执着，是曰清净明了。

祝无功曰，销铄人莫如忿与欲，欲动水渗，怒盛火炎，惩惩窒窒，心火下降，肾水上滋，此亦五儒坎离交媾功夫，何必仙家。

吃食需细嚼缓咽，以津液送之，然后精微散于脾，华色充好。粗快，止令糟粕填肠胃耳。（见劝戒全书）

戌玄二时，阴盛阳衰之候，一手兜外肾，一手擦脐下，左右换手，各八十一，半月精固，久而弥勒。

每日于闲时，正坐闭目，以舌偏搅口中三十六次，津即盈满，分作三次咽下（咽时喉中须咽咽有声），以意逆至丹田，此法行之久久，大可却病延年。

养性之士，唾不至远，行不疾步，耳不疾听，目不疾视，坐不久处，立不至疲，先寒而解，先热而能，先饥而食，先渴而饮，不欲甚劳，不欲甚逸，不欲多啖生冷，不欲饮酒当风。

养生琐言一束

精神不用则废，废则疲，疲则不足，用则振，振则生，生则足。

益州父老曰：凡欲身之无病，必须先正其心，使心不乱求，心不狂思，不贪嗜欲，不着迷惑，则心先无病矣。心若无病，则五脏六腑虽有病，不难疗矣。

治有病不若治于无病，治身病不若治此心病，请他人医治，不如自己医治。

稽叔夜云，服药求汗，或有勿获，愧情一发，盎然流溢，是皆情发于中，而形于外也。因知喜怒哀乐，宁不伤人，故心不挠者，神不疲，神不疲，则气不乱，气不乱，则身泰寿延矣。

老年欲得胸怀豪畅，乃回思过去，预计将来，哀乐过情，拘苦忧迫，岂是葆性延年之道。

尊生格言曰：饱食当肉，不淫当斋，缓步当车，无灾当福，戒酒后话，忌食后嗔，大饥不大食，大渴不大饮，多精神为富，少嗜欲为贵。

三餐适当其时，不必服药，一觉直睡到晓，何须坐功。

饥乃加餐，蔬食美于珍味，倦然后卧，帅铺胜于重裀。

美味多生疾病，药石可以延年。

独寝不触欲，养精也。独居不交言，养气也。独行不着碍，养神也。独室不愧衾，养德也。

慎寒暑，节饮食，除烦恼，惜精神，调血气，远帏幙，务清静，寻快乐。

常默，元所不伤，少思，慧烛内光，不怒，百神和畅，不恼，心地清凉。

口如哑，心如愚，目如瞽，耳如聋，人能如此，即可保得长生。

苏子瞻曰，伤生之事非一，而好色者必死。

（以上二篇《三三医报》1925、1926 年）

养生琐言一束

一面之上，常欲得两手摩之使热，高下随形，皆使极匝，令人面有光泽，皱斑不生，行之五年，色如少女。（《太素丹景经》）

每日空腹食淡粥一瓯，能推陈致新，生津快胃，所益非细。（《老老恒言》）

临卧摩擦两足涌泉穴各数百次（愈多愈妙），令人步履轻快。

食物有三化：一火化，煮烂也。一口化，细嚼也。一腹化，入胃自化也。（华佗）

热食伤骨，冷食伤肺，热毋灼唇，冷毋冰齿。（抱朴子）

劳动精神者，于日入之后，上灯之前，小睡片刻，则精神百倍。（曾文正）

夫养性之道，勿久行久坐，久视久听。不强食，不强饮，亦不可忧思愁哀。饥乃食，渴乃饮，食止行数百步，大益人。（孙思邈）

香美脆味，厚酒肥肉，甘口而疾形，曼（泽也）理皓

齿，说情而捐精。（韩非子）

起居时，饮食少节，寒暑适，则身利而寿命益。起居不时，饮食少节，寒暑不适，则形体累而寿命损。（淮南子）

（《三三医报》1926 年）

擦牙剂

吾人所以饭后漱口，晨起刷牙者，为扫除留滞虚隙之食屑片，以免发酵而侵蚀齿质酿成龋齿也。凡齿牙排列不齐，易积齿垢，或唾液稠厚，不能行自净作用之人，对于口腔之清洁，尤宜十分注意。不但朝起须刷牙，即膳后睡前，亦宜各刷一次。牙粉多以制酸药为主要原料，因由碳水化合物发酵所生之酸类，有害于齿。中和口腔之酸性，乃齿牙保健上之重要事项，兹举牙粉处方二例如下。

（一）沉降性碳酸钙8.0，碳酸镁2.0，龙脑薄荷少许混和

（二）沉降性碳酸钙40.0，碳酸镁10.0，糖精0.3，安息香酸1.0，薄荷油0.1。

中药海螵蛸亦可为牙粉原料者，因含磷酸钙甚丰故也。总之，吾人用牙粉之目的，不外除酸洁齿两端。齿洁，则齿垢无由积聚，酸除则齿质不至腐蚀，不但龋齿可免，即各种齿病，亦得预防之道也。

中医之擦牙剂，其功用主在固齿止痛，龋齿作痛者，用之尤宜。兹试验方二则如下。

（一）生大黄一两，煅石膏八钱，杜仲五钱，青盐一两，共研为末。

圭按：此方载清梁章钜《浪迹丛谈》，梁氏患牙痛颇剧，用此方顿差，赞为擦牙第一善方。今考方中药性，石膏

为含水硫酸钙，经火煅，水分消失而为硫酸钙，钙为齿质主要成分，以之擦牙，功能固齿。惟石膏有软硬之别，制牙粉宜取软石膏。盐有洁齿作用，并上齿龈出血。二者为牙粉基本原料，大黄清胃降火，杜仲补肾，肾主骨，齿为骨之余，肾强则齿自固矣。

（二）青盐五钱，石膏五钱，补骨脂四钱，白芷钱半，旱莲草二钱半，细辛、花椒去目各钱半，薄荷、防风各二钱半，以上九味，共为细末。

圭按：此方除盐膏外，他如补骨脂治肾虚牙痛，兼能固齿，旱莲草滋肾而固齿，细辛、薄荷散风止痛。白芷、防风祛风镇痛，花椒坚齿定痛，治口齿浮肿动摇。且石膏合细辛，治阳明火热上攻之齿痛。旱莲配青盐，乌须固牙。又细辛、白芷、薄荷，均除口气臭恶，为牙粉中应加之良好香料也。

牙粉须研至极细，方不损珐琅质，上列两方中之青盐及石膏（宜取软者）均须煅过，其他诸药，或晒或焙，共磨为粉，过箩，再入乳器乳至无声，密藏候用。素无牙病之人，即以盐膏两物，煅存性，研细，入薄荷自然汁少许，以之擦牙，亦堪与西药制成之牙粉颉颃焉。

欲使齿牙健全，除晨与夜睡，两度刷牙，并食后以微温水漱口外，宜常啖坚硬之物，充分使用咀嚼器官，则龈部血流良好，自然齿健病去。《陆地仙经》云，叩齿无牙病，法于天曙睡醒时，在床上叩齿一十六次，此为齿之运动法，幼时养成习惯，至老齿牙不坏。

庚辰年秋作于巴蜀

（《国医导报》1941 年 沈仲圭）

齿的卫生

古人称赞美人的牙齿叫编贝、瓠犀。诚然这种洁白整齐和编贝、瓠犀般底美齿，值得人们颂扬的，但非美人所专有，只要明白护齿方法，人人都有美的可能。换句话说，假使美人不注意齿的清洁，也许变为可憎底黄牙吧。爱美的青年啊，你们要造成一嘴美齿吗，快快实行本篇所说的方法。

（一）刷牙的重要　我们食物之后，总有余剩的食屑，嵌留齿缝。这种食屑经过一夜之久，变为乳酸，包被齿面底琳郎质，虽称人体中硬度最高的东西，却是顶怕酸质，如果常常被它侵害，就剥离而生痛了。所以要牙齿健全，第一条件，每次饭后应用上等牙粉洗刷一次。

（二）牙粉的选择　我们牙粉刷牙，其目的在涤除齿隙的食屑，以免发酵生病，这话上面已讲过了，但是用纯良的牙粉牙刷，固能杀菌洁齿，用恶劣的牙粉，反致损伤牙磁，所以选择牙粉，应该十分严格，切勿贪图便宜，买那劣货。现闻香港声铖公司，新出一种喷兰牌牙粉，气味芬芳可口，质地细腻柔滑，可算是优良国货呢。

（三）漱水的改良　我们刷牙或漱口的水，普通都用未经煮沸的生水，这是顶不卫生而人们不注意的一件事。因为水不煮沸，难免含有杂质及细菌，胡乱拿来漱口，实觉不妥。若在肠胃病——霍乱赤痢——流行之时，更有传染病毒的危险。我想最好用石灰水——冷开水一杯，加石灰水一调羹——其次硼酸水——硼酸一倍，加水一百倍——温开水，那才不至隐受其害了。

（四）龋齿的预防　龋齿的发生，不外乳酸损害牙磁和缺少钙质两种原因，所以我们仅仅每日刷牙漱口，还不足以尽护齿的能事，必须多吃含钙食物，培养齿质，才能避免蛀蚀的痛苦。乳白鱼肝油，内含磷钙等质，既固齿，又养身，真是一举两得的补品哩。

（五）平时锻炼　人体各部的官能，愈用愈发达，不用就萎弱了。你看铁工的手，车夫的腿，强壮得令人可爱，就因他天天运动的效果。牙齿也是这样，每次用饭，细细咀嚼，再吃些坚硬食品，自然健全了。而且食物在口里嚼得细碎，胃肠消化也就省力，所以细嚼的功效，不但固齿，兼可健胃哩。

（《幸福报》1930 年）

不卫生之服装

（一）博衣　衣服之作用护体而已，故首贵适体，小则紧束筋肉，阻碍血液之流行，大则易招风而受寒，均非所宜也。今之妇女衣裳，博大无伦，襦裤异常。一若非此不足以尽其功能者，夏秋犹可，冬日朔风如剪，触肤欲裂，恒有因此而冻啄遍手足者，其愚不可及。

（二）束胸　胸廓内藏肺部，肺部扩张庶无疾患，故不论坐立姿势均宜正直。今之女子率以布条围束胸部，冀免乳峰之外突，不知为女子之特征，初无需于隐匿，而肺脏受此束缚，萎小不振，以致呼吸浅短，血液不良，驯成衰弱肺痨诸病，为害身体不让缠足，何女界懵然不悟，而为此戕身之举耶。高跟鞋，今之流行服装病，除上述二种外，尤有高跟鞋一种，虽不尽人皆然，但一般时髦女郎着此以矜炫者，亦触目皆是。原高跟之害能使全身重量集于足尖，使足趾间之神经受其影响，且踵片之高度愈厚，身体之姿势益向前倾，体向前倾一则养成脊柱之弯曲，而失仪度，一则阻遏肺脏之扩张，以酿瘵疾，流弊所及直足弱身，致病岂仅步履困难而已耶。

上举三种服装以卫生原理言之，为害綦大，愿吾女界有则亟改，无则加勉。若以宝贵之身体殉此服装之潮流，窃为诸姊妹不取也。

婴儿剃发之非

尝考人身被毛发之处有五，而各异名称，亦各有其作用，非徒事美观也。一曰发，所以护脑也；二曰眉；三曰睫，均所以防护眼珠也；四曰鼻毛，所以防飞虫尘埃之侵入；五曰阴毛，以为两性交接之用，俾不因摩擦而伤肌肤，此人身五毛功用之大略也。

夫发既为护脑之物，则宜存留之也甚明。若剃之使净如牛山之濯濯，不特有失仪度，亦卫生之大害耳。用是吾人于发，虽有种种式样，但略留些须以资护脑则一也。

成人之脑知留发些须以资保护矣，则婴儿之脑髓发育未全，自应加意爱护方与卫生之旨不悖，今乃不然，生甫匝月，遽行剃去，或留余发一撮于前后，几以婴儿柔嫩之头，乌漆之发，为俗尚之牺牲品，庸非大谬不经之事乎。此大谬不经之事，发生于往昔犹可说也，今日世界文明一日千里，医学之进步亦与时以俱增，而陋习依然未加改革，吾为国人赧颜无地也。

征特此也，剃发之日必大张酒筵，广招佳宾，以示欢乐，亦知此一日之糜费为若干耶。今剃发之俗既革，则此无谓之消耗，亦随之淘汰。节金钱重卫生，一举而两善，备愿有识者亟提倡之。

贫家育子暗合卫生说

裴兆期曰：贫家有暗合养子之道，与富家异，盖小儿受病有五。

曰"暖"。小儿质禀纯阳，而火偏胜，保护无容过暖。礼曰："童子不衣裘裳"此其义也。富家之子，一出母胎，即蒙头裹足，煗室藏之。稍长则未寒先寒，叠加绒纩，更日置之于火，烁其未足之阴，积热之病，从此变生。贫家之子，则薄被单衣，随地而掷，正得抑阳扶阴之至理。

曰"饱"。人身肠胃，以清虚为和顺，在小儿则尤要，小儿肠胃柔窄，受盛无多，且不自知饥饱，旋与旋啖，而富有之家，脂味充盈，恣情多啖，脾胃诸病从此变生。贫家之子则无物可食，即食亦清简有常，正得肠胃清虚之至理。

曰"怒"。小儿独阳无阴，恒易躁而多怒，惟抑怒可使全阴。富家之子骄恣之习，越于恒情，怒动肝木，木旺生风，风木乘脾，惊痫诸病从此变生。贫家之子素居穷蹇，无怒敢发，正得抑怒全阴之至理。

曰"遏号"。谚曰："儿号即儿歌。"老子云："终日号而不哑。"（圭按：啼哭伸张肺叶，不啻肺之运动，非唯无害，而且有益）。则知儿之号，出于不自知不自识，莫或使然，犹天籁也，岂有遏之之理。况阳气为小儿偏隆，最多火病，藉此呼号以泄之，不为无益。而富家之父若母者，反生不忍，动以食慰，而遏其号，郁滞诸病从此变生。贫家之子则听呼号而不恤，正得顺通天和之至理。

曰"伤药"。药乃攻邪物，非养生物也。多服久服，鲜有不致伤身者。富家之子，则不论有病无病，日饵无虚。甚至旦暮更医，乱投汤剂，而不知忌，有谓无伤，吾勿信也。

贫家则不暇求医，无资取药，纵儿有疾，安意守之（按：但因此贻误者，亦复不少）。正得有病不服药为中医之至理。嗟夫，爱子适以害子，几为富家之通病。读先生文，其亦憬然悟而翻然改乎。

（《幸福报》1930 年）

论沐浴之原理

人体由数多细胞集合而成组织，更由数多组织相集而为脏器，以行生活作用。其一举一动，一言一笑，莫不赖于组织成分之酸化而生活力，但酸化一多，废物生焉。此种废物，非惟无益，而且有害。故必放弃于体外。放弃之道有三：在上曰肺，在下曰肾，在全身曰皮肤。缘各组织产生之废物，随血液以运行流至肺，藉呼吸以吹去之；流至肾，赖小便以排泄之；流至皮肤，由汗腺以发散之。夏令之汗，冬日之白屑，即组织因酸化而生之废物也。与空间尘埃相并，即成污垢，黏附表皮，设不勤加沐浴以除去之，则纤小之汗腺为其填塞，而一条排泄之路断矣。此路既断，血中废物转输于肾，假道膀胱而出。则与前论"口腔不能尽责，以致胃肠成病"（见本报二十期），其理正同。是以意怠于澡身，为酿病之源，而勤浴乃卫生之要着也。

不宁唯是，汗腺之作用，一方排泄血中之废物，一方吸收少量之养气，昔人所谓"人体十万八千毛孔，息息与天气相应"是也。今以污垢堆积而堵住，肺亦蒙其影响矣。

窃谓中土养生诸书，备言"不可数数沐浴"者，当指热水浴而言。盖热水浴温度太高，一则血行过速，心脏易病。二则汗出溱溱，阴血易耗（经云夺汗者亡血）。三则浴时温度高而毛孔张，浴毕外出，忽触风寒，辄致感冒。故一般卫生家咸认热水浴为不宜，仅用以疗病而已。

至言沐浴之益，犹不止除垢一端，凡循环之畅旺，体温之增加，疲劳之恢复，精神之爽快，何莫非其功用耶。

（《绍兴医药学报》1925 年）

卫生小言十则

（一）睡宜侧身向右，因心位于左。左侧而眠，心脏受其压迫，循环不能畅利矣。

（二）食时食后，毋多饮茶汤，恐冲淡胃液，难于消化。且五谷蔬菜，原含水分，复经细嚼，饱和唾液，自不嫌干燥矣。

（三）食时食后，不宜多饮，而平时不然。盖人身水占十分之七（血液含水最多，肌肉十分之7.5，脑筋百分之七十八，骨骼十分之1.3），正宜多喝开水，以弥消耗也。

（四）食物细嚼，方易消化，而全体获益。昔英国政治家格辣斯顿，食物一口，恒嚼之二十四五次，而寿近期颐，足征细嚼与寿命，殊有极大之关系也。

（五）舌胎白腻，大便秽臭，乃过食之铁证。至时腹饥，食物甘芳，斯胃强之佳兆。

（六）猪肉须五时五十分消化尽净，鸡鸭牛肉四时，羊肉三时，饭与蔬菜三时至四时。故吾人食品，宜以植物为主，肉类为辅，不使肠胃担负过重，自然健康长寿。

（七）素食之益有四：蔬菜藉天气、日光、雨露、土质长成，其质轻，其气清，消化易，渣滓少，一也。牛羊畜类，以草为生，人食其肉，犹啖草之精微，故不如直接食植物为愈，二也。牛羊等畜，难保无病（牛多患结核病），人食其肉，易染其疾，三也。杀生有伤天和。孟子曰：闻其声，不忍食其肉，君子自远庖厨，盖人亦动物之一，以动物之生命，快动物之朵颐，岂仁人所忍出此，四也。综观上述，吾人实有戒除肉类之必要，即不能戒绝，亦当少食也。

（八）人一呼一吸，能使二十九立方尺之清气，变成浊气，故学校工厂，当注意空气之流通，方于卫生无碍。

（九）博物家云：烟叶一磅，含毒六钱五分，可杀三百余人，吕宋烟一枝，提出其，得连毙二人，故终日卷烟不离口者，实自戕政策也。

（十）八小时工作，八小时休息，八小时睡眠，为健康的生活，遵此实行，却病延年，可操左券。

（《广济医刊》1928 年）

卫生丛谈

硫化水素与疟病之关系

疟病发生，人皆蚊虫之媒介，夫蚊虫传疟，其说固确，而居处之清洁污秽，光亮与黑暗，实与人身之疟病，有绝大关系焉。

大凡黑暗污秽之处，每易发生氲二硫气体（化学名词谓之硫化水素），而与夜间为尤甚。此气体中容含微生虫极多，吸入人之腹中，即团结于细血管，饮血以生，而血液遂滞，体温遂低，甚至满身发冷而颤，至微生虫饮血饱足，倦疲不动，于是不能流行之血，一时遍及全身，即发大热。可知吾人居处，宜扫除清洁，尤宜洒石碳酸以杀致疟之微生虫，更宜多开窗洞，使光线充满室中，即夜入睡乡，亦应开侧窗使室内硫化水素与窗外清新空气，互相调换，是为卫生上之惟一良方。说者谓开窗睡卧，外来冷气，易侵人身而致疾病，不知对面开窗，冷气直达卧榻，于人身固属不宜，若开侧窗，虽有冷气转入卧榻，诚属微乎其微，于人身方面，非惟无害，且有益也。

卫生丛谈

余焦头烂额，遍求药方，可云凡能治肺之药，已极搜求之能事而病仍依然，且日益加剧，不料于无奈何之中，忽一裁缝某，来述有一种油浸白果，为疗肺之第一圣药，具起死回生之功。某君某妇，某叟，某儿均病肺至垂危之际，一服是药，无不霍然，至今都康健如昔也。谓予不信，盖一试之，余乃大喜，问某裁缝油浸白果如何服法，如何来源，何处可求？渠答称油浸白果者，乃采摘树上生白果球，浸入极纯美之菜油内，愈陈愈妙，取食时，只须取白果去壳，捣烂，冲以开水，或芥菜露吞之，每日朝、晚服二枚，连服三日，其病若失。因此物能杀肺中霉菌，且能补已坏之肺也。此系单方，药铺内无从购取，可探听慈善家，或有此物制藏，往索之无勿予。

余从其言，细为访问，悉苏州阊门城外甘某善堂，及胥门外木渎镇，均有此物，乃虔诚往求，居然取得二十余枚，归而如法服食，果如某裁缝之言，痰渐少，咳渐止，精神亦渐健，饮食亦进，并能起坐，不似昔日之奄奄一息矣。今已半月有余，大异曩昔，现虽尚在调养中，已能行动操作，顿改旧观，爰急登报布告，以愿世之病肺者，并愿好善者多传此物，以行方便。盖油浸白果极不费事，亦不费钱也。

卫生丛谈

血痣灵药　心史

小儿右耳轮边长一痣，红色，无意触之即破，流血不止，不痛不痒，而流血之多，令人生悸，识者曰此血痣也。因检查治痣之方书，西法用硝酸灭之，与中法用石灰碱水点灭之法相同。又检赵恕轩《串雅内编》取痣饼药后，附有吴庚生按语云：痣之为物，有有根、无根之分，有有血、无血之别，人每不察其所以然。予在孟河，见一丹徒田姓老人，印堂生痣一粒，意欲去之。予师马培之先生，告以此乃血痣，不可破，破则不治，田不信，别求某某医破之，越日来见，意颇自得，乃旬日而如豆矣，一月而如钱矣，翻花出血，眼鼻均伤，百药不效，未及三月而死矣。大凡痣之大者，隆起者，黑者，及有毫者，皆不宜点破，惟初起未久，及色浅不凸者可去耳。据此则痣之不可点者甚多，而血痣为尤甚，然《串雅》亦无治法。马培之亦不言治法，再检《本草万方针线》，血痣溃血方，在五灵脂下云一人旧有一痣，偶抓破出血一线，七日不止，欲死，或用五灵脂末掺上，即止也。出杨拱《医方选要》，据此乃血痣血流不止之救急方，似尚非除根之法。又检《验方新编》血痣下云，初起如痣，色红，渐大如豆，触破时流鲜血，用黄鳝血同蒜汁好墨汁涂之，血出甚者，内服凉血地黄汤。又检《本草纲目·鳝鱼》下云，以蒜瓣投鳝缸中，鳝跳掷不已，亦物性相制。又其血下云：治赤疵。同鳝汁、墨汁频涂之，又涂赤游风，乃知墨汁治血，以鳝鱼血使窜走入里，又加蒜以促之，可治一切血结皮肤之病。乃如法试之，取鳝二条之血，和蒜汁墨汁，时时涂之。至四日洗而视之，痣已缩去大半，又涂一日，第六日晨起方拟复涂，触之已应手而落，剖而视之，其空洞处，昔与血通者，皆为墨所填实。全体遂坚硬成无机之物，盖无血以养之，自然脱落矣。

油浸白果之疗肺良方　智千

肺病最难治，西医至今未曾发明疗肺良药，一遇肺病至第三期，则无不束手矣。

然而吾国往往有所谓单方者，药仅一味，或一二味，其效验卓著者，无不对症而治，应手而愈。不但疗疾，且能断根，洵足奇也。

余妻去年五月病延绵至今，一载余矣，中西医药，无不服遍。中药如化州橘红，各种半夏，凡可以消痰止咳愈肺之药，一一试服。西药如司各脱、解百勒、拍辣托、几怪拍辣托（以上均鱼肝油名）、凡可以消痰止咳愈肺之药，亦一一试服，结果则时愈时发，甚至骨瘦如柴，气喘咯血，停经发烧，奄奄一息，中西医士，咸为之束手。中医谓肺经咳伤，本源已亏，西医谓病已三期，不可救药，吁，肺病之可怕，大有咄咄逼人之势。

卫生丛谈

维他命 Vitamines　张心弼

前《申报》常识栏中载有凤宾君之《维他命在食物中之位置》，阅之，不觉触余旧日之感。盖物质文明与时俱进，而关于食物一层，非惟不进，且见退化。例如向日所食之米，皆属粗糙不纯，而今日所食者，每用机器制造，务求洁白。自表面上观之，未当非进化之证，然详细考之，知此种白米，对于卫生上颇不合宜，食之每易致疾，即因其中之维他命，多半存于糠秕，已遭屏弃也。故维他命在食物中颇占一重要位置，凤宾君业已说过，不必再赘。惟关于维他命之种类及其存在、性质、功用等，尚未道及，兹特分别论之于下。

一、Water Solnble B

（一）存在　此种维他命，天然物品内多有之，惟所含之量不能一定。普通以大麦芽内含有较多，而酵母内则含量最富。惟漂白面粉、机器白米、藕粉、机器玉米粉，以及西米内均无之。

（二）性质　此种维他命，不溶于酒、酒精及油等物中。能溶于水及九成酒精中。热至摄氏百度，并无作用，惟热至摄氏百二十度时，即行消灭。又考知此种维他命中无磷土质及碳，均可吸收之。

（三）对于人身之功用　此种维他命，有疗治神经炎之功效，曾有人设法自酵母内取得一种结晶体，有维他命之性质，以之注入有神经炎之鸽之血管内，其病立愈。其所以有此功效者，今尚未考出。

二、Fat Soluble A

（一）存在　此种维他命，蛋黄、鱼肝油及各种动物油（除去猪油）、绿叶菠菜、青菜、莴苣、红萝卜、马铃薯、番茄、麦及小米、黄色玉米等物内均有之，惟所含之分量各不相同。

（二）性质　此种维他命，大都不甚溶化于水，而易溶油，酒精及热酒内。惟自植物中取得者，皆不能溶化于上列诸物中，虽经烹饪，亦不致消灭，苟曝之于日光中，则其作用立大。又考知此种维他命中，无氧磷等物，热至摄氏百度即行消灭，降至低温度亦渐消灭。油类起硷化时，其中之维他命亦失去，虽在氯气或空气隔绝之处亦然，故不甚稳定。

（三）对于人身之功用　此种维他命，有疗治眼炎病之功效。其所以有此作用者，非因缺少此物，即有眼炎病。乃因无此物，则抵抗病菌之力小，因此病菌蔓延而起也。

三、Water Soluble C

（一）存在　此种维他命，果实各种蔬菜及发芽之种子均有之，而以柠檬内含有最富，橘内亦含有不少。

（二）性质　此种维他命，加热或干燥，均能使之消灭，惟其在橘汁或青菜汁中者，虽热至摄氏一百三十度，尚无所变更，故其稳度较大也。

（三）对于人身之功用　此种维他命，可治坏血病，曾有人提取柠檬内之柠檬酸，更蒸发之，则得一种粉末（即此种维他命）以之注射于患坏血病之动物之血管内，病即可愈。其所以有此功效者，今尚未考出其理由。

如上所言，乃就吾人平常食品中所确知者而分，其他种种概从略。至于各种维他命之分子式，今虽未能断定，而其能疗神经炎眼炎及坏血病，已显著无疑矣。故吾人对于食品一层，不可不慎加选择，孰者宜食，孰者不可食，观上所言，即可知之。例如米谷一物，宜择其较粗者而食之，盖如此，对于卫生上，固然获益不少，即经济上亦可藉以节省，余之有是篇之作，盖含此意焉。望诸君注意之。

役脑者之营养品　爱莲

数十年来，一般科学家咸主张菜蔬之营养力，远胜肉类，此说久无异议，最近德国克纳宾博士（Dr. Knipping）及开司南教授（Pr. Ot Kestner）于"Reclams' Universum"杂志发表意见。独主张肉类为役脑者无上营养品云。兹译述之如下。

碳水化合物（Cabobydrates）为营养之原素，故如手艺人或工人，必须多食含有此原素之物，始可得充分之能力，然役脑者（Brain Worker）则不然。盖役脑甚烈者，其脑质常分泌磷质于血分中而成酸素（Acidity），此种酸素渐多，为害颇烈，故吾人不得不设法除去之，以保身体之健康也。考最适当之法，为使胃汁（Gastric fuice）增多，故吾人所当注意者，乃何种物品能激刺胃膜，使多分泌胃汁耳，通常食料中，惟肉食最富此性，且激刺之时间亦最久，是以食肉类可使胃汁增而祛酸毒也。

开司南教授复引数点，以证肉类于输送滋养料（Vehiclenutrition）中之重要。彼言人生所需之食料，其量各不同，大概多任务作者，其所需之热位（Calorie）随之而多，故其食料之需要亦巨也。然无论工作或饮食之多少，人人所需之蛋白质（Albumen）之均常率，咸相雷同，每人每日至少需一百辫兰姆之蛋白质素（100　Grams of protein），始可敷用。而工人食量极大，故虽茹菜蔬或面包，其所需之一百辫兰姆蛋白质素，已可得之。若役脑者，其食量极少，仅恃蔬食等，必不能足，故肉食尚焉。

综上观之，肉类对于役脑者，既有间接除磷酸毒之功，尤能直接补助滋养料之不足，其利明矣。每见役脑者多面黄肌瘦，身体羸弱，其原因大概为不知多食肉类，以除酸而补养也，谨为介绍于阅者。

郄老要诀

张本斯《五湖漫闻》云，余尝于都太仆坐上见张翁一百十三岁，普福寺见王瀛洲一百三十岁，毛间翁一百零三岁，杨南峰八十九岁，沈石田八十四岁，吴白楼八十五岁，毛砺庵八十二岁，诸公至老精敏不衰，升降如仪，问之皆不饮酒。若文衡翁、施东冈、叶如岩，耄耋动静，与壮年不异，亦不饮酒。陆敬安《冷庐杂志》载松江李玉如大耋犹健步行四十余里，或问以养生之术曰，七情之中，惟怒难制，我能不怒而已。吾邑皇甫凯承耄年矍铄，能于灯下作细字，卒年九十六。余尝叩以何术摄生，曰：无他，五十岁后不御内，生平不使腹受饿，当携佩囊置食物，饥即啖之。余按唐柳公度年八十九，有强力，尝云：吾初无术，但未尝以脾胃暖冷物，熟生物，不以元气佐喜怒耳。孟诜年虽晚暮，志力如壮，当谓所亲曰，若能保身养性，须要善言莫离口，良药莫离手，此皆可为郄老要诀。

静坐为消寒之良法

时届隆冬，天气严寒，吾人欲保持体温，非围炉取暖，即拥裘却寒。殊不知皆非治本之道，而且有害。盖围炉取暖，多吸碳氧气，有窒息而死之危险，俗所谓（中煤毒）是也。治本之道，在于促进血液流行，则体内之燃烧旺，呼碳吸氧之力强，身热而神爽矣。古人云，（常亲小劳则身健）故好劳动者，不仅为消寒之良法已也。抑予又有进焉者，消寒之法，又莫妙静坐。予学静坐，在民国二年，至今已十一年矣。初以大病之后，神憔形瘁，乃于黎明时实行静坐，虽在祁寒盛暑，都不间断，最奇者在盛暑时，一经跌坐，反觉清凉。在祁寒时，一经跌坐，虽衣薄棉，而精神益然，和煦如春。较之围炉饮酒以取暖者，其恬适有天壤之判矣。静坐之法，论者颇多，上海商务印书馆有单本行世，大概以调息、摄心为主。因是子主张合眼观心，同善社主张垂目观鼻，予意以合目凤丹田法为最妥善。每日黎明时行之，可以强呼吸，循环神经、消化诸器官，而获延年益寿之奇效。而在冬日，固又是一极妙之消寒法也。读吾文者，其起而行之，跂予望之矣。

余年来环境恶劣，侘傺已甚，每至愁思焦虑之时，不能排遣，乃亟以静坐法疗之，必能万念俱无，心旷神怡。然则静坐法者，又为嵇中散之忘忧草矣，岂仅昌国公主之消寒帘而已哉。

糠之新用途

吾人食米，恒以愈白为愈佳。然考其实，则大不然，米之外皮（即糠），富含维他命，于人身有大益，顾知者颇鲜，故取而为日常之食料者，非唯无之，且耻之焉。要知糠有补血理湿等种种作用，他如患脚气病者，食之且可立愈，其功之大，笔难尽述，然世人不察，多轻弃之，实属可惜。

余友沈君，患贫血病，医嘱多食富含维他命之食料，遂深加研求，近竟得一物，其物为何，即糠是也。服食数月，病已渐失，因不愿自秘。广劝亲友，详述制法，仆见明效已证，爰述制食法于后，俾世人取焉。

法以不加白粉之糠，磨细成粉，置锅中焙之，至香燥为止。食粥及可以掺入此粉之物时，加一二瓢于内，既香且腻，味殊可口，价既低廉，益更宏大，愿阅者一试之。

肺痨病之新疗法

肺痨一病，自古为东西各国患，每岁之缨其锋而死者，不可以偻指计。欧美各国之医士，虽力求防御之法，而终未得其道。近美国医士月报载，华盛顿地方有医士名别福威尔生者，最新发明一法，使病者每日饭后服新鲜蔬菜、蕷薯、红萝菔、葱头、芹菜等汁二两，一月后，竟大见奇效。据别福博士之报告，谓患肺痨者所以不易治疗之原因，实由于体中缺乏蔬菜类之生物质，而药物中含此类者甚少，故医生虽用尽种种方法，终不克战胜此痨菌而歼灭之云。余前在乡里，闻父老言，用陈年咸芥卤，可治肺痨，颇有多人试之而获效者。今与别福博士之说，似相吻合矣。别福博士又谓，若将菜汁种于人身，如种牛痘然，则可免肺痨病之传染。此法是否有效，则尚待于真确之试验也。

圭按：陈年芥菜卤方见于《本草经疏》云，肺痈甚效。今读是文，又为肺痨灵剂矣。

生殖器卫生两面观

生殖器之卫生，在于不妄用。妄用之原因，由于淫欲，淫欲之起，约有两因，故生殖器之卫生，亦有两面观焉。述之如下。

（一）淫欲之起于心理者，盖因耳目之所接，或为佳冶窈窕，动人心目，或为郑卫桑田，荡我情怀，此淫欲之由外而及内者也，是宜绝其外缘耶。然尘世纷扰，自非如鲁滨逊之飘流海外，外缘何自而绝，是宜空其色相耶。然我无灵烛，谁持慧剑，色相何自而空。陈修园之论医也，邪气去而正气自复。张景岳之论医也，正气复而邪气自去，则吾当从后说。曰：人常念念于各人所有之责任，或在国家，或在社会，或在学业，或在技术，皆当奋全力以赴之，则所谓绿意红情者，自可不被其萦绕矣。

（二）淫欲之起于生理者，盖生殖器之化血为精，日思宣泄于体外，而成其生殖之功，此生理自然之道也。若欲节制之而不妄用，莫若骑乘与竞走，或旅行散步等，最为有益。盖血液流行全身，周而复始，但盈于此者，则必缩于彼，且有之下肢，与生殖器之部位最为接近。挹彼注此，甚属便利，绝无戕贼拂逆之弊，而收节欲健身之功。

以上二条皆余行之有素，功效卓著者，盖应病与药，因势利导，较之固执一端者，为有间也。

卫生丛谈

生殖器中内分泌之功用

内分泌之功用，近年来始大发明，故在人体中，已被视为极重要之部分，所谓内分泌者，乃不具腺体之输出管，分泌其分泌物于血液之谓也。此种分泌物内，含有特性的生活必需原物质，名曰 Honmone，随血流而达于全体，致惹起种种之作用。吾人之生殖器中，除外分泌（即精虫及卵子之分泌）外，亦有极重要之内分泌。男性的出自睾丸中之间质细胞，女性的出自卵巢之间质细胞及黄体，兹述其功用如下。

（一）男子发育期中之功用　当春情发动期，先有丛生阴毛，排泄精液等第一生殖标记之发现，不久即继以须髯、腋毛、喉头扩大、声音低等第二生殖标记。后者发现之原因，即由于间质细胞内分泌之作用。若在童龄时，将睾丸割去，则其生殖器永不发达，喉头亦不扩大，并缺乏须髯等。又若将割去之睾丸，移植于已割去卵巢之女孩，则此女孩亦能发生男性第二生殖标记，此皆足为内分泌功用之明证。

（一）女子发育期中之功用　与男子同，其春情发动时之第一生殖标记，为骨盘扩大，阴毛、月经等，第二生殖标记为腋毛、乳腺发达等。如将卵巢割去，则生殖器及乳腺逐渐退化，月经立时停止。若将此卵巢移植于已割去睾丸之男子，则亦有女性第二生殖标记发现，此外尚有二功用。（A）在各月经期间及妊娠时，阻止卵子之成熟。（B）分娩时，使乳腺特别臌大而排乳。

戒烟之事实

余有总角交颜君，素业商，为人有干才，惜乎近染烟癖，未能矢力经营，有数次失去好机会。他人皆利市十倍，而彼则坐失钜金，自知为鸦片所误，颇悔之。余屡劝其戒脱而未能也，今春因买丝蚀本，据云又误于烟，晤时屡见其向人探讯戒烟方法，意颇真挚。余知其创钜痛深，已具有戒烟之决心矣，乘机再劝，大以余言为然，与前次判若两人，特俟觅有戒烟良法而后行耳。前月余读申报，见载有江苏全省中医联合会长李平书先生刊送戒烟验方两则如下。

（一）戒烟丸：甘草粉五钱，炒米粉一两五钱，云苓粉一两，烟灰随量加入，又加食盐五钱，共研细末为丸，瘾发服之。

（二）戒烟粉：陈皮（烘）三两，炒饭米粉三两，云苓（烘）三两，生甘草生晒三两，罂粟壳（炒）一两五钱，川贝（炒）另研一两，炒食盐三两，上药各研为细末，加烟泡粉一成，烟瘾来，服药粉亦一钱，每日吸几次，服药粉亦几次，早五分钟服之，过十日减一成，迟减则瘾自除矣。

余当时即将此两方抄示颜君，颜君亦言，适因市上戒烟药含有他毒，不敢入口，今既得此良方，誓必实行。归后即将烟具全数毁减，而择用第一方试服，服之有效。今未及两月，而已完成戒除。身体日见肥硕，而精神亦大为饱满，其前途有无穷希望也。颜君嘱余转劝他人试服，特将事实药方，并录之以告拒毒诸君，诚能宣传劝导，使恶籍中人，早离苦海，同登觉岸，岂非一大快事哉。

养生谈

古来养生之术多矣，深山修道，往往克享高年，然非常人之所能，不必法。当今物质文明高，社会之污浊日甚，而人生之寿命亦日促，言之痛心。人安有不望克享高年者，奈何不求致之之道。高龄之人，必有其异于常人之点。余见之，辄喜询以养生之法，而察其致之之由。我校教授徐曦伯先生，童颜鹤发，年过八旬，而精神矍铄，步履轻健，有过壮年。他教授半年之中，辄有数次病假，而徐教授则来校一年以来，未尝一日以病而假也，壮年人见之，亦当自愧。余曾闻其生平修养之方，兹为条举如下。

（一）每日九时即睡，晨六时即起，起床后散步庭院或旷野数十分钟，然后加斋，诵读诗文数十分钟，乃进早餐，数十年如一日，非有不得意事故，不稍更改，此起居之有秩序也。

（二）食有定时定量，杂物不进口，烟酒等平生未尝一尝，此饮食之有节也。

（三）非时不同宿，此性欲之有节也。盖不观夫禽鱼鸟兽乎，交有定时，非其时，欲不兴。人亦动物之一，何独不然，背天而行，自促寿命。

（四）秉性直爽，为人和蔼，意有所触，即发于言，不少隐藏，忧虑悲忿之情亦寡，此其涵养之有素也。

（五）每日正事之暇，必操作家事，此运动强筋骨之法也。今人之运动，往往专为游戏，而不知人生精力之可宝。能应用于有用之工作，则力无妄用，而其强肌肉筋骨之效则一也。奈何今人徒知废物之当利用以成有用之物，而不惜以人生有用之精力，消于无用之运动，而成为废物也。

亚东唯一之滋养食物

德国培济博士，尝语彼邦人士曰"汝至亚东后，可一试亚东唯一之滋养食物，庶不负亚东之行"云云，言时，叹赏不置焉，此物谓何，即豆腐是也。

豆本富于滋养，为植物性蛋白质之代表，制为豆腐之后，则更为一种特味，而消化愈益适合。

我国制豆腐之法颇优，先浸大豆于水中，数时间后，入臼春碎，或用磨磨之，更煮之。加以少许荏油，入袋绞干，再加石膏或盐卤汁于其糜内拌之，用四方而有小孔之箱，底铺棉布，倾于其中，压之，数时间后即成矣。

豆腐之滋养能及于人体之效用，近世研究生理学者，曾一再鼓吹，以期世人之信用。尝分析豆腐之成分，先取去其水分，而以固形体拆为百分，其中得蛋白质60.19，脂肪分23.84，合水炭素11.69，灰分4.28，其中十分之六为蛋白质，其含量较豆为多，是因豆中之蛋白质，制成豆腐之后，更加一层凝固也。

且豆腐之具备三种条件，为别种滋养物所无者：（一）穷乡僻村，断无二三里不能得豆腐者，此购求之便利也。（二）豆腐价值便宜，铜元二三枚，可购得一碗，足供一二人之食用，使平常之人，可以永续购食，滋养身体，此诚所谓价廉物美也。（三）豆腐烹调亦易，烧之煮之，煎之渍之，无乎不可，苟常能变易烹调之法，虽日日用以进膳，不致食之生厌，此味又美而滋养料又丰，诚滋养品中之大王也。

晚成常观察开豆腐店者，多面色红润，肌肉丰厚，岂非多食豆腐故欤。

吾人平日醉心肥浓，几谓世间除肉类外，并无滋养物之可言，而不知亚东有唯一廉物美之食品在也。

卫生丛谈

节食可治胃病

常闻患胃病者常得胃痛，作于腹上部，即左右肋骨人字形相交处之下，其痛发于食后，饮食偶多，则痛更剧，播及后背，不能自制，如以手压局部，则痛或益急，时作呕吐，其味奇酸，粪便往往呈黑酱色，患者食欲锐减，精神颓唐，而色苍白，形体瘦削，是最普通之胃病也。胃膜有伤，低洼成溃疡，故名胃溃疡，食物入胃，触及伤处，则刺戟神经而起剧痛，伤近血管，破而血流，与食物混和，遂使粪便呈黑酱色，偶或饮食稍多，则胃部膨亨，胃膜紧张，溃疡裂开，而痛乃益加。

既释其理矣，乃从而推想之，非食无节，胃无休养，则溃疡莫能愈合。身且益弱，病且日深，反是胃膜能保持其收缩之小面积，则溃疡可不复更大，若无食物时时加之刺激，则溃汤愈合较易较速，是节食即能治胃病之由来也。

轻者限制食量，仅进流质，即足以自愈，重者非断食不为功，斯时之营养缺乏，可藉灌肠法以牛乳、鸡卵等输入肛门而补充之，渴则稍饮水，足以润喉可矣。待若干日后，痛已全静，胃部舒适，乃进和水之牛乳，初仅一二小匙，逐渐加多加浓。继进米汤、肉汁、糜粥、蛋羹、藕粉等，于不知不觉之中，渐复其胃应有之能力，诚善法也。

虽然，此法以治胃溃疡则极效，以之治神经痛，或且加剧，是须先得医生审慎之诊断，而后行之，庶几有利无弊矣。

米麦适于人身营养之比较

近日吾苏各处，均患米荒，以吾辈惯于食米之人，一旦缺乏，颇苦不便。其实取米麦之成分而研究之，则麦之富于营养料，固较米为优也。

吾人生于世间，日常劳动，迄少休止之时，以故组成身体之物质，分解变化，亦继续为绝。体内之老废物，常排出于体外，而更吸收适宜之营养料，以补充之，此饮食所以为必要也。由生理家所研究，吾人每日应摄取之营养物质。

预防霍乱之新法，内服胆汁浆苗

预防霍乱之法，注射霍乱伐克辛而外，尚有吞服胆汁浆苗一法，其法乃根据法国有名学者啤斯烈克教授，新近发明局部免疫之学说。以为微菌之寄生人身，必择其最易蕃殖之处丛聚，霍乱细菌只生肠胃间，而不侵入身体，他部苟能直接将肠胃机关以伐克辛训练其抵抗力，岂不尤胜于皮下注射之间接方法乎。考内服预防，较诸注射，其得尚有数端，可得而述焉。

一，可免打针时之痛苦，及打针后之违和现象。

二，只须按时依法吞服，毋庸请医施术，而施术者手术不精，致贻疾害之弊，更可免却。

三，功效速而持久，在一年以内，尚能防止疫病。若行皮下注射，则仅有效数月耳。

四，胆汁浆苗，尚有防止其他胃肠诸病之功用。

此种浆苗之服法，大概分为三次，每次空腹服两丸，先服之丸，名曰胆汁丸。所以增进肠胃消化力，使继服之药，易于奏效。十五分钟后，乃服正式之霍乱伐克辛，亦为一丸。如此连服三日，便算竣事，其法之便，可以见矣。闻法界工部局人员，均行此种预防方法，颇为有效云。

萝卜之效用

萝卜为十字花科植物，亦根菜类之一种，各处均有之，为吾人日常最普通之蔬菜。考其效力，非仅在佐膳，而尤为消食防治疾病之良剂。兹分为消化作用、防御作用、治疗作用三项，略述如下。

一、消化作用

（一）有消化小粉质之功用。萝卜含有一种消化素，能化植物质中之小粉为糖分，可助睟液营消化之功用，故吾人若食米、麦、芋、百合等含小粉质最多之食品，则胃中唾液及睟液不能调润，乃失其消化作用，而小粉质积滞于胃肠，将酿成食积之疾，若吾人患此症，以萝卜治之最宜。

（二）有消化各种肉类之功用。萝卜又有溶解动物肉类结缔组织之作用，故有消化各种肉类之效能，遇有多食肉类而积食者，速服萝卜治之。

此二症之普通服法，可作萝卜数两，切丝加白蜜煮食之，或用生萝卜打汁服一二杯。若食积腹痛者，用萝卜汁与生姜汁半匙，置锅上炖热服之，日服二三次可也。

二、防御作用

（一）有防疫之功能 取生萝卜切细，以食盐拌浸之，约经二十分钟，更入生麻油搅和，每餐食之，可以防止鼠疫、瘟疫、喉痧之传染。

（二）为预防喉症妙药 在霜降时，取萝卜叶置诸屋瓦上，任其饱受风霜，至立春节前取下，洗净俟干，则收而藏之。若遇任何种喉症，均可煎汤服之，或漱其口，立即见效。若切细而蒸熟，调以盐，常为下饭之品，则可永免喉症之发生也。

三、治疗作用

（一）为治疗火毒之良剂。萝卜汁能解烟毒、煤毒、酒毒、火毒，并能化痰疏中满。

（二）可治疗痢疾。夏秋之间，恒多患痢疾，若治疗不周，易致生命，用霜萝卜二三两，煎汁服之。无论红白痢及水泻，无不效也。

（三）可治冻疮。冬令吾人手足易患冻疮，若破烂，则苦痛异常，宜捣萝卜汁搽擦之。或用大者一个，挖一洞，注入桐油两许，置火上蒸热，取其油搽之亦可。

由上观之，萝卜之效用大矣。吾人平日若能多食（无论后食或热食），则对于卫生上之功效，岂浅鲜哉。俗谓吃一口生萝卜，吐一碗血，实无稽之谈也。

牛乳检查简法及其原理　天徒

牛乳西人重要食品，故泰西诸国对于牛乳之检查，有种种秘密之方法，且设巡查，随时检查，以防贩卖者之混入他物。吾国现在食牛乳者渐多，尚无精细之检查法，殊觉不便。兹本物理化学上之原理，述家庭简易检查法两种。

牛乳较水重，其平均比重在 1.03 至 1.033 之间，若乳中掺水，则比重较轻，故欲知牛乳中是否和水，可预先往市上买一牛乳比较表。

次将牛乳少许注入一小长玻璃瓶（与比较合成一套），然后以表置其中，如系真正牛乳，则表露出牛乳上面之处，适在一黑线上，线上有英文字母 M，若有水混入其中，则表更向下沉，水愈多，沉愈深。

卖牛乳者，又往往以饭汤或淘米水混入牛乳中，欲防此弊，则用表远不及用下述之方法之灵敏，法将乳汁振荡，入杯或玻璃管中，加碘酒二三滴摇之，不和米汁者现淡黄色，或稍和米汁，则现浓蓝色，盖米中淀粉与碘化合之故也。

卫生丛谈

养病之六务六戒（节录沈子复《养病庸言》）

六务

知：病因何而起，心中了了，此之谓知，所谓自家有病自家知也。

忘：勿记在心以为虑。生老病死，人之常理，尽其在我，听其在天，则胆壮而气旺，病乃立脚不住，药乃有效。

拒：嗜欲勿肆，感冒须防，忿怒不动，思虑不用，体劳必节，已来之病，可望渐退，未来之病，不至窃发。

看：即知之转，看病之趋势如何，但须置身病外，如看他人一般。

耐：病之来，多半由于自致。谚云：自作自受，须耐心调治，着一毫怨尤不得，则心平气和，病乃退处于无权。故耐之一字，看似授权于病，其实乃夺病之权也。

调变：调变之道，随处皆是，而尤以独宿为第一要义。常看儒书，参观释典，浏览养生家言，亦调变之根本法也。

六戒

昧：浅深不知，事事惊恐。

忧：忧则心不适意，百体不安，病因忧而深，不因忧而减。

迎：嗜欲不慎，寒暖不调，喜怒逐物，心思过度，劳倦不顾，此迎之说也。

忽：略不关心，既不知病之所自来，又不知病之何以去，此之谓忽。

愤：肝火愈旺，肺金销铄，百体精华，随之而竭，此危道也。

糟塌：饮食起居，无一合度，未病犹不宜，而况有病，尤甚者不守独宿之戒。盖病则往往火旺，欲焰易炽，釜底抽薪，不可不服独宿丸。

（三字见宋史）

按朱孝定先生有言曰，病之发于外者易治；发于心者难疗。六务六戒，注重疗心，不独病者当知，健全之人，亦宜记之勿忘。

秘结之预防　中国卫生会

秘结之病，华人患者尤多，虽其为害不甚显，然知内外痔疮，回肠发炎，消化凝滞，心神昏乱等症，多由秘结所致，顾可以忽乎哉。特述治本妙方凡五则，阅者鉴焉。

一按时登厕：大便贵有定时，有定时则习惯成自然，如饮食有常，则及时自觉腹饥而思食，睡眠有常，则至时自觉颓然而思寝，惟便溺亦然，则时至自思登厕矣。是故欲防秘结，务须每日按时登厕，无效则于明日同时为之，苟能持之有恒，不及一月，未有不济者也。

二多食果蔬：粪质特食物之渣滓耳，多嚼菜蔬瓜果，则胃肠中所积食物渣滓，多而且重，故最易于下降，而大便常通。惟果类应择其熟者食之，否则结果，适得其反耳。

三多饮汤水：秘结者每因肠中积食，含水分太少，以致粪质干涩，不润滑而凝滞焉，故膳时饮汤，最能利便。若空腹饮水，则多由小便而出于秘结无补。

四勤操腹部：操练腹部，可以助胃肠之蠕动，而大便藉以疏通，每日为之，久之必有钜效。

五镇静：心绪不宁者，每患秘结之苦，推原其故。盖以一切忧患恐惧之心，足以停顿大小各肠排泄之功用。美国胃肠学专家甘博士，尝剖猫腹而研究之，见其肠肉一涨一缩，波动不已，腹中黑粪（先下药使粪变黑，以便易于观察也）滚滚下。移时忽有犬吠门外，猫闻大惧，而肠之涨缩，忽焉中止，而体中积粪，亦不复如前此之滚滚下降矣。盖猫有忧患恐惧之心，影响及肠部耳，人体亦然。名医嘉氏之言曰：余业医有年矣，每当商业凋敝之秋，一时大贾钜商，多患秘结，故秘结一症，虽名神经病，无不可也。

由此观之，镇静亦预防秘结要法之一，忧患为人生所不免，固未易尽抛弃之，然若于饮食之际，鳃鳃然不能自释于怀，则过矣。

健身十二则

距今五年前，余乃一极瘦弱之人也，稍行远路，则呼吸短促，疲劳异于常人，但自注重卫生后，未及二年，身体转弱为强，变为一极强壮之人矣。兹将余平日所实行之条件，择其最要进数端，以供诸同志之采取。

（一）早晨起身后，操轻便之运动十分钟。

（二）未早膳前，饮开水一杯，以清洁胃肠。

（三）大便每日一次，且宜有定时。

（四）用脑筋勿继续至二小时之久。

（五）无论何种食物，须择自己所喜食者。

（六）食饭前后半小时，勿运动，勿用脑力。

（七）勿忧虑，勿胡思乱想。

（八）烟酒不入口，杂食不进胃。

（九）沐浴宜勤，并每日宜用温水摩擦颈部。

（十）无论何时，须保持正确之姿势。

（十一）污秽之地不到，行于马路中，尘灰飞扬，必用手巾掩住口鼻。

（十二）睡眠前半小时，勿用脑力，运动为最宜。

华佗之仙方

《隋书·经籍志》有香山仙人药方十卷，西录波罗仙人方三卷，又杂仙方一卷，此世俗仙方之所由来也。人第知迷信仙方足以杀人，而不知上古之世，巫医不别，所传古方，亦仙方类也。三国时华佗之医术，乃与左慈之房中术并称，知当时犹视为神秘，故佗耻心医见业，家居不出，卒为曹操所杀。但佗时医学已极发达，佗之治病，若结积在内，针药所不能及，当须刳割者，便饮其麻沸散，须臾便如醉死无所知，因破取病。若在肠中，便断肠湔洗，缝腹膏摩，四五日差不痛，人亦不处寤，一月之间即平复，可知当时外科手术，与西法无异。汉医好谈古法，今并古法而亡之矣。世俗求仙方，拜华佗之偶像，吾谓华佗未尝无仙方，其教弟子吴普数语，即仙方也。佗告普曰：人体欲得劳动，但不当使极耳。动摇则谷气得消，血脉流通，病不得生，譬犹户枢不朽是也。是以古之仙者，为导行之事，态经鸱顾，引挽腰体，动诸关节，以求难老。吾有一术，名五禽之戏，一曰虎，二曰鹿，三曰熊，四曰猿，五曰鸟，亦以除疾，并利蹄足，以当导引。体中不快，起作一禽之戏，沾濡汗出，因上着粉，身体轻便，腹中欲食。普施行其法，年九十余，耳目聪明，齿牙完坚。所谓五禽之戏，佗无传书，章怀太子谓熊经，若熊之攀枝自援，鸱顾身不动而回顾也。盖类今之八假经，易筋经及柔软体操。庄子曰，吐故纳新，熊经鸟申，此导引之……人也。古方士诚多迂怪之谈，然吐故纳新，熊经……术，乃卫生不易之道，曹丕典论，讥众人无不鸱视狼顾，呼吸吐纳，乃与奄人严峻从左慈学补导之术并论，亦堪一噱也。

圭按：元化为古今之外科大家，亦卫生大家，所惜刳割之手术及五禽戏之方法，均不传于后世，竟使良法湮没，研究无由，吾不得不叹古人之过重文学而蔑视技术也。

茶话

三国时，孙皓逼人饮酒，每餐宴，率以七升为限。韦昭饮酒不过二升，初见礼异时，或密赐茶茗以当酒，至宠衰，更逼之，此茗饮见于史书之始。晋时此风渐盛，褚太傅在金昌亭，吴中豪右多与茗汁，少箸粽汁。任育长过江，坐席竟，下饮，问人为茶为茗。知茗饮为江左风，当时北人不习饮茶，犹南人不习饮酪。陆玩食酪，乃言食酪小过，通夜委顿。民虽吴人，几为伧鬼。王蒙好饮茶，客至辄命饮，士大夫每欲候蒙，必云今日有水厄，此亦可知晋人饮茶，尚未流行。郭璞注尔苦荼，言树小似栀子，叶可煮作羹饮，使晋人习知饮法，固不劳郭言可饮。郭言作羹，亦与今人饮法异。京师明湖善煮茶羹，或以为创法，而不知固晋人旧法也。唐书陆羽传，羽嗜茶，著经三篇，言茶之原之法之具尤备，天下益知饮茶矣，是饮茶盛行，在陆羽之后。今此法推行各国，各国茶字，皆译自汉音。尝见英人记载，茶初入英，由英商自华邮饷亲友，其家秘为珍奇，投水中沦之，去其水而食其渣，食之无味，加以盐，又加以孛脱油，仍不得其佳处，乃投之于地曰，谈甫儿。谈甫儿此犹童时所闻海外奇谈，有漂洋至红毛国者，每爇蚕豆一粒，索价二圆，红毛人食其壳。乃曰，此味甚佳，但核过巨，每粒止值一圆耳。吾谓饮茶之法，备于陆羽，善饮茶者，不特辨茶味，并须辨水味，且于煮水之炉之炭，与盛茶之壶之杯，皆有研究，此事固非欧人所长。自吾视之，加以糖，亦犹加以盐，加以牛酪亦犹加以孛脱油耳。其所加者不同，其不知味则一也。昔桓南郡每见人不快，辄嗔云，君得哀家梨，当复蒸食否。以糖酪入茶，犹得哀家梨而蒸食也，伧父不知，犹效欧风。

圭按：本篇考茶之源流甚悉，然茶之一物于胃则碍消化，于脑则损神经，究非可充作饮料也。故卫生之士，莫不以沸水代茶，如嫌淡而无味，可加果子露少，芬芳甘美，尤胜于茗味之苦涩焉，他若茯苓、广皮、池菊等品，皆可泡饮，不惟解渴，更可疗疾，读者盍一试之，始知吾言非谬也。

关于生理方面之数常识

血占体重十三分之一，血之四分一在肺脏心脏及大血管，四分一在肝脏，四分一在肌肉、皮肤之细血管中，又四分一在其他各器官。脑髓约占体重四十五分之一，而其所能受用之血液，则占全血液量之八分之一。

血液由心脏至组织，复由组织返心脏之一周循环，为时约二十二秒，全部血液通过心脏，每分钟约三次。

摄入胃中之食物，其温度不应在华氏四十四度以下，复不应在百三十一度以上。

构成人体之原素约十七种，其量各异，相合而成为有机质及无机质。

幼年之骨，其中三分之二以上为有机质，故较软，老人之骨，三分之二以上为无机质，故坚硬。

关于卫生上数常识 钟凤

户外空气，所含炭酸气之量，为 0.3% 或 0.4%，室内较多，愈多则为害愈甚，其量增至百分之二，可以致死，故群居不合卫生。

人体之水，约占全体重量百分之六五，其用有二：（一）运送养料及废物。（二）调节体温，若水分不足，则感枯燥，过少则血液不易循环，终至死亡。

吾人体温，普通有摄氏 37.5 度，其不受周围温度而起变化者，以有调节机能之故。养化作用，能生体温，汗液发泻，能减体温。如热至摄氏 50 度以上，则发汗之调节机能，失其能力，我人抵抗寒冷之力颇强，体温若降至摄氏 20 度。加以适当疗治，可望再生，20 度以下，则希望至鲜。

呼吸数，因年龄及静动而异，在成人每分钟约十二至十六或二十四次，四脉搏等于一呼吸，最健康者，其脉脉搏数每分钟六十八次至七十二次，过多过少，均为心脏衰弱之征。尿之排泄量，在成人每日约一千至一千五百立（米厘），女子约九百至一千九百立（米厘），但与摄取水分之多寡有关，并有关于其他器官排泄水分之多少。如夏日汗量多，故尿量少，冬日反是。

人类之死于心病者最多，约占 14%，死于肺病者次之，约占 11%，则吾人对于心脏及肺脏之卫生，不可不加以注意。工作八小时，休息八小时，睡眠八小时，实为卫生之要道。

营养素应取之分量，因各人之年龄职业及男女性而不同，据华德氏所定之营养率，为蛋白质 138 克，脂肪 56 克，碳水化物 500 克。吾意夏日当加多碳水化物之量，而减少脂肪之量，冬日反是。

卫生丛谈

食物种类及其功用

食物 Food 为养生之原，为类甚多，大别之可分为有机食物 Organic food 与无机食物 Inorganic food 两类，而前者又可分为碳水化合物、蛋白质、脂肪或油类三种，后者又可分为水与无机盐类两种。此种物质总称为营养素，Nutritive Elements 兹分别述之。

（一）碳水化合物 Carbohydrates，乃淀粉及糖类之总称，为植物受光化作用由氧氢炭组合而成，如马铃薯、芜菁、甘蔗等是也，能发生体温与各种能力。

（二）蛋白质 Ploteids，成分极为复杂，主要原质为碳氢氧氮硫磷等。卵类、乳类、肉类、豆类皆含之，能营养血肉与神经组织。

（三）脂肪或油类 Fats or Oils，均为碳氧氢三原质所成，动植物皆有之，脂肪为固体，油为液体，动植物油如牛油、猪油、鳖鱼油、植物油，如花生油、豆油、蓖麻油等，油脂皆为不良之传热体，可以保护体温。

（四）水 Waters，为氢氧所成之液体，人体中约含有百分之六十五。食物中亦为数不少，能输送养料，带送废物，起新陈交替，并调节体温。

（五）无机盐类 Salts，为人体内骨、肌肉、血液之重要成分，常存于有机物中，如食盐铁质等类是也，能补充内脏之消耗。

维他命提要

维他命一物，英名曰 Vitamin（中文又译生活素）系十五年来所发现，斯时化学家，知以化学制造之纯粹食品，与天然之量相同者，以之饲鼠及他种小动物。不能有营养功效，乃知天然食物中必含一种物质，乃名曰 Vitamin，疑其中含氮也。但其确为何物，至今未明。盖纯粹之维他命，终不可得也。近数年之研究，则虽不能得其纯粹物，其他合物已可与他物分离，想纯粹者分离之期，亦不远矣。研究此物之难点，在此物存在之稀少，一磅之酵母中，含量乃不足千分之一格兰姆，又易被药品热度等所破坏故也，今分别论之。

维他命甲。

（一）性质　能溶于脂肪中，酒精中，以脱中。发明最早，比较尚稳固。英名曰 Fat Soluble Vitamin A，又曰 Antirickitic Vitamin，又曰 Growtb Supporting Vitamin。

（二）缺乏时之病症　缺此物则生软骨病 Riokets 眼角质病。儿童缺此物，则不能发育，且体重渐减，终于死亡。

（三）含量最多之物，鳖鱼肝油、牛油、牛乳、鸡蛋等。

维他命乙

（一）性质　溶于水中，稳固，虽煮沸三十分钟，仍无变化，在酸性液中较佳，不易受氧化。近人之研究，知此物与苦味酸 PicricAcid 化合成盐，因而提出此化合物，研究最著名曰为美之沙埃得博士 Seidall。

（二）缺乏时病症　缺此物生脚气病，及神经炎之各种病症，故又名曰 Antinuritic Vitamin。

（三）含量最多之物　蔬菜、及米、麦、豆等之果皮上。

维他命丙

（一）性质　溶于酸性之水，此物最不稳固，易为氧化及碱类所破坏，热至七十度，立即崩坏无用。

（二）缺乏时之病症　此物缺乏时，身体各处生如疥疮之皮肤病，即所谓坏血病 Scurvy 也。

（三）含量最多之物　柠檬最多，洋柿、橘子次之。其他如白菜、莴苣、菠菜之类，均含之颇多，其他尚有维他命丁、维他命戊，则为最近所发明。知维他命丁，可助酵母之生长，维他命戊，可助妇女生育。此物存于莴苣中。

更有一事，须声明者，即读者见此物为量少而效力极大，得无疑其为神秘乎。实则不然，除维他命乙之研究，已非常进步，如前所述外，其他如维他命甲，则托克哈雪（Takahashi）已于鳖鱼肝油中取出一种半结晶物，效力极大。维他命丙则摆所奈夫（Bezssonoff），自菜汁中取出一种黄色粉状，知其为维他命之化合物，故维他命一名，实有物在，非空想也。将来之研究，或有人造之维他命出，亦未可知也。

卫生丛谈

牛乳之友

曩吾肄业农校时，喜研究农产制造一科，辄思牛乳为养身滋补之品，固尽人皆喻，惟植物中亦有养分可与牛乳相颉颃者否，不易得也。后教授梅先生，发明人造乳制法一种，以落花生、大豆等为原料，经数次试验，方底于成，析其成分，知脂肪胜于牛乳，及豆腐，及蛋白质次之，而味肥鲜嫩，有非牛乳所可者。

兹将其制造法录之如下，手续中烦琐，然颇容易，读者不妨一试，方知余言不谬也。

（一）取落花生、胡桃，去其外壳，细事选择，去其细小损伤者，大豆亦然。然后将三者同时入水浸之约二小时，取去胡桃、落花生之衣，入磨磨碎（三者亦同时入磨）。其配合量为落花生8分，胡桃12分，大豆8分，水70分。

（二）将磨时泻出之乳汁，以绢筛滤过，滤得之汁，加余剩之水，入釜煎沸，沸后约五分钟，即可供饮。

（三）所用器具，切忌咸味及冷糖质及油气（釜上更须洁净），因乳汁遇之，则凝固其所含之蛋白质也。饮该乳时，如加酱油少许，味更可口，有如鸡蛋。

痔之成因及预防　曾立群

血液循环，自离心脏入动脉毛细管静脉，其压力以次渐减，以是苟以些微压迫加动脉上，其中血液流动尚能通行无碍者，转以加诸静脉，则流行滞缓而遂壅积，试以巾或带松缠上膊部，即见上膊及手背等部青紫纹暴露，如树枝状，是即壅积之静脉也。

肛门之周围多静脉，密组成网，苟其向心脏前进之途径有阻，则亦壅积，四周较松之处更怒张，乃成核状，小者如豆，大者如银杏。凸露肛外者曰外痔，隐藏肛内者曰内痔，痔破则流血，核乃暂缩，内痔小而较进者，外间不易觉察，核破血流，其色殷红，俗谓之肠红是也。

痔疾之原因甚多，如直肠瘤、肝脏病及怀孕等，均足使积血流滞缓壅积而促成痔核者也。最常见者，为习惯性之便闭，俗以内热燥结称之。大便久积，多而且干，每逢如厕，痛苦异常，遂视为畏途。不知干积愈多，其压迫于静脉上之力亦愈大。痔疾既成，痛苦更剧，循环不已，无复已时。十人九痔，大都如此经过也。普通预防之法，当于通畅大便上着想，晨起饮盐汤，餐后食水果，运动洗浴，更依一定时间而每日如厕，使成习惯，用真蜂蜜代糖，每日服一二匙，亦颇有效，痔初成，用药锭能自饮，既大须动手术，注射或割去之，虽然此后仍须注意通畅大便，免得复发也。

卫生丛谈

瑞士肺痨病院中之日程记

世间为害最烈之疾病，莫甚于肺痨，盖其杀人于不知不觉之间，其始也无痛无楚，其结果则致人于死。医家研究此病百余年，竟无良药以治之。余非医家，故不能详此病之如何治疗，如何预防。顾余身患此病，就医瑞士达服司 Davos 之土耳本病院，该院为瑞士最著名之病院，病人由此院治愈者不可胜计。兹将院中之日程，详之于篇。庶几使我国之肺痨病家，知其疗治之方，而达治愈之希望也。

达服司，地处欧洲之中央，高出海面四千六百余英尺，故空气纯洁干燥，少含水气，宜于肺病之疗养，故肺痨病院多设焉。各院对于病人规定之日程，大致相同，故兹仅将土耳本病院中之日程，列表如下。

（一）晨间六时冷水摩擦。

（二）八时起身。

（三）早餐后散步。

（四）九时半至十时半空气治疗。

（五）十时半，饮牛乳，同时医生访病人于饭厅。

（六）散步。

（七）十二时至一时空气治疗。

（八）午餐后二时至四时空气治疗。

（九）茶后，散步。

（十）六时至七时，空气治疗。

（十一）晚餐后八时至九时半，空气治疗。

（十二）饮牛乳后归榻。

散步时间之长短，由医生规定之，所谓空气治疗者，即置一安乐椅于郊外或晾台之上，人卧其上，保守安静，是即所谓空气治疗也。

余住此三阅月矣，每日如法以行，三经诊查，皆见痊可，足见此法之有效也。

我国患此病者多矣，死于是者亦多矣，言之痛心，而我国人犹淡漠视之，岂其不知此病之为害耶，抑知其害而忽之耶。是吾之书此篇，希望我国人之有肺病者，早日照法疗养，俾可早还我康健之身，否则人生几何，身患此病，对于学问事业，一日曝，十日寒，岂有成功之望耶。而又望我国慈善家及热心医家，广其菩萨心肠，择气候适宜之地，建设病院，庶几可普渡众身于康健之乡，则吾民幸甚，吾国幸甚。

发明治肺痨病之神方

凡咳嗽痰多见血，饮食减少，肌肉日瘦，此皆肺痨病之现象也。患此病者，十人中难救一二，今余有一法，治无不效，且利便殊甚，方录如下。

每日清晨起身时，服"豆腐浆"一碗（加糖或不加糖，功用相等），晚间临睡时，服清炙枇杷膏二钱，开水冲服，至愈为度，勿一日间断。

林君则鸣，余之同学也。前患是症，百治不效，余即以此方示之，林君喜甚，如法服之，三月余而愈矣。感余甚，来问余曰：是方从何处得来，竟神效如是，不啻仙方矣。余应之曰：昔故老言之，然未尝一试，竟神效如是耶。不数年，林君来书云，"凡吾乡患是症者，余（林君自称）即以此方命服，活人不可胜计云云。"余故录之，请患肺痨病者，注意及之。

日光与身体健康之关系　　中华卫生教育会唐泽鑫

夏日可畏，冬日可爱，此吾国人之常语也。但就卫生学理言之，日光一年四季，实无时不令人可爱，虽夏季地近赤道，温度增高，然亦无足使人生畏者。若畏其温度稍高，遂终日避之，是牺牲其所可爱，将吾人身体所应享得之健康幸福，而并弃之也。夫日光之具有他项作用，兹不暇具论，但就其有益身体健康者，分甲乙两条，说明于后，以显其可爱之非虚也。

（甲）日光与空气之关系　　空气之于人，与水相同，水必澄清，而后便于饮，空气必新鲜明亮，而后得于呼吸。日光者，所以使空气纯洁明亮，不可少之物也。凡天地间产生各种疾病之细菌，生育蕃衍于阴湿污秽之处，风扬之于空气中，而人莫之觉，惟日光有照见杀灭之能。盖细菌生活，其环境宜阴暗而最忌明显，其温度宜低不宜高，虽不可概论，然据生物学家之考究，大多数则如此。如房屋暗湿阴凉之处，霉点丛生，日光明显干洁之处则否，霉者细菌之属于植物者也，即此一端，足以证明日光有杀灭细菌之功用。故房屋须竟日透光，则细菌生存之优点暴灭，呼吸时可免菌毒吸入肺脏各部之危，户外日光中运动生活之时间愈多，则肺恶除，精力旺，而神情疏朗，彼闭户自居者，卒之身体日弱，疾病丛生，其亦知所由来乎。

（乙）日光与身体排泄之关系　　吾人日进食物，其精华滋养者，化为骨骼肌肉各部之发达，所以培植精神体力于下堕，其不利于身体者，全赖呼吸、出汗、大小便三者排泄之，呼吸出汗，有必需日光发展其功用者，因肺部乃全身浊血之总汇。血将体内各部碳素带入肺脏，吸入清气。内含氧素，与之化为二氧化碳素，呼而出之，所谓浊气也。惟日光以内之空气，不但无细菌混入之危，且化除肺恶之功用较强，此日光有助于呼吸排泄之功用也。凡体中恶浊，有为血流清洗所不及者，积于肌肉与皮肤之间，必运动于日光中，使肌肉皮肤外感太阳光热，内则磨擦生热，然后汗水油然而生，体浊随汗水泄出，运动愈烈，时间愈久，则其体热之外感于日光者愈多，内因磨擦所生者必愈高，因此出汗愈多，体浊泄出之分量必愈大，呼吸与皮肤二者，排泄之功用既显，则其影响于胃肠之消化力益强。大小便疏通，食欲加大，精力自倍，俗常以努力加餐四字勉人，殆即此意。倘阅者诸君，乐得吾说而行之，弱可强，而病易愈，日光中原有健康幸福，彼闭户潜居者，终日避之，亦惑矣。

鲍君芳之卫生谈

鲍君芳年逾古稀，精神甚矍铄。余遇于三马路之禅悦斋，见其须发虽白，而谈锋之健，声浪之清，不类七十老人。据鲍自述，合家大小九口，十余年未有人疾病，余叩其卫生之法，则曰余（鲍自称）于家庭并无特异。惟订有家规十二则始行之时，家人咸感不便，今则习以为常，余之亲朋中仿行者，已有四五家矣，其法若何，请为在座诸君述之。

（一）每晨六时半，振铃促家人起身，齐集庭中，作二十分钟体操。

（二）每日扫除屋舍后，必用石炭酸水洒之。

（三）手巾饭碗，各人分开，不准通用。

（四）粥饭之外，严禁杂食。

（五）夏间合家素食。

（六）特设暖房，无论男女老少，日必沐浴一次。

（七）食物经宿，除不易发霉外，不惜抛弃。

（八）禁止吸烟饮酒。

（九）不备茶叶，口渴以熟水代之。

（十）各室备寒暑表以避寒暖。

（十一）入晚九时休息，十时息灯。

（十二）有乳儿者，隔三日给洋烛一支。

以上十二则，合家遵行。余对于家人大便一事，尤为注意，午饭时必逐一查问，如有竟日大便不行，即禁止食物，迫令多饮熟水，至便行乃止，因之十余年间，家中无疾病人矣。

花生代肉

吾人日事动作，必须耗劳神，既耗精神矣，不能不无营养物以补偿之，方可劳而不疲。是营养物者，人类生活上必需之要件也。然营养之物甚多，如五谷鱼肉蔬果之属，皆是养生。考其中有壳果一类，可以代肉，因此类富于蛋白质及脂肪，与肉类较，其功用正不相上下，惟肉类之价日昂，故今日有以壳果代肉者也。况今当生活程度日高之际，肉类且不易得，故壳果之代肉，将成事实矣。壳果代肉之最有成效者，厥惟花生。花生一物，现已愈用愈广，有用以制油者，有用以制饼饲牲者，其价值已不下数百万元。美国威斯康新大学，有但路二氏，已试验得花生中含有 7.50 之水分，

24.50 之蛋白质，50.50 之脂肪，11.70 之含水碳素，4.00 之纤维，1.80 之灰分，足使动物长成。花生之功用，直与制酱油豆腐等之黄豆相伯仲，食时加以无机之盐类，并能溶脂肪之佐物，即成一完美食品矣。

（以上十篇《三三医报》1925、1926、1927 年）

卫生脞言

睡宜侧身向右，因心位于左，左侧而卧，心脏受其压迫，循环不能畅利矣。

人之脊柱本带曲势，若枕头太高，则脊骨愈曲，非惟有失仪度，抑且阻碍肺脏之发育。

食时食后，勿多饮汤水，恐胃液补其冲淡，食物艰于消化了。且五谷蔬菜，原含水分，复经细嚼，和以唾液，自不嫌干燥矣。

食物细嚼，方易消化，而身体获益，昔英相格辣斯顿，食物一口，嚼之二十四五次，寿至九十余。可见细嚼缓咽，对于长寿，固有极大之关系也。

舌胎白腻，大便秽臭，乃过食之铁证。腹空喉痒，涎流吻外，食物甘芳，为胃强之佳兆。猪肉需五时五十分，消化尽净。鸡鸭四时，牛肉四时，羊肉三时，饭与蔬菜三时至四时。观此，吾人食品，宜以植物为主，肉类为佐，俾胃肠负担不至过重，方克享健康长寿之福。

素食之益有四：蔬菜藉天气、日光、雨露、土质长成，其质清轻，其气清，消化易，渣滓少，一也；牛羊畜类，以草为生，人食其肉，即食草之精微也，然不如直接食植物为佳，二也；牛羊等畜难保无病，人食其肉，易致传染，三也；杀生有伤天和，孟子曰：闻其声，不忍食其肉，君子自远疱厨。盖吾人亦动物之一，以动物之身体，快动物之朵颐，岂仁者所忍出此，四也。综此四益，吾人实有戒绝肉食之必要，纵不能戒绝，亦当少食也。

人一呼一吸，能令二十九立方尺之清气变为浊气，故会场、梨园、学校、工厂等处，务宜注意空气之流通，方于卫生无害。

（《卫生报》1928 年）

中国卫生格言

传家宝曰：食宜早食，不宜迟晚；食宜充饥，不宜过饱；食宜温暖，不宜生冷；食宜熟烂，不宜坚硬；食宜干燥，不宜汤水；食宜细缓，不宜粗速；食宜清淡，不宜厚味。又曰：饮食缓嚼，有益于人者三；盖细嚼则食物之精华，言能滋养五脏，一也；脾胃易于消化，二也；不致噎咳，三也。又曰：无事时合目养神，大能培养目力。

靠天翁曰：食惟半饱惟求淡，酒止三分莫过醺。

成语：饮食知节，则疾病少。

先哲曰：寡欲多男。

又曰：醉饱莫行房，五脏皆反覆。

庄子曰：人之大可畏者，衽席之间，不知戒也。

成语：夜为一日之余，如夜不能寐，壮者次日即倦，弱者一日不爽。

传家宝曰：喜怒哀乐，归于中和，贪嗔痴妄，必须看破。

又曰：生产百日之后，气旺血足，方可交合。

先哲曰：思虑之害，过于酒色。

中国卫生格言一束

彭祖曰：上士异床，中士异被，服药百颗，不如独卧。

先哲云：行房百里者病，百里行房者死。

《金丹秘决》曰：一擦一兜，左右换手，九九之初，真阳不走（戌亥二时，阴盛阳衰之候，一手兜外肾，一手擦脐下，左右换手，各八十一，半月精固，久而弥佳）。

贺阳亨曰：白饭细嚼之，至糜烂咽之，滋心液腹，味无穷，益亦无穷。

孙思邈曰：凡食毕漱口过，令人齿固。

赵晴初曰：今人漱齿，第以早晨，是倒置也，凡一日饮食之垢，积于齿缝，当于夜晚刷洗，则滓渣尽去，故云晨漱不如夜漱。

《论衡》曰：欲得长生，肠中常清。

《荆园小语》曰：早起有无限好处。

《多少箴》曰：少饮酒，多啜粥，多茹菜，少食肉。

葛洪曰：冬不极温，夏不极凉。

申鉴曰：药者，疗也，所以治疾也，无疾则勿药可好。

《论语》曰：男子三十而娶，女子二十而嫁。庄子曰：吹嘘呼吸，吐故纳新，熊经鸟伸，为寿而已矣。

曾文正曰：养生之法，莫要于"惩忿窒欲少食多动"八字。

《千金方》曰：半醉酒，独自宿，软枕头，暖盖足，极息心，自瞑目。

《论语》曰：肉虽多，不使胜食气，沽酒市脯不食。

王龙溪曰：息有四种，一风，二喘，三气，四息，前三为不调相，逳一为调相。呼吸时鼻息出入觉有声，是风相也；息虽无声，而出入结滞不通，是喘相也。息虽无声，亦无结滞，而出入不细，是气相也。呼吸时无声不结不粗，出入绵绵，若存若亡，是气相也。古谚曰：早食要早，中食要饱，夜食要少。

格言联璧曰：食服常温，四体皆春，心气常顺，百病自遁。

又曰：天地不可一日无和气，人心不可一日无喜神。

又曰：慎风寒，节饮食，是从吾身上却病法；寡思欲，戒烦恼，是从吾心上却病法。

曾涤生曰：饭后数千步，是养生家第一秘诀。

上录二十二则，都与欧美新说，暗相契合，惜乎行文简练，不事详言耳。

中国卫生格言一束

流水之声，可以养耳；青禾绿树，可以养目；观书绎理，可以养心；弹琴学字，可以养指；逍遥杖履，可以养足。

《褚氏遗书》曰：养臂指者常屈信，养股趾者常步履。

封君达曰：无过食，去肥酽，节酸咸，减思虑，捐喜怒，谨房室。

《医说》曰：食欲少而不欲顿，常如饱中饥，饥中饱。

华佗曰：人体欲得动摇，但不当使极耳，如动摇则杀气易消，血脉流通，病不得生，譬犹户枢不蠹，流水不腐，以其常动故也。

白香山曰：风寒谨防，嗜欲淡薄，病可却也。

谚语：天时虽热，不可贪凉，瓜果虽美，不可多食。

董仲舒曰：寒暖无失适，饥饱无失平。

孙思邈曰：暮卧常习闭口，开即伤气。

苏轼曰：天以日运，故健。月以日行，故明。水以日流，故不腐。人之四肢以日动，故无疾。

曾涤生曰：精神愈用而愈出，体魄愈练而愈强。

荀子曰：乐易者，常寿长。

丁福保曰：人若欲窥卫生之宫墙，务先戒绝烟酒色三字。

"真西山卫生歌"曰："卫生切要"知三戒，大怒大嗔并大醉。

《潜夫论》曰：婴儿之病，伤于跑也。

孙思邈曰：冬夜勿覆头睡，可得长寿。

李杲曰：才所不逮，而强思之伤也。力所不胜而强举之，伤也。

《奉亲养老书》曰：尊年之人，不可顿饱，但频频与食，使脾胃易化，杀气常存。

《医说》曰：食不欲急，急则损脾，法当熟嚼令细。

《心潮录》曰：脑力与肢体相间而用，实为养生之无上妙法。

古训：酒似穿肠毒药，色如刮骨钢刀。

高攀龙曰：口腹不节，致病之由，念虑不节，杀身之本。

韩瑞芝曰：人之卫生也，劳苦不怕，怫郁可怕。

黄履素曰：病者所忌，自酒色劳役饮食及一切例禁外，所大患者有二，认病为真，终朝宅祭，一也。求速效而轻用医药，二也。

《涅槃经》曰：爱欲之人，犹如执炬逆风而行，必有烧手之患。

华佗曰：食物有三化，一火化，煮烂也，一口化，细嚼也，一腹化，入胃自化也。

（以上三篇《广济医刊》1926、1927、1928 年）

家庭常识十二则

无锡华文祺君，译日医《无药疗病法》一书。丁福保氏采入医学丛书，其卷尾有"无药疗病法之余谈"十则，洵属家庭应有之常识，爰节录之，以实本刊。虽系泰山之微尘，或非小补于医学乎。

（一）冬日出外，当于鼻孔少吸入冷水，直即吐出，以干布片拭之。又以浸冷水中之手巾，几度摩擦颈之周围，更以干手巾拭之。如是而闭目外出，则不惟不易于感冒，且断不至罹气管支加答儿之症（即气管支炎），此之谓"隐襟圈"。

（二）凡以手入水之后，当以干手巾拭之，至全无湿气为度，更以两手之背及掌，互相合擦，约二分时许，则可免龟裂之患，此之谓"无形之油"。

（三）每阅一时间，闭口为深呼吸十五息。

圭按：呼吸宜缓而长，细而静，如古人所称之息相，方有大益。

如斯长久行之，则心肺自不易罹病，此之谓'不用钱买之灵药'。

（四）身体受跌打损伤时，频以醋滴注而冷之，是则颇有消炎之效，此之谓"随在可得之药膏"。

圭按：宜外掺龙骨粉以止血，内服广郁金以行瘀。

（五）胃中积痛之际，饮酒一二小杯，则痛可大减，此之谓"无药之注射"。

（六）呃逆不止，作纸捻以刺鼻孔，使发喷嚏，则可立消，此之谓"人工之医"。

（七）便秘之人，每晨饮冷沸水一杯，大可谓调整通便之助，此之谓"我家之下剂"。

圭按：更宜勤事运动，多食蔬果，频进汤水。

（八）入床之后，仰卧而伸其手足，用力达于两足之指尖，屈其手指，而数一二三四……则不知不觉之间，而自然酣睡，此之谓"自然之安眠药"。

圭按：或温水沐足，或静听钟声，皆能入睡。若滥用药物，反易酿成习惯性。

（九）烦闷不堪之时，往复行四五十丈之道路，则精神自然快爽，此之谓"忧之扫帚"。

（十）夏以瓜水，冬以莱菔汁，洗面及手，则颜色自艳。此之谓"田圃之美颜水"。

圭按：古明注颜之法，即以唾津擦面是也。

以上为原文，而略参鄙意，以尽其余蕴者，今更补缀二条如左。

（十一）清晨临睡，各叩齿三十六次，并于大小便时，咬紧牙关，不发语言，则一生无牙痛之患，而齿亦弥觉坚固，此之谓"我之牙医"。

（十二）夜卧取侧睡姿势，并屈左胫而压于右股之下（或屈右胫而压于左股之下），则可免梦遗患，此之谓"自家之医药"。

（《三三医报》1924年）

孙真人养生铭

怒甚偏伤气，思多太损神，神疲心易役，气弱病相侵，勿使悲欢极，当令饮食均，再三防夜醉，第一戒晨嗔，亥寝鸣天鼓，寅兴漱玉津，妖邪难犯己，精气自全神。若要无诸病，须当节五辛，安神须悦乐，惜气保和纯，寿夭休论命，修行本在人，若能遵此理，平地可朝真。(《海上方》)

(《三三医报》1924 年)

养生语录

人生而静，天之性也，感物而动，性之情也。人惟役于动而不返于静，正为富人乞食，不知家中有宝，不亦可哀乎。惟静观，然后知平日之行妄，知平日之气浮，知平日之量狭，知平日之言躁，其大约只在慎独，愿与智者商之。天之生人，具耳目口鼻，四肢百骸，无富贵贫贱分也。世间之饥而不得食，寒不得衣，甚至终身不得室家之乐，不知凡几矣。富贵之人，岂惟无饥寒，且肥甘足于口，轻暖足于体，华堂峻宇，妾媵满前，靡有求而弗得，靡有欲而不遂。天之厚我，不越庸人万万矣。故虽日行方便，犹不能补报天之万一，而乃或任其饕餮之性，恃势凌人，则天其喜我乎，恶我乎，子孙其受福乎。此理甚明，不待细言可晓也。

仁心不可不养，方便不可不行，慈惨殊途，其初分特一念恳挚，淡漠之间耳。有心者其妨忽诸，惜字一念，发于中心，不能强人而如己，而又不能强人心似我心也。我辈识字，原从惜字得来，惟惜字，故能识字，既识字，愈宜惜字，开拓万古之胸，揣靡当世之务。

受人之辱，最是有益事，圣贤受辱，惟有一惧。惧我有以取之也，隐士受辱，惟有一喜，喜人之不知我也，嗟乎辱

568

之德大矣哉。

　　焚香默坐自省己，口里喃喃想心里，心中有甚害人谋，口中有甚欺心语，为人能把口应心，孝悌忠信从此始。其余小德或出入，焉能磨涅吾行止，头插花枝手把杯，耳听歌童看舞女，食色性也古人言，达士不觉以为耻，及至心中与口中，多少欺人没天理，阴为不善阳掩之，则何益矣徒劳耳。请坐且听吾言语，凡人有生必有死，死立阎君面不惭，才是堂堂好男子。

　　讨了人事的便宜，必受天道的亏。贪了世味的滋益，必招性命的损伤，积钱养子望身安，子大钱多转不闲。读书则人敬之，积善则鬼神敬之，二语可终身受益。

　　清风明月不用钱，竹篱茅舍不费钱，读书谈道不求钱，洁己爱民不要钱，济人利物不余钱，如是存者，则世味脱然，贪心又何自而生乎。

　　我辈立身行己，当从孝友人伦立脚根，从生死关头开眼目，从贪淫世界竖脊梁。凡事利物济人，皆吾本分内事，即使磨折终身，必不改柯易节，一切前因后果，如回之夭，宪之贫，庆之富，跖之寿，置之了不问可也。

　　我辈夙愆难消，多致有才无福，时时以忠良正直为心，事事以济物利人为主，尚恐功不胜过，得罪衾影，触污鬼神，奈何取圣贤之字画，谱妖魑淫祟之声，容其为侮慢亵渎，不且万倍于狼藉覆瓶者乎，祸天下而怀人心，窃恐千劫难悔，可不痛哉，可不惧哉。

（《三三医报》3 卷 26 期）

引用期刊目录

外　科

三三医报　1卷7至12期、14至22期《壶山意准》下消发痈；1卷7期《寿石医案》结核；1卷8期　梅毒性外疡治验、下疳治验；2卷　花柳病治验；2卷27期　记岳母瘰疬之治验；3卷3期　痔漏治疗治验记；3卷11期　钱赏延试验洗痔方；绩学庐随笔　瘰疬痰核、外科治方

卫生报　3期　冻疮之原因与治疗

中医世界　1卷3期　外溃之疡；1卷6期　痰吐臭秽；2卷12期　内痈治验记；5卷2期　花柳病综合治疗法；7卷4期　谦斋膏方近案；7卷5期《医药提要》癫疝；8卷2期《医药提要》淋病、脱肛；9卷2期　论大头瘟病治法

中医杂志　4期　风毒；《旧德堂医草》小腹痛、自患血痔记验；6期《广德轩外证治验笔记》流痰、坐马痈、淋症、缓疽、瘰疬、结核（2）、肾腧发、花柳毒、柳毒；《鹤山书屋临症笔记》疝气、狐疝、气瘿、杨梅疮；《马征君医案》疮疡；8期《广德轩外证治验笔记》肾腧发；10期丹毒治验《积阴堂笔记》大头瘟治验；《佛庐医谈》游风症、乳癌；11期《医垒笔记》肠血症；10、15、16期《临症笔谈》患痔数十年；14期　无锡陆姓女孩流注成管治验、痰湿窜络治验；《治验笔记》大肠痈；《省三居书屋临诊笔

记》龙疽；16 期　横痃下疳治验；养和堂搭手治验笔记、三思轩疡科验方十则；培橘斋外科良方录验

中医新生命　1—31 期《陆渊雷医案》溃疡、盲肠炎、急性盲肠炎、坏疽、丹毒；《验方丛话》乳痈、蛇头缠指、趾罅痛痈、痔疮、疝气、梅毒、硬性下疳、麻风、癫狗咬伤、毒蛇咬伤

中国医学院院刊　28、6　疡科一般疗法

光华医药杂志　3 卷 1 期　乳痈肿痛、乳痈、串疬、正脑疽（2）、脑疽（2）、脑疽偏发、疽后口疳、脱肛

江苏全省中医联合会会刊　50 期　类方选

如皋医学报　肠痈治验、梅毒治验

医学杂志　60 期　肠风下血案；68 期《验案六则》湿火流注经络验案、吊脚肠痈验案；74 期　瘰疬证之种类；89 期　痔疮验案

医界春秋　5—12 期《嫩园新医案》腰背生疮；41 期　夭疽　锐毒；45 期　胥江方案录；114 期　患痔疮下血治疗之经过；《守素斋药学笔记》乳丁草为瘰疬串痰之救星、秋葵花治烫伤之屡验；答苏艺君问脚臁生疮；《医方经验汇编》论大头瘟、论烂喉疫、论虾蟆瘟、论鸬鹚疫、破伤风说、论羊毛疫、论蜇刺瘟、论葡萄疫、续论葡萄癍、论瓜瓤疫、论天泡疫附豌豆疮、论鼠疫

孝友堂外科医案　勇疽

现代中医　1 卷 7 期　肝痈；1 卷 8 期　脱壳囊痈《内外科验案一束》多骨疽

幸福杂志　11、12 期合刊　流火毒秘方

国医杂志　1 期《惜春轩医话》火焰疔毒；7 期《诊余

集》疔疮、龙阳毒、脱肛奇治；8、9 期《诊余集》流痰、发背、时毒、胁痛、胃痛、悬痈、肝痈、骨槽风、肠痈、痔漏、黄蒲根洗痔、前阴、瘰疬、肾腧发、肺痿肺痈、额上生虫；10 期《世美堂笔记》血淋治验、治疝笑谈；12 期 外科神效方一束

国医导报 3 卷宗、2、3、6 期《爱洁庐主人医话》瘰疬

南汇医报 1 卷 1 期 疔疮论治；2 卷 5 期 瘿瘤病理及治疗

复兴中医 2 卷 1 期 盲肠炎用大下剂之效验；2 卷 4 期 盲肠炎、盲肠炎用针治愈记

神州国医学报 1 卷 11 期 梅毒治验记；2 卷 3 期 疔毒走黄治验案；《去疾医话》肠痈方、赤游丹毒、瘰疬验方、梅毒验方、外科阴阳二毒方选及按语、治痔验方、治癫狗咬方、疯猫咬人治法；（黄国祥）症治杂记

家庭医药杂志 4 期 瘰疬之四种治法

骨 科

三三医报 《桐荫书屋医学杂记》伤科断腿案

上海医报 《止愚轩医案》鹤膝风症

中医杂志 4、5 期 右臂酸疼治验；5—10 期《颖川医案》腰痛夹邪标本并病；6、7 期《问松堂医案》手肘臂酸痛；6、7、8 期《赵氏医案》寒湿腰痛

中医新生命 1—31 期《验方丛话》跌打金创；《陆渊雷医案》髋骨痛、坐骨神经痛；

苏州国医杂志 （余无言）头部创伤之证治

医学春秋 116 期 胫骨折伤治验记

幸福杂志 5 期 伤科秘方

国医杂志 3 期《求尽斋证治录》跌伤治验；1933 年 6、11、12 期；1934 年 6—11 期《澄斋医案》跌扑后少腹作痛；8、9 期《诊余集》截臂；10 期《世美堂笔记》萱草特效；12 期 几个伤科药方

神州国医学报 《去疾医话》伤科诊断歌诀、跌打损伤验方

皮肤科

三三医报 2 卷 2 期 论春温热入心荣神昏谵语红疹隐约；2 卷 6 期 发秃之原因及预防

中医世界 1 卷 3 期《近代名医医案一脔》面部湿疮；1 卷 5 期 癣毒；3 卷 16 期 痧癍；7 卷 4 期《医药提要》瘫疹

中医杂志 4 期《旧德堂医草》阴瘫热陷；8、9 期《宣秘录》大麻风；5—10 期《颍川医案》湿温失达红疹便艰、热盛津伤颈有晶瘔、温邪疹瘔痰热又盛；6 期《鹤山书屋临症笔记》油风；9 期 少年温病痧疹治验记；11 期 温病发瘫疹治验记

中医新生命 13—31 期《验方丛话》鹅口疮、癣、狐臭

医学杂志 86 期 红白疹案；92 期 湿温发瘔

医界春秋 1930 温疹兼喉痧治验

国医公报 1934 阴寒夹疹、暑温夹疹

国医杂志 7 期 阴癍泻血；10 期《世美堂笔记》肺胃风热；11 期 触电几毙获痊

神州国医学报 1 卷 5 期；2 卷 2、3 期；3 卷 10 期；5 卷 3 期《退思轩治验》瘄症；4 卷 1 期《养浩庐医案》治宋二姐之子白瘄出后烦闷不解；5 卷 1、3、5、6、8、10 期《藻潜医案》湿毒白疹（2）

五官科

三三医报 1 卷 22 期 耳肿治验；1 卷 30 期 眼科医案；3 卷 24 期 论鼻渊脑漏异同案；《壶山意准》咽肿、咽喉

上海医报 52 期 填补肝肾

卫生报 1928 舌疡

中医世界 1 卷 5 期 白睛、牙更代而痛；2 卷 9、10 期《秦伯未医案》耳痛；3 卷 16 期《徐渡焕先生医案》疟后余邪；3 卷 16、17 期；7 卷 3 期《临症医案》齿痛；4 卷 21 期《何恒道堂医案》喉痹声嘶；7 卷 6 期《医药提要》耳病、喉症、目疾、牙齿、口病；8 卷 1 期《医药提要》鼻症、唇病

中医杂志 2 期《孟河黄体仁先生医案》热呃鼻衄；3—5 期、10—17 期《临症笔记》两目暴盲；4 期《仿寓意草》鼻渊证；6 期《鹤山书屋临症笔记》茧唇；6、7 期《问松堂医案》牙痛；6、7、8 期《赵氏医案》鼻衄、鼻渊、梅核气、齿衄；10 期 伤寒后目疾、鼻衄治验；《壶叟

笔记》喉痹；13 期《碧荫书屋笔记》舌痛症

中医新生命 27 号 慢性鼻卡他；1—31 号《陆渊雷医案》食管痉挛、喉头格鲁布、牙龈出脓、拔牙之后舌短口噤；13—31 号《验方丛话》喉蛾、锁喉、夜盲

江苏全省中医联合会月刊 44 期 牙齿类方选

如皋医学报 鼻渊痰核合并病之原因及治法、白喉治验

医学杂志 60 期 齿衄验案；68 期 治胃肠夹外邪危病陈苏失明复明合案；《验案六则》重舌肿胀出血；74 期 猩红热；79 期 眼科医案；83 期 论治白喉之心得；84 期 慢性鼻炎之研究、眼珠见风流泪之原因病理治法处方并中西应用有效之验方

医界春秋 41 期 答吴羲君代李少白君问喉症治法案；114 期 白喉病愈自记；（陆清洁）答钟天赋君问失眠治法之商榷

现代中医 1 卷 8 期 鼻衄之不药疗法；1 卷 11 期 咽喉病疗法概论；2 卷 12 期 白喉

幸福报 25、27 期 喉症治验；91 期 丁师甘仁治喉要方一斑；91、92、95、99 期 咽喉审治法；1930 目生内障

幸福杂志 1934 年 喉风症治浅说；11、12 期合刊齿落重生秘方、虚火牙痛秘方、下颏脱落秘方

国医杂志 7 期《诊余集》喉症（2）、马脾风、咽痛、咽喉肿痛、目痛、齿衄、齿落、不能言 舌痛

神州国医学报 1 卷 9 期 喉痧治验；1 卷 12 期 舌病之种种疗法；2 卷 6—10 期《吴氏医案》鼻血不止、白喉症；3 卷 3 期 耳鸣症治验；4 卷 11 期《诊余脞谈》白喉

风；5卷1、3、5、6、8、10期《藻潜医案》咽喉痹痛；症治杂记、喉腔糜烂

　　家庭医药杂志　2期　牙齿病的治疗方法

养　生

　　三三医报　2卷　读医学随笔（朱勉仙）；石芝医话孙从添；2卷2期　八十六岁翁之卫生法；4期　百岁翁之卫生法；夏日卫生谈　任伯和；夏秋卫生谈　周小农；1923年　冬日之卫生、不卫生之服装、婴儿剃发之非；1924年书论补后；美国医之卫生法、日常卫生法十则　王理堂；卫生比较记　刘蜕如；卫生总要　虞哲夫；局部卫生谈　杨孕灵；家庭常识十二则；孙真人养生铭；1925年　节欲集说、饮食之卫生；3卷宗3期《拯瘼轩医学会谈社问答琐记》；　2卷27期　一千年前中国卫生家言；　1卷4、5、7、9、10、31、33；2卷11、12、13、21、22、30　绩学庐随笔《养生部分》（俞鉴泉）；1923、1924、1925年　养生琐言；1925、1926年　养生琐言一束；1925、1926、1927年　卫生丛谈；3卷26期　养生语录

　　卫生报　1928年　摄生四要、书养生三要后、卫生脞言

　　广济医刊　1926年　最简易之健康长寿法；1927年书生和食后；1928年　卫生食谱、卫生小言十则；1926、1927、1928年　中国卫生格言

　　广东医药旬刊　1943年　致肥之道

　　中医世界　7卷4期　谦斋膏方近案

中医杂志 10、12、13、15 期 体质之研究（祝天一）；7 期 阳气者精则养神柔则养筋论 王一仁；8、9 期《青浦何自宗先生医案》杨隽夫

中医新生命 1936、1937 年 少食多顿、燕窝 沈仲圭；1—31 期《陆渊雷医案》膏方； 27 号 之盦语药 章次公

医学导报 1945 年 养病刍言、饮食丛谈

医药卫生月刊 1933 年 年寿长短、遗精病人之食单、遗精三方、胃病指南序、血病简效方、景天草为炎症吐血特效药、卫生之道、食疗、黄雌鸡饭（沈仲圭）

医界春秋 114、115 期 不治已病治未病（杨志一）；18、25 期 诊余读书记 刘叔民

现代中医 2 卷 4 期 医之十诫（宋紫波）

幸福报 1929 年 养生之道；华佗养生术；1930 年 卫生食谱、齿的卫生、贫家育子暗合卫生说

国医杂志 7 期《诊余集》催眠术与医学、温补成消、食参目盲、药积；9 期《诊余随笔》人参杀人之证明 俞培元；10 期《世美堂笔记》病菌奇谈 鲍东藩

国医导报 3 卷 1、2、3、6 期《爱洁庐主人医话》静坐法、读书法（陆清洁）；1 卷 2、3 期 合理的民间单方 叶橘泉；1941 年 擦牙剂 沈仲圭

绍兴医药学报 1925 年 论沐浴之原理

神州国医学报 素轩医语 92、93（邵餐芝）；1934 年 十种最优秀之冬令补品；1935 年 卫生饮料

中医名词简释

七星疮　病名。此症因脾经积热，上腭属脾，脾气通于喉，故上腭生疮。症见似柔如珠，或黄或白，口中腥臭，手足怕冷，身体畏寒。

八廓　指中医眼科在外眼划分的八个部位。

人身三宝　精、气、神。寡欲以养精，少言以养气，静坐以养神。

大头瘟　病名。瘟疫的一种，又名大头风、时毒、大头天行。指以头面部红肿为特征的疫病。

口疳　病名。指口腔病，常见于小儿。症见口内腐溃，或连及咽喉，疼痛不适，饮食有碍等表现。

卫气虚　病机。泛指卫外机能不足，肌表失于固护，从而易于感受外邪的病机。

小腹痈　病名。小腹疽，丹毒痈。为生于腹部、脐下气海、关元附近的腹皮痈。

子舌　病名。舌下肿出如舌，故曰重舌，又谓之子舌。

天行赤眼　又名红眼病。相当于今日之急性传染性结膜炎。

天廓　眼的八廓名称之一。属用自然界物质现象而命名者，此廓位于白睛，属大肠。

牙疳　病名。以牙龈红肿，溃烂疼痛，流腐臭脓血为主症。

牙疳风 病名。初起寒热交作，牙齿疼痛，疮形如粟，红紫坚硬。

牙漏 病证名，又名齿漏。多由火郁水亏，阳明气血阻滞所致。

中医养生学 学科名。根据中医理论研究衰老的发生发展、老年病的防治与养生具体措施的一门科学。

内痈 病名。泛指生于脏腑的痈。

内障 病证名。指主要发生于瞳神及眼内各组织的疾病。

牛皮癣 病名。是一种慢性瘙痒性皮肤病，因患处皮肤厚而且坚，如牛领之皮，故名。

气瘿 病名。多情志抑郁，或水土因素所致。表现为颈部生肿物，边缘不清，按之柔软，或随喜怒而变大或缩小。

夭疽 病名。发于颈名曰夭疽，其痈大以赤黑，不急治，则热气下入渊液，前伤任脉，内熏肝肺。

风眼 病证名。拘急牵飕，瞳青胞白，不赤不痛，是谓之风眼。

风癣 病名。多因风冷之气客于皮肤，抟于血气而成。

丹田 人体部位名，位于脐下三寸。

丹毒 病名，又名丹熛、天火、火丹。因患部皮肤红如涂丹，热如火灼，故名，发无定处者名赤游丹。

火廓 眼的八廓名称之一。此廓位于白睛颞上方，属胃。

水廓 眼的八廓名称之一。此廓位于白睛下方，属于膀胱。

龙疽 病名。龙疽发背起胃俞或肾俞……即中搭手。

白痦 病名。指皮肤上发生的白色小疮，又名晶痦、白疹。

白疹 指麻疹粒头高耸，色红淡润而肤白者。

白喉 病名，又名白缠喉、白菌。系一种急性传染病，流行于秋末冬初，以学龄前儿童发病最高。

白雾 眼科病证。指翳之色白而淡薄者。

白障 病证名。指宿翳之色白而厚者。

白翳 病证名。翳之色白者称之为白翳。

发背 病名。为有头疽生于脊背者。

发颐 病名，又名腮颔发。内患伤寒或温病，发汗未尽，或疹形未透，以致余毒壅结而成。

对口疽 病名。即脑疽。

地廓 眼的八廓名称之一。此廓位于白睛正上方，属小肠。

舌疮 病证名，又名红点痧。因心胃积热熏蒸，或丹毒上冲所致。

舌疳 病名，亦名舌菌。发于舌部。多由心脾二经毒火上炎所致。

舌痈 舌红而肿大，属心经火盛。

舌菌 病名。指舌上肿起如菌者。

多骨疽 病名，即附骨疽。

羊毛痧 痧症之一。病处见细白色毛，状如羊毛。

阴癣 病名。指发于股、臀部的癣疾。

走马牙疳 病证名，简称走马疳。指患牙疳而发病迅速，势如走马者。

走马喉风 病证名。指喉风发病急骤，快如走马之势，故名。

赤秃　病证名。本病初起，头皮出现细小丘疹，色赤而流水，浸淫痒痛但不起痂，最后毛发脱落。

串臀漏　病证名。复杂性肛漏的一种。

肚角痈　病名。指生于大腿后面的痈。

肠痈　病名。即肠内生痈，并腹部疼痛的病证。多由饮食失节，暴怒忧思，湿热内壅所致。

疔疮走黄　病证名。指疔毒迅速走散入血分，全身出现高热神昏等症者。

附骨疽　病名，又名多骨疽、朽骨疽。本病可发于全身骨骼，初起多见寒热往来，病处多漫肿无头，皮色不变，溃后稀脓淋漓不止，色白腥秽，不宜收口。

青盲　病证名。指眼外观无异常而逐渐失眠者。

肾腧发　病名。即下搭手。

胁痈　病名，又名穿胁痈、胁疮。指生于胁部的痈。

油风　病证名。头发突然成片脱落的病证。

茧唇　病名，生于唇部的一种顽症，一名白茧唇、紧唇。多由思虑伤脾，心火内炽，脾胃积热，或水亏火旺，火毒蕴结唇部所致。

面游风　病名。多由平素血燥，过食辛辣厚味，胃虚湿热，外受风邪所致。

虾蟆瘟　病名。瘟疫的一种，指头面肿赤为特征的疾病，又名大头瘟。

骨槽风　又名穿腮毒。初起于耳前，并连及腮颊，痛引筋骨，隐隐于皮肤之内，略有小核，渐大如桃，或腐溃，溃后难愈合，久之内有腐骨排出。

重舌　病证名，又名子舌、子舌胀。心脾有热，热气随脉冲于舌本，血脉胀起变生如舌之状，在于舌本之下，谓之重舌。

重腭　病证名。指病在上腭，多由心脾有热，或风热过甚，致上腭肿起，形如梅子。

便毒　病证名。指肛门前后生疮，也指两侧腹股沟及阴部肿痛的病证。

鬼舐头　即油风。

胎癣　病名。即奶癣。

疫喉　病名。凡由于感受时行疫疠之邪而引起的喉科急性传染病者为疫喉。

养生三少　口中言少，心头事少，肚里食少，有此三少，神仙可到。

养性　养生术语。指精神、情性的调摄、修养。

养津液　即生津。

养神　养生术语。即调节意识思维活动以保养精神，达到健康长寿的目的。

勇疽　病名，亦名脑发疽、太阳疽。属足阳明胃经，状如伏鼠，寒热并作，面目浮肿。

紧喉风　病证名。喉风之一种。紧喉指膏粱风火成，咽喉肿痛难出声。初起咽喉迅速肿起，吞咽不利，继之则全喉焮赤肿痛，痰涎壅塞，喉部紧缩感，痰鸣气促，呼吸困难。甚者咽喉肿塞，汤水难下，或可窒息而毙。

钻牙疳　病名。指牙根穿出齿龈，内外芒刺，嘴唇作痛。

铃医　又名走方医。指旧社会游走于民间的一种医生。

脑户 头的后部，枕骨部位。

脑疽 为生于脑后发际正中的有头疽，又名对口发、对口疮。脑为髓海，疽发之后，毒邪内陷，易伤脑髓，致神志昏愦而成险症。

脑漏 病名，鼻渊的俗称。

烟火丹 病证名。小儿丹毒之一，系丹毒发生于两足底心。两足跗、背部者。

海底漏 病证名，又名骑马漏。证属湿热下注，初为会阴处肿胀、疼痛，后浸湿流脓，日久成漏。

浮翳 病名。即浮翳内障。

流火 病名。为丹毒发于小腿部，症见红肿发亮，热痛如烧，不溃不烂，多在小腿肚之下。

流注 病名。即肢体深部组织的化脓性疮疡。

流痰 病名。骨关节慢性破坏性疾病兼有脓肿者。

浸淫疮 病名。是一种瘙痒性湿疮。

雀目 病证名，又名雀目内障。雀目者，日落即不见物也。

雀舌 病证名。此症舌上复生小舌，心经郁热也。

悬痈 病证名。此毒生于上腭，形如紫李，坠下抵舌，多由火毒炽盛所致。

偷针眼 病名。即针眼。

偏气 病证名。指气疝。

脱壳囊痈 病证名。即脱囊之南方俗称。

逸风疮 病证名。多由素体气血亏虚，风邪乘之，郁阻肌肤而成。

猛疽 病证名。多由肺肝二经蕴热，痰多邪火上攻咽喉所致，"痈发嗌中"，名曰猛疽。

疵疽 病名。即发于肩及上臂的附骨疽。

搭手 病名。指有头疽生于背部、腰部，患者能以自己的手触及之，故名。

提脓祛腐 治法。即用具有提脓去腐作用的方药，或其他疗法，使疮毒内蕴去脓毒排出。

喉刺 病名。多因劳病未愈，虚火上炎，荣血已竭，其症上腭有红点，密密如蚊啮痕。

喉痧 病名。发于冬春之际，不分老幼，遍相传染，发则燥热烦渴，疼痛肿烂，一团火热内烙。

喉蛾 病名，西医名急性扁桃腺炎，又名乳蛾。

喉痹 病名，西医称之为慢性扁桃腺炎。一阴一阳结谓之喉痹，三焦心主脉络喉，气热内结，故为喉痹。

喉癣 病名，又名肺花疮。喉癣发于咽喉，咽喉生疮或腐溃，以其形似胎癣，故名。

锁喉舌瘴 病证名。岭南人多受扑蛇瘴气，项大肿痛连喉者为之。

锁喉毒 病证名，又名锁喉痈。症见初发于耳前的听会穴，形如瘰疬，渐攻咽喉，饮食有碍。

锁喉 病证名。风热积于胸膈，或酒色郁怒所致。其状喉上下左右红紫肿痛、焦黑腐烂，颈项浮肿，痰涎壅塞，声响如潮，气急发喘，眼目直视，额上有汗如珠，身汗如雨，或腰胁疼痛，肚腹胀疼。

锐毒 病名。即发于耳后一寸三分高骨处的有头疽，又名耳后疽、耳后毒。

缓疽 病名，又名肉色疽。指生于少腹旁腹壁上的无头疽，多因足太阴脾经气滞寒凝而成。

编贝 指牙齿。

雷廓 眼的八廓名称之一。此廓位于白睛正鼻侧，属命门。

摄生四要 曰慈、曰俭、曰和、曰静。

摄生 即养生。

鼠奶痔 病名。肛肠生肉，或似樱桃，或大如豆，时时出血，又如出脓，相当于现在的直肠息肉。

腠理 泛指皮肤、肌肉、脏腑的纹理及皮肤、肌肉间隙交接处的结缔组织。

缠肠漏 病名，即环肛漏。

缠喉风 病证名。系指咽喉红肿疼痛，或肿疼连及胸前，项强而喉颈如缠绕之状者。

鼻疳 病名，即鼻疳疮。

鼻渊 病名，又名脑漏、脑崩。因涕下不止如淌水，故名。

鼻鼽 即鼻流清涕。鼽者，鼻出清涕也。

鼻齆 病证名。鼻塞曰齆，俗称阻塞性鼻音为齆鼻。

鼻齇 病名，俗称酒齇鼻。又名鼻赤，饮酒者多见。

膀胱小肠气 疝之俗称。

慢喉风 病证名。多由素体虚弱，更兼忧思郁怒而成。

聤耳 病证名。指耳内肿起，色赤疼痛，流脓或耳内生物如赤肉。

横痃 病名。指梅毒发于腹股沟，相当于性病引起的腹股沟淋巴结炎。

瘭 病名，痈疽五发之一。始初聚结尖肿，根脚赤白色，高处带红肿，肿实疼痛，憎寒壮热。

瘰疬 病名，又名鼠瘘。小的为瘰，大的为疬，多因肺肾阴虚，肝气久郁，虚火内灼，炼液为痰，结于颈、项、腋之间，相当于淋巴结核、慢性淋巴结炎。

臁疮 病名。生于小腿的溃疡，

癍疮入眼 病证名。指睑缘生疮，累及角膜。

癞 病名，即疠风。

癜风 病名，为紫白癜风的全称。

癣 病名。即发生在表皮、毛发、指（趾）甲的浅部真菌皮肤病。

附　表

　　《精华医案》选自1900—1949年的中医及相关期刊上的临床医案，距离现在基本已有100年了，在药名称呼、词语用法、字词选择、叙述顺序上都有许多与现在不同的地方，有待读者的认真品味，这些医案的刊出虽做了部分整理，但确是原文照录，希望读者能从中有更多的收获。为了读者阅读方便，现把已不常用的药名、现在不通用的一些字词写法列表如下，以利于读者阅读。左侧为原药名、用词；右侧为现通用药名、用词。

耎—软　　　　　　　　四支—四肢

钟—盅　　　　　　　　当参—党参

壻—婿　　　　　　　　苏卜—苏薄

繇—由　　　　　　　　连乔—连翘

山枝—山栀　　　　　　连壳—连翘

山查—山楂　　　　　　连苕—连翘

山棱—三棱　　　　　　角针—皂角针

夕利—蒺藜　　　　　　茆根—茅根

子苑—紫菀　　　　　　刺戟—刺激

牛七—牛膝　　　　　　厘米—米厘

玉金—郁金　　　　　　钞存—抄存

东瓜—冬瓜　　　　　　香茹—香薷

香缘—香橼　　　　　元眼肉—龙眼肉

养气—氧气　　　　　五茄皮—五加皮

姜蚕—僵蚕　　　　　史君子—使君子

蚕退—蚕蜕　　　　　全福花—旋覆花

桂元—桂圆　　　　　合桃人—核桃仁

猪砂—朱砂　　　　　充蔚子—茺蔚子

蛤蚧—蛤粉　　　　　芦甘石—炉甘石

慈姑—慈菇　　　　　建连子—建莲子

蜜圆—蜜丸　　　　　无不差者—无不瘥者

蕃殖—繁殖　　　　　舌生白胎—舌生白苔

川山甲—穿山甲　　　七月念二—七月二十二日

女珍子—女贞子